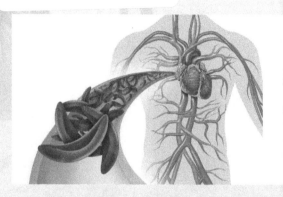

心血管病护理学

第三版

XINXUEGUANBING HULIXUE

主 编 汪小华 侯云英 邬 青
　　　　胡雁秋 蒋廷波

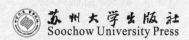

苏州大学出版社
Soochow University Press

图书在版编目(CIP)数据

心血管病护理学 / 汪小华等主编. --3 版. --苏州：苏州大学出版社, 2022.12
ISBN 978-7-5672-4255-5

Ⅰ. ①心… Ⅱ. ①汪… Ⅲ. ①心脏血管疾病 - 护理 - 高等学校 - 教材 Ⅳ. ①R473.54

中国国家版本馆 CIP 数据核字(2023)第 001033 号

书　　名：	心血管病护理学（第三版）
主　　编：	汪小华　侯云英　邬　青　胡雁秋　蒋廷波
责任编辑：	赵晓嬿
装帧设计：	吴　钰
出版发行：	苏州大学出版社（Soochow University Press）
社　　址：	苏州市十梓街 1 号　邮编：215006
印　　刷：	广东虎彩云印刷有限公司
邮购热线：	0512-67480030
销售热线：	0512-67481020
开　　本：	787 mm×1 092 mm　1/16　印张：31.5　字数：747 千
版　　次：	2022 年 12 月第 3 版
印　　次：	2022 年 12 月第 1 次印刷
书　　号：	ISBN 978-7-5672-4255-5
定　　价：	89.00 元

图书若有印装错误，本社负责调换
苏州大学出版社营销部　电话：0512-67481020
苏州大学出版社网址　http://www.sudapress.com
苏州大学出版社邮箱　sdcbs@suda.edu.cn

心血管病护理学 编写组

主　编　汪小华　侯云英　邬　青
　　　　　胡雁秋　蒋廷波
副主编　陆敏霞　戴允浪　薛　媛
　　　　　卢冰清　倪　红

参编人员名单（按姓氏笔画排列）
　　　　　仇静波　卢冰清　邬　青
　　　　　刘　明　刘园园　汪小华
　　　　　陆敏霞　林　佳　赵　欣
　　　　　胡雁秋　侯云英　洪　璐
　　　　　倪　红　凌　珑　黄杏梅
　　　　　蒋廷波　谢　诚　缪丽燕
　　　　　薛　媛　戴允浪　鞠　阳

序

《心血管病护理学》第二版从出版到现在已经九个年头了。在这九年中，心血管病的病理生理、临床表现、治疗、护理方面的研究突飞猛进，各方面的新理论、新技术不断涌现，这迫切需要编著新的书籍以适应当今心血管病护理的需求，故《心血管病护理学》第三版应运而生。

本书内容分心血管基础知识篇、常见心血管疾病及其护理篇、常见心脏疾病外科围手术期护理篇及心电图篇。

心血管基础知识篇包括心脏和大血管解剖、心血管生理及心血管药理，其中心血管药理中新增的心血管疾病治疗药物较多。原来的心血管影像及心血管检验在第二篇相关内容中体现，此篇中不再赘述。

常见心血管疾病护理篇包括常见心血管疾病的流行病学、病因、病理、临床表现及并发症、诊断、治疗及护理。护理内容中，本书与第二版突出的不同点在于增加了心血管疾病的康复前评估、康复方法及康复后评价。其中，冠心病康复内容较详尽、全面，包括病房康复锻炼、门诊康复锻炼及居家锻炼。其他心血管疾病的康复内容相对简洁，已注明参考相关章节。

常见心脏疾病外科围手术期护理篇包括体外循环及常见心脏与大血管疾病手术的适应证和禁忌证，以及围手术期护理、并发症护理与术后康复等。其中，术后康复护理是此书新增的内容。

心电图篇主要介绍心电学的基本知识，重点介绍房室肥大、心肌缺血和损伤、心肌梗死的临床心电图表现，并提及临床常见电解质紊乱的心电图表现。心律失常的心电图表现主要参考第六章心律失常及其护理。

由于本书编写时间短，加上编写水平有限，书中难免存在不足之处，敬请大家谅解。衷心感谢惠阅本书的每一位读者！

汪小华

目 录 Contents

第一篇 心血管基础知识

第一章 心脏和血管解剖 ……………………………………………………………… 003
 第一节 心脏解剖 ……………………………………………………………… 003
 第二节 血管解剖 ……………………………………………………………… 006

第二章 心血管生理 ……………………………………………………………………… 009
 第一节 心肌细胞的生物电活动 …………………………………………… 009
 第二节 心肌细胞的生理特性 ……………………………………………… 013
 第三节 心动周期及心输出量 ……………………………………………… 018
 第四节 血管生理 …………………………………………………………… 026
 第五节 心血管活动的调节 ………………………………………………… 040
 第六节 器官循环 …………………………………………………………… 052

第三章 心血管药理 ……………………………………………………………………… 058
 第一节 抗高血压药物 ……………………………………………………… 058
 第二节 抗心力衰竭药物 …………………………………………………… 064
 第三节 抗心肌缺血药物 …………………………………………………… 073
 第四节 抗心律失常药物 …………………………………………………… 076
 第五节 抗动脉粥样硬化药物 ……………………………………………… 082
 第六节 老年人心血管系统的改变与心血管药物的应用 ……………… 086
 第七节 心血管药物的药代动力学 ………………………………………… 088

第二篇　常见心血管疾病及其护理

第四章　冠状动脉粥样硬化性心脏病及其护理 …… 093
第一节　动脉粥样硬化 …… 093
第二节　急性冠状动脉综合征 …… 097
第三节　稳定性冠心病 …… 115
第四节　冠状动脉粥样硬化性心脏病的护理 …… 122

第五章　高血压及其护理 …… 152
第一节　原发性高血压 …… 152
第二节　原发性高血压的护理 …… 163

第六章　心律失常及其护理 …… 169
第一节　概述 …… 169
第二节　心律失常 …… 173
第三节　心律失常的护理 …… 199

第七章　先天性心血管疾病及其护理 …… 230
第一节　常见的先天性心血管疾病 …… 230
第二节　先天性心血管疾病的护理 …… 243

第八章　心脏瓣膜病及其护理 …… 258
第一节　常见心脏瓣膜病 …… 258
第二节　心脏瓣膜病的护理 …… 273

第九章　感染性心内膜炎及其护理 …… 280
第一节　感染性心内膜炎 …… 280
第二节　感染性心内膜炎的护理 …… 287

第十章　心肌疾病及其护理 …… 290
第一节　心肌病 …… 290
第二节　心肌病的护理 …… 303
第三节　心肌炎 …… 305
第四节　心肌炎的护理 …… 307

第十一章 心包疾病及其护理 ·· 313
- 第一节 心包疾病 ··· 313
- 第二节 心包疾病的护理 ··· 319

第十二章 心力衰竭及其护理 ·· 325
- 第一节 慢性心力衰竭 ··· 329
- 第二节 慢性心力衰竭的护理 ····································· 336
- 第三节 急性心力衰竭及其护理 ··································· 342

第十三章 主动脉夹层及其护理 ·· 354
- 第一节 主动脉夹层 ··· 354
- 第二节 主动脉夹层的护理 ······································· 356

第十四章 心脏骤停与心脏性猝死及其护理 ·································· 360
- 第一节 心脏骤停与心脏性猝死的定义及病因 ······················· 360
- 第二节 心脏骤停与心脏性猝死的病理生理学变化 ··················· 360
- 第三节 心脏骤停与心脏性猝死的治疗与护理 ······················· 362

第三篇 常见心脏疾病外科围手术期护理

第十五章 体外循环及其围手术期护理 ······································ 373
- 第一节 体外循环的基本结构及应用 ······························· 373
- 第二节 体外循环围手术期护理 ··································· 376
- 第三节 体外循环后常见并发症及其护理 ··························· 392

第十六章 先天性心脏病外科治疗及其围手术期护理 ·························· 425
- 第一节 手术适应证及禁忌证 ····································· 425
- 第二节 围手术期护理 ··· 426
- 第三节 后续护理及出院康复指导 ································· 427

第十七章 心脏瓣膜置换术及其围手术期护理 ································ 429
- 第一节 手术适应证 ··· 429
- 第二节 围手术期护理 ··· 430
- 第三节 后续护理及出院康复指导 ································· 431

第十八章　冠状动脉旁路移植术及其围手术期护理 ………………………… 435
第一节　手术适应证及禁忌证 ……………………………………………… 435
第二节　围手术期护理 ……………………………………………………… 436
第三节　后续护理及出院康复指导 ………………………………………… 436

第十九章　主动脉夹层外科治疗及其围手术期护理 ……………………… 438
第一节　手术适应证及禁忌证 ……………………………………………… 438
第二节　围手术期护理 ……………………………………………………… 438
第三节　后续护理及出院康复指导 ………………………………………… 441

第二十章　心脏移植及其围手术期护理 …………………………………… 442
第一节　手术适应证及禁忌证 ……………………………………………… 442
第二节　供体的选择与准备 ………………………………………………… 443
第三节　组织配型 …………………………………………………………… 444
第四节　围手术期护理 ……………………………………………………… 444
第五节　后续护理及出院康复指导 ………………………………………… 448

第四篇　心电图

第二十一章　心电图 ………………………………………………………… 453
第一节　临床心电学基本知识 ……………………………………………… 453
第二节　心电图的测量及正常数值 ………………………………………… 456
第三节　心房、心室的扩大与肥厚 ………………………………………… 461
第四节　心肌缺血与ST-T改变 ……………………………………………… 467
第五节　心肌梗死 …………………………………………………………… 470
第六节　心律失常 …………………………………………………………… 473
第七节　电解质紊乱、药物影响及其他 …………………………………… 474
第八节　心电图的分析方法和步骤 ………………………………………… 484

参考文献 ……………………………………………………………………… 486
附　录　常见食物营养成分表 ……………………………………………… 492

第一篇

心血管基础知识

第一章 心脏和血管解剖

第一节 心脏解剖

一、心脏、心包

心脏是一个中空的纤维肌性器官，斜位于胸腔的中纵隔内。心脏约 2/3 位于正中线的左侧，1/3 位于正中线的右侧；分左右两半，每一半心脏分成暂时储运血液的心房和具有较厚肌肉的心室。房、室之间有一环形纤维环称房室环，环的外表是一凹陷的小沟，冠状动脉就在此沟内行走，故又称冠状沟。左、右心房之间亦有一浅凹陷称房间沟；左、右心室之间的心脏表面亦有浅沟叫室间沟。心脏在发育过程中出现沿心纵轴的轻度向左旋转，故左半心位于右半心的左后方。

心包是包裹在心脏和大血管根部外表的一个纤维浆膜囊，分内、外两层，外层是纤维心包，内层为浆膜心包。纤维心包由坚韧的纤维结缔组织构成，上方包裹出入心脏的升主动脉、肺动脉干、上腔静脉和肺静脉的根部，并与这些大血管的外膜相延续。纤维心包下方与膈的中心腱相连。浆膜心包位于心包囊的内层，又分脏、壁两层。壁层衬贴于纤维心包的内面，与纤维心包紧密相贴。脏层包于心肌的表面，形成心外膜。脏、壁两层在出入心的大血管的根部互相移行，两层之间的潜在性腔隙称心包腔，内含少量浆液起润滑作用。

在心包腔内，浆膜心包脏、壁两层反折处的间隙称心包窦，包括心包横窦、心包斜窦和心包前下窦。心包横窦为心包腔在主动脉、肺动脉后方与上腔静脉、左心房前壁前方之间的间隙。当心直视手术需阻断主动脉和肺动脉血流时，可在横窦前后钳夹这两大血管。心包斜窦位于左心房后壁，为左、右肺静脉和下腔静脉与心包后壁之间的心包腔。其形状似口向下的盲囊，上端闭锁，下端为连于心包腔本部的开口，稍偏左。心包前下窦位于心包腔的前下部，心包前壁与膈之间的交角处，由心包前壁移行至下壁所形成。人体直立时，该处位置最低，心包积液常存于此窦中，一般心包穿刺都从该部位进入。从剑突与左侧第 7 肋软骨夹角处进行心包穿刺，恰可进入该窦。

二、右心房

右心房壁薄而腔大，表面光滑。右心房分为前、后两部，前部为固有心房，后部为腔静脉窦。固有心房内有许多大致平行排列的肌束，称为梳状肌。梳状肌之间的心房壁较薄，在心耳处肌束交错成网。腔静脉窦内壁光滑，无肌性隆起，内有上、下腔静脉口和冠状窦口。上腔静脉口开口于腔静脉窦的上部，在上腔静脉与右心耳交界处有窦房结，手术剥离上腔静脉根部时应避免损伤窦房结及其血管。下腔静脉口开口于腔静脉窦的下部。冠状窦口位于下腔静脉口与右房室口之间。上、下腔静脉口的连线中点有一卵圆形凹陷为卵圆窝，较为薄弱，是房间隔缺损的好发部位，也是心导管从右心房进入左心房穿刺的理想部位。卵圆窝的前上方是房间隔的主动脉隆起部，其背面正相当于主动脉窦，在切开房间隔或从心导管穿刺房间隔时，如操作不慎，手术刀或穿刺针可误入主动脉窦（图1-1-1）。

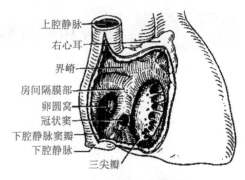

图1-1-1　右心房内部结构

下腔静脉口前方心内膜下有一个腱性结构，称为托达罗（Todaro）腱。右心房的冠状窦口前内缘、三尖瓣隔侧尖附着缘和Todaro腱之间的三角区，称科赫（Koch）三角。在行心导管检查时，在此三角区过分刺激，可诱发心律失常。

右心房左下方为房室孔，血液经此进右心室。孔上三尖瓣在心室收缩时关闭，分隔房室。

三、右心室

右心室腔以室上嵴为界分为流入部和流出部两部分。室上嵴是流出部后壁下界隆起的肌束。流入道的入口呈卵圆形，其周围由致密结缔组织构成的三尖瓣环围绕。三尖瓣被三个深陷的近似三角形的切迹分为三个瓣叶，前瓣最大，隔瓣次之，后瓣最小。位于两个相邻瓣膜之间的瓣膜组织称为连合，病理情况下的瓣膜粘连多发生在连合处，可造成房室口狭窄。瓣下有多条细韧腱索附着于乳头肌上，前瓣与起源于右心室外侧壁的前乳头肌相连，后瓣的乳头肌较短小，隔瓣附着在室间隔圆锥乳头肌上，部分直接连于室间隔上。隔瓣的部位与房室结及传导束关系密切，其附近的室间隔是室间隔缺损好发的部位。故修补缺损时，常把补片的一部分固定于隔瓣根部以免损伤传导束。当三尖瓣向右心室开放时，血液进入右心室；心室收缩时，乳头肌收缩拉紧腱索，将瓣口关闭，即血液不能逆流回右心房（图1-1-2）。

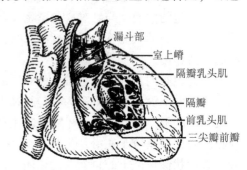

图1-1-2　右心室内部结构

从室上嵴上方到肺动脉瓣的右室腔为流出道，又称漏斗部，长约1.5 cm，前壁由右室前壁上部组成，后壁由室间隔上部组成，内壁较光滑，其后壁与主动脉前壁融合，构成主、肺动脉隔。在法洛（Fallot）四联症手术中，如切除过多的肥大肌束，则易损伤主动脉壁及其瓣膜。右心室出口有由三个半月瓣组成的肺动脉瓣。心室收缩时，增大的压力将瓣打开，排血出心，血液进入肺动脉；而心室舒张时，压力下降，肺动脉内血液进入瓣窦，推瓣关闭。

右心室腔内的室间隔一般划分为四部分：① 漏斗部室间隔；② 膜部间隔，位于室上嵴下方，靠近隔瓣前部，为较薄纤维性的小区域，是缺损好发的部位，故修补时应注意；③ 后部室间隔，即在心室舒张时显露的隔瓣所覆盖的部位，房室通道型室间隔缺损多位于此；④ 肌部室间隔，即靠前下方肌肉较为丰富的室间隔。

四、左心房

左心房位于右心房的左后方，上、下肺静脉从其后方进入左心房，将经过氧合的血液引回左心。左心房亦可分为前部的左心耳和后部的左心房窦。左心房内壁光滑，出口为左房室孔，即二尖瓣孔，其位于左心房下部，与左心耳基底部颇近，可容两指通过。

五、左心室

左心室的肌壁为整个心脏肌壁的最厚部分，是右心室壁厚度的三倍，位于右心室的左后方，呈圆锥形，锥底被左房室口和主动脉口所占据。左心室以二尖瓣前尖为界分为流入道和流出道两部分。流入道又称为左心室窦部，位于二尖瓣前尖的左后方。左心室流入道的入口为左房室口，口周围的致密结缔组织环为二尖瓣环（图1-1-3）。二尖瓣（左房室瓣）基底附于二尖瓣环，游离缘垂入室腔。瓣膜被两个深陷的切迹分为前尖和后尖。前尖呈半卵圆形，位于前内侧，介于左房室口与主动脉口之间。后尖略似长条形，位于后外侧。与两切迹相对处，前、后尖叶融合，称前外侧连合和后内侧连合。二尖瓣前、后尖借助腱索附着于乳头肌上。二尖瓣复合体在结构和功能上为一整体，包括二尖瓣环、二尖瓣、腱索和乳头肌。二尖瓣口的后内方有传导系统，前外方及外侧为房室沟，内有冠状血管的回旋支。行二尖瓣瓣膜置换术时应注意，避免损伤传导束和主动脉。两个瓣相交连部位的腱索均附着于乳头肌（图1-1-4），风湿性心脏病患者的乳头肌及腱索可发生粘连、融合、缩短而形成瓣下狭窄。

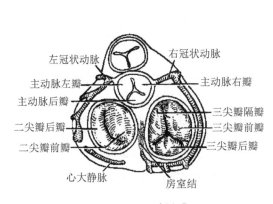

图1-1-3　心脏瓣膜

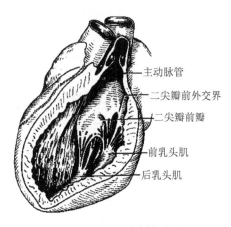

图1-1-4　二尖瓣解剖

左心室流出道又称主动脉前庭，为左心室的前内侧部分，由室间隔上部和二尖瓣前尖组成，室间隔构成流出道的前内侧壁，二尖瓣前尖构成后外侧壁。流出道的室壁光滑无肉柱，缺乏伸展性和收缩性（图1-1-4）。流出道上界为主动脉口，位于左房室口的右前方，其周围的纤维环上附有三个半月形的瓣膜，名为主动脉瓣，瓣膜大而坚韧，分为左瓣、右瓣和后瓣。每个瓣膜相对主动脉壁向外膨出，瓣膜与主动脉壁之间的袋状间隙为主动脉窦。通常将主动脉窦命名为主动脉右窦、主动脉左窦和主动脉后窦。冠状动脉口一般位于主动脉窦内主动脉瓣游离缘以上。当心室收缩主动脉瓣开放时，瓣膜未贴附窦壁，进入窦内的血液形成小涡流，这样不仅有利于心室射血后主动脉瓣立即关闭，还可保证心室在收缩或舒张时都不会影响足够的血液流入冠状动脉，从而保证心肌有充分的血液供应。

（邬　青）

第二节　血管解剖

心脏的血液供应来自左、右冠状动脉。回流的静脉血绝大部分经冠状窦汇入右心房，一部分直接流入右心房，极少部分流入左心房和左、右心室。心脏本身的循环称为冠状循环。虽然心脏仅占体重的0.5%左右，而总的冠状动脉血流量占心输出量的4%~5%。因此，冠状循环具有十分重要的地位。

一、心脏静脉

心脏静脉可分为浅静脉和深静脉两个系统。浅静脉起于各部位的心肌，在心外膜下汇合成网、干，大部分静脉血最后由冠状窦收集汇入右心房。冠状窦的主要属支有心大、心中、心小静脉，此外，冠状窦还收集一些零星的小静脉属支的血液，亦有些小静脉可以直接注入心腔（图1-2-1）。深静脉也起于心肌层，直接汇入心腔，大部分流入右心房。心脏静脉之间的吻合非常丰富，冠状窦属支之间，以及属支和心前静脉之间均在心脏表面有广泛的吻合。

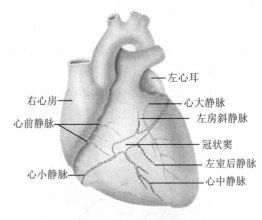

图 1-2-1　心脏静脉

1. 冠状窦及其属支

冠状窦位于心膈面，左心房与左心室之间的冠状沟内，它以左房斜静脉与心大静脉汇合处作为其起点，最终注入右心房的冠状窦口，冠状窦口常有一个半月形瓣膜。冠状窦起始部的壁较薄，而大部分冠状窦壁远比一般静脉壁厚，其表面由从左、右心房来的薄层肌束覆盖，有类似瓣膜的作用。当心房收缩时，肌束的收缩能阻止血液流入右心房；当心房舒张时，其可使血液流入右心房。

2. 心前静脉

心前静脉起于右室前壁，可有1~4支，向上越过冠状沟直接注入右心房。部分心前静脉与心小静脉吻合。

3. 心最小静脉

心最小静脉又称Thebesius静脉，是位于心壁内的小静脉，由心壁肌层的毛细血管丛开始，直接开口于心房或心室腔，直径约1 mm。心最小静脉没有瓣膜，一旦冠状动脉发生阻塞，心最小静脉可成为心肌从心腔获得血液供应的一个途径，对心肌内层具有一定的保护作用。

二、冠状动脉

冠状动脉分为左、右两支，分别起始于主动脉左、右冠状窦（图1-2-2）。

1. 左冠状动脉

左冠状动脉自主动脉的左冠状窦发出，经肺动脉和左心耳之间走向前外方，主干很短，约1 cm（管径4~5 mm），即分为两支：① 前降支，又称为前室间支，为左冠状动脉的直接延续。前降支沿前室间沟下行到心尖，再转向心脏膈面，止于后室间隔下1/3部，与右冠状动脉的后降支吻合，沿途发出分支（如对角支）供给前室间沟两侧的左、右心室前壁及室间隔的前2/3部。若有阻塞，可造成心前壁（主要是左心室前壁）和室间隔前部的心肌缺血或梗死。② 左旋支，简称为旋支。旋支由左冠状动脉沿左冠状沟左行，经心左缘转向膈面，一般终止于近心左缘的左室后壁，沿途分支（如钝缘支）供给左心房、左心室前壁心底部、左心室侧缘及左心室后壁近侧缘部。若有阻塞，可造成左心室后外侧壁的心肌梗死。

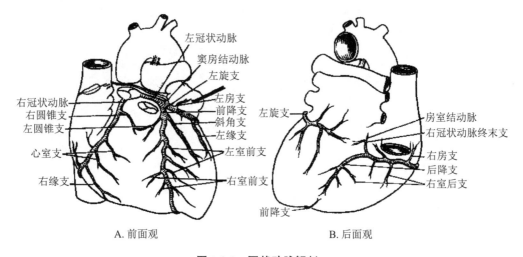

图1-2-2 冠状动脉解剖

2. 右冠状动脉

右冠状动脉起始于主动脉的右冠状窦，经肺动脉与右心耳之间，再沿冠状沟向右行，经心脏右缘转向心脏膈面，走至房室交界区后，沿后室间沟下行，终止于后室间沟下2/3部。右冠状动脉沿途发出分支，供给右心房，左心房后部，右心室漏斗部，右心室前壁、侧壁及后壁，后室间沟两侧的左、右心室后壁，以及室间隔后1/3区。

3. 冠状动脉的分布类型

左、右冠状动脉在心脏胸肋面的分布变异不大，在心脏膈面分布范围有较大的变异。按Schlesinger分型原则，以后室间沟为标准，冠状动脉分布类型分为三型。

（1）右优势型（65.7%）：右冠状动脉在心室膈面的分布范围，除右室膈面外，还越过房室交点和后室间沟，分布于左室膈面的部分或全部区域。后室间支来自右冠状动脉。

(2) 均衡型 (28.7%)：左、右心室的膈面各由本侧的冠状动脉供应，互不越过房室交点。后室间支为左或右冠状动脉的终末支，或同时来自左、右冠状动脉。

(3) 左优势型 (5.6%)：左冠状动脉较粗，除分支分布于左室膈面外，还越过房室交点和后室间沟分布于右室膈面的一部分，后室间支和房室结动脉均发自左冠状动脉。

左优势型虽然在中国人群中出现率低，但临床上不能忽视，一旦左优势型患者的左主干或旋支及前室间支同时受累，可发生广泛性左室心肌梗死，且窦房结、房室结、左右束支均可受累，引起严重的心律失常，临床症状相当严重，常危及生命。然而，传统的冠状动脉分型原则，只是考虑了冠状动脉心外膜下分支的走行和分布，忽视了最具生理意义的分支管径因素，易造成一定的误解。人的左心室壁厚，生理负荷重，所需 O_2 及营养物质多，为适应功能的需要，左冠状动脉的管径大、分支多、总容积大，故左冠状动脉是生理上的优势动脉。

（邬　青）

第二章 心血管生理

循环系统是一个相对封闭的管道系统，包括心血管系统及淋巴系统，前者主要起循环作用，后者则起辅助循环作用。心脏、血管及存在于心血管腔内的血液共同组成心血管系统。心脏是血液循环中推动血液在血管内不断流动的动力器官，它为血液循环提供势能和动能，血管是血液循环过程中的流通管道。循环系统的主要功能有：输送、分配血液，并为机体提供物质交换和气体交换的场所；将组织细胞代谢所需的营养物质和O_2运送至全身，同时运送其代谢产物及CO_2至排泄器官；将内分泌系统的各种激素及生物活性物质运送至靶细胞，完成机体的体液调节；运送免疫细胞及免疫因子参与机体免疫；维持机体内环境理化特性的稳定。淋巴系统在组织液的生成及回流中起着重要作用。循环系统的活动受神经支配，来完成机体的神经调节。

第一节 心肌细胞的生物电活动

一、心肌细胞的分类

按是否有收缩和起搏功能，心肌细胞可分为工作细胞与自律细胞两类。前者包括心房肌和心室肌细胞，它们具有收缩功能，但无起搏功能；后者是特殊分化了的、具有自律性的心肌细胞，能自动产生节律性兴奋，包括窦房结及浦肯野细胞，构成心脏的特殊传导系统。正常情况下，窦房结细胞的自动节律性放电频率最高，在其他自律性细胞自发放电前，窦房结细胞的电活动已扩布到这些细胞，并引起其激动。故窦房结是正常心脏搏动的起搏点。

按电生理特性（动作电位除极的特征），心肌细胞分为快反应细胞和慢反应细胞两类。前者产生快反应动作电位，后者产生慢反应动作电位。快反应细胞动作电位的特点是去极化速度快、幅度大，兴奋传导速度也快，但复极过程缓慢，故动作电位时程长，常见于心房肌、心室肌。慢反应细胞动作电位的去极化速度慢、幅度小，兴奋传导速度慢，常见于窦房结和房室结。

二、心肌细胞的生物电现象

心房和心室不停地进行有序、协调的收缩与舒张的交替活动，是心脏实现泵血功能、推动血液循环的必要条件；而心肌细胞膜的兴奋过程则是触发收缩反应的始动因素。心肌细胞膜两侧存在电位差，即跨膜电位（图2-1-1），心肌细胞的生物电活动就是跨膜电位的现象，它与心肌细胞的兴奋活动有着极其密切的关系。

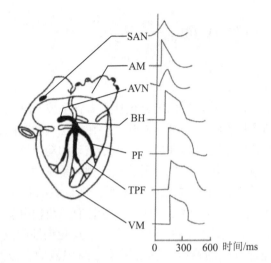

SAN—窦房结；AM—心房肌；AVN—房室结；BH—希氏束；PF—浦肯野纤维；TPF—末梢浦肯野纤维；VM—心室肌。

图2-1-1　心脏各部位心肌细胞的跨膜电位

(一) 工作细胞跨膜电位的形成

1. 心室肌细胞静息电位

正常情况下，工作细胞的静息电位为-90~-80 mV，是 K^+ 向细胞膜外扩散的平衡电位。这主要是由于该细胞膜内外 K^+ 存在很大的浓度差[膜内、外浓度比为(35~40)：1]，且细胞膜对 K^+ 有很大的通透性。因此，K^+ 在这种强大的浓度势能作用下，通过内向整流钾通道（I_{K1} 通道）向细胞外扩散，而膜内大分子物质不能透过细胞膜。当 K^+ 移动达到 K^+ 的平衡电位时即形成静息电位。其实静息电位中涵盖了极少部分的钠背景电流（静息时，心肌细胞膜对 Na^+ 也有一定的通透性，导致少量 Na^+ 内流）。

2. 心室肌细胞动作电位

心室肌细胞的动作电位明显不同于神经细胞和骨骼肌细胞，主要特征是除极速率快，动作电位幅度大，复极化时间长且过程复杂，动作电位的升支与降支不对称。心室肌细胞兴奋时，跨膜电位在静息电位的基础上发生一系列的变化，称为动作电位，通常由除极期（0期）、复极期（复极1、2、3期）和恢复期（复极4期）3个主要过程组成。各种心肌细胞的动作电位基本类似，但又有差别，心室肌细胞的动作电位比较复杂，持续时间长。

(1) 0期除极，也称动作电位除极时相（又称去极相）。心室肌细胞0期除极的离子基础与骨骼肌及神经细胞相似，主要由快钠通道（I_{Na} 通道）开放，Na^+ 内流形成。I_{Na} 通道的开放及关闭速度都很快，它有备用（静息）、失活和激活3种状态。备用状态下，通道关闭，受到刺激即可打开。失活状态时，通道不仅关闭，而且受到刺激也不能开放，细胞的兴奋性暂时丧失，此为心肌细胞不应期的电生理学基础；失活的 I_{Na} 通道因再度开启而具有电压依赖性和时间依赖性的特点，只有当动作电位复极到-60 mV 左右，并经历一定时间（1~10 ms）后，此通道才能恢复到备用状态，从而具有重新开启的能力。激活状态即开放状态，心室肌细胞在适宜的外来刺激（窦房结的兴奋冲动）作用下，细胞膜开始兴奋，先有少量的 I_{Na} 通道开放，导致膜电位轻度除极。当这种除极达到阈电位水平（心室肌细胞约 −70 mV）时，钠通道被快速激活而开启，Na^+ 迅速内流远超 K^+ 外流，从而形成动作电位的 0 期。钠通道的激活是一个再生性过程即正反馈，钠内流引起除极，除极又引起钠内流，不断循环再生，使跨膜电位很快趋近钠平衡电位。除极到 0 mV 时，钠通道开始失活而关闭，钠内流终止。此时 T 型 Ca^{2+} 尚存，使膜内除极到 30 mV。此期持续时间短，仅 1~2 ms；变化幅度大，约 120 mV，最大变化速率可达 200~400 V/s。膜内电位超出零电位（0~30 mV 的部分）的数值称为超射。0 期构成动作电位的上升支，是心肌细胞兴奋的表现，它可以引起相邻安静部位的心肌细胞膜除极并产生动作电位，形成兴奋的传导（图 2-1-2）。I_{Na} 通道可被河豚毒（TTX）选择性阻断，但其敏感性远远低于骨骼肌细胞及神经细胞。I 类抗心律失常药主要抑制 I_{Na} 通道作用。

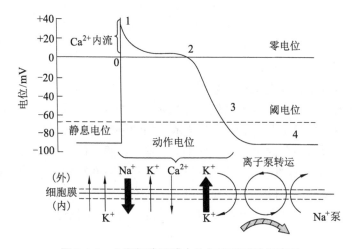

图 2-1-2　心肌细胞跨膜电位与离子活动示意图

（2）心室肌细胞除极到顶峰后，立即进入复极状态。但此过程比较缓慢，历时 200~300 ms，包括动作电位的复极 1 期、2 期和 3 期。

复极 1 期：为复极初期，也称快速复极初期，历时 10 ms。此期膜内电位快速而短暂地下降，膜内电位由 30 mV 迅速下降到 0 mV 左右。心肌细胞 0 期除极和 1 期复极这 2 个时期的膜电位的变化速度很快，两部分合为锋电位。此期，瞬时外向电流（I_{to}）被激活，I_{to} 主要离子成分为 K^+，故 K^+ 外流，使膜电位迅速复极到 0 mV 左右。换言之，由 K^+ 负载的 I_{to} 是引起心室肌细胞 1 期复极化的主要外向电流。另外，此期还有 Cl^- 参与，但作用较弱。而交感神经兴奋时，Cl^- 的作用则不容忽视。

复极 2 期：也称缓慢复极期。这时跨膜电位基本上停滞在 0 mV 左右，细胞膜两侧呈等电位状态，持续时间为 100~150 ms，主要因缓慢持续的内向电流和外向电流处于暂时的相对平衡。内向电流主要是 L 型钙电流（I_{Ca-L}），外向电流主要是 I_{K1} 和延迟整流钾电流（I_K），前者促使细胞膜电位除极，后两者促进复极。由于此期记录图形比较平坦，故复极 2 期又称平台期。平台期是心肌细胞的动作电位的特征之一，这区别于神经细胞和骨骼肌细胞的动作电位。I_{Ca-L}通道是心室肌细胞膜上的主要钙通道，主要对Ca^{2+}通透，也允许少量Na^+通过。I_{Ca-L}通道的激活、失活和复活过程比较缓慢，故又称慢通道，它在动作电位的0期激活，平台期初达最大，钙通道阻滞剂为Ⅳ类抗心律失常药，它们主要影响平台期。

随后内向离子流逐渐减弱，外向离子流逐渐增强，总的结果是出现一种随着时间推移而逐渐增强的微弱净外向电流，导致膜内电位缓慢复极。故在平台期早期，离子流形成的外向电流主要起抗衡以I_{Ca-L}为主的内向离子流作用；而在平台期晚期，则成为导致复极的主要离子流，使心室肌细胞进入复极3期。

复极3期：也称快速复极末期。平台期之后，膜的复极逐渐加速，膜内电位又迅速下降，直至恢复到静息电位的水平，即从0 mV左右迅速下降到-90 mV，此期历时为100~150 ms，是复极的主要部分。3期的出现主要是由慢钙内向电流逐渐停止，而钾外向电流逐渐增加形成。I_K通道是3期K^+外流的主要通道。K^+外流激活了I_K，外向的I_K电流增大，同时随着膜内电位的变负而增大，使复极加速，这种再生性循环使3期复极越来越快，直到恢复静息电位的水平。同时I_{K1}也参与了复极活动。Ⅲ类抗心律失常药物以抑制I_K为目的。

复极4期：动作电位4期又称静息期，是指复极完毕，膜电位达到静息电位水平后的时期。心室肌细胞4期膜电位虽已恢复并稳定于静息电位水平，但此期膜内外的离子通过离子泵（钠-钾泵和钙泵）及离子交换体（如钠-钾交换体、钠-钙交换体）的跨膜主动转运增强，将动作电位时期流入膜内的Na^+移出，膜外的K^+移入，将胞质内增多的Ca^{2+}移出细胞和/或移入肌质网，使细胞质内的离子水平恢复到原先的高钾、低钠和低钙状态，为下一个动作电位的发生做充分准备。此外，有些通道的性状在3期还没有完全恢复，需要通过静息期才能完全恢复到备用状态，如心动过速时，I_{Ca-L}通道需要在静息期完成复活过程。

心房肌细胞静息电位略小（-80 mV），动作电位形态上与心室肌细胞类似，但钾离子通道较多，易受神经递质的影响。心房颤动时，多种钾离子电流发生改变，称"电学重构"。

（二）自律细胞跨膜电位的形成

1. 自律细胞的跨膜电位

自律细胞与工作细胞跨膜电位的最大区别在于4期，工作细胞4期的膜电位基本稳定，但自律细胞动作电位复极末（达到最大复极电位）的膜电位并不稳定，而是立即开始自动除极，当除极达阈电位水平时，暴发一次新的动作电位。这种自动除极过程具有随时间递增的特点，是产生自律性的基础。

2. 窦房结P细胞

P细胞为窦房结内的自律细胞，其发放频率为60~100次/min，其跨膜电位明显异于心室肌细胞。P细胞在复极3期达到最大复极电位后立即开始自动除极，且自动除极速率也最快（约0.1 V/s），故它是心脏各种细胞中自律性最高的细胞，成为心脏的最高起搏点。此外，P细胞去极化速度与幅度较小，很少有超射，无明显的复极1期和平台期。

(1) 除极过程：窦房结 P 细胞缺乏 I_{K1} 通道，故最大复极电位约-70 mV。当自动去极化至阈电位（约-40 mV），0 期除极即开始，I_{Ca-L} 通道激活导致钙内流。由于 I_{Ca-L} 通道属于慢通道，故其 0 期除极缓慢（仅为 10 V/s），持续时间长，去极幅度为 70~85 mV。该通道受钙通道阻滞剂和胞外钙浓度的影响。

(2) 复极过程：由于窦房结 P 细胞缺乏 I_{to}，故动作电位无明显的平台期，0 期除极后即过渡至 3 期，而无明显的复极 1 期和 2 期。

(3) 4 期自动除极：离子机制主要是外向电流减弱而内向电流增强。与 4 期自动除极有关的主要离子电流为 I_K，它在 0 期除极时就已存在，以后 K^+ 外流逐渐增强，为窦房结 P 细胞 3 期复极的主要原因，但 I_K 通道在复极接近最大复极电位（约-50 mV）时失活而关闭，K^+ 外流逐渐减少，故其衰减而内向 T 型钙电流（I_{Ca-T}）相对增强的作用较大。由此可见，I_K 通道的失活关闭所造成的 K^+ 外流进行性衰减是窦房结 P 细胞 4 期自动除极最重要的离子基础。超极化激活内向离子电流（I_f）是一种进行性增强的内向离子流，主要是钠内流负载，I_f 通道的最大激活电位为-100 mV，而正常情况下，P 细胞的最大复极电位为-70 mV，故此电位水平的 I_f 通道激活十分缓慢，电流强度较小，因此 I_f 在 P 细胞 4 期自动除极过程中所起作用有限（图 2-1-3）。

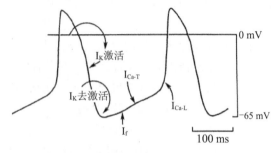

图 2-1-3　窦房结 P 细胞 4 期自动去极化和动作电位发生原理示意图

3. 浦肯野细胞

浦肯野细胞的动作电位的 0、1、2、3 期的形态和离子流基础与工作细胞类似，但有以下特点：① 所有快反应细胞中，浦肯野细胞的 0 期除极速度最快，可达 200~800 V/s，传导速度也最快；② 动作电位时程最长，达 500 ms，可能与平台期的慢钙内流有关；③ 4 期没有稳定的静息电位，复极至最大复极电位（也称最大舒张电位）后即开始自动除极，约为-90 mV，是 K^+ 的平衡电位；④ 除极至阈电位即暴发动作电位。其自动除极是 I_K（外向电流）和 I_f（内向电流）相互作用的结果，但以 I_f 为主，故 I_f 又称起搏电流。低浓度的铯可以完全阻断 I_f 通道。

（汪小华　蒋廷波）

第二节　心肌细胞的生理特性

心肌组织具有自律性、兴奋性、传导性和收缩性 4 种生理特性。自律性、兴奋性、传导性是以肌膜的生物电为基础，故又称电生理特性。心肌的收缩性是指心肌能够在肌膜动作电位的触发下，以胞质内收缩蛋白的功能活动为基础产生收缩反应的一种机械特性。心肌细胞的收缩性受其电生理特性的影响，故心肌细胞收缩前先有动作电位的产生，产生兴奋-收缩耦联引起收缩。有些严重病理状况下，可出现心肌细胞有电活动，但无收缩现象，此现象称为兴奋-收缩脱耦联。

一、自律性

自律性是指心肌细胞能够在没有外来刺激的条件下，自动地发生节律性兴奋的特性。正常情况下，心肌细胞的自律性活动较规则。衡量自律性高低的指标是单位时间内细胞能够自动发生节律性兴奋的次数。能产生自律性的细胞属于特殊传导组织，包括窦房结、房室结、房室束和浦肯野纤维网。

1. 心脏起搏点

心脏特殊传导系统中各部分的心肌细胞均存在4期自动去极化，然而并非所有自律细胞均存在自动去极化并产生兴奋的能力，它们的自律性高低存在很大差异。去除神经、体液因素影响后，窦房结P细胞发放的频率最高，约100次/min，因而成为心脏主导起搏点。但平常机体受心迷走神经的影响较大，其自律性表现为70次/min。房室结和房室束的自律性分别为40次/min和50次/min左右，而浦肯野纤维自律性最低，约25次/min。正常的心房肌和心室肌无自律性。由窦房结产生的心脏兴奋节律称为窦性节律，其他自律组织仅起兴奋传导作用，而不表现出自身节律性，故称为潜在起搏点。只有当正常起搏点起搏功能障碍或传导阻滞时，潜在起搏点的起搏作用才显现出来；或当潜在起搏点自律性异常增高，超过窦房结时，其可取代窦房结产生兴奋而控制心脏活动，此异常起搏组织称异位起搏点。

2. 抢先占领和超速驱动压抑

正常情况下，心脏窦房结外的其他部位自律组织仅起兴奋传导作用，而不表现其自律性，故称为潜在起搏点。窦房结对潜在起搏点的控制作用通过以下两种机制来实现：一是抢先占领，它是指窦房结的自律性高于其他潜在起搏点，所以在潜在起搏点4期自动除极尚未达到其阈电位水平之前，它们已经受到窦房结发出的兴奋激动作用而产生了动作电位，其自身的节律性就不可能产生；二是超速驱动压抑，即自律细胞在受到高于其自身固有频率的节律性刺激时发生的节律性兴奋称为超速驱动，超速驱动停止时，该自律细胞自身固有的自律活动不能立即恢复，需经过一段时间后才能表现出来，此现象即为超速驱动压抑。超速驱动压抑的时间长短与超速驱动的频率和自律细胞的固有频率有关，两者差距越大，受压抑的时间就越长。临床上常见的窦性停搏出现后，往往需要间隔较长时间才出现房室交界性或室性自主（逸搏）心律。在心脏人工起搏的情况下，若需暂时中断起搏器的工作，应提前逐渐减慢驱动频率，防止心搏停止。

3. 决定和影响自律性的因素

（1）4期自动去极化速度：在最大复极电位和阈电位不变的情况下，4期自动去极化速度越快，达到阈电位水平的时间越短，自律性越高；反之，则自律性越低。交感神经β肾上腺素受体激动使I_{Ca-T}和I_f增加，自律性增高；副交感神经递质乙酰胆碱（ACh）增加外向钾电流而降低内向电流，自律性降低。故自主神经活动对窦房结4期自动去极速度影响很大。

（2）最大复极电位水平和阈电位水平：在4期自动去极化速度不变的情况下，最大复极电位绝对值越小，两者间的距离越小，去极化达阈电位的时间越短，自律性越高；反之，则自律性越低。迷走神经兴奋时，其末梢释放的ACh与膜受体结合，使窦房结P

细胞对钾的通透性增加，导致最大复极电位绝对值增大而降低自律性。而当胞外钙浓度升高时，阈电位上移，自律性降低。一般情况下阈电位变化较小，故非自律性的主要影响因素。

二、兴奋性

心肌细胞对适宜刺激发生兴奋（动作电位）的特性即心肌细胞的兴奋性，通常以心肌细胞膜完全除极产生动作电位为标志。它决定心搏能否发生。

1. 兴奋性的周期性变化

心肌细胞发生兴奋后，跨膜电位发生一系列有规律的变化，引起快、慢反应动作电位0期除极的I_{Na}通道和I_{Ca-L}通道由关闭状态经历激活、失活和复活的变化过程，心肌细胞的兴奋性也随之产生周期性改变，对重复刺激表现出不同的反应能力或特性，这对心肌兴奋的产生和传导、收缩反应都将产生重要影响。现以心室肌为例，阐述一次兴奋过程中兴奋性的周期性变化（图2-2-1）。兴奋性依次为有效不应期、相对不应期、超常期。

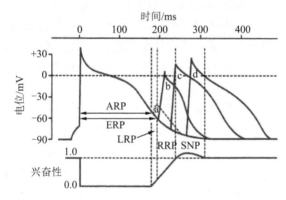

ARP—绝对不应期；ERP—有效不应期；LRP—局部反应期；RRP—相对不应期；SNP—超常期；a—局部反应；b、c和d—0期去极化速度和幅度均减小的动作电位。

图2-2-1 心室肌细胞复极电位与不应期、兴奋性的关系示意图

（1）有效不应期：正常心室肌细胞从0期到3期复极至-55 mV这段时期内，细胞膜的兴奋性完全丧失，无论给予多强的刺激，肌膜都不会发生任何程度的除极，此期称绝对不应期。膜内电位从-55 mV复极至-60 mV的短时间内，非常强大的刺激可使部分肌膜除极称局部性兴奋，但不能形成动作电位。习惯上将除极开始到复极至-60 mV这段时间统称为有效不应期。有效不应期内的钠通道处于失活状态，因而不能产生动作电位。心肌的有效不应期特别长。

（2）相对不应期：在膜电位复极至-60 mV到复极基本完成（-80 mV）这段时间，给予一个阈上刺激，可使膜除极而发生动作电位或可传导的兴奋，此期间为相对不应期。此时的肌膜I_{Na}已逐渐复活，但其开放的能力尚未完全恢复正常，故阈刺激激活的I_{Na}通道数量仍不足以产生使膜除极至阈电位的内向电流，只有更强的刺激才能激活足够数量的I_{Na}通道来使膜兴奋。

（3）超常期：心肌细胞动作电位3期继续复极，膜内电位由-80 mV恢复到

−90 mV，I_{Na}通道已复活至初始状态，由于膜电位较完全复极时更接近阈电位，引起兴奋所需的阈刺激强度可小于完全复极后兴奋所需的阈强度（阈下刺激），故此期的兴奋性高于正常，称为超常期。

在相对不应期和超常期，I_{Na}通道尚未完全复活，膜内电位水平小于静息电位水平，若此时接受一个刺激，所产生的动作电位 0 期除极的速率和幅度均较正常低，兴奋传导慢于正常，不应期也短，易于发生传导阻滞和兴奋折返。

2. 兴奋性的周期性变化与收缩活动的关系

较之于神经细胞和骨骼肌细胞，心肌细胞有较长的有效不应期，故心肌不发生强直收缩，而始终进行收缩与舒张的交替活动，从而保证心脏的泵血。正常情况下，窦房结发出的每一次兴奋传到心房与心室时，后者前一次兴奋的不应期均已结束，因此具有不断被兴奋的能力，故整个心脏就能按照窦房结的节律进行活动。而在心室的有效不应期后的下一次窦房结兴奋到达前，心室接受一次外来刺激，则可提前产生一次兴奋（期前兴奋），进而出现心室肌收缩（期前收缩）。紧接着在期前兴奋后的一次窦房结兴奋传到心室时，如果正好落在期前兴奋的有效不应期内，则此次正常下传的兴奋不能引起心室兴奋和收缩，须待再一次窦房结兴奋传入才能引起心室兴奋和收缩。这样，在一次期前收缩之后有一段较长的心室舒张期（称代偿间歇），然后再恢复窦性节律。心肌兴奋性的高低除了与离子通道本身的状态相关外，还受电解质浓度及 pH 等多种因素的影响。

3. 影响兴奋性的因素

（1）K^+：细胞外 K^+ 浓度升高时，细胞膜内外的 K^+ 浓度差减小，K^+ 外流所需的浓度势能减小，故静息时经 I_{K1} 通道流出的 K^+ 减少，细胞易除极。另外，I_{K1} 通道与动作电位复极有关。细胞外高钾时，通道对 K^+ 的通透性增高，复极加快使动作电位时程缩短。细胞外轻度高钾时，心肌细胞的静息电位轻度减小，和阈电位之间的距离减小，兴奋性增高；细胞外重度高钾时，静息电位明显变小，当<−40 mV 时，I_{Na} 通道全部失活，故快反应细胞 0 期除极失能导致心脏停搏。而当心肌细胞外低钾时，膜内外钾离子浓度差增大，但因此时 I_{K1} 通道的通透性降低，K^+ 外流减少，兴奋性增高，终末复极部分延长。

（2）Ca^{2+}：细胞外高钙时，Ca^{2+} 对 I_{Na} 通道的屏障作用加强，心肌兴奋性降低；平台期 Ca^{2+} 内流增加而使平台期电位抬高和时程缩短，有效不应期缩短。细胞外轻、中度低钙时，阈电位水平下移，静息电位与阈电位间的距离缩小，心肌兴奋性增高。而细胞外重度低钙时，静息膜电位水平下 I_{Na} 通道已部分失活，心肌的兴奋性反而降低，平台期及动作电位时程和有效不应期延长。细胞外液 pH 降低，可抑制 I_{Na}，使细胞的兴奋性降低；细胞内液 pH 降低可使快反应细胞兴奋性降低。

三、传导性

1. 兴奋在心脏内的传导

传导性是指兴奋（动作电位）能沿心肌细胞膜不断传导向外扩布的特性。由于心肌在功能上是一个合胞体，心肌细胞膜的任何部位产生的兴奋不但可以传播至整个细胞膜，还可以通过闰盘传递到另一个心肌细胞，从而引起整个心脏的兴奋和收缩。动作电位沿细胞膜传播的速度可以作为衡量心肌传导性的标志。心肌细胞间兴奋的传播是以心肌细胞间的缝隙连接为基础的。心肌细胞闰盘上有较多的缝隙，这构成细胞间的低电阻通道，兴奋以局部电流的形式通过通道直接传到相邻的细胞，从而实现心肌细胞的同步性活动。

兴奋在心脏内的传播通过特殊传导系统有序进行。正常情况下，窦房结发生的兴奋通过心房肌传播到左、右心房，尤其是沿着心房肌组成的"优势传导通路"，以 $1.0 \sim 1.2$ m/s 的传导速度迅速传至房室交界区。然而房室交界区传导速度非常缓慢，为 $0.02 \sim 0.1$ m/s。房室结是兴奋由心房传至心室的唯一通道，因此兴奋从心房传至心室有房室延搁，它可保证房室顺序收缩，使血液充分充盈心室，以保证心室的射血能力，但房室结也因此成为传导阻滞的好发部位。然后兴奋经房室束、左右束支传至浦肯野纤维网，引起心室肌兴奋，心室肌再直接将兴奋由心内膜至心外膜扩播。兴奋在心室内传导很快，为 1 m/s，故称其为功能合胞体。

2. 决定和影响传导性的因素

（1）生理因素。

① 动作电位 0 期去极化速度和幅度的因素。动作电位 0 期去极化速度和幅度是影响传导性的最重要因素。由于兴奋部位 0 期去极速度快，局部电流的形成亦快，能很快使未兴奋部位产生兴奋；兴奋部位 0 期去极幅度大，则兴奋部位与未兴奋部位间的电位差大，局部电流强，因而容易使邻近未兴奋部位产生动作电位；另外，扩播距离大，传导速度快。浦肯野纤维的传导速度也很快。

② 膜电位水平的因素。在快反应细胞中，钠通道性状决定着膜去极化达阈电位水平后通道开放的速度与数量，因而决定着 0 期去极化的速度与幅度。钠通道性状具有电压依赖性，即与静息电位水平有关。静息电位在 -90 mV 时，膜受刺激达阈电位，钠通道快速开放，0 期最大去极化速度达 500 V/s；膜电位降至 -55 mV 时，钠通道快速关闭，则 0 期最大去极化速度几乎降至零。期前兴奋的速度减慢正是与其膜电位较低有关。

③ 邻近未兴奋心肌细胞膜的兴奋性因素。兴奋的传导是心肌细胞依次兴奋的过程，只有邻近心肌细胞的兴奋性正常，且脱离不应期，兴奋才能传导至邻近心肌细胞。决定邻近心肌细胞传导性的因素有：静息膜电位（最大复极电位）增大或阈电位增加，兴奋性降低。另外，邻近未兴奋细胞膜电位过低，使膜钠通道处于失活状态，则兴奋细胞的冲动亦不能使其产生新的动作电位，因而发生传导阻滞。

（2）结构因素。

心肌细胞直径是决定传导性的主要结构因素，直径越大，电阻越小，则局部电流越大，传导速度越快；反之，则传导速度越慢。心房肌、心室肌及浦肯野细胞直径较大，传导较快；窦房结细胞直径很小，传导很慢。另外，细胞间的连接方式决定心肌传导性。缝隙连接构成细胞间的低电阻通道，通道数量越多，传导性越好。心肌缺血时，细胞间的缝隙连接通道关闭，兴奋传导明显减慢。

四、收缩性

心肌细胞的结构和骨骼肌相似，但心肌细胞互相之间是靠闰盘连接起来的。当动作电位沿心肌细胞传导时，心肌细胞的生物电变化可沿着横管系统传向细胞深处，通过肌

浆网释放 Ca^{2+}，引起心肌细胞的收缩。心肌收缩有下列特点。

1. 同步收缩

骨骼肌的收缩强度可因单个肌细胞收缩强度的改变而改变，也可因参与收缩活动的肌细胞的多少而改变。由于心肌存在缝隙连接（闰盘），兴奋可在心肌细胞间迅速传播，使整个心房或心室几乎同时收缩而成为一个功能合胞体。左、右心房与左、右心室之间存在的纤维环和结缔组织将两者隔开，故心脏有两个合胞体即心房合胞体和心室合胞体。房室交界是唯一连接心房与心室的结构，这种结构保证了心脏各部位的协同工作。

2. 不发生强直收缩

由于心肌兴奋后有效不应期特别长，相当于整个心肌细胞的收缩期和舒张早期，因此心肌不可能在收缩期内再接受刺激产生收缩，心肌细胞在一次收缩期后必定跟着一次舒张期，这样心脏能交替地射血和充盈，以维持心脏泵血功能。因此，心脏在正常情况下不会发生强直收缩。

3. 对细胞外液 Ca^{2+} 的依赖性

心肌收缩的关键在于心肌细胞质中 Ca^{2+} 的浓度变化。心肌兴奋时，10%~20%胞外 Ca^{2+} 经肌膜和横管膜中的 L 型钙通道流入胞质，触发肌浆网释放大量 Ca^{2+}（80%~90%），使胞质 Ca^{2+} 浓度升高至能引起心肌收缩的水平，此过程称为钙诱导钙释放。心肌舒张时，肌质网上的钙泵耗能将 Ca^{2+} 主动泵回肌浆网，Ca^{2+} 浓度下降，心肌舒张。

（汪小华　蒋廷波）

第三节　心动周期及心输出量

心脏节律性收缩和舒张对血液的驱动作用称心脏的泵血功能。心脏有心房、心室储血，故射血是间断的。心脏收缩时将血液射入主动脉内，并通过动脉系统将血液分配到全身各器官组织；心脏舒张时则通过静脉系统使血液回到心脏，为下次射血做准备。正常成人安静状态下，心脏可泵出 5~6 L/min 血液。

一、心脏泵血过程和机制

（一）心动周期

心脏一次收缩与舒张，构成一个机械活动周期，称为心动周期。心房和心室的机械活动可分收缩期和舒张期。由于心室在心脏泵血活动中起主要作用，故心动周期通常是指心室的心动周期。心动周期的长短与心率快慢有关。以正常成人平均心率 75 次/min 计算，则每个心动周期持续 0.8 s。如图 2-3-1 所示，一个心动周期中，左、右心房先收缩，持续 0.1 s，继而心房舒张，持续 0.7 s。心房收缩时，心室处于舒张期，心房进入舒张期后，心室立即进入收缩期，后者持续约 0.3 s，随后心室进入舒张期，历时 0.5 s。心室舒张期的前 0.4 s 内，心房也处于舒张期，这个时期称全心舒张期。一个心动周期中，心房和心室活动按一定次序和时程先后进行，左、右心房和左、右心室的活动各自同步进行，心房和心室的收缩期都短于舒张期。由于心室收缩时间比舒张时间短，如心率增加，则心脏舒张时间的缩短比收缩时间的缩短更为显著，这对于心脏持久活动不利。

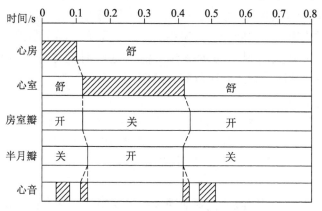

图 2-3-1 心动周期中房室活动顺序和时间的关系

（二）心脏泵血过程

两侧心室射血过程基本相似，且几乎同时进行。一个心动周期中，随着心房和心室肌肉按次序收缩、舒张，心腔容积与压力也发生规律性变化，瓣膜规律启闭，这样就使血液顺着一个方向流动。现以左心室为例说明心室射血和充盈的过程，以帮助了解心脏泵血（图 2-3-2）。

1. 心房收缩期

该期是前一心动周期的舒张末期。心房收缩前，心脏处于全心舒张期，房室内压力都较低，由于静脉血不断回流入心房，使房内压高于室内压，房室瓣处于开启状态，血液随压力梯度由心房进入心室，约占心室总充盈量的 75%。此时心室内压力远低于主动脉内压，故半月瓣处于关闭状态。心房开始收缩时，房内容积缩小，压力增加，将腔内血液挤入心室，进一步充盈心室。尽管大静脉与心房间无瓣膜，但由于其间的环形肌收缩，可阻止血液反流入大静脉。此期历时 0.1 s，随后心房舒张。由心房收缩推动进入心室的血液通常只占心室总充盈量的 25% 左右。

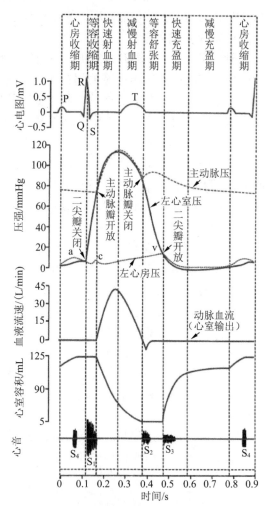

图 2-3-2 心动周期各时相中左心室内压力、容积和瓣膜启闭状态等的变化

2. 心室等容收缩期

心房舒张后不久，心室收缩开始，室内压迅速增高至超过房内压时，心室内血液推动房室瓣关闭，使血液不逆流入心房；而此刻室内压仍低于主动脉压，半月瓣亦处于关闭状态，心室暂时成为一个密闭腔，心室内的血容量不变，心室容积不变，而室内压发生急剧变化，从房室瓣关闭到主动脉瓣开启前的这段时期称等容收缩期，此期历时 0.05 s 左右。若主动脉压升高或心肌收缩力减弱，此期将延长。

3. 心室快速射血期

心室肌继续收缩，室内压继续上升达峰值，当心室内压力超过主动脉内压力时，半月瓣开启，血液被快速射入主动脉内。此期心室射出的血液量约占总射血量的 2/3，心室容积明显缩小，历时短，约 0.1 s，故称快速射血期。

4. 心室减慢射血期

射血后期，心室收缩强度减弱，射血速度明显减慢，心室容积变化也缓慢，此期称为减慢射血期，历时约 0.15 s。尽管此期室内压和主动脉压峰值逐渐降低，但室内血液具有较高的动能，故仍能逆压力梯度继续进入主动脉。

5. 心室等容舒张期

射血完毕，心室即开始舒张，室内压开始下降，当室内压低于主动脉内压时，主动脉内的血液反流推动半月瓣关闭，而此时房内压仍低于室内压，房室瓣仍处于关闭状态，心室又成为一个密闭腔。从半月瓣关闭至房室瓣开放前，由于心室肌的舒张，室内压快速下降，而心室容积不变，故称等容舒张期，此期历时 0.06~0.08 s。

6. 心室快速充盈期

房室瓣开启初期，由于心室肌很快舒张，心室内压力明显降低，甚至是负压，房室间形成很大的压力差，故心室对心房和大静脉内血液可产生"抽吸"作用，血液快速流入心室，故称快速充盈期，此期历时 0.11 s 左右。此期进入心室的血量约占心室总充盈量的 2/3。

7. 心室减慢充盈期

随着心室不断充盈，室内压逐渐增加，房室内压力梯度减小，血液流入心室的速度减慢，故称减慢充盈期，此期历时 0.22 s 左右。心室舒张期的最后 0.1 s 心房收缩期开始，心室进一步充盈，进入下一个心动周期。

如上所述，心室肌的收缩与舒张是造成室内压变化，并导致心房与心室间，以及心室和主动脉间产生压力梯度的根本原因，而压力梯度则是推动血液在心房和心室及主动脉之间流动的主要动力。由于心脏的结构特点和启闭活动，血液只能沿一个方向流动。由于左心室肌肉丰富，整个心动周期中，左心室腔内的压力变化最大，快速射血期的室内压最高。

右心室的泵血过程与左心室大致相同，但由于肺动脉压远低于主动脉压（1/6），故心动周期中右室压变化幅度要比左室压变化幅度小得多。

二、心输出量

1. 搏出量及每分输出量

（1）搏出量与射血分数。搏出量和射血分数可反映心脏泵血的效率。搏出量是指一次心搏中，一侧心室的射血量。正常成人在安静状态下，左室舒张末期容积（EDV）约 125 mL，收缩末期容积（ESV）约 55 mL，两者之差即为搏出量，约 70 mL。搏出量占左心室舒张末期容积的百分比为射血分数（EF），正常成人 EF 为 55%～65%。正常情况下，搏出量与心室舒张末期容积相适应，即当心室舒张末期容积增加时，搏出量也相应增加，EF 不变。心功能减退伴心室异常增大的患者，其搏出量可能基本维持正常，但与增大的心室舒张末期容积不相适应，EF 值明显下降。故与搏出量相比，EF 值更能准确反映心脏泵血功能，更有助于发现患者心脏泵血功能异常。

（2）每分输出量及心指数。心输出量等于一侧心室每分钟射出的血液量，也称每分输出量，它等于心率乘以搏出量。正常情况下，左、右心室的心输出量基本相等。不同性别、年龄和其他生理情况下，心输出量不同。假如心率为 75 次/min，搏出量为 70 mL，则心输出量约等于 5 L/min。健康成年男性安静状态下心输出量为 4.5～6 L/min，女性为 4～5.5 L/min；年轻人较老年人多；运动时较安静时多；麻醉状态下可低至约 2.5 L/min。体位由卧位转坐位时，心输出量减少 5%～20%；体位由卧位或坐位转直立位时，心输出量减少 20%～30%。天气炎热、潮湿环境下，心输出量增加 2～4 倍；忧虑使心输出量增加 67%；饱餐使心输出量增加 25%；洗热水澡使心输出量增加 50%～100%；睡眠使心输出量减少 25%。

心指数是指单位体表面积的心输出量，它可作为比较不同身材个体的心功能评价指标。一般人体体表面积为 1.6～1.7 m^2，故安静状态下静息心指数为 3.0～3.5 L/(min·m^2)。人在情绪激动、妊娠及进食时，心指数有不同程度的提高。

2. 心脏泵血功能储备

机体的心脏泵血随代谢需要而增加的能力称心力储备。正常成人安静状态时心输出量为 5～6 L/min，而剧烈运动时心输出量高达 25～35 L/min，说明正常心脏功能具有很大的储备量。训练有素的运动员心力储备较大。而心脏病患者在安静时，其心输出量与正常人群无异，尚可满足机体的需要；但在活动状态下，心输出量则增加有限，即其最大输出量明显低于正常人。其实，心脏病患者在安静时已动用相当部分的储备量。

心脏泵血功能储备的大小主要取决于搏出量和心率能够提高的程度，即泵血储备包括搏出量储备和心率储备两部分。

（1）搏出量储备。搏出量等于心室舒张末期容积与收缩末期容积之差，故该储备可分成舒张期储备和收缩期储备。前者是通过增加心肌收缩力和提高 EF 来实现的，后者则通过增加舒张末期容积而获得。安静状态下，左心室舒张末期和收缩末期容积分别约 125 mL 和 55 mL，搏出量约 70 mL。一方面，当心肌收缩达最大限度时，心室收缩末期容积可缩小到不足 20 mL，故收缩期储备可达 35～40 mL；另一方面，由于心室腔不能无限扩大，最大容量约 140 mL，故舒张期储备仅 15 mL 左右。故收缩期储备较舒张期储备大得多。

(2) 心率储备。正常成人安静时的心率范围在 60~100 次/min。假如搏出量不变，如果心率在一定范围内加快达 160~180 次/min，心输出量可增至安静时的 2 倍多，即为心率储备。但如超过此范围，则舒张期太短，心室充盈不足，可使心输出量变少。心力衰竭患者的心肌收缩力变弱，搏出量减少，左室射血后剩余血量增多，心室收缩末期容积增大，则收缩期储备和舒张期储备均变小。在此情况下，心率代偿显现，表现为心率增快，来保证心输出量不至于太低。故患者静息状态下动用心率储备。当心力衰竭患者的心率达到 120~140 次/min 时，心输出量则开始下降。

当机体进行剧烈活动时，体内交感肾上腺-髓质系统的活动增加，机体主要通过心率储备和收缩期储备，使心输出量增加。尤其是训练有素的运动员的心肌纤维增粗，收缩力增加，故收缩期储备增加；同时，由于心肌收缩力增强，心肌收缩与舒张的速率明显加快，心率储备亦增加。当该人群心率达 200~220 次/min 时，心输出量最大可增加至正常时的 7 倍。

三、影响心输出量的因素

凡能影响心率与搏出量的因素均能影响心输出量，而搏出量主要与心脏前负荷（静脉回心血量）、后负荷（射血遇到的外周阻力，一般为动脉血压）和心肌收缩力有关。

(一) 心室肌的前负荷与心肌异长自身调节

1. 心室肌的前负荷

心室舒张末期的血液充盈量决定了心室肌的初长度。由于测量室内容积比测量压力复杂，而心室舒张末期容积与压力具有良好的相关性，故常用心室舒张末期压力来反映前负荷。另外，正常人心室舒张末期心房内压力与心室内压力几乎相等，而心房内压力的测定更为方便，故常用心室舒张末期心房内压力来反映心室前负荷。

2. 心肌异长自身调节

心肌的异长自身调节与骨骼肌类似，心肌初长度对心肌收缩力影响很大，但两者具有特殊的关系。

(1) 心室功能曲线与心定律。

根据心室舒张末期压力改变使搏出量发生改变的数据绘制曲线，可获得心室功能曲线，它大致可分三段。第一段：左心室舒张末期压力在 5~15 mmHg（1 mmHg=0.133 kPa）范围内为曲线的上升支，随着心室舒张末期压力的增加，心室的搏出量增大。一般情况下，左心室舒张末期压力仅 5~6 mmHg，而该压力在 12~15 mmHg 才是心室最适前负荷，说明此时心室肌有较大的初长度储备。第二段：左心室舒张末期压力在 15~20 mmHg 时的曲线趋于平坦，说明前负荷在其上限范围变动时，心室泵血功能影响不大。第三段：左室压高于 20 mmHg 时，左心室搏出量不变或仅轻度减少。只有在发生严重病理变化的心室，心室功能曲线才出现降支。

从心室功能曲线来看，增加前负荷（初长度）时，心肌收缩力增加，搏出量增大，这种通过改变心肌初长度而引发心肌收缩力改变的调节，称异长自身调节。早在 1895 年，德国生理学家奥托·弗兰克（Otto Frank）初次在离体蛙心脏实验中发现此现象。1914 年，英国生理学家欧内斯特·斯塔林（Ernest Starling）在狗模型上亦观察到此现象。斯塔林将心室舒张末期容积在一定范围内增大可增加心室收缩力的现象称为心定律，亦称Frank-Starling law，心室功能曲线称为Frank-Starling曲线（图2-3-3）。

（2）正常心室肌对抗过度延伸的特性。

不同的心肌初长度可改变心肌细胞肌小节中的粗、细肌丝的有效重叠程度。当肌小节初长度为 2.0~2.2 μm 时，粗、细肌丝处于最佳重叠状态，横桥活化后与肌动蛋白连接的数目最多，肌节收缩产生的张力最大，此时的初长度为最适初长度。肌节长度达到最适初长度前，随着前负荷

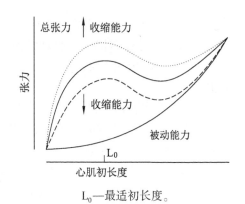

L_0—最适初长度。

图 2-3-3　心肌长度-张力关系曲线及其变化

和肌小节初长度的增加，粗、细肌丝的有效重叠程度增加，活化后形成的横桥连接数目增多，因此肌小节乃至整个心室收缩力增强，搏出量增多，搏功增大。

与骨骼肌不同，正常心室肌具备较强的抗过度延伸的特性，一般不超过 2.30 μm，这与肌小节内存在连接蛋白有关。一般情况下，心室功能曲线不会出现明显的下降趋势。如果强行拉伸肌小节超过其上限，则心肌会断裂。当心肌收缩后开始舒张时，连接蛋白产生的弹性回缩力是心室舒张初期的抽吸力产生的前提。另外心肌间质含大量胶原蛋白，且室壁肌呈多层交叉方向排列，故具有很强的抗过度延伸特性。

心肌对抗过度延伸的特性对心脏泵血意义重大。前负荷明显增加时，心脏的搏出量不会明显下降，心室功能曲线不出现明显下降的趋势，但初长度不再随室内压的增加而增加。如果有些心脏病患者的心肌被过度扩张，心室功能曲线可出现降支，这说明该患者的心肌收缩功能已严重受损。

（3）异长自身调节的生理意义。

异长自身调节的生理意义是对搏出量的微小变化进行精细的调节，使心室射血量与静脉回心血量间保持平衡，因而使心室舒张末期容积和压力保持在正常范围内。假若循环功能发生大幅度变化，且持续时间较长，仅依赖异长自身调节改变的搏出量不足以满足机体的需要，此情况下需要通过调节心肌收缩力以加强泵血。

3. 影响前负荷的因素

在正常情况下，心室前负荷主要取决于心室舒张末期充盈量，故凡能影响心室舒张期充盈量的因素，均可通过异长自身调节使搏出量发生改变。心室舒张末期充盈量是静脉回心血量与射血后心室剩余血量之和。

（1）静脉回心血量。

大多数情况下，心室前负荷的大小主要由静脉回心血量决定，后者又受心室充盈时间、心室舒张功能、心室顺应性、静脉回流速度及心包腔内压力等因素的影响。

① 心室充盈时间。心率加快使心动周期（尤其是心室舒张期）缩短，心室充盈时间缩短，故心室充盈不完全，静脉回心血量变少；反之，则静脉回心血量变多。然而，如果心室完全充盈后，继续延长心室充盈时间，则不能进一步增大静脉回心血量。

② 心室舒张功能。心室舒张与收缩期末心肌细胞内增高的钙离子降低速率有关，

它是一个耗能的过程。舒张期钙离子下降速率越快，钙离子与肌钙蛋白 C 结合位点解离并触发舒张的过程越快，心肌舒张速率越快；快速充盈期心室负压越大，抽吸作用越强。在外周静脉压相同的前提下，心室抽吸作用越强，静脉回心血量就越多，心室充盈越充分。

③ 心室顺应性。心室顺应性是指单位压力的变化能引起的心室容积的改变。而心室僵硬度为心室顺应性的倒数。心室顺应性是一个被动的过程，取决于左心室的形状、质量和弹性，以及心包状况。顺应性大，则在相同充盈压的前提下，心室能容纳更多的血量；反之，则能容纳的血量减少。若心肌纤维化或心肌肥厚，心室顺应性降低，舒张期（尤其是减慢充盈期）和心房收缩期的心室充盈量降低。然而，这种心室充盈量的降低可通过增加心房压力来代偿。

④ 静脉回流速度。在心室充盈时间不变的前提下，静脉回流速度越快，静脉回心血量越多；反之，则回心血量越少。全心舒张期的静脉回流速度取决于外周静脉压与心房、心室内压力之差，即外周静脉压越高，房室内压力越低，静脉回流速度越快。

⑤ 心包腔内压力。正常情况下，心包有助于防止心室过度充盈。心包积液时，心包腔内压力增大，使心室充盈受到限制，导致静脉回心血量减少。

（2）射血后心室内剩余血量。

假若静脉回心血量不变，如动脉压突然升高，使搏出量暂时减少，则射血后心室内剩余血量增多，可使心室充盈量增加。而实际上，射血后心室内剩余血量增多时，舒张末期室内压也增高，静脉回心血量减少，故心室充盈量并不一定增加。

（二）心肌收缩的后负荷

后负荷是指心室收缩遇到的大动脉血压。在心肌初长度、收缩力及心率不变的情况下，如果大动脉血压增高，等容收缩期室内压的峰值将升高，等容收缩期延长，射血期缩短，射血期心室肌缩短的程度和速度都减小，射血速度减慢，搏出量减少；反之，则搏出量增多。大动脉血压不但影响搏出量，还能继发性引起心脏内的调节活动。当大动脉压力突然升高使搏出量减少时，射血后的剩余血量增多，心室收缩末期容积增多，若舒张期静脉回心血量不变，则心室舒张末期容积增大，此时通过异长自身调节加强心肌收缩力，搏出量回升，进而使心室舒张末期容积逐渐恢复到原先水平。尽管此时大动脉血压仍高，但搏出量不再减少。

在体研究中，正常人主动脉压在 80~170 mmHg 范围内变动时，搏出量并不发生明显变化，主要原因是除通过异长自身调节增加心肌初长度外，还可通过神经-体液机制以等长调节方式改变心肌收缩力，使搏出量能适应后负荷的改变。其生理意义是：当大动脉血压在一定范围内改变时，搏出量仍维持在接近正常的水平。而当大动脉血压升高超过一定的范围并长期持续时，由于心室肌长期加强收缩，心脏做功增加，久而久之会出现心肌肥厚，导致泵血功能减退。高血压患者常常伴随心室肥厚、扩张，最后出现左心衰竭。

（三）心肌收缩力

如上所述，前、后负荷是影响心脏泵血的外在因素，而心肌本身的功能状态也是决定肌肉收缩效果的重要因素。心肌不依赖前、后负荷而改变其力学活动的内在特性称心肌收缩力。在体心室的心肌收缩力增强可使心室功能曲线向左上方移位，说明在相同前负荷条件下，搏功增加，心脏泵血能力增强，这种通过改变心肌收缩力的心脏泵血功能调节称等长调节。

心肌收缩力受多种因素的影响，凡影响心肌细胞兴奋-收缩耦联过程任何环节的因素都可影响收缩功能，其中，活化的横桥数目和肌球蛋白头部ATP酶活性是影响心肌收缩能力的主要因素。在一定初长度的前提下，粗、细肌丝的重叠程度是两者结合形成横桥数量的先决条件。故同一初长度条件下，心肌可通过增加横桥数目来增加心肌收缩力，而活化的横桥在总横桥数中所占的比例取决于钙离子的浓度和/或肌钙蛋白对钙离子的亲和力。肾上腺素和去甲肾上腺素等儿茶酚胺类物质激活心肌细胞上的β肾上腺素受体后，通过cAMP信号通路，激活细胞膜上的L型钙通道，增加钙离子的内流，再通过钙诱导钙释放机制，使胞内钙离子浓度升高，增强心肌收缩力。甲状腺激素可升高ATP酶活性，故能增加心肌收缩力。

（四）心率

正常成人安静状态下心率为60~100次/min。心率能随年龄、性别和不同生理状态发生变化，儿童时较快，青春期时接近成人水平。女性心率略快于男性。从事体力劳动、运动或情绪激动时心率增快。

心率在一定范围内增加，心输出量加大。由于回心血量大部分在快速充盈期完成，心室充盈量和搏出量并不明显下降，故心率增加可增加心输出量。但当心率超过160~180次/min，心室舒张期明显变短，影响到了心室充盈，故搏出量明显变少，导致心输出量下降。如果心率变慢至低于40次/min，心室舒张期过度延长，心室充盈处于极限，再度延长舒张期已不能进一步增加充盈量和搏出量，故心输出量减少。

在体情况下，心率受神经和体液的调节。迷走神经活动增加，心率减慢；而交感神经活动增加，则反之。甲状腺激素水平增高会使心率增快。体温增高1℃，心率可增快12~18次/min。

四、心功能评价

心脏的主要功能是泵血，心脏的泵血功能评估即心功能评价。

（一）从心室压力变化评价心功能

心导管检查是评价心室功能的"金标准"。应用心导管技术可进行压力与容积测定，以此来评价心脏功能。

1. 心脏射血功能评价

对心室收缩压曲线求一阶导数，所产生的心室收缩压变化速率曲线可作为心脏收缩能力的指标。

2. 心室舒张功能评价

对心室舒张压曲线求一阶导数，所产生的心室舒张压变化速率曲线可作为心脏舒张能力的指标。

（二）从心室容积变化评价心功能

超声心动图检查是临床常用的无创评价左心室功能的方法。

1. 心室收缩功能评价

主要指标有左心室舒张末期内径和容积、左心室收缩末期内径和容积、左室射血分数（LVEF）、左室缩短分数。其中，LVEF 是评价左心室收缩功能的首选指标。还可通过计算射血期心室容积和直径变化速率来反映心室收缩功能的变化。

2. 心室舒张功能评价

正常人在舒张早期，二尖瓣开放即刻产生较高的左室血液流入速率（e 波），而左心房收缩时还可产生较小的注入速率（a 波）。舒张功能受损的患者舒张速率变小，等容舒张期延长，舒张早期左心室内压力增高，抽吸作用变小；左心房收缩对左心室充盈作用加大，导致 e/a<1。

（三）从心室压力和容积变化评价心功能

1. 心脏做功量的测定

心脏做功分为外功与内功。前者是指由心室收缩产生和维持一定压力，失去血液流动所做的功；后者是指心脏活动中用于完成离子跨膜主动转运，产生兴奋-收缩、产生和维持室壁张力并克服心肌本身存在的黏滞阻力等所消耗的能量。

每搏功简称搏功，是指心室收缩射血一次所做的外功。计算公式如下：

$$压力\text{-}容积功 = 搏出量 \times 心动周期中室内压增量$$

$$血液动能 = 1/2 \times (搏出量质量 \times 血液流速^2)$$

$$每搏功 = 压力\text{-}容积功 + 血液动能$$

机体安静状态下，血流动能在心室搏功总量中占比很小，仅 1% 左右，可忽略，故搏功约等于压力-容积功，即心肌收缩射血所释放的机械能主要用于泵出具有一定压力增量的容积血量。由于心室射血期室内压不断变化，故获得搏功值需要积分计算整个心动周期中压力与容积的变化。实际应用时，常用平均动脉压代替射血期左心室内压力平均值，左心房平均压代替左心室舒张末期压。故左室搏功的计算如下：

$$左室搏功 (J) = 搏出量 (L) \times 13.6 \ (kg/L) \times$$
$$9.807 \times (平均动脉压 - 左心房平均压) (mmHg) \times 0.001$$

2. 应用心室压力-容积环评价心功能

通过超声心动图和心导管术单独或联合测量，可分别绘制心室压力-时间曲线和心室容积-时间曲线，再以每个对应时间点的压力与容积值绘制压力-容积曲线，产生心室压力-容积环，主要描述一个心动周期中心室压力与容积的关系，其中收缩末期压力-容积曲线可反映心室收缩的能力。心室压力-容积变化也可用于反映前负荷和后负荷变化。舒张功能受损患者，其压力-容积环向左上移位，表明左心室顺应性减少。

（汪小华　蒋廷波）

第四节　血管生理

心血管系统是一个"密闭"的管道系统，整个血管系统遍布全身，形成完整的网状结构。心脏搏出的血液通过血管输送到全身的各个组织器官，以提供人体组织器官需要的营养和氧气。同时，机体产生的代谢产物也经过血管运输至肺、肾等器官排出体外。血管系统任一分支或层次的病变，都会对人体健康造成很大危害，且病变血管越粗，发生猝死的可能性越大。各种血管包括动脉、毛细血管和静脉，由于其管壁组织结构、分布部位及功能的不同，在血液循环中起的作用也不同。全身血液的分布中，体循环中的血量约为总量的84%，其中约64%位于静脉系统，约13%位于大、中动脉，约7%位于小动脉及毛细血管内；心腔血量仅7%；肺循环中血量约9%。所有血液都需要流入肺循环进行氧合，而体循环则由许多相互并联的血管环路组成，这个结构保证了人体循环的相对稳定。

淋巴系统参与组织液的回流，并使淋巴液从外周流向静脉，最后汇入心脏，故淋巴系统对血液循环起辅助作用。

一、各类血管的结构和功能特点

血管系统中，动脉、毛细血管和静脉各自依次串联，实现血液运输和物质交换的生理功能。动、静脉管壁从内向外依次是内膜、中膜及外膜。内膜由内皮细胞和内皮下层组成。内皮细胞构成通透性屏障，使管壁两侧的液体、气体及大分子物质选择性地穿越此屏障；同时它是血管的内膜面，为血液流动提供光滑的表面；另外，内皮细胞具有内分泌功能，能合成和分泌多种生物活性物质。中膜主要由血管平滑肌、弹性纤维及胶原纤维组成，不同血管种类，其中膜组成不同。血管平滑肌收缩与舒张能调节组织和器官的血液流量，弹性纤维促使动脉扩张或回缩。动脉硬化可使弹性纤维断裂，导致动脉瘤的发生。血管外层的疏松结缔组织为外膜。

（一）血管的功能性分类

血管按照组织学结构可分为大动脉、中动脉、小动脉、微动脉、毛细血管、微静脉、中静脉及大静脉；按其不同生理功能，则可分为以下几类（图2-4-1）。

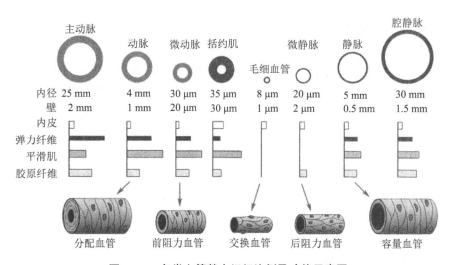

图2-4-1 各类血管基本组织比例及功能示意图

1. 弹性储器血管

弹性储器血管包括主动脉、肺动脉及其发出的最大分支，由于其管壁内含有多层弹性膜和大量弹性纤维，平滑肌较少，顺应性好，可储存一定量的血液，故称弹性储器血管。左心室射血时，主动脉压升高，一方面推动动脉内的血液向前流动，另一方面使主动脉扩张，容积增大。左心室射出的血液在射血期仅少部分通过小动脉射入外周，另一部分则储存在被扩张的大动脉内。当主动脉瓣关闭后，被扩张的大动脉管壁依其弹性回缩，把在射血期内容纳的那部分血液继续推向外周，这样便能把心脏间断的射血变成血管系统中连续的血流，并能减少每个心动周期中血压的波动幅度。

2. 分配血管

分配血管是指位于弹性储器血管与小动脉间的动脉管道，管径为 1~10 mm，含有丰富的平滑肌，其功能是将血液输送至各器官组织。

3. 毛细血管前阻力血管

毛细血管前阻力血管包括小动脉和微动脉。小动脉管径细，含丰富的平滑肌。小动脉的舒缩能显著地调节器官和组织的血流量，也是血流阻力的主要来源，可维持一定的动脉血压。

4. 毛细血管前括约肌

在真毛细血管的起始部有平滑肌环绕，称为毛细血管前括约肌。其舒缩可控制毛细血管的启闭，故可决定某时间内毛细血管的开放和关闭。

5. 交换血管

交换血管为毛细血管的称谓，其管壁结构简单，由内皮细胞、基膜构成，通透性高，总面积大，网内血流缓慢，是体内物质交换的重要场所。它广泛分布在各器官、组织和细胞之间，分支很多，互相连通，吻合成网。

6. 毛细血管后阻力血管

毛细血管后阻力血管即微静脉，其管径小，对血流也产生一定的阻力。其舒缩活动可影响毛细血管前、后阻力的比值，从而改变毛细血管压及体液在血管内和组织间隙的分配，间接地调节循环血量。

7. 容量血管

容量血管即静脉系统，体内数量较多，口径较粗，管壁薄，顺应性较好，容量大。安静状态下，静脉容纳机体循环血量的 60%~70%，故在血管系统中起着血液储存库的作用。由于管壁薄，弹性小，管腔不规则，故静脉管壁常塌陷。静脉内膜含有向管腔凸出的静脉瓣，可防止血液反流。

8. 短路血管

短路血管是吻合微动脉和微静脉的通道，其管壁结构类似微动脉。在人体某些部位的皮肤和皮下组织，特别是手指、足趾、耳廓等处分布较多。短路血管可使小动脉内的血液不经过毛细血管而直接流入小静脉，虽不能进行物质交换，但在体温调节中具有重要作用。

(二) 血管的内分泌功能

1. 内皮细胞的内分泌功能

生理情况下，血管内皮细胞合成与释放的各种活性物质在局部维持一定的浓度，对调节血液循环、维持内环境稳态及生命活动的正常进行起着重要的作用。

血管内皮细胞合成和释放的舒、缩血管物质相互制约，维持动态平衡。内皮细胞一旦受损，其释放的舒血管物质则减少，可诱发高血压和动脉粥样硬化。舒血管物质包括一氧化氮、前列环素等；缩血管物质主要包括内皮素、血管紧张素Ⅱ和血栓素A_2等。此外，内皮细胞还可以通过变形或收缩，改变其缝隙，从而维持血管壁的渗透性和物质转运、调节内皮下基质的成分、参与白细胞的黏附和外渗、中和血管壁的炎症反应等。

2. 血管平滑肌的内分泌功能

血管平滑肌细胞可合成与分泌肾素-血管紧张素，调节局部血管的紧张性和血流量。此外，平滑肌细胞还可表达组织因子，参与凝血过程等。

3. 血管其他细胞的内分泌功能

血管壁还含有大量成纤维细胞、脂肪细胞、肥大细胞、巨噬细胞及淋巴细胞等。近年的研究发现，这些细胞能分泌多种血管活性物质，以旁分泌、自分泌的方式调节血管的舒缩功能及结构变化。例如，血管外膜周围的脂肪细胞可通过局部合成、分泌血管紧张素原-血管紧张素Ⅱ，参与构成血管壁肾素-血管紧张素系统。

二、血流动力学

血流动力学是指血液在心血管系统中流动的力学，包括血流量、血流阻力、血压及它们间的相互关系。由于血液含血细胞及胶体物质等多种成分，故血液不是理想液体；且血管是比较复杂的弹性管道，故血流动力学既有一般流体力学的共性，又有其自身特点。

（一）血流量及血流速度

血流量是指单位时间内流经某一横断面的血量（单位为 mL/min 或 L/min）。血流速度是指血液中某一质点在管内移动的线速度。当血液在血管内流动时，血流速度与血流量成正比，与血管的横截面积成反比。

1. 泊肃叶定律

泊肃叶（Poiseuille）研究的管道系统中，液体流动的规律称泊肃叶定律。液体流量 Q 的计算式如式（2-4-1）、式（2-4-2）。其中，ΔP 或（P_1-P_2）是管道两端的压力差，r 是管道半径，L 是管道长度，η 是液体黏度，π 是圆周率，K 为与 η 有关的常数。由该公式可知，单位时间内的血流量与血管两端压力差、血管半径的 4 次方成正比，与血管长度成反比。其他因素不变时，如果甲血管的半径是乙血管的 2 倍，则甲血管中血流量是乙血管的 16 倍。

$$Q = \frac{\pi \Delta P r^4}{8\eta L} \quad (2\text{-}4\text{-}1)$$

$$Q = K \frac{r^4}{L}(P_1-P_2) \quad (2\text{-}4\text{-}2)$$

泊肃叶定律适用于黏滞性液体在刚性管道中的稳定流动。而血管具有弹性及可扩张性，r 可随 ΔP 的改变而改变。

2. 层流与湍流

两者是血液在血管内流动的两种方式（图 2-4-2）。层流时，液体中每个质点的流动方向一致，与管道长轴平行，但各质点流速不尽相同，管道轴心处流速最快，近管壁处流速最慢，在血管纵剖面上各轴层流速矢量的顶端连线呈一个抛物线。泊肃叶定律仅适用于层流状态。正常人体血液流动方式以层流为主。但是，当血流速度增加到一定程度后，层流即被破坏，出现湍流，而此时，泊肃叶定律不再适用。

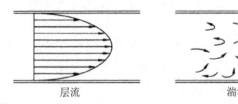

图 2-4-2　层流与湍流

用于判断湍流的参数称为雷诺数，定义为

$$Re = \frac{VD\rho}{\eta} \tag{2-4-3}$$

式中，Re 为无量纲数（无单位），V 为血液的平均流速（cm/s），D 为管腔直径（cm），ρ 为血液密度（g/cm³），η 为血液黏度（mPa·s）。一般当 $Re > 2\,000$ 时即有湍流存在，说明血流速度快、血管直径大、血液黏度低时较易发生湍流。正常情况下，心室腔与主动脉内以湍流为主，这利于血液充分混合；其他血管腔内以层流为主。但在病理情况下，如瓣膜狭窄或动脉导管未闭时，湍流出现，杂音也产生。

（二）血流阻力

血流阻力是指血液流经血管时遇到的阻力，主要由流动的血液与血管壁和血液内部分子间相互摩擦产生。摩擦消耗部分能量，并将其转化为热能，故血液流动时能量逐渐消耗，血压逐渐降低。湍流时，血液各个质点流动方向不断变化，阻力加大，能量消耗增多。一般情况下，主动脉与大动脉阻力约为 9%，小动脉及其分支约为 16%，微动脉约 41%，毛细血管约 27%，而静脉系统仅占 7%。

血流阻力 R 一般不能直接测量，需通过公式推导：$Q = \Delta P \div R$。其中，Q 为液体流量，ΔP 为压力差，结合泊肃叶定律，则血流阻力的公式为

$$R = \frac{8\eta L}{\pi r^4} \tag{2-4-4}$$

该公式表明，血流阻力与血液黏度 η、血管长度（L）成正比，而与血管半径（r）的 4 次方成反比。当血管长度相同时，血液黏度越大，血管直径越小，血流阻力就越大。一般情况下，血管长度与血液黏度在一段时间内变化不大，故影响血流阻力的重要因素就是血管半径，故产生阻力的主要血管是微动脉。人体就是通过控制各器官阻力血管的口径对其血流量进行分配调节的。

某些生理及病理情况下，血液黏度也可变，其影响因素包括血细胞比容、血流切率、血管口径及温度。

1. 血细胞比容

血细胞比容是影响血液黏度最重要的因素。比容越大，血液黏度越高。

2. 血流切率

血流切率是指在层流情况下，相邻两层血液流速之差和液层厚度的比值。匀质液体的黏度不随切率变化而变化，这种液体称牛顿液体，如血浆。全血为非匀质液，其黏度随切率的减小而增大。切率越高，层流现象越明显，即红细胞集中在血流中轴，其长轴与血管纵轴平等，红细胞移动时发生的旋转，以及血细胞之间相互撞击摩擦机会较少，故血液黏度较低。

3. 血管口径

血管口径较大时，对血液黏度影响较小；而当血液流经直径<0.3 mm 的微动脉时，只要切率足够高，血液黏度即随着血管口径的变小而降低。此现象使得血液流经小血管时的血流阻力显著降低。其可能机制是与小血管内的血细胞比容较低有关。

4. 温度

血液黏度随温度的降低而升高。人体体表温度较低，血液流经体表时黏度升高，例如手指浸于冰水中，则局部血液的黏度增加 2 倍。

(三) 血压

血压是指流动着的血液对单位面积血管壁的侧压力，习惯以 mmHg 为单位。血管各段的血压各不相同，一般所说的血压是指动脉血压。大静脉压和心房压较低，常以 cmH_2O 为单位。

血压在各段血管中的下降幅度与该段血管对血流阻力的大小成正比。在弹性储器血管中，血压降幅较小。主动脉的平均压力约 100 mmHg，至直径为 3 mm 的动脉处，动脉压仍在 95 mmHg 左右；至小动脉处，血流阻力增大，血压降低幅度也变大。而微动脉段的血流阻力最大，血压降幅也最明显，微动脉起始端与终末端压力分别为 85 mmHg 和 30 mmHg。当血液从毛细血管到达微静脉时，血压下降至 15~20 mmHg，而至腔静脉与右心房时，压力则为 9 mmHg 左右。

血管的延迟顺应性是指当血容量突然增加时，血压先迅速升高，但由于血管壁平滑肌的缓慢延伸，血压将在几分钟、数小时内逐渐恢复至正常水平。血管的延迟顺应性在机体维持血压的相对稳定时具有重要意义。如当大量输液或大量失血时，患者循环系统经数分钟或数小时自我调节后，适应新增血容量或低血容量状态而不至于使血压发生太大的变化。

三、动脉血压和脉搏

(一) 动脉血压

1. 动脉血压的形成

动脉血压通常是指主动脉血压，其形成条件主要包括四个方面。

(1) 循环系统内有充足的血液充盈：循环系统中有足够的血液充盈是动脉血压形成的前提。其充盈程度可用平均充盈压来表示，压力高低取决于血量与血管循环系统容积之间的相对关系。若血量增多（如大量输血和输液）或循环系统容积变小，则平均充盈压增高；反之，若血量减少（如大量出血）或循环系统容积变大（如过敏性休克），平均充盈压则下降。实验中，给动物建立心室颤动模型，当心脏射血停止，血流也停止，循环系统中各部位测得的压力都相同，此压力值即为平均充盈压。估计人体平均充盈压约 7 mmHg。

（2）心脏射血：心室收缩为其射血提供能量。心室收缩向主动脉内射血是形成血压的必要条件。心室泵血前，动脉内充盈着具有一定压力的血液，它与外周阻力共同形成心室泵血的阻力。心室收缩期释放的能量既包括血液的动能，也包括大动脉扩张储存的弹性势能；心室舒张时，被扩张的大动脉发生弹性回缩，将储存的势能转化为推动血液持续流动的能量。由于心室射血间断，心动周期中的动脉血压发生周期性波动。

（3）外周阻力：小动脉与微动脉对血流有较大的阻力，形成循环系统外周阻力的主要部分。由于外周阻力的存在，心室搏出的血液只有约 1/3 在收缩期流至外周血管，其余的血液暂时蓄积在主动脉和大动脉里，使大动脉扩张，并使动脉血压升高。

（4）主动脉与大动脉的弹性储器作用：该作用表现为在心室收缩期大动脉被扩张而多容纳一些血液，故脉血压在收缩期不致升得过高；心室舒张期，被扩张的大动脉发生弹性回缩，将在射血期多容纳的血液继续向外周推动，这样既可使间断射血变成动脉持续的血流，又能使舒张期的动脉血压不致降得过低。大动脉的弹性储器作用使动脉血压在一个心动周期中的波动幅度变得较小。

2. 动脉血压的正常值

动脉血压可用收缩压、舒张压、脉压及平均动脉压等表示。收缩压是指心室收缩中期动脉血压达到最高值时的血压。舒张压是指心室舒张末期达最低值时的血压。脉压是指收缩压与舒张压之差。平均动脉压为一个心动周期中每一瞬间动脉血压的平均值。由于心动周期中舒张期时间较长，故平均动脉压约为舒张压加 1/3 脉压。我国健康青年人群安静状态下，收缩压为 100~120 mmHg，舒张压为 60~80 mmHg，脉压为 30~40 mmHg。

动脉血压存在年龄、个体及性别差异。随着年龄增大，血压呈逐渐升高趋势，且收缩压升高较舒张压升高显著。女性更年期前的血压略低于男性，但更年期后差异不明显，甚至略高于男性。正常人左臂血压低于右臂，可达 5~10 mmHg。另外，血压还存在昼夜节律，即凌晨 2~3 时最低，上午 6~10 时及下午 4~8 时各有一高峰，从晚 8 时起缓慢下降，表现为"双峰双谷"现象。这种现象在老年人和高血压患者中更为显著。但病程较长的高血压患者，此节律减弱甚至消失，这可能与血管平滑肌增生有关。

3. 高血压与高血压前期

高血压是以体循环动脉压增高为主要表现的临床综合征。除引起高血压症状外，长期高血压是许多心脑血管疾病的重要风险因素。

随着流行病学调查结果的更新及循证医学的不断完善，高血压诊断标准也不断修订。1998 年世界卫生组织（WHO）和世界高血压联盟（WHL）重新制定的高血压诊断标准为：收缩压≥160 mmHg 或舒张压≥95 mmHg。2003 年 5 月，美国预防、检测、评估及治疗高血压全国联合委员会在第七次报告（JCN7）中对健康血压的规定更严格。收缩压在 120~139 mmHg 或舒张压在 80~89 mmHg 时，称为高血压前期。2017 年美国心脏协会/美国心脏病学会（AHA/ACC）共同编导并发布了新的高血压指南，将高血压定义为收缩压≥130 mmHg 或舒张压≥80 mmHg，删除高血压前期的分类，把收缩压在 120~129 mmHg 的范围定义为血压升高（表 2-4-1）。

表 2-4-1　血压分类（2017 AHA/ACC 标准）

分类	收缩压/mmHg	舒张压/mmHg
正常血压	<120 和	<80
血压升高	120~129 和	<80
1 期高血压	130~139 或	80~89
2 期高血压	≥140 或	≥90

目前对低血压的定义尚无统一标准，一般把收缩压≤90 mmHg 或舒张压≤60 mmHg 划为低血压。

4. 影响血压的因素

生理情况下，动脉血压变化是多种因素综合作用的结果。为便于理解，单独分析某一影响因素时，都假定其他因素恒定不变。

（1）搏出量：搏出量增加主要影响收缩压。搏出量增加，心室收缩期射入主动脉的血量增多，动脉管壁所承受的张力增大，收缩压增高；由于收缩压增高，血流速度加快，大动脉内增加的血量大部分可在心室舒张期流向外周，至心室舒张末期，大动脉内存留的血量与搏出量增加之前相比，增加并不是很多，故脉压增加；反之，搏出量减少，则脉压减小。

（2）外周阻力：外周阻力主要影响舒张压。外周阻力增加可使心室舒张期血液流向外周的速度减慢，心室舒张末期大动脉内存留的血量增多，舒张压明显升高；在此基础上收缩压也相应增高，但由于动脉血压升高又可使血流加速，心室收缩期仍有较多的血液流向外周，收缩期动脉内的血量增加不多，故收缩压增加的幅度比舒张压小，脉压减小。

（3）心率：心率的变化主要影响舒张压。心率增快，心室舒张期明显缩短，流向外周的血液减少，故心室舒张末期主动脉内存留的血量增多，舒张压升高。心室舒张末期主动脉内存留血量使收缩期动脉内的血量增多，故收缩压也相应升高，但由于血压升高使血流加速，在心缩期也有较多血液流向外周，故收缩压升高没有舒张压升高显著，脉压相应减小。

（4）主动脉与大动脉的弹性储器作用（图 2-4-3）：此作用使动脉血压的波动幅度明显减小。老年人由于动脉管壁硬化，管壁弹性纤维减少，胶原纤维增多，管壁顺应性降低，对血管的缓冲作用减少，使收缩压增高，舒张压降低，脉压增加，故大动脉的弹性储器作用减弱。

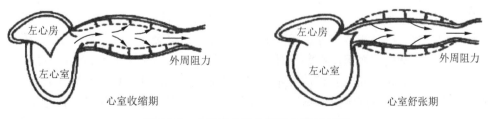

图 2-4-3　主动脉的弹性储器作用示意图

(5) 循环血量和血管系统容积的比例：体循环的平均充盈压的产生与维持需要循环血量与血管系统容积相适应。正常机体内，循环血量与血管容积相适应。如循环血量急剧减少（如急性出血）或血管容积大大增加（如过敏性休克），则可影响充盈压而影响回心血量，使心输出量下降，血压降低。但如果循环血量不变，血管容积增大，也可使动脉血压降低。

（二）动脉脉搏

动脉脉搏是指每个心动周期中，动脉内压力与容积发生的周期性变化传至动脉管壁引起周期性搏动。动脉脉搏可沿动脉管壁传向末梢血管，其传播速度远比血流速度要快。动脉管壁的顺应性越好，脉搏传播速度越慢。由于主动脉的可扩张性最大，故脉搏波在主动脉内传播速度最慢。由于小动脉和微动脉的血流阻力最大，故微动脉后的脉搏搏动明显减弱，至毛细血管处，脉搏基本消失。老年人因动脉硬化，动脉的可扩张性降低，其大动脉传播速度增加。

四、静脉血压和静脉回心血量

静脉是血液回到心脏的通道，因其易扩张，容量大，称为容量血管。静脉的舒缩可有效调节回心血量及心输出量，以适应机体在不同情况下的需要。

（一）静脉血压

体循环的血液由左心室射出，经动脉、毛细血管不断克服阻力通过微动脉和毛细血管，到达微静脉时，血压已降至 15~20 mmHg；血液流入下腔静脉时，压力降至 3~4 mmHg，进入右心房时血压接近零。因此，静脉血压与右心房压之差是静脉血液回流入心脏的驱动力。通常称右心房和胸腔内大静脉压为中心静脉压（central venous pressure，CVP），其大小为 4~12 cmH$_2$O（1 cmH$_2$O=0.1 kPa）；而各器官静脉的血压为外周静脉压。CVP 的高低取决于心脏射血能力与静脉回心血量之间的相互关系。一方面，如果心脏射血能力强，能及时将回流入心脏的血液射入动脉，CVP 则较低；反之，CVP 则较高。另一方面，如果静脉回流速度加快或回心血量增多，CVP 就升高。CVP 增高时，静脉回流将减慢，较多的血液滞留在外周静脉内，故外周静脉压也随之升高。由于 CVP 能反映回心血量、心脏的射血能力和右心功能及血容量的关系，故临床常通过监测 CVP 的动态变化来判断血容量。血压低且 CVP 低于正常，伴周围血管收缩的表现，提示有效血容量不足，静脉回流不足，可以补充血容量。在血量增加、全身静脉收缩或微动脉舒张而使外周静脉压升高等情况下，CVP 升高。

（二）重力对静脉压的影响

重力对静脉压有较大的影响。由于地球重力场的影响，血管内血液本身的重力作用于血管壁而产生静水压。人体各部位血管静脉压的高低取决于人的体位。平卧位时，身体各部位的位置大致都与心脏处于相同水平，故静水压也大致相同。当由平卧位转为直立位时，足部静脉内的血压比平卧位时高，增高的部分相当于从足到心脏这一段血柱所产生的静水压，约 80 mmHg；而心脏水平以上部分血管内的压力则比平卧位时低。重力形成的静水压的高低对静脉的影响远大于动脉，主要原因为静脉管壁薄，其充盈程度受到跨壁压的影响较大。另外，一定的跨壁压是保持静脉充盈的必要条件。跨壁压是指血液对管壁的压力和血管外组织对管壁的压力之差。当跨壁压增大时，静脉充盈扩张，容积增大。相反，当跨壁压减小到一定程度时，血管就不能保持膨胀而塌陷。人在直立位时，其心脏水平以下的静脉比平卧位时多容纳 500 mL 血液，导致静脉回流减少，继而引起心输出量减少，但机体可通过神经和体液调节，使阻力血管收缩，心率加快，血压很快恢复正常。

(三) 静脉回心血量

1. 静脉对血流的阻力

单位时间内经静脉回流入心脏的血量与心输出量相等。血液从微静脉回流至右心房，压力仅降低约 15 mmHg，故静脉阻力很小。微静脉为毛细血管后阻力血管，其舒缩活动可影响毛细血管压及体液在血管和组织间隙的分布，并间接调节循环血量。

静脉跨壁压除可改变静脉扩张状态外，还可改变静脉对血流的阻力。大静脉处于扩张状态时，其血流阻力很小；反之，血流阻力大。另外，血管周围组织对静脉的压迫也可增加静脉对血流的阻力。

2. 静脉回心血量及其影响因素

(1) 体循环平均充盈压：体循环平均充盈压是反映循环系统充盈程度的指标。充盈程度越大，静脉回心血量就越多。当血量增加或容量血管收缩时，体循环平均充盈压就增高，静脉回心血量亦相应增多；反之，则减少。

(2) 心肌收缩力：心肌收缩力是推动血液循环的动力，它与回心血量成正比关系。心肌收缩力强时，射血时心室排空较完全，因而心舒期心室内压较低，对心房和静脉内血液的抽吸力较大，回心血量就较多；反之，回心血量则少。右心衰竭时，右心室射血能力减弱，心舒期右心室内压较高，回心血量明显减少，患者可出现颈静脉怒张、下肢水肿、肝颈静脉回流征阳性等；左心衰竭时，患者可出现肺淤血和肺水肿。

(3) 体位改变：体位改变主要改变的是静脉跨壁压，进而改变回心血量。人体从平卧位转为直立位时，身体低垂部位的静脉可因跨壁压增大而充盈扩张，容量增大，故回心血量减少。例如，长期卧床的患者，由于静脉管壁的紧张性较低，可扩张性较大，同时腹壁和下肢肌肉的收缩力减弱，对静脉的挤压作用减弱，故从平卧突然站立时，可因大量血液（500 mL）淤滞于下肢，回心血量减少而发生晕厥。

(4) 呼吸运动：胸膜腔内压低于大气压，胸腔内大静脉的跨壁压较大，经常处于充盈扩张状态。吸气时，胸腔容积加大，胸膜腔负压进一步增大，使胸腔内的大静脉和右心房更加扩张，压力进一步降低，故利于外周静脉的血液回流至右心房；呼气时，胸膜腔负压值减小，外周静脉回流至右心房的血液也减少。呼吸运动对静脉回流起着呼吸泵的作用。

(5) 骨骼肌的挤压作用：下肢肌肉收缩可对肌肉内和肌肉间的静脉产生挤压作用，血液回流速度加快；肌肉舒张时，挤压作用减小，故肌间静脉内压力降低，利于血液从毛细血管流入静脉而使静脉充盈；当肌肉再次收缩时，可将较多血液挤向心脏。故骨骼肌与静脉瓣对血液回流起着泵的作用，称肌肉泵。同时，静脉内的瓣膜使血液只能向心脏方向流动而不能倒流。当下肢肌肉进行节律性舒缩活动时，肌肉泵的作用就能很好地发挥。但如果肌肉只维持在紧张性收缩状态，而不做节律性运动，则静脉受到持续性压迫，静脉回流血量反而减少。正常人长时间处于站立位或坐位时，可能会出现下肢水肿，这是由于下肢静脉缺乏肌肉挤压，导致血液淤积下肢。

五、微循环

微循环是指微动脉与微静脉之间的血液循环。它作为机体与外界环境物质交换的场所，对维持组织细胞的新陈代谢和内环境稳定起着极其重要的作用。

（一）微循环的组成

一个典型微循环由微动脉、后微动脉、毛细血管前括约肌、真毛细血管、通血毛细血管（直捷通路）、动-静脉吻合支或微静脉组成。人体手指甲周皮肤的微循环结构比较简单，微动、静脉之间仅有袢状毛细血管相连，而骨骼肌和肠系膜的微循环结构则复杂得多。

微循环的起点是微动脉，其管壁有完整的平滑肌层，故厚度与其内径的比值较大。管壁外层的环行肌收缩或舒张时，可使管腔内径显著缩小或扩大，起着控制微循环血流量的"总闸门"的作用。微动脉分支成为管径更细的后微动脉，其管壁仅有一层平滑肌细胞。每根后微动脉供血给一根或数根真毛细血管，后者起始端通常有 1~2 个平滑肌细胞，形成环状毛细血管前括约肌，其收缩和舒张状态决定进入真毛细血管的血流量，故有"分闸门"的作用。

真毛细血管无平滑肌，仅有单层内皮细胞，外部包以一薄层基膜。内皮细胞连接处存在微细裂隙，此处通透性较大，可作为毛细血管内外物质交换的场所。毛细血管数量多，与组织液进行物质交换的面积大，总有效面积达 1 000 m² 左右。毛细血管的血液经无平滑肌的微静脉进入有平滑肌的静脉，后者属于毛细血管后阻力血管，起"后闸门"的作用，其活动受神经、体液因素影响。微静脉通过舒缩活动影响毛细血管血压，进而影响体液交换和静脉回心血量。

（二）微循环的血流通路

1. 迂回通路

血液从微动脉流经后微动脉、毛细血管前括约肌进入真毛细血管网，最后汇入微静脉的微循环通路即迂回通路。该通路因真毛细血管数量多且迂回而得名，加上其管壁薄，通透性大，血流缓慢，是血液与组织液间进行物质交换的主要场所。同一器官和组织中不同部位的真毛细血管轮流开放，而同一毛细血管的开闭也交替进行。安静状态下，同一时间约 20% 的毛细血管开放，与器官、组织当时的代谢水平相适应。

2. 直捷通路

直捷通路是指血管从微动脉经后微动脉和通血毛细血管进入微静脉的通路，其中通血毛细血管为后微静脉的移行部分，其管壁平滑肌逐渐变少直至消失。直捷通路相对短且直，血流阻力小，流速快，常处于开放状态，多见于骨骼肌中。其主要功能是使部分血流快速进入静脉，以保证回心血量。

3. 动-静脉短路

该通路是指血液从微动脉直接经动-静脉吻合支而流入微静脉的通路。该通路血管壁较厚，有较发达的纵行平滑肌层和丰富的血管运动神经末梢，血流速度快，无物质交换功能。其功能是参与体温调节。此通路主要分布于指、趾、唇及鼻等处的皮肤及某些器官内，经常处于关闭状态，利于保存体内热量。当环境温度升高时，动-静脉吻合支开放，使皮肤血流量增加，利于散热。感染性或中毒性休克时，动-静脉短路和直捷通路大量开放，患者虽处于休克状态但皮肤温暖，为"暖休克"。此时，由于大量微动脉血通过吻合支进入微静脉，未与组织细胞进行物质交换，故可加重组织缺氧。

(三) 微循环的血流动力学

1. 微循环的血流阻力

微循环的血流一般为层流。其血流量与微动脉和微静脉间的血压差成正比，与微循环内的总血流阻力成反比。毛细血管血压取决于毛细血管前、后阻力的比值。一般情况下，这一比例达 5:1 时，毛细血管的平均血压约为 20 mmHg。当比值增大时，毛细血管血压降低；反之，血压升高。由于微动脉占总血流阻力的比例较高，故微动脉阻力对控制微循环血流量起重要作用。

2. 微循环血流量的调节

一般情况下，某一器官在一定时间内的血流量是稳定的。但同一时间内不同微血管中或同一血管中不同时间内的血流速度有较大差异，这与后微动脉和毛细血管前括约肌不断发生交替性舒缩活动有关，后者可控制毛细血管的开放和关闭。当其收缩时，毛细血管关闭，毛细血管周围组织代谢产物积聚（如乳酸、CO_2、组胺、K^+等），氧分压降低；积聚的代谢产物尤其是低氧状态可以导致局部的后微动脉和毛细血管前括约肌舒张，于是毛细血管开放，局部代谢产物被血流清除。随后，后微动脉和毛细血管前括约肌又收缩，毛细血管关闭，如此周而复始。安静状态下，骨骼肌组织同一时间内只有 20%~35% 的毛细血管开放。组织代谢增强时，较多的毛细血管开放，使血液和组织、细胞之间发生交换的面积增大，交换距离缩短，以满足组织代谢的需要。因此，微循环的血流量和组织代谢活动水平是相适应的。

(四) 微循环物质交换的方式

微循环的基本功能是物质交换。组织、细胞通过细胞膜与组织液发生物质交换，组织液与血液则通过毛细血管进行物质交换。

1. 扩散

溶质分子单位时间内扩散速率与其在血浆和组织液中的浓度差、毛细血管壁对分子的通透性及毛细血管壁的有效交换面积等因素成正比，与毛细血管壁的厚度成反比。脂溶性物质如 CO_2 可直接通过毛细血管的细胞膜扩散，且速率极快；非脂溶性物质不能直接通过细胞膜，但可通过毛细血管壁的裂隙，故毛细血管与这些溶质如 Na^+ 的通透性（分子大小）有关。能溶于水且直径小于毛细血管壁裂隙的溶质分子也能随水分子转运而交换。尽管毛细血管壁裂隙的总面积不超过其管壁总面积的千分之一，但由于分子热运动非常快，高于毛细血管血流速度数十倍，故血液流经毛细血管时，血浆及组织液的溶质分子有足够的时间进行物质交换。

2. 滤过和重吸收

毛细血管壁两侧的静水压差与胶体渗透压差可使液体发生滤过与重吸收，它们在组织液的生成中起重要作用。水分与溶质由毛细血管向组织的跨壁移动称为滤过，而向相反方向的移动则称为重吸收。当毛细血管壁两侧的静水压不等时,水分子就会通过毛细血管壁由压力高的一侧向压力低的一侧移动,直径小于毛细血管壁孔隙的溶质分子也随水分子一起滤过。当毛细血管两侧胶体渗透压不等时,水分子可由胶体渗透压低侧向高侧移动,原因是血浆蛋白等胶体物质较难通过毛细血管壁孔隙,故血浆胶体渗透压可限制血浆的水分子向毛细血管外移动。

3. 吞饮

吞饮是指当溶质分子如血浆蛋白直径大于毛细血管管壁裂隙时,在毛细血管内皮细胞侧可以被内皮细胞膜包围并吞入细胞内形成吞饮囊泡,被运送至细胞的另一侧,并被排至细胞外。

六、组织液

血浆经毛细血管滤过至组织间隙形成组织液,组织液是组织细胞赖以生存的内环境。组织液不能自由流动,大部分呈胶冻状,故不会因重力作用而至身体低垂部分。但凝胶中的水分及溶解于水的溶质分子的弥散运动并不受凝胶阻碍,可以与血液及细胞内液进行物质交换。凝胶基质主要由胶原纤维及透明质酸细丝构成。邻近毛细血管的部分组织液呈溶胶状态,可自由流动。由于毛细血管的通透性具有选择性,组织液中各种离子成分与血浆基本相同,但组织液与血浆中的蛋白质浓度存在明显差异。

(一)组织液的生成

正常情况下,组织液由毛细血管动脉端产生,部分经毛细血管静脉端重吸收,另一部分组织液经淋巴管回流入血液循环,故正常组织液的量处于动态平衡状态。这个状态取决于四种因素共同作用:毛细血管压、血浆胶体渗透压、组织液静水压及组织液胶体渗透压,其中毛细血管压和组织液胶体渗透压是促使液体从毛细血管内向外滤过的力量,组织液静水压及血浆胶体渗透压是促进液体重吸收的力量。滤过力量与重吸收力量之差为有效滤过压。如果有效滤过压为正值,则液体从毛细血管滤出;如为负值,则液体重吸收回毛细血管。单位时间内通过毛细血管壁滤过的液体量等于有效滤过压与滤过系数的乘积。滤过系数的大小取决于毛细血管壁对液体的通透性和滤过面积。不同组织滤过系数不同,其中脑和肌肉的滤过系数很小,而肝、肾的滤过系数则很大。总体来说,流过毛细血管的血浆有 0.5%~2% 在动脉端滤出,约 90% 从静脉端重吸收,其余 10% 进入淋巴管,生成淋巴液。

(二)促进组织液生成的因素

正常情况下,组织液生成与重吸收保持动态平衡,故组织液总量维持相对恒定。如果这种平衡遭到破坏,则组织液生成过多或重吸收减少,易引起水肿。

1. 毛细血管有效流体静压

毛细血管有效流体静压是指毛细血管压与组织液静水压的差值,是组织液生成的促进因素。如全身或局部静脉压增高,则毛细血管有效流体静压增高,全身静脉压升高可见于右心衰竭,局部静脉压增高见于血栓栓塞静脉腔等。

2. 有效胶体渗透压

血浆胶体渗透压与组织液胶体渗透压之差即有效胶体渗透压,它是限制组织液生成的因素。血浆胶体渗透压主要取决于血浆蛋白尤其是白蛋白浓度。血浆蛋白减少时，有效胶体渗透压下降，有效滤过压增大而发生水肿。

3. 毛细血管壁通透性

正常情况下，蛋白质不能透过毛细血管壁，因而能维持正常有效胶体渗透压。但在感染、过敏等情况下，毛细血管通透性异常增高，血浆蛋白可渗至毛细血管外，进而血浆胶体渗透压下降，组织液胶体渗透压升高，有效滤过压增大，导致组织液生成增多，从而导致水肿。

4. 淋巴回流

约10%的液体须经淋巴回流，故淋巴系统的通畅程度可直接影响组织液回流。同时，淋巴系统还能代偿性回流增加，以防液体在组织间隙积聚过多。但在病理情况下，如丝虫病等，淋巴液回流受阻，含蛋白质的淋巴液在组织间隙中积聚而形成淋巴水肿。

七、淋巴液的生成与回流

淋巴系统由淋巴管、淋巴结、脾等组成。淋巴管收集全身淋巴液，汇到右淋巴导管和胸导管再流入静脉，其生理意义在于回收蛋白质，运输脂肪及其他营养物质，还能进行体液调节，具有免疫功能。淋巴液可将组织液中的蛋白质及不能被毛细血管重吸收的大分子物质、组织中的红细胞等运回血液中，维持血浆蛋白的正常浓度。此外，淋巴系统也是机体吸收营养物质的重要场所，由肠道吸收的脂肪80%～90%经此途径运送入血液，故小肠淋巴液呈乳糜状。在手术、感染等病理情况下，损伤的淋巴管能再生。

（一）毛细淋巴管的结构特点及通透性

淋巴液源自组织液，通过毛细淋巴管重吸收。毛细淋巴管以盲端起始于组织间隙。毛细淋巴管由单层内皮细胞组成，无基膜和周细胞，故通透性很高。毛细淋巴管起始端内皮细胞呈叠瓦排列，构成向管腔内开启的单向活瓣。此处，如组织间隙积聚较多组织液时，组织中的胶原纤维和毛细淋巴管间的胶原细丝可将叠瓦状排列的内皮细胞边缘拉开，内皮细胞间出现较大裂隙，这时组织液及其中的大分子物质，甚至红细胞等可通过此间隙内流，同时通过单向活瓣作用限制其倒流，这利于组织液进入淋巴管。病理情况下，细菌也可通过此途径进入淋巴循环。

毛细淋巴管吸收组织液的动力源于组织液与毛细淋巴液间的压力差，压力差大时组织液吸收速度快。进入淋巴管的组织液即为淋巴液。毛细淋巴管彼此吻合成网，逐渐汇合成较大的集合淋巴管，后者管壁有平滑肌，故有收缩功能。此处，淋巴管有瓣膜，使淋巴液不能倒流。集合淋巴管平滑肌的收缩活动及其管腔中的瓣膜构成"淋巴管泵"，促进淋巴液向心回流。

正常成人安静状态下每小时约有120 mL淋巴液进行循环。来自右侧头颈部、右胸及右臂的约20 mL淋巴液经右淋巴导管进入静脉，其余100 mL淋巴液通过胸导管进入静脉。

（二）影响淋巴液生成及回流的因素

毛细淋巴管内淋巴液与组织液间的压力差决定着组织液是否进入淋巴管。促进组织液压力增加的因素都可使淋巴液生成增多，这些因素包括毛细血管压增高、血浆胶体渗透压降低、毛细血管壁通透性增加及组织液胶体渗透压增加。

淋巴管壁平滑肌及单向瓣膜构成的"淋巴管泵"促进淋巴液回流，防止淋巴液逆流。另外，外周骨骼肌的节律性收缩、相邻动脉搏动等都能促进淋巴液回流。当淋巴管和淋巴结炎症、丝虫病等情况发生时，淋巴管受压引起淋巴系统阻塞，导致淋巴液滞留，淋巴管扩张，引起淋巴水肿。由于淋巴液中含有蛋白质，它可刺激纤维组织增生，后者又加重淋巴液的滞留。对于急性淋巴水肿，机体可通过淋巴管侧支的建立和巨噬细胞分解大分子蛋白质功能的增强，发挥代偿作用，故多数水肿会自行消退；如果病变处瘢痕组织成熟，新生的毛细淋巴管逐渐消失，扩张淋巴管的瓣膜功能减退或丧失，淋巴管壁肌纤维萎缩，内膜增厚，管腔狭窄等将导致急性淋巴水肿在较长时间后出现不可逆性淋巴水肿。

（汪小华　蒋廷波）

第五节　心血管活动的调节

当机体内外环境发生变化时，心血管活动受到相应调节，从而使心输出量、动脉血压和器官血供等发生相应变化，以适应不同情况下的代谢水平和各器官对血流量的需要。心血管活动的调节包括神经调节、体液调节和自身调节。

一、神经调节

心血管活动受自主神经系统的调控，交感神经系统对心脏及血管活动进行调节，而副交感神经系统主要调节心脏活动。神经系统对心血管活动调节是通过各种心血管反射来实现的。

（一）心脏、血管的神经支配

心肌和血管平滑肌均接受自主神经系统即交感神经和副交感神经的支配。

1. 心脏的神经支配

支配心脏的传出神经包括心交感神经和心迷走神经。

（1）心交感神经。心交感神经的节前神经元在脊髓胸部的中间外侧柱，其轴突末梢释放的 ACh 可激活节后神经元膜上的 N_1 型胆碱能受体。心交感神经的节后神经元胞体位于星状神经节和颈交感神经节，其轴突组成节后纤维心上、心中和心下神经及其神经丛，支配心脏各个部位。右侧心交感神经主要支配窦房结，兴奋时引起的效应为心率加快；左侧心交感神经主要支配房室交界和心室肌，兴奋时引起的主要效应为心肌收缩力增强、心率加快和传导速度增大，这些分别称为正性变力作用、正性变时作用及正性变导作用，它们可被 β_1 受体阻滞剂所阻断。

心交感神经节后纤维释放去甲肾上腺素，后者主要与心肌细胞膜上的 β_1 受体结合，激活 G 蛋白-腺苷酸环化酶-cAMP 途径，使细胞内 cAMP 增多，激活蛋白激酶，使 L 型离子通道蛋白磷酸化，从而激活心肌细胞膜上的钙通道，使其开放增多，使平台期钙离子内流增加，进而激活连接肌浆网膜中的相应受体，通过钙触发钙释放机制使胞质内钙浓度进一步升高，引起正性变力作用。同时，使纵行肌浆网膜中的钙泵解离，导致钙泵与钙亲和力增加和活性增强,加快舒张期回收钙的速度,因而引起胞质钙浓度下降速度加快,使心肌舒张速度加快。对窦房结 P 细胞,钙通道磷酸化使 4 期钙内流增加和自动去极化速度增快,自律性增加,导致正性变时作用。另外,去甲肾上腺素引起窦房结 P 细胞 4 期背景电流加强亦与正性变时作用有关。心肌慢反应细胞膜 L 型钙通道的磷酸化,使钙内流增多,0 期去极化速度与幅度增加,房室传导速度加快,引起正性变导作用;后者又使各部位心肌纤维活动趋于同步化,也利于心肌收缩力的加强。

(2) 心迷走神经。支配心脏的副交感神经节前纤维在延髓的迷走神经背核和疑核下行进入心脏,与窦房结及房室交界处附近的心内神经节细胞发生突触联系,节后纤维支配窦房结、心房肌、房室交界、房室束及其分支,心室肌仅有少量分布。右侧心迷走神经对窦房结的控制明显,而左侧迷走神经主要影响房室传导速度。迷走神经的节后纤维均以 ACh 为递质。当迷走神经兴奋时,节后纤维末梢释放的 ACh 与心肌细胞膜上 M 胆碱能受体结合,激活 M 胆碱能受体,再激活 G 蛋白。后者一方面可使心肌细胞钾离子外流增加而使心肌细胞处于超极化状态;另一方面可抑制腺苷酸环化酶的活性,使细胞内 cAMP 减少,钙通道关闭,细胞内钙离子浓度降低。故心迷走神经兴奋引起的心脏变化为心率减慢(负性变时作用)、房室交界的传导速度减慢(负性变导作用)及心房肌收缩力减弱(负性变力作用)。

神经、肌肉等组织维持一定程度的持续活动称为紧张。窦房结的自律性约为 100 次/min,但正常人安静时心率约 70 次/min,说明安静时心迷走神经的作用占优势。如用 M 受体拮抗剂阿托品阻断心迷走神经的作用,心率可加快到 150 次/min。由此可见,心交感神经和迷走神经平时均存在紧张性,共同持续调节心脏活动。心脏紧张性活动的中枢在延髓心血管中枢。

(3) 支配心脏的肽能神经纤维。心脏中存在多种肽能神经纤维如神经肽 Y、阿片肽等,它们可与单胺类和 ACh 等递质共同存在于同一神经元内,参与心肌和冠状动脉生理功能的调节。

(4) 心脏传入神经纤维。心交感和迷走神经内含有大量的传入神经纤维,其神经末梢主要感受来自心脏的化学刺激和机械牵张刺激,进而反射性地调节交感神经活动和心血管活动。一般情况下,心迷走神经内的传入纤维引起交感神经活动抑制,而心交感神经内的传入纤维则引起交感神经活动增强,这与缺血引起的心绞痛有关。在高血压和慢性心力衰竭的情况下,心交感神经传入纤维活动增强,是一种病理状态下的交感神经过度激活。

2. 血管的神经支配

支配血管平滑肌的神经为血管运动神经,可分缩血管神经与舒血管神经。除真毛细血管外,全身血管的管壁均有平滑肌分布。血管平滑肌受自主神经支配,其中多数仅受交感缩血管神经纤维支配,而毛细血管前括约肌中神经纤维支配极少,其活动主要受局部组织代谢产物的影响。

(1) 交感缩血管神经。交感缩血管神经的节前纤维末梢释放 ACh;节后神经纤维分布到各器官的血管平滑肌,释放的去甲肾上腺素与血管平滑肌上的 α 和 $β_2$ 肾上腺素受体结合,如去甲肾上腺素与 α 受体结合,可使细胞膜对钙离子通透性增加,胞浆内钙离子浓度升高，其结果是血管平滑肌收缩，血管口径变小。若其与 $β_2$ 受体结合，则血管平滑肌舒张。去甲肾上腺素与 α 受体结合的能力比与 $β_2$ 受体强，故交感缩血管神经兴奋时，主要引起血管收缩效应。各器官血管的交感缩血管神经的分布密度不匀，其中脑血管和冠状动脉分布最少，皮肤血管密度最大；动脉的交感缩血管神经的分布密度比同样大小的静脉大，而毛细血管不受神经纤维支配。

交感缩血管神经纤维兴奋时，总外周阻力增加，动脉血压升高。当支配某一器官的交感缩血管神经纤维兴奋时，该器官血流阻力增大，血流量减少。由于微动脉的交感缩血管神经纤维密度高于微静脉，故交感缩血管神经纤维兴奋时毛细血管前、后阻力的比值增大，毛细血管压降低，组织液生成减少，重吸收增大。交感神经过度激活在高血压和慢性心力衰竭的发生发展中起重要作用。

（2）交感舒血管神经纤维。机体内一部分血管除接受缩血管神经纤维支配外，还接受舒血管神经纤维支配，后者包括交感舒血管神经纤维、副交感舒血管神经纤维、脊髓背根舒血管神经纤维和血管活性肠肽神经元。

① 交感舒血管神经纤维：只支配骨骼肌微动脉，末梢释放的递质为 ACh，后者与 M 胆碱能受体结合后发挥舒血管效应。这类神经纤维平时无紧张性活动，只有当机体处于情绪激动或准备做剧烈运动时才发放冲动，使骨骼肌的血管舒张，血流量增多；而其他部位因交感缩血管神经作用处于收缩状态，从而使血流量重新分布，为肌肉活动做好充分的准备，故交感舒血管神经与机体运动及防御反应有关。

② 副交感舒血管神经纤维：少数组织器官（如外生殖器、唾液腺等）的微动脉除有交感缩血管神经支配外，还接受副交感舒血管神经支配，其末梢释放的递质为 ACh。后者与血管平滑肌 M 胆碱能受体结合后发挥舒血管效应，但该神经只对所支配器官的局部血流起调节作用，对循环系统的总外周阻力影响很小。

③ 脊髓后根舒血管纤维：皮肤受损时，感觉冲动不仅经脊髓背根传入纤维向中枢传导，还可沿其传入纤维通过外周末梢的分支到达受刺激部位邻近的微动脉，使微动脉舒张，局部皮肤出现红晕。这种仅通过轴突外周部位完成的反射称轴突反射。这种神经纤维称后根舒血管纤维，其释放的递质很可能是肽类递质，后者引起血管舒张，使局部血流增加。

（二）心血管中枢

将与控制心血管活动有关的神经元集中的部位称为心血管中枢。心血管中枢广泛分布于中枢神经系统的各个水平，其中延髓是调控心血管活动的最重要中枢。心血管中枢不仅接受来自躯体和内脏各种感受器的传入信息，还接受来自高位中枢的调控信息。各级心血管中枢之间均有密切的神经纤维联系和相互作用，控制心血管活动的神经元之间、控制不同部位的神经元之间通过复杂的整合，调节心血管活动，使心血管活动与机体的其他功能活动相适应。

1. 脊髓

脊髓胸腰段灰质中间外侧柱中有支配心脏和血管的交感节前纤维，骶段有支配血管的副交感节前神经元，它们的活动主要受高位心血管中枢活动的控制，是中枢调控心血管活动的最后传出通路。脊髓交感节前神经元能完成某些原始的心血管反射，维持部血管张力，但调节能力有限。

2. 延髓

延髓头端腹外侧区是产生和维持心交感神经元和交感缩血管神经元紧张性活动的重要部位。延髓头端腹外侧区神经元兴奋可引起交感神经活动加强和血压升高。而延髓尾端腹外侧区神经元兴奋时，交感缩血管紧张性降低，血管舒张。

延髓孤束核是压力、化学及心肺感受器等传入纤维的首个中枢内接替站，其对多种心血管活动的传入信号进行整合。延髓孤束核神经元兴奋时，迷走神经活动增强。心迷走神经节前神经元的胞体在延髓迷走神经背核和疑核，压力感受器的传入冲动经延髓孤束核接替后达迷走神经背核和疑核，引起心迷走神经兴奋。

3. 下丘脑

下丘脑室旁核在心血管活动整合中起重要作用，其下行纤维不仅直接达脊髓灰质中间外侧柱控制交感节前神经元活动，还到达延髓头端腹外侧区调节心血管神经元活动。下丘脑前部参与压力感受器反射、水盐平衡及肾脏反射的调节，其后部和外侧部发出的下行纤维到达脊髓灰质中间外侧柱和延髓，增强交感神经活动。这些心血管反射利于骨骼肌获得充足的血液，以适应搏斗、逃跑和防御等行为的需要。

4. 其他心血管中枢

延髓以上的其他脑干部分，以及大脑和小脑中均有心血管活动调节的神经元，参与对心血管活动和机体其他功能的复杂整合。

(三) 心血管反射

机体处于不同生理状态如运动、睡眠、变换体位或机体内、外环境发生变化，可引起各种心血管反射，使心输出量和各器官的血管舒缩状态发生相应的改变，动脉血压也可发生变化。心血管反射完成的时间一般很短，其生理意义在于使循环功能适应机体所处的状态或环境的变化，以满足生命活动的需要。

1. 动脉压力感受器反射

动脉血压突然升高，可反射性引起心率变慢、心输出量减少、血管舒张、外周阻力变小，使血压下降，此为压力感受器反射或降压反射。

(1) 动脉压力感受器：体内最重要的感受器为动脉压力感受器，包括颈动脉窦和主动脉弓压力感受器，分别位于颈总动脉分叉处的血管壁及主动脉弓和右锁骨下动脉根部，它们实际上是机械感受器或血管壁牵张感受器，其适宜刺激是血液对动脉壁的机械牵张，而非血压本身。在一定范围内，压力感受器的传入冲动频率与动脉管壁扩张程度成正比，传入神经的冲动发放频率可随心动周期中动脉血压波动而产生相应变化。同一血压水平，颈动脉窦压力感受器通常比主动脉弓压力感受器更敏感。

(2) 传入神经与中枢联系：颈动脉窦压力感受器的传入神经纤维组成颈动脉窦神经，加入舌咽神经后进入延髓，和孤束核的神经元发生突触联系。主动脉弓压力感受器的传入神经纤维进入迷走神经干内，然后进入延髓，到达孤束核。两者通过延髓内的神经通路来兴奋延髓头端腹外侧部使血管运动神经元抑制，并通过延髓内的其他核团和脑干其他部位的核团发生联系，其效应是交感神经的紧张性活动减弱。它还可与迷走神经背核和疑核发生联系，使迷走神经紧张性增强。由于窦神经和主动脉神经参与的这种压力感受器反射的效应能缓冲动脉血压的波动，故称这两个神经为缓冲神经。

（3）反射效应：血压升高时，压力感受器传入冲动增多和反射增强，导致心迷走紧张加强，心交感紧张和交感缩血管紧张减弱，使心率变慢，心输出量减少，外周阻力减小，动脉血压下降；反之，外周阻力增加，动脉血压上升。

（4）压力感受器反射功能曲线：平均动脉压与窦内压变化的关系曲线称为压力感受器反射功能曲线。曲线的两端较平坦，中间部分较陡，说明窦内压在正常血压水平附近变动时压力感受性反射最敏感，纠正异常血压的能力最强。动脉血压偏离正常水平越远，压力感受性反射纠正异常血压的能力越弱。高血压患者的压力感受性曲线向右上方移位，调定点升高，这一现象称压力感受性反射的重调定。这提示高血压情况下，压力感受性反射的工作范围发生改变，即在较高的血压下保持相对稳定。

（5）生理意义：压力感受性反射属于典型的负反馈调节，其生理意义主要是短时间内快速调节动脉血压，维持血压的相对稳定，故生理学中将压力感受器的传入神经称为缓冲神经。如急性出血或体位突然由平卧位转为立位时，颈动脉窦内压力降低，通过压力感受性反射，使动脉血压回升，避免血压过低所致的晕厥。但压力感受器对快速性血压变化较敏感，缓慢的血压变化不敏感，故它在血压的长期调节中不起重要作用。

2. 化学感受器反射

化学感受器反射主要指颈动脉体和主动脉体，是位于颈动脉窦和主动脉弓旁的小体，其感受细胞对动脉血的 PaO_2 下降，$PaCO_2$ 或 $[H^+]$ 升高很敏感，故称为化学感受器。这两种化学感受器的传入纤维走行分别与颈动脉窦和主动脉弓相同。当 PaO_2 下降，$PaCO_2$ 或 $[H^+]$ 升高时刺激感受器产生神经冲动，传入神经传导冲动，其主要调节呼吸运动，使呼吸加深加快。缺氧也可强烈刺激交感中枢使动脉血压上升，同时还刺激迷走神经使心率减慢，心输出量减少，冠状动脉舒张，骨骼肌和内脏血管收缩。由于外周血管阻力增大的作用超过心输出量减少的作用，故血压升高。

化学感受器反射平时对心血管活动的调节作用并不显著，但是在缺氧、窒息或脑部血液循环不足而危及生命时可增加外周阻力，使血量重新分配，以保证重要脏器的血供。

3. 心肺感受器引起的心血管反射

在肺循环、左右心房及大静脉交界处等部位的内膜下，感受性神经末梢特别丰富，可感受机械刺激及化学性质的变化。心肺感受器的传入神经纤维行走于迷走神经干内，主要接受两类适宜刺激：一类是对血管壁的机械牵张，由于这些感受器位于循环系统低压力处，故称为低压力感受器；正常情况下，心房壁的牵张主要由血容量增多引起，故亦称容量感受器。另一类适宜刺激是化学物质，如前列腺素、缓激肽等。

与颈动脉窦和主动脉弓压力感受器比较，心肺牵张感受器位于循环系统压力较低的部分。感受器扩张主要源于静脉回心血量，能感知循环系统的充盈度，故称为容量感受器。容量感受性反射是典型的心肺感受器反射，主要调节循环血量及细胞外液量。心房壁的牵张又称容量感受器或低压力感受器。当心房压升高，尤其是血容量增多引起心房壁受牵张的刺激增加时，容量感受器兴奋，传入冲动经迷走神经传到中枢后，不仅引起交感神经抑制和迷走神经兴奋，心率减慢，心输出量减少，外周阻力降低和血压下降，还降低血浆血管升压素和醛固酮水平，增加肾排水和排钠量，降低循环血量和细胞外液量。

心室壁的交感神经传入末梢能感受多种内、外源性化学物质的刺激，还可感受心室扩张引起的机械刺激。这种经心交感神经传入，反射性引起交感神经活动增强和血压升高的反射称心交感传入反射，属于正反馈调节。心肌缺血时，心交感传入反射增强利于维持血压。心交感传入反射病理性增强参与慢性心力衰竭和高血压病的交感神经过度激活机制。

4. 脑缺血反射

当大出血等导致脑血流量明显减少时，心血管中枢的神经元可对脑缺血发生直接的反应，引起交感缩血管紧张显著加强，外周血管强烈收缩，血压明显升高，这种反应称脑缺血反应。库欣（Cushing）反应是一种特殊的脑缺血反应，当颅内压增高时，脑血管受压迫而使脑血流减少引起脑缺血反应，动脉压升高，从而克服颅内压对脑血管的压迫作用，使脑血流得以维持。

5. 眼-心反射及高尔兹反射

用手指压迫眼球，反射性地引起心率减慢，甚至心脏骤停的现象，称眼-心反射。而用手敲击或挤压腹部出现的相应症状称高尔兹反射（Goltz reflex）。

（四）心血管反射的中枢整合模式

不同环境刺激或功能状态下，中枢神经系统对全身各组织器官的活动常常进行复杂的整合，使机体作为整体做出反应，以适应当时的需要。不同生理状态下，心血管活动有不同的整合模式。例如，动物发动防御反应时，表现为心率增快，心输出量增多，骨骼肌血管舒张，内脏和皮肤血管收缩，血压轻度升高。肌肉活动时，心血管活动的整合模式与防御反应相似，但仅仅那些参与运动的骨骼肌血管舒张，而不参与运动的骨骼肌血管收缩。睡眠时其与防御反射则相反。进食时心率加快，心输出量增多，胃肠道血管舒张而骨骼肌血管收缩。潜水时心率减慢，心输出量减少，骨骼肌和内脏血管均收缩。高温环境中，皮肤血管舒张而内脏血管收缩，低温环境则出现相反变化。

二、体液调节

心血管的活动除受神经调节外，还受体液调节，即血液和组织液中的某些化学物质对心肌及血管平滑肌活动的调节作用。体液调节按其作用范围分为全身性和局部性体液调节，或称为远距离与近距离体液调节。全身性体液调节因素有肾上腺髓质激素和血管紧张素等，局部性体液调节因素主要有组织代谢产物、缓激肽和组胺。体液调节与神经调节、自身调节等调节机制互相联系与协调，共同参与机体循环稳态的维持。

（一）肾素-血管紧张素-醛固酮系统

肾素-血管紧张素-醛固酮系统（renin-angiotensin-aldosterone system，RAAS）是人体内重要的体液调节系统。它广泛存在于心肌、血管平滑肌、中枢、肾脏及肾上腺、性腺、胰腺、骨骼肌、脂肪等组织中，共同参与对靶器官的调节。正常情况下，它对血压的调节、心血管系统的正常发育、心血管功能稳态、电解质和体液稳定的维持起重要作用。

1. RAAS 的构成

肾素主要来自肾近球细胞合成和分泌的一种酸性蛋白酶。交感神经兴奋，各种原因导致肾血流不足、血钠浓度降低时，肾素分泌就增多，并经肾静脉进入血液循环，启动 RAAS 的链式反应。过程如下：肾素可将其在血浆或组织中的底物即肝脏或组织中合成和释放的血管紧张素原水解为血管紧张素Ⅰ（AngⅠ，十肽）。AngⅠ在血浆和组织特别是肺循环血管内皮表面存在的血管紧张素转换酶（ACE）的作用下，转变成血管紧张素Ⅱ（AngⅡ，八肽），后者又在血浆和组织中的氨基肽酶等作用下，进一步降解为血管紧张素Ⅲ（AngⅢ）。后者可在氨基肽酶等作用下生成血管紧张素的其他成员，包括无活性的小肽片段。

近年来，学者们还发现，在心肌、血管平滑肌、骨骼肌及脑、肾、性腺等多种器官、组织中均有肾素及血管紧张素原的基因表达，这些相对独立的局部 RAAS 通过旁分泌和/或自分泌方式直接调节心血管活动。心脏内局部的 RAAS 对心脏的作用主要包括正性变力，导致心脏重构，调节冠状动脉阻力和抑制心肌细胞增长等。血管壁内的局部 RAAS 在体内大、小动脉和静脉均有分布，主要作用有调节血管张力和内皮功能，参与血管重塑和促进血栓形成等。

2. 血管紧张素家族主要成员的生物学作用

血管紧张素通过与细胞膜表面高度特异的血管紧张素受体（AT receptor，AR）结合而发挥作用。AT 受体分为 AT_1、AT_2、AT_3 和 AT_4 四种亚型。AT_1 受体可再分为 AT_1a 和 AT_1b 亚型。AT_1a 在脑、心脏、血管和肾等部分表达，而 AT_1b 受体主要表达于胎盘、肺和肝。AT_2 受体存在于多种组织，以肾上腺髓质、子宫、卵巢和脑居多。多数情况下，AT_2 受体活化后的效应有拮抗 AT_1 受体的作用。AT_3 受体的作用目前不太明了。AT_4 受体广泛分布于哺乳动物的心血管、脑、肾和肺等部分，可能与影响血管内皮完整性和刺激内皮细胞释放纤溶酶原激活物抑制物-1（PAI-1）有关。

（1）AngⅡ的生理作用：AngⅡ是血管紧张素中最重要的成员，其生理作用几乎均是通过作用于 AT_1 受体产生的。① 缩血管作用：AngⅡ可直接使全身微动脉收缩，血压升高，也可使静脉收缩，回心血量增加。② 促进交感神经末梢释放递质：AngⅡ作用于交感缩血管纤维末梢的突触前 AT 受体，通过突触前调节作用促进其释放去甲肾上腺素。③ 对中枢神经系统的作用：AngⅡ作用于中枢神经系统的某些神经元，使中枢对压力感受性反射的敏感性降低，交感缩血管中枢紧张加强，并促神经垂体释放血管升压素和缩宫素，增强促肾上腺皮质激素释放激素的作用。这说明 AngⅡ可通过中枢和外周机制促使血管阻力增大，血压升高。在中枢，AngⅡ还能产生或促进渴觉，引起饮水行为。④ 促进醛固酮的合成和释放：AngⅡ刺激肾上腺皮质球状带合成和分泌醛固酮，后者可促进肾小管对钠离子和水的重吸收，参与机体的水盐调节，增加循环血压。

（2）RAAS 其他成员的生理作用：对体内大多数组织而言，AngⅠ不具有生物活性。AngⅢ可作用于 AT_1 受体，产生与 AngⅡ相似的生理作用，但其缩血管效应仅是 AngⅡ的 10%~20%，而刺激肾上腺皮质合成和释放醛固酮的作用较强。AngⅣ作用于神经系统与肾脏的 AT_4 结合，调节脑和肾皮质的血流量；还可产生与 AngⅡ不同甚至相反的作用。AngⅣ抑制左心室的收缩功能，加速其舒张；收缩血管的同时刺激血管壁产生前列腺素类物质或一氧化氮，调节血管收缩的状态。Ang 的其他活性片段可限制或修饰 Ang Ⅱ的作用，使 RAAS 对心血管功能的调节更加精确和完善。除前述的 RAAS 成员外，近年来，又发现一些新成员，如血管紧张素转换酶 2（ACE2）。ACE2 可将 Ang Ⅰ和 Ang Ⅱ分别水解为血管紧张素 1-9（Ang1-9）和血管紧张素 1-7（Ang1-7）。Ang1-9 被认为是 Ang Ⅱ的内源性生物抑制剂，Ang1-7 与 Ang Ⅱ作用相反，它通过与特异性的受体结合而发挥扩张血管和抑制血管平滑肌增殖的作用。

此外，还发现一种能结合肾素或肾素原的蛋白（肾素受体）。肾素不仅是一种蛋白水解酶，可水解血管紧张素原，还可作为一种配体，特异性地结合并激活相应受体产生效应。临床上将 ACE 抑制剂和 AT_1 受体拮抗剂作为抗高血压的常用或首选药物。该两类药物不仅用于降压，更重要的是能改善心力衰竭和冠心病患者的预后，是心力衰竭和冠心病预防和治疗的重要药物之一。

（二）肾上腺素和去甲肾上腺素

肾上腺素（E）和去甲肾上腺素（NE）均属儿茶酚胺类物质，主要由肾上腺髓质分泌（80%E，20%NE），交感神经节后纤维末梢释放一小部分 NE 进入血液循环。

E 和 NE 对心血管系统的功能和作用相近，但不完全相同。两者是通过相应的受体发挥作用的。在心脏，E 与 $β_1$ 受体结合，产生正性变时和变力作用，使心输出量增加。在血管，E 的作用取决于血管平滑肌上的 α 和 $β_2$ 受体的分布情况。皮肤、肾脏、胃肠道等器官的血管平滑肌中主要有 α 受体，故 E 使这些器官的血管收缩。骨骼肌和肝脏的血管上以 $β_2$ 受体为主，小剂量的 E 常以兴奋受体为主，引起血管舒张；大剂量时，则 α 受体亦兴奋而使血管收缩。NE 主要激活 α 受体，也可与心肌的 $β_1$ 受体结合，但与血管壁上的 $β_2$ 受体结合能力较弱。静脉注射 NE 可使全身血管广泛收缩，外周阻力增加，动脉血压升高；后者使压力感受性反射活动增强，由于压力感受性反射对心脏的效应超过 NE 对心脏的直接效应，结果为心率减慢。

（三）血管升压素

血管升压素又称为抗利尿激素（ADH），是由下丘脑分泌、神经垂体储存的一种肽类激素，它的释放受体液渗透压及血容量的调节。

1. 升血压作用

血管升压素对心血管系统的作用也是通过血管平滑肌的相应受体完成的。正常情况下，血管升压素在血压的调节中不起重要作用，但当交感神经及 RAAS 等活动发生异常时，血管升压素则参与对血压的调节。

2. 抗利尿作用

血压的长期调节主要通过肾脏调节细胞外液量，维持动脉血压的相对稳定。当体内细胞外液量减少时，血量减少，血压下降，但会引起血管升压素分泌增多，RAAS 活动增强，导致肾脏排水和排钠减少，血管收缩，从而使细胞外液量和血压恢复。而当细胞外液量增多时则出现相反的过程，肾脏排水和排钠增加，将多余的液体排出体外，从而使细胞外液量和血压恢复到正常水平。

（四）血管内皮生成的血管活性物质

血管内皮细胞是衬于血管内表面的单层细胞组织，能合成与释放多种血管活性物质，来调节局部血管的舒缩活动。

1. 血管内皮生成的舒血管物质

血管内皮生成的舒血管物质包括一氧化氮（NO）、内皮超极化因子（EDHF）和前列环素（PGI_2）等。

促血管内皮细胞释放内皮舒张因子（EDRF），即NO，后者的前体物质是L-精氨酸，在一氧化氮合酶（NOS）的作用下生成。NOS有三种类型：神经元型NOS（nNOS或NOS Ⅰ），主要存在于神经元；诱生型NOS（iNOS或NOS Ⅱ），主要存在于单核-巨噬细胞系统；内皮型NOS（eNOS或NOS Ⅲ），主要存在于内皮细胞。NO具有高度的脂溶性，可扩散至血管平滑肌细胞并激活胞内可溶性鸟苷酸环化酶，使胞内cGMP水平升高，降低胞质内游离钙离子浓度，使血管舒张。内皮细胞在基础状态下释放的NO参与维持血管的正常张力。NO还可抑制平滑肌细胞的增殖，对维持血管的正常结构和功能具有重要意义。此外，NO还抑制血小板黏附，有利于防止血栓形成。缓激肽、5-羟色胺、ATP、ACh、NE、内皮素和花生四烯酸等体液因素，以及血流对内皮产生的切应力增加等物理刺激，均可引起NO释放。雌激素可通过激活eNOS促进NO合成，进而发挥舒张血管作用。

内皮细胞还能产生EDHF。EDHF可通过促进钙依赖的钾通道开放，引起血管平滑肌超极化，使血管舒张。PGI_2是血管内皮细胞中花生四烯酸的代谢产物，在前列环素合成酶作用下生成，其作用是舒血管和抑制血小板聚集，搏动性血流对内皮产生的切应力可刺激内皮释放PGI_2。

2. 血管内皮生成的缩血管物质

目前了解较多的是内皮素（ET），它是目前已知的最强烈的缩血管物质，对体内各脏器血管几乎均有收缩作用。ET的缩血管作用持久，可能参与血压的长期调节。ET-1还有强大的正性肌力作用，但其强心作用常被其强烈的冠状动脉收缩、刺激Ang Ⅱ和NE释放等作用所掩盖。它还具有类生长因子的作用，可促进平滑肌和心肌细胞的增殖和肥大。生理情况下，血流对内皮产生的切应力促使ET释放。ET是内皮细胞合成和释放的二十一肽，具有强烈而持久的缩血管效应，还参与心血管细胞的凋亡、分化和表型转化等多种生理过程。ET家族目前已确定的三个成员是ET-1、ET-2和ET-3，对应相应的ET_AR、ET_BR和ET_CR。ET-1产生于血管内皮细胞，ET_AR主要分布于血管平滑肌，对ET-1有高亲和力，两者结合使平滑肌收缩。

（五）激肽释放酶-激肽系统

激肽释放酶可分解血浆和组织中的蛋白质底物激肽原为激肽，后者引起血管平滑肌舒张，参与对血管和局部组织血流量的调节。人体最少有三种激肽：第一种是缓激肽，是由血浆激肽释放酶水解高分子量激肽原生成的一种九肽；第二种是赖氨酸缓激肽，是由组织激肽释放酶作用于血浆中低分子激肽原产生的一种十肽，也称胰激肽，后者可在氨基肽酶的作用下失去赖氨酸残基成为缓激肽；第三种是存在于尿液中的甲二磺酰赖氨酰缓激肽。激肽可被激肽酶水解。

缓激肽受体分为B_1和B_2两种亚型，前者可能介导激肽的致痛作用；后者存在于许多组织中，并与组胺H_2受体高度同源。激肽作用于血管内皮细胞上的$β_2$受体，刺激

NO、PGI_2 和 EDHF 的释放，使血管强烈舒张，但可引起内脏平滑肌收缩。

激肽系统与 RAAS 关系密切。激肽酶Ⅱ就是 ACE，它既可降解激肽为无活性片段，又可转化血管紧张素。这样，舒血管物质被破坏，缩血管物质生成，缩血管作用加强。

(六) 心血管活性多肽

心血管系统中已发现 30 多种心血管活性多肽，对心血管活动具有重要调节作用。

1. 心房利钠肽

利钠肽 (NP) 是一组参与机体水盐平衡维持、血压稳定、心血管和肾脏等器官功能稳态的多肽，包括心房钠尿肽 (ANP)、脑钠尿肽 (BNP) 和 C 型钠尿肽 (CNP) 等。ANP 主要由心房肌细胞合成，其受体是细胞膜中的一种鸟苷酸环化酶。BNP 是反映心脏功能的一个重要标志物，心力衰竭时血中 BNP 增高，其增高程度与心力衰竭严重程度呈正相关，临床将其作为评定心力衰竭进程和预后的指标。BNP 还可作为药物，用于急性失代偿心力衰竭的临床治疗。

ANP 的主要生物效应包括以下几方面。① 利钠和利尿作用：ANP 增加肾小球滤过率，抑制近端小管和集合管对钠的重吸收，使肾排钠和水增多；抑制肾素、醛固酮和血管升压素的生成和释放，并对抗其作用，从而间接发挥利钠和利尿的作用；还具有对抗 RAAS、ET 和 NE 等缩血管物质的作用。② 心血管作用：ANP 舒张血管，降低血压；减少搏出量，减慢心率，故降低心输出量；还具有缓解心律失常和调节心功能的作用。③ 调节细胞增殖：ANP 负调控细胞增殖，抑制血管内皮细胞、平滑肌细胞和心肌成纤维细胞的增殖。

2. 肾上腺髓质素

肾上腺髓质素 (ADM) 是一种新型活性多肽，几乎存在于机体所有组织中，以肾上腺、肺、心房最多。血管内皮细胞可能是合成和分泌 ADM 的主要部位，它能舒张血管，降低外周阻力，有强而持久的降压作用。ADM 对心肌具有正性肌力作用，能增加冠状动脉血流，抑制炎症反应及氧自由基的生成，提高钙泵活性和加强兴奋-收缩耦联等，多途径发挥心脏保护作用。ADM 还可使肾排钠和排水增多。

3. 尾升压素Ⅱ

尾升压素Ⅱ (UⅡ) 能持续、高效地收缩血管，尤其是动脉，是迄今所知最强的缩血管活性肽。在整体心脏，小剂量 UⅡ可引起血流阻力轻度降低，心输出量轻度增加；大剂量则使心输出量明显减少。它还具有明显的促细胞肥大和增殖作用。

4. 阿片肽

人体内有多种阿片肽。脑内 β-内啡肽作用于心血管中枢核团，抑制交感神经活动，迷走神经活动加强，使动脉血压降低。阿片作用于外周受体，使血管平滑肌舒张；也可与交感缩血管纤维末梢突触前膜中的阿片受体结合，减少交感缩血管纤维递质的释放。内毒素、应激、失血等强烈刺激可使 β-内啡肽释放，并可能成为引起循环休克的原因之一。针刺穴位可引起脑内阿片肽释放，这可能是降压的机制之一。

5. 降钙素基因相关肽

它由 37 个氨基酸残基组成，由感觉神经末梢释放，其受体广泛分布于心肌和血管壁。它是目前发现的最强舒血管物质，对心肌具有正性变力和变时作用；还可促进内皮细胞生长,以及内皮细胞向受损血管壁迁移,促进新生血管生成。

(七) 气体信号分子

气体信号分子是一类不同于传统细胞信号分子的小分子气体物质。它们具有在酶催化下内源性产生,不依靠膜受体而能自由通过细胞膜,以及在生理浓度下有明确的特定功能等特性。

1. 一氧化碳

在人和哺乳动物中,几乎所有组织均能合成和释放内源性一氧化碳(CO)。血红素经血红素加氧酶代谢生成内源性 CO,后者能快速自由通过各种生物膜,产生舒血管作用。其舒血管机制如下:激活可溶性鸟苷酸环化酶(sGC),增加胞质内 cGMP,使血管平滑肌松弛;刺激钾通道开放,促进钾离子外流,使膜超极化产生抑制效应。

2. 硫化氢

硫化氢(H_2S)是另一种气体信号分子,有臭鸡蛋味。人体脑组织存在内源性 H_2S 且最多,血管、心脏、肝和肾次之。L-半胱氨酸是它的底物。与 H_2S 产生相关的酶有:胱硫醚 β 合成酶,主要分布在中枢神经系统;胱硫醚裂解酶,该酶与心血管最为密切,主要表达于内皮细胞和血管平滑肌细胞;3-巯基丙酮酸硫基转移酶,富集于红细胞,也参与心肌 H_2S 的合成。生理浓度的 H_2S 具有舒张血管、维持血管稳态的作用,也具有负性肌力作用和降低中心静脉压作用。H_2S 的作用由 ATP 依赖的钾通道介导,可使钾离子外流增加和膜超极化,还可浓度依赖性抑制血管平滑肌增殖。

(八) 细胞因子

肿瘤坏死因子、白细胞介素、干扰素、趋化因子等为细胞产生的一类信息物质,多以自分泌或旁分泌的方式作用于靶细胞引起生物效应,如多数白细胞介素家族成员参与炎症反应,扩张血管和增加毛细血管通透性。它们还可能参与高血压和动脉粥样硬化的发病过程。

脂肪组织除储存能量和调节代谢外,还产生特异脂肪细胞因子如瘦素、抵抗素和脂联素等,参与调控机体能量代谢和心血管活动。瘦素的主要作用是调节脂肪代谢,与高血压的关系很密切,可剂量依赖地升高血压,其作用靶点包括下丘脑、RAAS 和肾交感神经,并通过降低 NO 水平、增加肾小管的钠重吸收、促进血管平滑肌肥大,甚至改变红细胞的生成和物理属性,使血压增高。脂联素是脂肪组织分泌最多的脂肪细胞因子,可改善内皮功能,促进血管新生,抑制病理性心肌肥大和缺血后心肌损伤,抑制血管平滑肌增殖,从而延缓动脉粥样硬化及再狭窄过程,是一种重要的心血管保护因子。

(九) 其他因素

生长因子可作用于心肌、血管内皮或平滑肌细胞,影响心血管活动。如胰岛素样生长因子(IGF-1)促进心肌生长、肥大和增强心肌收缩力,刺激平滑肌细胞增殖和血管舒张。血管内皮生长因子可促进血管内皮增生和血管形成,并能促进血管扩张和增加毛细血管通透性。

糖皮质激素等全身性激素也影响心血管系统的活动。糖皮质激素和胰岛素有正性肌力作用、胰高血糖素对心脏有正性变时和变力作用,甲状腺激素有增加心室肌收缩与舒张功能,增加心输出量和心脏做功量,加快心率等作用。

由此可见，循环与内分泌系统间相互作用，并与神经调节相互影响，构成复杂的网络体系，对心血管功能进行全身和局部的准确而精细的调节。

三、自身调节

心血管活动的自身调节包括心脏泵血功能的自身调节和组织器官血流量的自身调节。前者已在相关章节提及，关于组织器官血流量的自身调节机制可用局部代谢产物学说和肌源学说加以解释。

（一）局部代谢产物学说

器官组织和血流量取决于该器官的代谢水平，代谢水平越高，血流量越多。当组织代谢活动增加时，局部组织的代谢产物增多，氧分压下降，局部组织的微动脉和毛细血管前括约肌舒张，其结果是局部组织血流量增多，带走较多的代谢产物，改善缺氧情况，这一效应称为代谢性自身调节。骨骼肌、胃、肠、肝及皮肤等局部舒血管效应明显，即使同时发生交感缩血管神经活动增加的情况，该局部血管仍舒张。有时代谢产物归为体液因素，故有时将自身调节归为体液调节。

（二）肌源学说

血管平滑肌本身常常保持一定的紧张性收缩，这一现象称肌源性活动。血管平滑肌受牵张刺激时，紧张性活动加强。当供应某一器官血管的灌注压突然增加时，血管平滑肌受到牵张刺激，血管尤其是毛细血管前阻力血管的肌源性活动增强，血管收缩，血流阻力增大，以免器官血流量因灌注压太高而增多。肌源性自身调节的意义在于血压发生一定程度的变化时，某些器官的血流量能保持相对稳定，此肌源性自身调节机制在肾血管特别明显，在脑、心、肝、肠系膜和骨骼肌的血管也有此现象发生，但皮肤没有此表现。

四、动脉血压的长期调节

动脉血压调节分成短期调节和长期调节。前者是指对短时间内发生的血压变化进行调节，主要是神经调节方式，包括通过各种心血管反射调节心肌收缩力和血管外周阻力，使动脉血压恢复正常并保持相对稳定；后者是指血压在较长时间（数小时、数天、数月或更长）发生变化时，单纯依靠神经调节不足以将血压调节到正常水平。血压长期调节主要通过肾调节细胞外液量来实现，构成肾-体液控制系统。当体内细胞外液量增多时，循环血量增多，循环血量与血管系统容积间的相对关系改变，血压升高。循环血量增多和动脉血压升高又能直接导致肾排钠和水增加，将过多的体液排出体外，从而恢复血压稳态。

（一）体液与血压稳态的相互制约

人体内体液平衡与血压稳态的维持关系密切。一方面，平均动脉压的高低与循环血量和血管系统容量间的比例相关。循环血量增多，不仅引起循环系统平均充盈压升高，而且通过增加回心血量和心输出量使血压升高。体液稳态的维持有赖于肾脏对体液的调节，只要液体摄入量与排出量不等，体液总量和循环血量就会发生相应变化，进而影响血压的高低。另一方面，血压的改变可影响循环血量，血压对循环血量的影响是肾脏的压力性利尿作用的结果,即肾脏功能正常情况下,动脉血压升高,可导致肾血流增多和肾小球滤过率增加,故肾脏在单位时间内排出的钠和水增多,进而循环血量回降,于是循环血量和动脉血压降低到接近正常水平。肾脏排出的钠与尿量随着血压的高低而变化,只要血压波动偏离了平衡点,肾脏的体液调节机制就会持续发挥作用,直到血压恢复正常水平。

(二) 影响肾-体液控制系统活动的主要因素

肾-体液控制系统的活动受体内多种因素影响,其中主要因素是血管升压素、ANP、RAAS等。当循环血量增多,动脉血压升高时,肾脏通过以下机制调节血压:① 血管升压素释放减少,使集合管对水的重吸收减少,肾排水量增加,细胞外液量下降;② ANP分泌增多,使肾重吸收钠与水减少,排钠和水增加,细胞外液量下降;③ 体内RAAS活动抑制,肾素分泌减少,循环血中Ang Ⅱ水平降低,引起血管收缩效应减弱,血压回降;醛固酮分泌减少,肾小管重吸收钠和水减少,使细胞外液量回降;④ 交感神经系统活性相对抑制,使心肌收缩力减弱,心率减慢,心输出量减少,外周血管舒张,血压回降。其中,肾-体液控制系统是控制体液量的最关键因素,是长期血压调控的主角。

(汪小华　蒋廷波)

第六节　器官循环

体内各器官血流量都与该器官的动、静脉压力差成正比,与该器官阻力血管形成的血流阻力成反比。由于各器官的结构与功能不同,器官内的血管分布也各有特点,故其血流量的调节除上述规律之外,尚有其自身特点。本节主要介绍心、肺及脑的血液循环。

一、冠脉循环

(一) 冠脉循环的解剖特点

心脏自身血液供应来自冠脉循环。心内膜最内侧仅0.1 mm厚度组织的心肌可直接利用心腔内的血管供应。冠状动脉中的左冠状动脉分为前降支和旋支,与右冠状动脉构成冠状动脉的三支主干。其走行方向有一定变异。左冠状动脉的血液主要供应左心室前壁、心尖部、室间隔前2/3,再经冠状窦流入右心房;右冠状动脉主要供应左心室后部及右心室,再由心前静脉流入右心房。供应心肌血液的每根冠状动脉通过其垂直分支穿行于心肌组织,沿途发出分支,并在心内膜下分布成网。

心内膜下层的血液供应来自垂直穿行于心肌的冠状动脉分支,因而极易受心肌收缩及冠状动脉内灌注压变化的影响导致心内膜下缺血缺氧。心肌的毛细血管网极为丰富,毛细血管数与心肌纤维数的比例几乎是1∶1,故心肌与冠状动脉血液间的物质交换可迅速进行。当心肌负荷过重出现代偿性肥厚时,肌纤维直径增大,但毛细血管数量并不相应增加,故肥厚心肌容易发生供血不足。

冠状动脉同一分支的近端与远端之间或不同分支之间有侧支互相吻合,人体内的这种吻合支在心内膜下较多。正常冠状动脉间侧支较少，血流量很小，如冠状动脉突然闭塞，建立足够的侧支循环需数周时间，因此在冠状动脉的较大分支突然闭塞后常可在短时间内危及生命。如果冠状动脉阻塞是缓慢形成的，则侧支可于数周内扩张，建立有效的侧支循环，发挥代偿作用。

(二) 冠状动脉循环的生理特点

1. 灌注压高，血流量大

冠状动脉直接开口于主动脉根部，其开口处的血压等于主动脉压；另外冠状动脉的血流途径短、血流阻力小，压力降低幅度小，冠状动脉小血管的血压和血液灌注压仍维持较高水平。正常安静状态下，成人冠状动脉的血流量为每100 g心室肌60~80 mL/min，总冠状动脉血流量为225 mL/min，占心输出量的4%~5%，而心脏本身重量只占机体的0.5%左右。心脏不同部位的血液供应也不尽相同，左心室比右心室及心房多50%~100%，心内膜的血流量高于心外膜，约为4∶3。心肌活动加强，冠状动脉达到最大舒张状态时，冠状动脉血流量增加到每100 g心肌300~400 mL/min，即为安静时的5倍左右。

2. 摄氧量高，耗氧量大

心肌富含肌红蛋白，其摄氧能力很强。成人安静状态下，冠状动脉中的氧含量为20 mL/100 mL血液，冠状窦静脉血中的氧含量约6 mL/100 mL血液，摄氧率达70%左右，远高于其他器官组织（22%~30%）。心肌耗氧量也大，由于安静时，冠脉循环血液中所剩余的氧含量较低，故当机体剧烈活动时，心肌耗氧量增加，依靠心肌提高从单位血液中摄氧的潜力就较小，此时主要依靠冠状动脉扩张来增加冠状动脉血流量，从而满足心肌对氧的需求。

3. 血流量受心肌收缩的影响发生周期性变化

由于冠状动脉分支多数深埋于心肌组织中，故心肌收缩对冠状动脉血流量影响很大。心室开始收缩时，室壁张力急剧升高，压迫肌纤维间的小血管，使冠状动脉血流量明显减少，心肌深层的供血可在等容收缩期出现断流甚至逆流。快速射血期，由于主动脉压升高，冠状动脉压也随之升高，血流量也有所增加；但进入缓慢射血期后，冠状动脉供血量又减少。舒张期开始后心肌对冠状动脉的压迫减弱或消除，冠状动脉血流阻力减小，供血增加，舒张早期达高峰，然后逐渐减小。

冠状动脉内血流量的多少取决于主动脉与右心房间的压力差，以及血液通过冠状动脉的阻力。提高动脉血压可使心肌血流量增加。据估计，主动脉压增加1倍，可使冠状动脉血流量增加1倍。休克时，由于动脉血压下降，心肌发生缺血性损害，因而出现心动过速；又由于舒张期过短，冠状动脉血流量更少。血流通过冠状动脉的阻力主要来自小动脉口径、血管外心肌收缩及血液黏滞性三个因素。冠心病患者由于血液中甘油三酯或胆固醇含量较多，血液黏滞性增高，血流缓慢；而小动脉口径的变化更是影响冠状动脉血流的重要因素，冠状动脉管径增加1倍，血流量可增加16倍。

由于左心室肌肉比右心室厚，故左心室活动对冠状动脉血流量影响更大。一般情况下，左心室收缩期的冠状动脉血流量仅为舒张期的20%~30%；心肌收缩增强时，心缩期供血量更少。当体循环外周阻力增大时，动脉舒张压升高，冠状动脉血流量增加；当心率增快时，心舒期缩短，冠状动脉血流量则减少。可见，冠状动脉血流量多少取决于动脉舒张压的高低和心舒期的长短。病理状态下，动脉舒张压常过低而诱发心肌供血不足。右心室壁心肌比左心室薄，收缩时对冠状动脉血流量影响不如左心室明显。

（三）冠状动脉血流量的调节

冠状动脉血流量主要受心肌代谢水平的影响，也受神经和体液因素的影响，但作用相对较弱。

1. 心肌代谢水平的影响

心肌收缩的能量几乎全部依靠有氧代谢。心肌代谢增强时，耗氧量增加，局部组织中氧分压降低，ATP生成减少而分解增加，心肌细胞中ATP分解为ADP和AMP，相应的酶将后者分解成腺苷，而腺苷具有强烈舒张小动脉的作用。腺苷生成后几秒内即被破坏，故不引起其他器官的血管扩张。心肌其他代谢产物如H^+、CO_2等也有舒张冠状动脉的作用。

2. 神经调节

冠状动脉受交感神经和迷走神经支配。迷走神经的直接作用是扩张冠状动脉，但由于该神经兴奋时心率减慢，心肌代谢率降低，可抵消冠状动脉的扩张作用。交感神经兴奋的直接作用是使冠状动脉收缩，但由于心肌收缩加强，代谢物增加，引起冠状动脉继发性扩张，从而间接使冠状动脉血流量增加。ACh可使冠状动脉扩张，血流量增加，而NE的效应与交感神经兴奋引起的效应一致。

3. 体液调节

E和NE主要通过增加心肌代谢水平使冠状动脉血流量增加，也可直接作用于冠状动脉平滑肌相应受体，引起血管收缩或舒张，但其作用不如代谢作用明显。甲状腺激素和NO能提高心肌代谢水平，扩张冠状动脉。Ang Ⅱ和大剂量血管升压素使冠状动脉收缩。

二、肺循环

进入肺的血管有两套，即肺循环血管和体循环的支气管血管。肺循环是指血液由右心室射出，经肺动脉及其分支到达肺毛细血管，再经肺静脉回到左心房的血液循环，主要任务是气体交换。体循环中的支气管血管主要对肺和支气管起到营养作用。肺段远端的周围性支气管静脉在肺泡附近与肺循环中的肺小静脉汇合，使部分支气管静脉血可通过吻合支流入肺静脉，再进入左心房。

（一）肺循环的生理特点

1. 血液阻力小，血压低

与体循环血管相比，肺动脉及其分支短而粗，管壁薄，肺动脉壁的厚度仅约为主动脉壁的1/3；且肺循环血管全都位于胸腔负压环境。因此肺循环的血流阻力明显小于体循环。正常人的右心室收缩压平均约22 mmHg，舒张压0~1 mmHg；肺动脉收缩压与右心室收缩压相同，舒张压平均约8 mmHg，平均压约13 mmHg。

2. 血容量大，变化也大

通常情况下，肺部血管床内可容纳血液450~600 mL，占循环系统总血管容量的

9%~12%。由于肺组织和肺血管的可扩张性大，肺血容量的变化范围也大。用力呼气时，肺部血容量可减少至 200 mL 左右，而在深吸气时可增加至 1 000 mL 左右，故肺循环有储血的作用。当机体失血时，肺循环可将部分血液转移至体循环，起代偿作用。呼吸周期也对血容量有影响。吸气时，胸内负压加大，从腔静脉回流到右心房的血量增多，右心室输出也增多，肺循环的血管扩张，血容量增大，但在几次心搏后，扩张的肺循环血管也被充盈，由肺循环回流入左心房的血量逐渐增多。呼气时则发生相反的变化。故动脉血压在吸气初下降，至吸气相中期达最低点，后半期逐渐回升，呼气相前半期继续上升，至呼气相中期达最高点，呼气相后半期又开始下降，周而复始。这种随呼吸周期出现的血压波动称动脉血压的呼吸波。

3. 毛细血管的有效滤过压较低

肺循环的毛细血管压平均为 7 mmHg，血浆胶体渗透压平均为 25 mmHg；而肺部组织的静水压为 5 mmHg，组织液胶体渗透压为 14 mmHg，故有效滤过压较低。此较低的有效滤过压使肺毛细血管有少量液体进入组织间隙，这些液体除少量渗入肺泡内被蒸发外（湿润肺泡表面），其余大部分液体进入肺淋巴管后返回血液循环。某些病理情况下如左心衰竭时，由于肺静脉压升高，肺毛细血管压随之升高，就可能有较多的血浆滤出进入肺组织间隙和肺泡内，形成肺水肿。

(二) 肺循环血流量的调节

由于肺血管管壁薄、管径大、可扩张性大，故多数情况下，其口径变化是被动的，但正常人肺循环血管仍保持较低水平的收缩状态，故也受局部组织化学因素、神经和体液的调节。

1. 局部组织化学因素的影响

肺泡气氧分压对肺循环血管舒缩活动有较大的影响。急性与慢性缺氧都能使肺血管收缩，血流阻力增大。这与体循环低氧通常引起血管舒张的情况正相反。引起肺血管收缩的是肺泡气氧分压过低，而非血氧张力过低。当部分肺泡内气体氧分压降低时，这些肺泡周围微动脉收缩，尤其是肺泡气二氧化碳分压升高时，其效应更加明显，但其机制不明。肺泡气低氧引起局部缩血管反应有其重要的生理意义。肺循环中某处血管因局部肺泡通气不足，氧分压降低而收缩，此处血流量减少，可使较多的血液转移至通气良好的肺泡，以维持适宜的换气效率。但当吸入气氧分压过低时，肺动脉则收缩，血液阻力增大，肺动脉压显著增加。长期生活在高海拔地区的人，其肺动脉高压易致右心肥厚。

2. 神经调节

肺循环亦受迷走和交感神经的双重控制。刺激交感神经的直接效应是肺血管收缩和血流阻力增大。但在整体情况下，交感神经兴奋时，体循环血管收缩，可将部分血液挤入肺循环，后者血流增加。刺激迷走神经的直接效应是肺血管舒张。

3. 体液调节

E、NE、AngⅡ等可使肺动脉收缩，而组胺等使肺静脉收缩，但它们在流经肺循环后随即分解失活。

三、脑循环

脑的血液供应来自颈内动脉和椎动脉,它们在颅底形成威利斯环(Willis circle),然后发出分支营养脑组织;部分毛细血管形成脉络丛伸入脑室内,分泌脑脊液。脑内毛细血管血液和脑脊液最后汇入静脉系统。

(一) 脑循环的特点

1. 血流量、耗氧量均较大

正常成人安静状态下,每 100 g 脑组织的血流量为 50~60 mL/min,脑循环总血流量约为 750 mL/min,相当于心输出量的 15%,而脑组织的重量只占体重的 2% 左右。由于脑代谢水平高,且其能量几乎全部来自糖的有氧氧化,故耗氧量很大。安静时每 100 g 脑组织耗氧 3~3.5 mL/min,脑总耗氧约 50 mL/min,约占全身总耗氧量的 20%。故脑组织对缺血和缺氧的耐受性较低。如果脑血流量低于 40 mL/min,就会出现缺氧缺血症状。正常条件下,如果脑血流完全中断数秒,意识即丧失;中断 5 min 以上,将产生不可逆性脑损伤。

2. 血流量变化小

脑位于颅骨组成的颅腔内。除脑组织外,颅腔内还有脑血管和脑脊液。由于颅腔容积固定,而脑组织和脑脊液均不可压缩,故脑血管的舒缩程度受到很大的限制。脑组织血供增加主要依靠提高脑循环的血流速度来实现。

3. 存在血-脑脊液屏障和血-脑屏障

具体内容见后文。

(二) 脑血流量的调节

1. 自身调节

正常情况下脑循环的灌注压为 80~100 mmHg。当平均动脉压在 60~140 mmHg 范围内变动时,脑血管可通过自身调节机制来保持脑血流量相对稳定。当平均动脉压低于 60 mmHg 时,脑血流量将明显减少,可引起脑功能障碍;当平均动脉压高于 140 mmHg 时,脑血流量明显增加,严重时可因脑毛细血管血压过高而引起脑水肿。高血压患者自身调节范围可上移至 180~200 mmHg。

2. 低氧和 CO_2 对脑血流的调节

CO_2 分压增高和低氧可直接引起血管舒张。但整体情况下,引起的化学感受性反射使血管收缩。但由于化学感受性反射对脑血管的缩血管效应很小,故 CO_2 分压增高和低氧的直接舒血管效应非常明显,这可能与 NO 介导有关。当过度通气使 CO_2 呼出过多时,由于脑血管收缩,脑血流量减少,可出现头晕等症状。

3. 神经调节

脑血管受交感缩血管神经纤维和副交感舒血管神经纤维的支配,但刺激或切断这些神经后脑血流量无明显改变。多种心血管反射中,脑血流量亦无明显变化。

(三) 血-脑脊液屏障和血-脑屏障

脑室及蛛网膜下隙充满脑脊液,后者无色透明,含少量细胞。正常成人脑脊液量约 150 mL,每天生成 800 mL。大部分脑脊液由脑室脉络丛上皮细胞和室管膜细胞分泌而成，小部分由软脑膜血管和脑毛细血管滤过生成，同时有等量脑脊液吸收入血，故更新很快。脑脊液生成后，由侧脑室经第三脑室、导水管、第四脑室进入蛛网膜下隙，最后绝大部分通过蛛网膜绒毛吸收入硬膜静脉窦。少量脑脊液被脑室室管膜上皮、蛛网膜下隙毛细血管和脑脊膜淋巴管吸收，完成脑脊液循环。

脑脊液的主要功能是缓冲外力冲击，防止脑和脊髓震荡受伤。由于脑组织和脑脊液比重几乎相等，故撞击时，只要不是很强烈，脑将不受任何损伤。但遇严重撞击事件时，则可能发生对侧伤。同时，脑脊液对脑产生的浮力减轻脑重量，可避免脑组织对颅底神经及血管的压迫。同时，脑脊液也是脑和脊髓神经和血液间物质交换的媒介。由于脑组织中无淋巴管，由毛细血管壁漏出的少量蛋白质随脑脊液回流入血液，故脑脊液循环是回收蛋白质的途径之一。

脑脊液成分与血浆有所不同，前者蛋白质含量极少，葡萄糖、K^+、Ca^{2+}及HCO_3^-浓度也较低，但Na^+和Mg^{2+}浓度较高，说明脑脊液非简单的血浆滤过，还存在主动转运。一些大分子物质较难从血浆进入脑脊液，表明血液与脑脊液间存在屏障，称为血-脑脊液屏障，其组织学基础是脉络丛细胞间的紧密连接和脉络丛细胞中运输各种物质的特殊载体系统。

脑组织与血液存在相似屏障，可限制两者间物质的自由交换，此屏障称血-脑屏障，主要结构是毛细血管内皮细胞、基膜和星形胶质细胞的血管周足等。该屏障对水和游离状态的脂溶性物质很容易通过，水溶性物质需要毛细血管内皮上特殊转运载体的介导。先天性葡萄糖转运体1缺乏的婴儿在血糖浓度正常时，脑组织摄取葡萄糖不足，导致发育迟缓和癫痫发作。另外，血-脑屏障的毛细血管内皮上还有转运甲状腺激素、胆碱等的转运体。蛋白质和多肽一般不能通过该屏障。新生儿由于血-脑屏障未发育成熟，高胆红素血症时，胆红素可通过血-脑屏障引起核黄疸。

血-脑脊液屏障和血-脑屏障有利于维持脑组织的内环境稳定，防止血液有害物质进入脑组织。例如，ACh、NE、多巴胺等神经递质不易进入脑组织，以避免扰乱中枢神经元的正常功能活动。在脑缺氧、损伤及脑瘤等病理情况下，血-脑屏障功能减弱，有些正常情况下不能透过的物质可进入病变部位，引起脑脊液理化性质、血清学及细胞学特征发生改变，临床可通过采集脑脊液样本进行检验来协助诊断。

下丘脑第三、四脑室的一些室周区（称室周器）是血-脑屏障相对薄弱的脑区。有些室周器存在神经元释放进入血液的多肽；而另一些室周器则含多种神经肽及其他化学物质的受体，无须透过血-脑屏障即能产生相应功能改变。

在脑室系统，脑脊液和脑组织间为室管膜所分隔；在脑表面，脑脊液与脑组织间由软脑膜所分隔。室管膜和软脑膜的通透性均高，脑脊液中的物质容易通过它们进入脑组织。临床上，为使那些不易透过血脑屏障的药物较快进入脑组织，可将药物直接注入脑脊液内。

（汪小华 蒋廷波 仇静波）

第三章 心血管药理

第一节 抗高血压药物

高血压是一种以动脉血压持续升高为特征的进行性心血管综合征。高血压患者使用降压药物治疗的目的是通过降低血压，有效预防或延迟脑卒中、心肌梗死、心力衰竭、肾功能不全等心脑血管并发症的发生。目前临床常用降压药物包括钙通道阻滞剂（CCB）、血管紧张素转换酶抑制剂（ACEI）、血管紧张素Ⅱ受体阻滞剂（ARB）、利尿剂和β受体阻滞剂五类，以及由上述药物组成的固定配比复方制剂。此外，其他种类降压药有时亦可用于某些高血压人群。

CCB、ACEI、ARB、利尿剂和β受体阻滞剂及低剂量固定复方制剂，均可作为降压治疗的初始用药或长期维持用药，但不能简单地理解为可以不加选择地随意使用以上药物，或认为以上五大类药物作为首选药物的机会均等。相反，应根据患者的危险因素、亚临床靶器官损害，以及合并临床疾病情况，合理使用药物，优先选择某类降压药物，有时又可将这些临床情况称为强适应证。

一、降压药物应用的基本原则

降压治疗药物的应用应遵循五项原则。

1. 起始剂量

一般患者采用常规剂量；老年人初始治疗时通常应采用较小的有效治疗剂量。根据需要，可考虑逐渐增加至足剂量。

2. 长效降压药物

优先使用长效降压药物，以有效控制24h血压，更有效地预防心脑血管并发症发生。如使用中、短效制剂，则需每天2~3次给药，以达到平稳控制血压。

3. 联合治疗

对血压≥160/100 mmHg、高于目标血压20/10 mmHg的高危患者，或单药治疗未达标的高血压患者应进行联合降压治疗，包括自由联合或单片复方制剂。对血压≥140/90 mmHg的患者，也可给予起始小剂量联合治疗。

4. 个体化治疗

根据患者合并症的不同、药物疗效及耐受性，以及患者个人意愿或长期承受能力，选择适合患者个体的降压药物。

5. 药物经济学

高血压需要终身治疗，要考虑成本/效益。

二、降压药物

（一）钙通道阻滞剂

1. 分类

CCB 包括二氢吡啶类 CCB 和非二氢吡啶类 CCB。前者如硝苯地平、尼群地平、拉西地平、氨氯地平和非洛地平等，后者主要包括维拉帕米和地尔硫卓两种药物。

2. 药理作用

阻滞钙通道，使进入体细胞内的钙减少，导致小动脉平滑肌松弛，外周阻力降低，血压下降，对静脉血管影响较小。外周阻力下降的同时可激活压力感受器介导的交感神经，使交感神经兴奋。

3. 临床应用

（1）硝苯地平及其缓控释剂对各期高血压均有效，可单独作为抗高血压的一线药物，也可与其他降压药物联合使用。

（2）维拉帕米、地尔硫卓可用于轻至中度高血压，适用于并发心绞痛、窦性心动过速及室上性心动过速的高血压患者。

（3）尼莫地平可用于解除脑血管痉挛引起的蛛网膜下腔出血。

4. 适应证

二氢吡啶类 CCB 的强适应证为老年高血压、周围血管病、单纯收缩期高血压、稳定型心绞痛、颈动脉粥样硬化和冠状动脉粥样硬化。非二氢吡啶类 CCB 的强适应证为心绞痛、颈动脉粥样硬化和室上性心动过速。

5. 不良反应

二氢吡啶类 CCB 常见的不良反应为反射性交感神经激活所致的心跳加快、面部潮红、脚踝水肿、牙龈增生等；非二氢吡啶类 CCB 常见的不良反应主要是抑制心脏收缩功能和传导功能，有时也会出现牙龈增生。

6. 禁忌证

二氢吡啶类 CCB 没有绝对的禁忌证，但心动过速与心力衰竭患者应慎用。如必须使用，则应慎重选择特定制剂，如氨氯地平等长效药物。急性冠脉综合征患者一般不推荐使用短效硝苯地平。非二氢吡啶类 CCB 禁用于二度至三度房室传导阻滞、心力衰竭患者。

（二）血管紧张素转换酶抑制剂

1. 分类

（1）含巯基（SH）或硫基（SR）类：卡托普利、阿拉普利。

（2）含羧基（—COOH）类：依那普利、雷米普利、培哚普利。

（3）含次磷酸基（—POO）类：福辛普利。

2. 药理作用

ACEI 能使血管舒张，有效地降低血压，对心功能不全及缺血性心脏病也有良好的效果，机制如下。

（1）用药初期作用机制：抑制机体 RAAS，直接作用于血管、肾脏，并进一步影响交感神经系统及醛固酮的分泌而发挥间接作用。

(2) 长期降压机制：抑制局部RAAS，使局部AngⅡ生成减少。

(3) 减少缓激肽的降解，而增加的缓激肽能发挥强有力的扩血管效应。

3. 临床应用

可用于原发性及肾性高血压，中、重度高血压。与利尿剂合用可加强降压效应，减少不良反应。ACEI作用的特点：

(1) 适用于各型高血压，在降压的同时不伴有反射性的心率加快。

(2) 长期应用不易引起电解质紊乱和脂质代谢障碍。

(3) 可防止和逆转高血压患者血管壁的增厚和心肌细胞增生肥大，发挥直接或间接的心脏保护作用。

(4) 能改善高血压患者的生活质量，降低病死率。

4. 适应证

ACEI的强适应证为伴有心力衰竭、左心室肥厚、左心室功能不全、颈动脉粥样硬化、非糖尿病肾病、糖尿病肾病、蛋白尿/微量白蛋白尿和代谢综合征的高血压，以及心肌梗死后高血压。

5. 不良反应

常见的不良反应为持续性干咳，多见于用药初期，症状较轻者可坚持服药，不能耐受者可改用ARB类。其他不良反应有低血压、皮疹，偶见血管神经性水肿及味觉障碍。长期应用有可能导致血钾升高，应定期监测血钾和血肌酐水平。

6. 禁忌证

双侧肾动脉狭窄、高钾血症者及妊娠妇女禁用。

(三) 血管紧张素受体阻滞剂

1. 药理作用

ARB可有选择性地阻断AT_1受体，抑制AngⅡ收缩血管和促使醛固酮分泌的效应，降低血压，逆转左心室肥厚。与ACEI相比，其作用选择性更强，不影响缓激肽的降解，对AngⅡ的阻断作用更完全。

2. 临床应用

耐受ACEI者，也可使用ARB降压，但原则上ARB的应用应为不能耐受或不适应ACEI者，对原发性和高肾素型高血压疗效尤佳。

3. 适应证

ARB的强适应证为伴糖尿病肾病、蛋白尿/微量白蛋白尿、心力衰竭、左心室肥厚、心房颤动的预防、应用ACEI易引起咳嗽和代谢综合征的高血压。

4. 不良反应

不良反应少见，偶有腹泻，长期应用可使血钾升高，应注意监测血钾及肌酐水平的变化。

5. 禁忌证

同ACEI的禁忌证。

(四) 利尿剂

1. 分类

利尿剂按效能和作用部位不同分为以下三类。

(1) 高效利尿剂：袢利尿剂，主要作用于髓袢升支粗段，如呋塞米、布美他尼等。

(2) 中效利尿剂：噻嗪类利尿剂，主要作用于近曲小管近端，如氢氯噻嗪和吲达帕胺等。

(3) 低效利尿剂：保钾利尿剂与醛固酮受体拮抗剂，主要作用于远曲小管和集合管，如螺内酯、氨苯蝶啶等。

2. 药理作用

(1) 用药初期及短期应用高效利尿剂的降压机制：排钠利尿，造成体内钠和水的负平衡，使细胞外液和血容量减少而降压。

(2) 长期用药的降压机制：① 因排钠使血管壁细胞内钠含量减少，故经 Na^+-Ca^{2+} 交换机制使细胞内 Ca^{2+} 量减少，因而血管平滑肌舒张。② 细胞内 Ca^{2+} 的减少使血管平滑肌对收缩血管物质（如去甲肾上腺素）的反应性降低。③ 诱导动脉壁产生扩血管物质。

3. 临床应用

(1) 高效利尿剂排钠作用较强，不降低肾血流量，但副作用大，仅短期用于有高血压危象及伴有慢性肾功能不全的高血压患者。

(2) 中效利尿剂是治疗高血压的一线药物，可单独应用治疗轻度高血压，也可与其他降压药合用以治疗中、重度高血压。

(3) 低效利尿剂中的保钾利尿剂可与噻嗪类利尿剂合用以减少低钾血症的发生。

4. 适应证

袢利尿剂的强适应证为高血压伴肾功能不全和心力衰竭；噻嗪类利尿剂的强适应证为心力衰竭、老年高血压、高龄老年高血压和单纯收缩期高血压；醛固酮类拮抗剂的强适应证为心力衰竭和心肌梗死后高血压。

5. 不良反应

不良反应的发生与剂量密切相关，故通常采用小剂量。噻嗪类利尿剂可引起低血钾，长期应用者应定期监测血钾，并适量补钾。螺内酯长期应用有可能导致男性乳房发育等不良反应。

6. 禁忌证

痛风患者禁用噻嗪类利尿剂，而高尿酸血症及明显肾功能不全者慎用，后者如需使用利尿剂，应使用袢利尿剂，如呋塞米等。

(五) β 受体阻滞剂

1. 分类

根据药物对受体的选择性，β 受体阻滞剂可分为三类。

(1) 非选择性 β 受体阻滞剂：普萘洛尔、吲哚洛尔、噻吗洛尔等。

(2) 选择性 β 受体阻滞剂：美托洛尔、阿替洛尔、醋丁洛尔等。

(3) α、β 受体阻滞剂：拉贝洛尔等。

2. 药理作用

β受体阻滞剂具有良好的抗高血压作用，代表药物为普萘洛尔，其作用机制如下。

（1）减少心输出量：阻断心脏$β_1$受体，抑制心肌收缩并减慢心率，使心输出量减少，血压下降。

（2）抑制肾素分泌：肾交感神经通过$β_1$受体促使肾小球旁细胞分泌释放肾素，普萘洛尔能抑制$β_1$受体，降低血压。

（3）降低外周交感神经活性：阻断某些支配血管的去甲肾上腺素能神经突触前膜的$β_2$受体，抑制其正反馈而减少去甲肾上腺素的释放。

（4）中枢降压作用。

3. 临床应用

β受体阻滞剂对各型原发性高血压及肾性高血压均有良好效果，对心功能亢进型高血压合并冠心病、脑血管疾病或心律失常的高血压均适用，不引起直立性低血压，较少出现头痛及心悸。

4. 适应证

β受体阻滞剂的强适应证为高血压合并心绞痛、快速性心律失常、稳定性充血性心力衰竭、心肌梗死后高血压。

5. 不良反应

常见的不良反应有疲乏、肢体冷感、激动不安、胃肠不适等，还可能影响糖、脂代谢。长期应用者如突然停药，可发生反跳现象，即原有的症状加重或出现新的表现，较常见的反应为血压反跳性升高，伴头痛、焦虑等，称为撤药综合征。

6. 禁忌证

高度心脏传导阻滞、哮喘患者禁用。慢性阻塞性肺病、运动员、周围血管病或糖耐量异常者慎用，必要时也可慎重选用高选择性β受体阻滞剂。

三、降压药的联合应用

1. 联合用药的意义

联合应用降压药物已成为降压治疗的基本方法。许多高血压患者为了达到目标血压水平需要应用两种以上降压药物。

2. 联合用药的适应证

血压≥160/100 mmHg 或高于目标血压 20/10 mmHg 的高危人群，往往初始治疗即需要应用两种降压药物。如血压超过 140/90 mmHg，也可考虑初始小剂量联合降压药物治疗。如仍不能达到目标血压，可在原药基础上加量，或可能需要 3 种甚至 4 种以上降压药物。

3. 联合用药的方法

两种药联合时，降压作用机制应具有互补性，因此具有相加的降压作用，并可互相抵消或减轻不良反应。例如，在应用 ACEI 或 ARB 的基础上加用小剂量噻嗪类利尿剂，降压效果可以达到甚至超过将原有的 ACEI 或 ARB 剂量翻倍的降压幅度。同样加用二氢吡啶类 CCB 也有相似效果。

（1）ACEI或ARB加噻嗪类利尿剂：利尿剂的不良反应是激活RAAS，可造成一些不利于降压的负面作用，而与ACEI或ARB联用则可抵消此不利影响。此外，由于ACEI和ARB可使血钾水平略有上升，从而能防止噻嗪类利尿剂长期应用所致的低血钾等不良反应。ARB或ACEI加噻嗪类利尿剂联合治疗有协同作用，有利于改善降压效果。

（2）二氢吡啶类CCB加ACEI或ARB：前者具有直接扩张动脉的作用，后者通过阻断RAAS，既扩张动脉，又扩张静脉，故两药有协同降压作用。二氢吡啶类CCB所产生踝部水肿的副作用可被ACEI或ARB消除。小剂量长效二氢吡啶类CCB加ARB初始联合治疗高血压患者，可明显提高血压控制率。此外，ACEI或ARB也可部分阻断二氢吡啶类CCB所致的反射性交感神经张力增加和心率加快的不良反应。

（3）二氢吡啶类CCB加噻嗪类利尿剂：二氢吡啶类CCB加噻嗪类利尿剂治疗，可降低高血压患者脑卒中发生风险。

（4）二氢吡啶类CCB加β受体阻滞剂：前者具有扩张血管和轻度增加心率的作用，β受体阻滞剂具有缩血管及减慢心率的作用。两药联用可使不良反应减轻。

我国临床主要推荐应用的优化联合治疗方案是：二氢吡啶类CCB加ARB；二氢吡啶类CCB加ACEI；ARB加噻嗪类利尿剂；ACEI加噻嗪类利尿剂；二氢吡啶类CCB加噻嗪类利尿剂；二氢吡啶类CCB加β受体阻滞剂。

可以考虑使用的联合治疗方案是：利尿剂加β受体阻滞剂；α受体阻滞剂加β受体阻滞剂；二氢吡啶类CCB加保钾利尿剂；噻嗪类利尿剂加保钾利尿剂。

不常规推荐但必要时可慎用的联合治疗方案是：ACEI加β受体阻滞剂；ARB加β受体阻滞剂；ACEI加ARB；中枢作用药加β受体阻滞剂。

多种药物的合用：① 三药联合的方案，在上述各种两药联合方式中加上另一种降压药物便构成三药联合方案，其中二氢吡啶类CCB加ACEI（或ARB）加噻嗪类利尿剂组成的联合方案最为常用。② 四药联合的方案，主要适用于难治性高血压患者，可以在上述三药联合基础上加用第四种药物如β受体阻滞剂、醛固酮受体拮抗剂、氨苯蝶啶、可乐定或α受体阻滞剂等。

4. 单片复方制剂

常用的一组高血压联合治疗药物通常由作用机制不同的两种小剂量降压药组成。与随机组方的降压联合治疗相比，其优点是使用方便，可改善治疗的依从性及疗效，是联合治疗的新趋势。应用时注意其相应组成成分的禁忌证或可能的不良反应。

我国传统的单片复方制剂：包括复方利血平（复方降压片）、复方利血平氨苯蝶啶片、珍菊降压片等，以当时常用的利血平、氢氯噻嗪、盐酸双屈嗪或可乐定为主要成分。此类复方制剂目前仍在基层较广泛使用，尤以长效的复方利血平氨苯蝶啶片为主。

新型的单片复方制剂：一般由不同作用机制的两种药物组成，多数每天口服1次，使用方便，可改善依从性。目前我国上市的新型的单片复方制剂主要包括：ACEI加噻嗪类利尿剂，ARB加噻嗪类利尿剂；二氢吡啶类CCB加ARB，二氢吡啶类CCB加ACEI，二氢吡啶类CCB加β受体阻滞剂，噻嗪类利尿剂加保钾利尿剂；等等。

（谢　诚　缪丽燕）

第二节 抗心力衰竭药物

心力衰竭（简称心衰）是一种复杂的临床综合征，为各种心脏病的严重阶段。心衰是由于任何原因的初始心肌损伤（如心肌梗死、心肌病、血流动力学负荷过重、炎症等），引起心肌结构和功能的变化，最后导致心室泵血和/或充盈功能低下。治疗心衰的关键就是控制液体潴留并阻断神经内分泌的过度激活进而抑制心肌重构，前者涉及的药物主要是利尿剂，后者涉及的药物则包括 ACEI/ARB/血管紧张素受体脑啡肽酶抑制剂（ARNI）、β 受体阻滞剂和醛固酮受体拮抗剂。

一、利尿剂

利尿剂是唯一能充分控制心衰患者液体潴留的药物，是标准治疗中必不可少的组成部分。一方面，合理使用利尿剂是其他治疗心衰药物取得成功的关键因素之一。如利尿剂用量不足造成液体潴留，会降低机体对 ACEI 的反应，增加使用 β 受体阻滞剂的风险。另一方面，不恰当地大剂量使用利尿剂则会导致血容量不足，增加使用 ACEI 或血管扩张剂发生低血压的危险，以及使用 ACEI 和 ARB 出现肾功能不全的风险。

1. 药理作用

利尿剂通过抑制肾小管特定部位钠或氯的重吸收，遏制心衰时的钠潴留，减少静脉回流和降低前负荷，从而减轻肺淤血，提高运动耐量。

2. 临床应用

（1）应用利尿剂后即使心衰症状得到控制，临床状态稳定，亦不能将利尿剂作为单一治疗药物。利尿剂一般应与 ACEI 和 β 受体阻滞剂联合应用。

（2）利尿剂缓解症状最为迅速，数小时或数天内即见效，而 ACEI、β 受体阻滞剂则需数周或数月，故利尿剂必须最早应用。

3. 适应证

心衰患者有液体潴留的证据或原先有过液体潴留，均应给予利尿剂，且应在出现水钠潴留的早期应用。

4. 不良反应

（1）电解质丢失。利尿剂导致的低钾、低镁血症是心衰患者发生严重心律失常的常见原因。血钾在 3.0~3.5 mmol/L 时，可给予口服补钾治疗；而血钾<3.0 mmol/L 时，应采取口服和静脉滴注联合补钾，必要时经深静脉注射补钾。低钠血症（血钠<135 mmol/L）发生时，应注意区别缺钠性低钠血症和稀释性低钠血症，后者按利尿剂抵抗处理。低钠血症合并血容量不足时，可考虑停用利尿剂。低钠血症合并血容量过多时应限制入量，考虑托伐普坦及超滤治疗。

（2）低血压。首先应区分容量不足和心衰恶化，纠正低钠及低血容量水平，若无淤血的症状及体征，应先将利尿剂减量；若仍伴有低血压症状，还应调整其他扩血管药物（如硝酸酯）的剂量。

（3）肾功能恶化。利尿剂治疗中可出现肾功能损伤（血肌酐、尿素氮升高），应分析可能的原因并进行处理：① 利尿剂不良反应，联合使用袢利尿剂和噻嗪类利尿剂者应停用噻嗪类利尿剂；② 心衰恶化，肾脏低灌注和肾静脉淤血都会导致肾功能损害；③ 容量不足；④ 某些肾毒性的药物，如非甾体抗炎药，会影响利尿剂的药效并且导致肾功能损害和肾灌注下降，增加ACEI/ARB或醛固酮受体拮抗剂引起肾功能恶化的风险。

（4）高尿酸血症。对高尿酸血症患者可考虑生活方式干预和加用降尿酸药。痛风发作时可用秋水仙碱，避免用非甾体抗炎药。

（5）托伐普坦的不良反应。其主要是口渴和高钠血症。慢性低钠血症的纠正不宜过快，避免血浆渗透压迅速升高造成脑组织脱水而继发渗透性脱髓鞘综合征。偶有肝损伤，应监测肝功能。

5. 禁忌证

从无液体潴留的症状及体征；痛风是噻嗪类利尿剂的禁忌证；已知对某种利尿剂过敏或者存在不良反应。托伐普坦的禁忌证：低容量性低钠血症；对口渴不敏感或对口渴不能正常反应；与细胞色素P450 3A4强效抑制剂（依曲康唑、克拉霉素等）合用；无尿。

6. 使用方法

根据患者淤血症状、体征、血压及肾功能选择起始剂量，根据患者对利尿剂的反应调整剂量，体重每天减轻0.5~1.0 kg为宜。一旦症状缓解、病情控制，即以最小有效剂量长期维持，并根据液体潴留的情况随时调整剂量。每天体重的变化是最可靠的监测指标。可教会患者根据病情需要（症状、水肿、体重变化）调整剂量。利尿剂开始应用或增加剂量1~2周后，应复查血钾和肾功能。常用的利尿剂有袢利尿剂和噻嗪类利尿剂两种。袢利尿剂增加尿钠排泄可达钠滤过负荷的20%~25%，且能加强游离水的清除。而作用于远曲肾小管的噻嗪类利尿剂增加尿钠排泄的分数仅为钠滤过负荷的5%~10%，并减少游离水的清除，且在肾功能中度损害（肌酐清除率<30 mL/min）时就失效。因此，袢利尿剂如呋塞米或托拉塞米是多数心衰患者的首选药物，特别适用于有明显液体潴留或伴有肾功能受损的患者。呋塞米的剂量与效应呈线性关系，故剂量不受限制。噻嗪类仅适用于有轻度液体潴留、伴有高血压而肾功能正常的心衰患者。氢氯噻嗪100 mg/d已达最大效应（剂量-效应曲线已达平台期），再增加剂量亦无效。托伐普坦对顽固性水肿或低钠血症者疗效更显著，推荐用于常规利尿剂治疗效果不佳、有低钠血症或有肾功能损害倾向的患者。

7. 利尿剂抵抗

（1）对利尿剂的治疗反应取决于药物浓度和进入尿液的时间过程。轻度心衰患者即使应用小剂量利尿剂也反应良好，因为利尿剂从肠道吸收速度快，到达肾小管的速度也快。随着心衰的进展，因肠管水肿或小肠的低灌注，药物吸收延迟，且肾血流和肾功能减低，药物转运受到影响。因而当心衰进展和恶化时常须加大利尿剂剂量，最终则再大的剂量也无反应，即出现利尿剂抵抗。此时，可用以下方法克服：① 增加袢利尿剂剂量；② 静脉推注联合持续静脉滴注，静脉持续和多次应用可避免因为袢利尿剂浓度下降引起的钠水重吸收增加；③ 两种及以上利尿剂联合使用，如在袢利尿剂的基础上加噻嗪类利尿剂，也可加用血管升压素 V_2 受体拮抗剂；④ 应用增加肾血流的药物，如小剂量多巴胺或重组人利钠肽，改善利尿效果和肾功能、提高肾灌注，但益处不明确；⑤ 纠正低血压、低氧血症、代谢性酸中毒、低钠血症、低蛋白血症、感染等，尤其注意纠正低血容量；⑥ 超滤治疗。

（2）非甾体抗炎药吲哚美辛能抑制多数利尿剂的利钠作用，特别是袢利尿剂，并促进利尿剂的致氮质血症倾向，应避免使用。

二、血管紧张素转换酶抑制剂

ACEI 是降低心衰患者病死率的第一类药物，一直是公认的治疗心衰的基石和首选药物，能降低患者的住院风险和死亡率，改善症状和运动能力。

1. 药理作用

（1）抑制 RAAS。ACEI 能竞争性地阻断 Ang I 转化为 Ang II，从而降低循环和组织的 Ang II 水平，还能阻断血管紧张素的降解，使其水平增加，进一步起到扩张血管及抗增生作用。RAAS 在心肌重构中起关键作用，当心衰处于相对稳定状态时，RAAS 仍处于持续激活状态；心肌血管紧张素活性增加，血管紧张素原 mRNA 水平上升，Ang II 受体密度增加。

（2）作用于激肽酶 II，抑制缓激肽的降解，提高缓激肽水平，通过缓激肽-前列腺素-NO 通路而发挥有益作用。ACEI 促进缓激肽的作用与抑制 Ang II 产生的作用同样重要。ACEI 对心肌重构和生存率的有益影响，在使用 Ang II 受体阻滞剂的动物实验中未能见到，且在联合使用激肽抑制剂时，ACEI 的有利作用即被消除。在临床上长期使用 ACEI 时，尽管循环中 Ang II 水平不能持续降低，但 ACEI 仍能发挥长期效益。

2. 适应证

所有慢性收缩性心衰患者都必须使用 ACEI，而且需要终身使用，除非有禁忌证或不能耐受。

3. 不良反应

ACEI 有两方面的不良反应：① 与 Ang II 抑制有关的不良反应，如低血压、肾功能恶化、高血钾。② 与缓激肽积聚有关的不良反应，如咳嗽和血管性水肿。

（1）低血压。低血压很常见，在治疗开始几天或增加剂量时易发生。预防方法：① 调整或停用其他有降压作用的药物，如硝酸酯类、CCB 和其他扩血管药物。② 如无液体潴留，考虑利尿剂减量或暂时停用。严重低钠血症患者（血钠<130 mmol/L）可酌情增加食盐摄入。③ 减小 ACEI 的剂量。首剂给药如果出现症状性低血压，重复给予同样剂量时不一定也会出现症状。

（2）肾功能恶化。肾脏灌注减少时，肾小球滤过率明显依赖于 Ang II 介导的出球小动脉收缩，特别是重度心衰 NYHA 心功能 IV 级、低钠血症者，易发生肾功能恶化。心衰患者肾功能受损发生率高（29%～63%），且病死率亦比一般患者增加 1.5～2.3 倍，因而起始治疗后 1～2 周内应监测肾功能和血钾，以后须定期复查。处理：① ACEI 治疗初期，肌酐或血钾可有一定程度的增高，如果肌酐增高<30%，为预期反应，不需特殊处理，但应加强监测；如果肌酐增高 30%～50%，为异常反应，ACEI 应减量或停用，

待肌酐正常后再用。大多数患者停药后肌酐水平趋于稳定或降低到治疗前水平。② 停用某些肾毒性药物如非甾体抗炎药。钾盐和保钾利尿剂也应停用。③ 肾功能异常患者宜选择经肝、肾双通道排泄的 ACEI。

（3）高血钾。ACEI 可阻止 RAAS 而减少钾的丢失，因而可能发生高钾血症；肾功能恶化、补钾、使用保钾利尿剂，以及并发糖尿病时尤易发生高钾血症，严重者可引起心脏传导阻滞。处理方法：① 应用 ACEI 不应同时加用钾盐，或保钾利尿剂。② 联用醛固酮受体拮抗剂时 ACEI 应减量，并立即使用袢利尿剂。③ 用药后 1 周应复查血钾，并定期监测，如血钾>5.5 mmol/L，应停用 ACEI。

（4）咳嗽。ACEI 引起的咳嗽特点为干咳，见于治疗开始的几个月内，要注意排除其他原因尤其是肺部淤血所致的咳嗽。如停药后咳嗽消失，而再用时干咳重现，则高度提示 ACEI 是引起咳嗽的原因。咳嗽不严重可以耐受者，应鼓励继续用 ACEI。如持续咳嗽，影响正常生活，可考虑停用，并改用 ARB。

（5）血管性水肿。该不良反应较为罕见（<1%），但可出现声带甚至喉头水肿等严重状况，危险性较大，应予注意。该反应多见于首次用药或治疗最初 24 h 内。疑为严重血管性水肿的患者，应终身避免应用所有的 ACEI。

4. 禁忌证

（1）对 ACEI 曾有致命性不良反应的患者，如曾有血管性水肿导致的喉头水肿、无尿性肾功能衰竭，或妊娠妇女，绝对禁用。

（2）以下情况下慎用：① 双侧肾动脉狭窄。② 血肌酐显著升高>265.2 mmol/L（3 mg/dL）。③ 高钾血症（>5.5 mmol/L）。④ 有症状性低血压（收缩压<90 mmHg）。这些患者应先接受其他抗心衰药物治疗，待上述指标改善后再决定是否应用 ACEI。⑤ 左心室流出道梗阻的患者，如主动脉瓣狭窄、肥厚梗阻型心肌病患者。

5. 使用方法

（1）起始剂量和递增方法。ACEI 应用的基本原则是从很小剂量开始，逐渐递增，直至达到目标剂量，一般每隔 1~2 周剂量倍增一次。剂量调整的快慢取决于每个患者的临床症状。有低血压史、糖尿病、氮质血症，以及服用保钾利尿剂者，递增速度宜慢。ACEI 的耐受性约 90%。

（2）维持应用。一旦调整到合适剂量应终身维持使用，以减少死亡或降低住院的危险性。突然撤除 ACEI 有可能导致临床状况恶化，应予避免。

（3）目前或以往有液体潴留的患者，ACEI 必须与利尿剂合用，且起始治疗前需注意利尿剂已维持在最合适剂量；无液体潴留的患者可单独应用。

（4）ACEI 一般与 β 受体阻滞剂合用，因二者有协同作用。

三、血管紧张素受体阻滞剂

1. 药理作用

（1）ARB 在理论上可阻断所有经 ACE 途径或非 ACE（如糜酶）途径生成的 Ang Ⅱ 与 AT_1（Ang Ⅱ 的 Ⅰ 型受体）结合，从而阻断或改善因 AT_1 过度兴奋导致的诸多不良作用，如血管收缩、水钠潴留、组织增生、胶原沉积、加快细胞坏死和凋亡等，而这些都是在心衰发生发展中起作用的因素。

（2）ARB 还可能通过加强 Ang Ⅱ 与 AT_2（Ang Ⅱ 的 Ⅱ 型受体）结合来发挥有益的效应。

2. 适应证

不能耐受 ACEI 的心衰患者。

3. 不良反应

与 ACEI 相似，如可能引起低血压、肾功能不全和高血钾等；在开始应用 ARB 及改变剂量的 1~2 周内，应监测血压（包括体位性血压）、肾功能和血钾。

4. 禁忌证

除血管神经性水肿外，其余同 ACEI。

5. 使用方法

从小剂量开始，逐渐增至推荐的目标剂量或可耐受的最大剂量。开始应用及调整剂量后 1~2 周内，应监测血压、肾功能和血钾。不良反应包括低血压、肾功能恶化和高钾血症等，极少数患者也会发生血管神经性水肿。

四、血管紧张素受体脑啡肽酶抑制剂

1. 药理作用

ARNI 有 ARB 和脑啡肽酶抑制剂的作用，后者可升高利钠肽、缓激肽和肾上腺髓质素及其他内源性血管活性肽的水平。ARNI 的代表药物是沙库巴曲缬沙坦钠。

2. 适应证

对于 NYHA 心功能 Ⅱ~Ⅲ 级、有症状的心衰患者，若能够耐受 ACEI/ARB，推荐以 ARNI 替代 ACEI/ARB，以进一步减少心衰的发病率及死亡率。

3. 不良反应

主要是低血压、肾功能恶化、高钾血症和血管神经性水肿。相关处理同 ACEI。

4. 禁忌证

有血管神经性水肿病史；双侧肾动脉严重狭窄；妊娠妇女、哺乳期妇女；重度肝损害（Child-Pugh 分级 C 级），胆汁性肝硬化和胆汁淤积；已知对 ARB 或 ARNI 过敏。有以下情况者须慎用：血肌酐>221 μmol/L（2.5 mg/dL）或估算的肾小球滤过率（eGFR）<30 mL/(min·1.73 m²)；血钾>5.4 mmol/L；症状性低血压（收缩压<90 mmHg）。

5. 使用方法

患者由服用 ACEI/ARB 转为 ARNI 前血压须稳定，并停用 ACEI 36 h，因为脑啡肽酶抑制剂和 ACEI 联用会增加血管神经性水肿的风险。小剂量开始，每 2~4 周剂量加倍，逐渐滴定至目标剂量。中度肝损伤（Child-Pugh 分级 B 级）、≥75 岁患者起始剂量要小。起始治疗和剂量调整后应监测血压、肾功能和血钾。在未使用 ACEI 或 ARB 的有症状心衰患者中，如血压能够耐受，虽然首选 ARNI 也有效，但缺乏循证医学证据支持，因此从药物安全性考虑，临床应用需审慎。

五、β受体阻滞剂

β受体阻滞剂是一种很强的负性肌力药，以往一直被禁用于心衰的治疗。临床试验亦表明，该药治疗初期对心功能有明显抑制作用，LVEF降低；但长期治疗（>3个月）则可改善心功能，LVEF增加；治疗4~12个月，能降低心室肌重构和容量、改善心室形状，提示心肌重构延缓或逆转，能缓解症状和改善生活质量，降低死亡、住院、猝死风险。这种急性药理作用和长期疗效截然不同的效应被认为是β受体阻滞剂具有改善内源性心肌功能的"生物学效应"。

1. 药理作用

心衰时，肾上腺素受体通路的持续和过度的激活对心脏有害。心衰时，人体内去甲肾上腺素的浓度足以导致心肌细胞损伤，且慢性肾上腺素能系统地激活介导心肌重构，而 $β_1$ 受体信号转导的致病性明显大于 $β_2$、$α_1$ 受体。以上是应用β受体阻滞剂治疗慢性心衰的基础。

2. 临床应用

（1）应尽早开始应用β受体阻滞剂，不要等到其他疗法无效时才用，因患者可能在延迟用药期间死亡，而β受体阻滞剂如能早期应用，可延缓疾病的进展。

（2）症状改善常在治疗2~3个月后才出现，即使症状不改善，亦能防止疾病的进展。

（3）一般应在利尿剂和ACEI的基础上加用β受体阻滞剂。

3. 适应证

所有慢性收缩性心衰患者，均必须应用β受体阻滞剂，且须终身使用，除非有禁忌证或不能耐受。

4. 不良反应

（1）低血压。β受体阻滞剂尤易发生低血压，一般出现于首剂或加量的24~48 h内，通常无症状，重复用药后常可自动消失。应先考虑停用硝酸酯类制剂、CCB或其他不必要的血管扩张剂；也可将ACEI减量，但一般不减利尿剂剂量。如低血压伴有低灌注的症状，则应将β受体阻滞剂减量或停用，并重新评定患者的临床情况。

（2）液体潴留和心衰恶化。① 起始治疗前应确认患者已达到干体重状态。如有液体潴留，常在β受体阻滞剂起始治疗3~5 d后体重增加；如不处理，1~2周后常致心衰恶化。故应告知患者每日称体重，如在3 d内体重增加超过2 kg，应立即加大利尿剂用量。② 如在用药期间心衰有轻或中度加重，应先加大利尿剂和ACEI用量，以达到临床稳定。③ 如病情恶化，β受体阻滞剂宜暂时减量或停用。应避免突然撤药，以防引起反跳和病情显著恶化。减量过程应缓慢，每2~4 d减量一次，2周内减完。病情稳定后，不再加量或继用β受体阻滞剂，否则将增加病死率。④ 必要时可短期静脉应用正性肌力药。磷酸二酯酶抑制剂较β受体激动剂更合适，因后者的作用可被β受体阻滞剂所拮抗。

（3）心动过缓和房室传导阻滞。此不良反应的发生和β受体阻滞剂的剂量有关，低剂量时不易发生，但在增量过程中危险性逐渐增加。如心率低于55次/min，或伴有眩晕等症状，或出现二度、三度房室传导阻滞，应减量。此外，还应注意药物相互作用的可能性，停用其他可引起心动过缓的药物。

（4）无力。多数患者可在数周内自动缓解，若症状严重，则须减量用药。如无力且伴有外周低灌注，则须停用β受体阻滞剂，稍后再重新应用，或换用其他类型的β受体阻滞剂。

5. 禁忌证

（1）心源性休克、病态窦房结综合征、二度及以上房室传导阻滞（无心脏起搏器）、心率<50次/min、低血压（收缩压<90 mmHg）。

（2）支气管哮喘急性发作期。

6. 使用方法

（1）目标剂量的确定。β受体阻滞剂治疗心衰的剂量并非按患者的治疗反应来确定，而是要达到事先设定的目标剂量。目前认为，在临床治疗过程中应尽量达到临床试验推荐的目标剂量。但由于个体差异很大，因此β受体阻滞剂的治疗宜个体化。心率是国际公认的β受体有效阻滞的指标，因而，剂量滴定应以心率为准。清晨静息心率为55~60次/min，不低于55次/min，即为达到目标剂量或最大耐受量之征。一般勿超过临床试验所用的最大剂量。

（2）起始和维持。① 起始治疗前和治疗期间患者体重（干体重）须恒定，无明显的液体潴留，利尿剂已维持在最合适剂量。如患者体液不足，易产生低血压；如有液体潴留，则会增加心衰恶化的危险。② 必须从极低剂量开始，如琥珀酸美托洛尔12.5~25 mg，每日1次；酒石酸美托洛尔6.25 mg，每日3次；比索洛尔1.25 mg，每日1次；卡维地洛3.125 mg，每日2次。如患者能耐受前一剂量，每隔2~4周将剂量加倍；如在前一较低剂量下出现不良反应，可延迟加量直至不良反应消失。起始治疗时β受体阻滞剂可引起液体潴留，须每日测体重，一旦出现体重增加，即应加大利尿剂用量，直至恢复治疗前体重，再继续加量。若如此谨慎地用药，则即便患者在β受体阻滞剂的应用早期出现某些不良反应，一般也不需停药，且可耐受长期使用，并达到目标剂量。

（3）与ACEI联合使用的注意事项。① 患者在应用β受体阻滞剂前，ACEI并不需要用至高剂量。应用低或中等剂量ACEI加β受体阻滞剂较增加ACEI剂量，对改善症状和降低死亡的危险性更为有益。② ACEI与β受体阻滞剂的应用顺序：ACEI与β受体阻滞剂的先后顺序并不重要，关键是联合使用，才能发挥最大的益处。因而，在应用低或中等剂量ACEI的基础上，及早加用β受体阻滞剂，这样既易于使临床症状稳定，又能早期发挥β受体阻滞剂降低猝死的作用和两药的协同作用。两药合用以后，还可以根据临床情况的变化，分别调整各自的剂量。

六、醛固酮受体拮抗剂

醛固酮有独立于AngⅡ和相加于AngⅡ的对心肌重构的不良作用。研究证实，在使用ACEI/ARB、β受体阻滞剂的基础上加用醛固酮受体拮抗剂，可使NYHA心功能Ⅱ~Ⅳ级的患者获益，降低全因死亡、心血管死亡、猝死和心衰住院风险。

1. 药理作用

心衰时，心室内醛固酮生成及活化增加，且与心衰严重程度成正比。虽然短期使用 ACEI 或 ARB 均可降低体循环中醛固酮的水平，但长期应用时，体循环中醛固酮水平却不能保持稳定，并持续降低，即出现醛固酮逃逸现象。因此，如能在 ACEI 的基础上加用醛固酮受体拮抗剂，进一步抑制醛固酮的有害作用，可望有更大的益处。依普利酮是新型的醛固酮受体拮抗剂，但国内尚未引进。目前国内应用较多的是螺内酯。

2. 适应证

LVEF≤35%、使用 ACEI/ARB 和 β 受体阻滞剂治疗后仍有症状的患者；急性心肌梗死后且 LVEF≤40%，有心衰症状或合并糖尿病者。

3. 不良反应

主要是肾功能恶化和高钾血症，如血钾>5.5 mmol/L 或 eGFR<30 mL/(min·1.73 m^2) 应减量并密切观察，血钾>6.0 mmol/L 或 eGFR<20 mL/(min·1.73 m^2) 应停用。螺内酯可引起男性乳房疼痛或乳房增生症（10%），为可逆性。

4. 禁忌证

肌酐>221 μmol/L（2.5 mg/dL）或 eGFR<30 mL/(min·1.73 m^2)；血钾>5.0 mmol/L；妊娠妇女。

5. 使用方法

（1）螺内酯初始剂量 10~20 mg，1 次/d，至少观察 2 周后再加量，目标剂量 20~40 mg，1 次 d。依普利酮，初始剂量 25 mg，1 次/d；目标剂量 50 mg，1 次/d。

（2）通常醛固酮受体拮抗剂应与袢利尿剂合用，避免同时补钾及食用高钾食物，除非有低钾血症。

（3）使用醛固酮受体拮抗剂治疗后 3 d 和 1 周应监测血钾和肾功能，前 3 个月每月监测 1 次，以后每 3 个月 1 次。

七、伊伐布雷定

伊伐布雷定使心血管死亡和心衰恶化住院的相对风险降低，患者左心室功能和生活质量均显著改善。

1. 药理作用

伊伐布雷定通过特异性抑制心脏窦房结起搏电流（I_f）减慢心率。

2. 适应证

NYHA 心功能Ⅱ~Ⅳ级、LVEF≤35%的窦性心律患者，合并以下情况之一可加用伊伐布雷定：

（1）已使用 ACEI/ARB/ARNI、β 受体阻滞剂、醛固酮受体拮抗剂，β 受体阻滞剂已达到目标剂量或最大耐受剂量，心率仍≥70 次/min；

（2）心率≥70 次/min，对 β 受体阻滞剂禁忌或不能耐受者。

3. 禁忌证

病态窦房结综合征、窦房传导阻滞、二度及以上房室传导阻滞、治疗前静息心率<60 次/min；血压<90/50 mmHg；急性失代偿性心衰；重度肝功能不全；房颤/心房扑

动；依赖心房起搏。

4. 不良反应

最常见为光幻症和心动过缓。如发生视觉功能恶化，应考虑停药。心率<50 次/min 或出现相关症状时应减量或停用。

5. 使用方法

起始剂量 2.5 mg，2 次/d，治疗 2 周后，根据静息心率调整剂量，每次剂量增加 2.5 mg，使患者的静息心率控制在 60 次/min 左右，最大剂量 7.5 mg，2 次/d。老年、伴有室内传导障碍的患者起始剂量要小。对合用 β 受体阻滞剂、地高辛、胺碘酮的患者应监测心率和 Q-T 间期，因低钾血症和心动过缓合并存在是发生严重心律失常的易感因素，特别是长 Q-T 综合征患者。避免与强效细胞色素 P450 3A4 抑制剂（如大环内酯类抗生素）合用。

八、洋地黄

洋地黄类药物常用于抗心衰治疗。作为洋地黄类药物之一，地高辛能改善心衰症状和心功能，提高生活质量和运动耐量。不论窦性心律或房颤、缺血或非缺血性心肌病，还是合并或不合并使用 ACEI，患者均能从地高辛治疗中获益。荟萃分析显示，心衰患者长期使用地高辛对死亡率的影响是中性的，但能降低住院风险。

1. 药理作用

（1）洋地黄对心衰的治疗归因于正性肌力作用，即洋地黄通过抑制衰竭心肌细胞膜 Na^+/K^+-ATP 酶活性，使细胞内 Na^+ 水平升高，促进 Na^+-Ca^{2+} 交换，提高细胞内 Ca^{2+} 水平，从而发挥正性肌力作用。

（2）洋地黄的有益作用可能与非心肌组织 Na^+/K^+-ATP 酶的抑制部分相关。副交感传入神经的 Na^+/K^+-ATP 酶受抑制，提高了位于左心室、左心房与右心房入口处、主动脉弓和颈动脉窦的压力感受器的敏感性，抑制性传入冲动的数量增加，进而使中枢神经系统下达的交感兴奋性减弱。此外，肾脏的 Na^+/K^+-ATP 酶受抑制，可减少肾小管对钠的重吸收，增加钠向远曲小管的转移，导致肾脏分泌的肾素减少。

2. 临床应用

（1）适用于已应用 ACEI 或 ARB、β 受体阻滞剂和利尿剂治疗而仍持续有症状的慢性收缩性心衰患者。重症患者可将地高辛与 ACEI 或 ARB、β 受体阻滞剂和利尿剂同时应用。

（2）先将醛固酮受体拮抗剂加用于 ACEI 受体阻滞剂和利尿剂的治疗上，仍不能改善症状时，再加用地高辛。

（3）如患者正在使用地高辛，则不必停用，但必须立即加用神经内分泌抑制剂 ACEI 和 β 受体阻滞剂治疗。

（4）地高辛适用于心衰伴有快速心室率的房颤患者，但加用 β 受体阻滞剂对控制运动时的心室率效果更佳。

（5）由于地高辛并不能降低心衰患者的病死率，故不主张早期应用。

（6）急性心衰并非地高辛的应用指征，除非合并有快速心室率的房颤。急性心衰应使用其他合适的治疗措施（常为静脉给药）时，地高辛仅可应用于长期治疗措施的开始阶段而发挥部分作用。

3. 不良反应

主要见于大剂量使用时。自从改用维持量疗法后，不良反应已大大减少。主要不良反应包括：① 心律失常（期前收缩、折返性心律失常和传导阻滞）。② 胃肠道症状（厌食、恶心和呕吐）。③ 神经精神症状（视觉异常、定向力障碍、昏睡及精神错乱）。这些不良反应常出现在血清地高辛浓度>2.0 ng/mL 时，但也可见于地高辛水平较低时。无中毒者和中毒者血清地高辛浓度间有明显重叠现象，特别在低血钾、低血镁、甲状腺功能减退时。

4. 禁忌证

（1）伴窦房传导阻滞、二度或三度房室传导阻滞的患者，应禁忌使用地高辛，除非已安装永久性心脏起搏器。

（2）急性心肌梗死后患者，特别是有进行性心肌缺血者，应慎用或不用地高辛。

（3）地高辛与能抑制窦房结或房室结功能的药物（如胺碘酮、β 受体阻滞剂）合用时必须谨慎。奎尼丁、维拉帕米、胺碘酮、克拉霉素、红霉素等与地高辛合用时，可使地高辛血药浓度增加，增加地高辛中毒的发生率，须十分谨慎，此时地高辛宜减量。

5. 使用方法

（1）目前多采用维持量疗法（0.125~0.25 mg/d），即自开始便使用固定的剂量，并继续维持；对于 70 岁以上或肾功能受损者，地高辛宜用小剂量（0.125 mg），每日 1 次或隔日 1 次。

（2）地高辛血清浓度与疗效无关，根据目前有限的资料，建议血清地高辛的浓度范围为 0.5~0.9 ng/mL。

6. 中毒救治

（1）停用强心苷及排钾利尿剂。

（2）对快速性心律失常者，可静滴钾盐，轻者可口服。应注意监测血钾浓度，若血钾过高应及时停止补钾。

（3）发生室性心动过速、心室颤动时可用利多卡因；对于室性期前收缩、室性心动过速、阵发性房性心动过速伴传导阻滞者可用苯妥英钠。

（4）危及生命的中毒者，静脉注射地高辛抗体 Fab 片段。

（谢　诚　缪丽燕）

第三节　抗心肌缺血药物

抗心肌缺血药物主要分三类，即硝酸酯类及亚硝酸酯类、β 受体阻滞剂和 CCB。

一、硝酸酯类及亚硝酸酯类

常用的有硝酸甘油、硝酸异山梨酯、单硝酸异山梨酯。

1. 药理作用

硝酸酯是非内皮依赖性的血管扩张剂，无论内皮细胞功能和结构是否正常，均可发挥明确的血管平滑肌舒张效应。硝酸酯进入血管平滑肌细胞后，通过释放 NO 刺激鸟苷酸环化酶，使环磷酸鸟苷（cGMP）浓度增加，降低细胞内的 Ca^{2+} 浓度，导致血管平滑肌舒张。硝酸酯的血管舒张应呈剂量依赖性，随着剂量递增，依次扩张静脉血管、大中动脉和阻力小动脉。硝酸酯的主要作用机制如下。

（1）该药可扩张静脉血管，减少回心血量，使心脏前负荷和室壁张力下降；还可扩张外周阻力小动脉，使动脉血压和心脏后负荷下降。两者均可降低心肌氧耗量。

（2）扩张冠状动脉和侧支循环血管，使冠状动脉血流重新分布，增加缺血区域尤其是心内膜下的血液供应。在临床常用剂量范围内，不引起微动脉扩张，可避免冠状动脉窃血现象的发生。

（3）降低肺血管床的压力和肺毛细血管楔压，增加左心衰竭患者的每搏输出量和心输出量，改善心功能。

（4）抗血小板聚集、抗血栓、抗增殖，改善冠状动脉内皮功能和主动脉顺应性，降低主动脉收缩压等，亦可在硝酸酯的抗缺血和改善心功能等作用中发挥协同效应。

2. 临床应用

（1）冠心病：对各种类型的心绞痛均有效，用药后能终止发作，也能预防复发，包括急性冠脉综合征、慢性稳定型心绞痛、无症状性心肌缺血和经皮冠状动脉成形术的围手术期。

（2）心衰：可用于治疗急性和慢性心衰。

（3）高血压危象和围手术期的高血压。

3. 不良反应

（1）头痛是硝酸酯类药物最常见的不良反应，呈剂量和时间依赖性。如将初始剂量减半，可明显减小头痛的发生率，大部分患者服药 1~2 周后头痛自行消失，阿司匹林亦可使头痛有效缓解。头痛的消失并不意味着抗心肌缺血效应的减弱或缺失。

（2）面部潮红，心率加快。

（3）低血压，可伴随头晕、恶心等。

（4）舌下含服硝酸甘油可引起口臭。

（5）少见皮疹；长期大剂量使用可发生罕见高铁血红蛋白血症。

4. 禁忌证

对硝酸酯过敏、急性下壁伴右室心肌梗死、收缩压<90 mmHg 的严重低血压、肥厚梗阻型心肌病、重度主动脉瓣和二尖瓣狭窄、心脏压塞或缩窄性心包炎、限制型心肌病、已使用磷酸二酯酶抑制剂（如西地那非等）、颅内压增高者禁用。循环低灌注状态、心室率<50 次/min 或>110 次/min、青光眼、肺心病合并动脉低氧血症、重度贫血者慎用。

5. 耐药性

（1）硝酸酯类的耐药性是指连续使用硝酸酯后，血流动力学和抗缺血效应的迅速减弱乃至消失的现象。

（2）硝酸酯类一旦发生耐药不仅影响临床疗效，而且可能加剧内皮功能损害，对预后产生不利影响，因此，长期使用硝酸酯时必须采用非耐药方法。

（3）硝酸酯类的耐药现象呈剂量和时间依赖，且短时间内易于恢复。克服耐药性常采用如下给药方法：① 小剂量、间断静脉滴注硝酸甘油及硝酸异山梨酯，保证每天8~12 h的无药期。② 每天使用12 h硝酸甘油透皮贴剂后及时撤除。③ 偏心方法口服硝酸酯，保证8~12 h的无硝酸酯浓度期或低硝酸酯浓度期。

（4）研究表明，巯基供体类药物、β受体阻滞剂、他汀类药物、ACEI或ARB及肼苯哒嗪等药物可能对预防硝酸酯的耐药性有益，且它们大多是提示冠心病和心衰预后的重要药物，因此提倡合用。

（5）在无硝酸酯覆盖的时段可加用β受体阻滞剂、CCB等预防心绞痛和血管反跳效应，心绞痛一旦发作，可临时舌下含服硝酸甘油等予以缓解。

二、β受体阻滞剂

常用的β受体阻滞剂有阿替洛尔、美托洛尔和比索洛尔等。

1. 药理作用

（1）通过降低心肌收缩力、心率和血压，使心肌耗氧量减少；同时延长心脏舒张期而增加冠状动脉及其侧支的血供和灌注，从而减少和缓解日常活动或运动状态的心肌缺血发作，提高生活质量。

（2）可缩小梗死范围，减少致命性心律失常，降低包括心脏性猝死在内的急性期病死率和各种心血管事件的发生率。

（3）长期使用可改善患者的远期预后，提高生存率，即有益于冠心病的二级预防。

2. 临床应用

β受体阻滞剂可用于治疗各种类型的冠心病，包括稳定型劳力性心绞痛、不稳定型心绞痛、有/无症状的陈旧性心肌梗死、ST段抬高型心肌梗死和非ST段抬高型心肌梗死。

3. 禁忌证

有心衰的临床表现，伴心输出量低下状态如末梢循环灌注不良，伴心源性休克较高风险（包括年龄>70岁、基础收缩压<110 mmHg、心率>110次/min等），以及二度及以上房室传导阻滞的患者。

三、钙通道阻滞剂

常用的有硝苯地平、维拉帕米及地尔硫卓等。

1. 药理作用

阻断心肌及血管平滑肌细胞膜上的Ca^{2+}通道，抑制细胞外Ca^{2+}内流，使细胞内Ca^{2+}浓度降低引起心血管功能的改变。

（1）血管：主要扩张动脉平滑肌，使外周血管阻力下降，降低血压，对静脉平滑肌几乎无作用。不同部位的血管对CCB的敏感性不同，如冠状动脉和脑动脉平滑肌比其他血管更为敏感。

(2) 心肌：减弱心肌收缩力，减慢收缩速度和降低心肌耗氧。

(3) 窦房结自律性下降，房室结的传导变慢，心室率减慢，降低耗氧量，其中维拉帕米对心脏的作用最强，其次为地尔硫䓬，硝苯地平最弱。后者甚至由于具有强大的扩血管作用，可反射性地引起交感神经兴奋，使心率加快。

2. 作用机制

(1) 扩张外周血管使心排血阻力下降，减少心脏的后负荷，心肌耗氧量减少。

(2) 扩张冠状动脉，开放侧支循环，增加冠状动脉血流，使心肌氧的供需恢复平衡。

(3) 对心肌钙的拮抗作用，使心肌收缩力减弱，心率减慢，降低心脏做功，耗氧量减少。

(4) 钙是肾上腺素能神经末梢释放儿茶酚胺递质的重要因素，CCB 阻断钙进入末梢，抑制递质释放，拮抗心肌缺血时交感神经活性增高，心血管功能增强和心肌耗氧减少。

(5) 可改善缺血时红细胞畸形、血液黏度增加的不利作用。

3. 临床应用

(1) 对冠状动脉痉挛及变异性心绞痛最为有效，也可用于稳定型及不稳定型心绞痛，但硝苯地平对不稳定型心绞痛有一定的局限性。

(2) 促进急性心肌梗死侧支循环的建立，缩小梗死面积。

(3) β 受体阻滞剂与硝苯地平合用较为合理，但与维拉帕米合用时应注意对心脏的过度抑制而引起的血压下降。

4. 不良反应

一般表现为头痛、面部潮红、眩晕、消化道症状、乏力、水肿；严重的不良反应有低血压、心动过缓，甚至室性停搏等。

（谢　诚　缪丽燕）

第四节　抗心律失常药物

现在广泛使用的抗心律失常药物分类是改良的 Vaughan Willams 分类，根据药物不同的电生理作用分为以下四类。Ⅰ类药：钠通道阻滞药，根据阻滞钠通道的程度不同可分为ⅠA、ⅠB 和ⅠC。ⅠA 类：适度阻钠，对 0 相上升速率（V_{max}）中度抑制，可减慢传导，延长复极，代表药有奎尼丁、普鲁卡因胺。ⅠB 类：轻度阻钠，对 V_{max} 轻度抑制，传导略减慢或不变，加速复极，代表药有利多卡因、苯妥英钠。ⅠC 类：重度阻钠，对 V_{max} 高度抑制，明显减慢传导，对复极影响小，代表药有氟卡尼、普罗帕酮。Ⅱ类药：β 受体阻滞剂，代表药有普萘洛尔、美托洛尔。Ⅲ类药：选择性延长复极的药物，代表药为胺碘酮、索他洛尔。Ⅳ类药：CCB，代表药有维拉帕米、地尔硫䓬。

一、Ⅰ类药——钠通道阻滞药

钠通道阻滞药可阻滞快钠通道，降低 V_{max}，减慢心肌传导，有效地终止钠通道依赖的折返。此类药物与钠通道的结合/解离动力学有很大差别：结合/解离时间常数<1 s 者为ⅠB类药物；≥12 s 者为ⅠC类药物；介于二者之间者为ⅠA类药物。Ⅰ类药物与开放和失活状态的离子通道亲和力大，因此具有使用依赖性。对病态心肌、重症心功能障碍和缺血心肌特别敏感，应用要谨慎，尤其是ⅠC类药物，易诱发致命性心律失常，如心室颤动、无休止室性心动过速。

（一）ⅠA类药

1. 药理作用

（1）血药浓度较低时，对窦房结、心房及房室结的作用以抗胆碱能作用为主，治疗浓度则以膜效应为主。

（2）降低心房自律性作用较心室强。

（3）可降低房室旁路前向及逆向传导速度。

（4）延长动作电位时程（APD）及有效不应期（ERP）。

（5）延长 P-R 间期、QRS 及 Q-T 间期，并与血药浓度呈正相关。

（6）此外，还有轻度负性肌力及阻断受体使血管扩张的作用。

2. 临床应用

（1）为广谱抗心律失常药，可治疗各种快速型心律失常，包括心房颤动和心房扑动。

（2）转复和预防室上性心动过速、室性心动过速。

（3）治疗频发性室上性期前收缩和室性期前收缩。

3. 不良反应

（1）胃肠道：恶心、呕吐、腹痛、腹泻及食欲缺乏。

（2）神经系统：金鸡纳反应，表现为耳鸣、视觉障碍、听力丧失、晕厥、谵妄等。

（3）过敏反应：血管神经性水肿、血小板减少等。

（4）心血管系统：低血压、心衰、室内传导阻滞、心室复极明显延长。

（5）奎尼丁昏厥：多在用药最初数天内出现，心电图显示为尖端扭转型室性心动过速，并可发展为心室颤动或心脏停搏等。一旦出现上述情况，可静脉滴注异丙肾上腺素或注射阿托品使心率>110 次/min，静脉注射补钾及补镁，使复极趋于一致。如用药无效可行电复律治疗。

4. 禁忌证

过敏者、孕妇及哺乳期妇女、洋地黄中毒、心源性休克、严重肝肾功能损害、起搏或传导功能异常、低血钾。

5. 相互作用

（1）与药酶诱导剂（如苯巴比妥或苯妥英钠）合用时血药浓度下降；与地高辛合用时应减少地高辛用量；与普萘洛尔、维拉帕米、西咪替丁合用时应减少主药剂量。

（2）普鲁卡因胺与奎尼丁相比有以下特点：抗心律失常作用弱；阻断 M 受体作用弱；无 α 受体阻断作用；主要用于室性心律失常的治疗，其治疗急性心肌梗死时的心律失常效果不亚于利多卡因；静脉注射可抢救利多卡因治疗无效且不能电复律的室性心动过速者，以及奎尼丁有效但需静脉用药者；久用可致红斑狼疮综合征。

(二) ⅠB类药

1. 药理作用

(1) 正常治疗浓度为1~5 mg/L,对窦性心律无影响。

(2) 不影响心房传导速度及ERP。

(3) 抑制房室结传导速度及延长ERP作用轻。

(4) 抑制缺血心肌0相除极速度及幅度较正常心肌明显。

(5) 缩短浦肯野纤维APD及ERP,相对延长ERP。

(6) 减低浦肯野纤维自律性,提高心室颤动阈值。

(7) 治疗剂量无抑制心肌收缩及扩张血管作用,不改变体表心电图。

2. 临床应用

对各种室性心律失常疗效显著,如危急病例抢救、急性心肌梗死引起的室性期前收缩、室性心动过速、心室颤动及由器质性心脏病引起的室性心动过速等。

3. 不良反应

中枢神经系统不良反应有头昏、倦怠、言语不清、感觉异常等;眼球震颤往往是利多卡因毒性的早期信号;另有传导阻滞、窦性心动过缓、心肌收缩力减弱等不良反应;过敏反应可致皮疹、水肿及呼吸停止。

4. 禁忌证

二度或三度房室传导阻滞、双束支传导阻滞、严重窦房结功能障碍及严重肝功能障碍者应慎用。

(三) ⅠC类药

1. 药理作用

(1) 主要延长房室结、希-普系统传导速度及ERP,其次为对心房及房室旁路前向、逆向传导的作用。

(2) 对窦房结影响较小。

(3) 有轻度阻滞β受体及慢钙通道的作用。

(4) 使心电图P波、P-R及QRS间期延长。

(5) 轻至中度负性肌力作用。

2. 临床应用

主要用于治疗室性心律失常,其次为室上性心律失常,还可用于预激综合征伴心动过速或心房颤动者。

3. 不良反应

胃肠道反应有恶心、呕吐、味觉改变、头痛、眩晕,一般不予停药;还可致心律失常,如传导阻滞、窦房结功能障碍等,可加重心衰。

4. 禁忌证

心源性休克、严重房室传导阻滞、双束支传导阻滞、窦房结功能障碍者,有心衰及低血压者应慎用或禁用。

5. 相互作用

华法林可使患者血药浓度升高;与其他心律失常药合用可加重心脏不良反应;与降

压药合用可增强降压效果；可增加血中地高辛浓度。

二、Ⅱ类药——β受体阻滞剂

β受体阻滞剂可阻滞β肾上腺素受体，降低交感神经活性，减轻由β受体介导的心律失常。此类药能降低I_{Ca-L}、I_f，从而减慢窦律，抑制自律性，也能减慢房室结的传导。对病态窦房结综合征或房室传导阻滞者作用特别明显。长期口服可能缩短病态心肌细胞的复极时间，能降低缺血心肌的复极离散度，并能提高致颤阈值，由此降低冠心病的猝死发生率。

1. 药理作用

主要通过降低或阻断交感神经对心肌的作用而发挥作用。

（1）降低房室结、心室浦肯野纤维自律性。

（2）减慢房室结、浦肯野纤维传导。

（3）明显延长房室结 ERP。

2. 临床应用

（1）用于因儿茶酚胺引发的室上性及室性心律失常。

（2）预防先天性 Q-T 延长综合征的扭转型室性心动过速。

（3）对心房颤动伴心率快且应用洋地黄制剂无效者，可加用此药。

（4）甲亢所致室性心动过速。

（5）对运动、二尖瓣脱垂或肥厚型心肌病伴室性期前收缩者疗效较差。

3. 不良反应

可致窦性心动过缓、房室传导阻滞、低血压、心衰等；长期使用对脂肪、糖代谢有影响，应慎用于高脂血症及糖尿病患者。

4. 禁忌证

病态窦房结综合征、房室传导阻滞、支气管哮喘或慢性肺部疾病患者禁用。

三、Ⅲ类药——选择性延长复极的药物

此类为钾通道阻滞剂，能延长心肌细胞动作电位时程，延长复极时间，延长有效不应期，有效地终止各种微折返，因此能有效地防颤、抗颤。此类药物以阻滞I_K为主，偶可增加I_{Na-S}，也可使动作电位时间延长。

1. 药理作用

（1）降低窦房结及浦肯野纤维自律性，此与阻滞Na^+、K^+通道及拮抗β受体有关。

（2）减慢房室结及浦肯野纤维的传导速度，这与阻滞Na^+、K^+通道有关。

（3）长期口服可显著延长心房和浦肯野纤维的 APD 及 ERP，这与阻断K^+通道有关。

（4）扩张冠状动脉，降低外周阻力。

（5）降低心肌张力和心肌耗氧量，保护缺血心肌等作用。

2. 作用机制

胺碘酮为广谱抗心律失常药，基本作用机制如下：① 阻滞K^+通道，明显抑制心肌

复极过程，延长 APD 及 ERP。② 阻滞 Na^+ 通道、Ca^{2+} 通道。③ 阻断 T_3、T_4 与其受体结合。④ 阻断 α 和 β 受体。

3. 临床应用

口服适用于治疗及防止各种快速型心律失常发作，尤其是预激综合征合并的各种心律失常。静脉注射可用于终止阵发性室上性心动过速尤其是合并预激综合征者。可降低快速房颤或房扑的心室率，也可用于经利多卡因治疗无效的室性心律失常。

4. 不良反应

与剂量大小及用药时间长短有关。一般可引起心动过缓，且用阿托品不能提高心率，剂量大时偶可引起尖端扭转型室性心动过速、心室颤动。长期使用易产生以下不良反应：① 恶心、呕吐、厌食、便秘等胃肠道反应；② 眼角膜微粒沉淀，引起震颤，皮肤对光敏感，面部色素沉淀（用小剂量可避免色素沉着）；③ 肺间质纤维化，一旦发现立即停药，并用肾上腺皮质激素治疗；④ 甲状腺功能紊乱。

5. 禁忌证

房室传导阻滞、Q-T 间期延长综合征、窦房结功能低下者慎用；甲状腺疾患、碘过敏者禁用。

6. 相互作用

使地高辛、奎尼丁、普鲁卡因胺血药浓度升高，并加重不良反应；增加其他抗心律失常药对心脏的不良反应；与 CCB 及 β 受体阻滞剂合用可增加包括窦房结、房室结和心肌收缩力的抑制作用；单胺氧化酶抑制剂可使本品代谢减慢。

四、Ⅳ类药——CCB

CCB 主要阻滞心肌细胞钙通道，减慢窦房结和房室结的传导，对早后除极和晚后除极电位及钙通道参与的心律失常有治疗作用。

1. 药理作用

（1）阻滞钙内流，抑制慢反应细胞，如窦房结及房室结，使其 4 相自动除极速率减慢，降低自律性。

（2）抑制动作电位 0 相上升速率和峰电位，减慢房室结的传导。

（3）延长慢反应细胞动作电位的不应期。

（4）拮抗 α 受体及扩张冠状动脉和外周血管的作用。

2. 临床应用

（1）静脉注射治疗房室结折返所致的阵发性室上性心动过速。

（2）减慢心房颤动和心房扑动者的心室率。

（3）对房性心动过速也有良效。

（4）还可用于抗缺血复灌性心律失常。

3. 不良反应

静脉注射时可出现降压作用，如注射太快可出现心动过缓，诱发心衰。

4. 禁忌证

病态窦房结综合征、二度和三度房室传导阻滞、心衰及心源性休克者禁用；老年人尤其心肾功能不全者应慎用或减量使用。

5. 相互作用

与地高辛合用时，要减少地高辛的用量。

五、抗心律失常药物的促心律失常作用

对抗心律失常药物可以促使心律失常现象发生的认识由来已久。促心律失常是指用药后诱发既往未曾发生过的心律失常，或者使原有的心律失常恶化。所用药物的剂量或血浆药物浓度低于中毒水平，从而区别于药物中毒或过量导致的各种心律失常。确定促心律失常作用前须排除自身心律失常的恶化，以便确定停药或是加药。促心律失常不仅表现为快速心率，也可有缓慢型心律失常，部位除心室外，心房、房室结及窦房结水平均可发生。

六、抗心律失常药物间的相互作用

抗心律失常药物间的相互作用（表3-4-1）分为药效学及药代动力学两方面，所以可能是药效相加而增强药物效用，也可能是相互抵消，甚至产生相反的结果，从而导致心律失常的发生。

表3-4-1 抗心律失常药物常见的药物相互作用

药物	相互作用药物	作用机制	后果	预防
奎尼丁	胺碘酮	延长Q-T，协同作用	扭转型室性心动过速	监测Q-T和血钾
	西咪替丁	抑制奎尼丁氧化代谢	提高奎尼丁浓度，出现中毒现象	监测奎尼丁浓度
	地高辛	减少地高辛的清除	地高辛中毒	监测地高辛浓度
	地尔硫䓬	增加抑制窦房结	明显心动过缓	监测心率
	排钾利尿剂	低血钾，延长Q-T	扭转型室性心动过速	监测Q-T和血钾
	肝酶诱导剂（巴比妥、利福平等）	增加肝脏对奎尼丁的代谢	降低奎尼丁浓度	监测奎尼丁浓度，调整剂量
	华法林	肝脏与奎尼丁相互作用	增加出血趋势	监测凝血酶原时间
利多卡因	维拉帕米	负性肌力作用	低血压	避免静脉用药
	西咪替丁	降低肝代谢	提高利多卡因浓度	减小利多卡因剂量
	β受体阻滞剂	减少肝血流	提高利多卡因浓度	减小利多卡因剂量
	美西律	肝酶诱导剂	增加肝代谢，降低血浆美西律浓度	增加美西律剂量
	地高辛	减少地高辛的清除	提高地高辛浓度	减小地高辛剂量
	胺碘酮	延长Q-T	扭转型室性心动过速	避免合用，避免低血钾

续表

药物	相互作用药物	作用机制	后果	预防
利多卡因	β受体阻滞剂	共同抑制房室结	心动过缓，传导阻滞	慎用，必要时装起搏器
	奎尼丁	抑制肝酶	提高奎尼丁浓度	监测奎尼丁浓度
	华法林	不详	增加对华法林的敏感度	调整华法林剂量
	排钾利尿剂	低血钾+延长 Q-T	扭转型室性心动过速，低血钾	改用保钾利尿剂

（谢　诚　缪丽燕）

第五节　抗动脉粥样硬化药物

凡能使低密度脂蛋白（LDL）、极低密度脂蛋白（VLDL）、总胆固醇（TC）、甘油三酯（TG）、载脂蛋白 B（apoB）降低，或使高密度脂蛋白（HDL）、载脂蛋白 A（apoA）升高的药物都有抗动脉粥样硬化的作用。临床上供选用的调脂药可分为主要降低胆固醇的药物、主要降低 TG 的药物和新型调脂药物。

一、主要降低胆固醇的药物

3-羟基-3-甲基戊二酰辅酶 A（3-hydroxy-3-methylglutaryl-coenzyme A，HMG-CoA）还原酶是肝细胞合成胆固醇过程中的限速酶，抑制此酶则内源性胆固醇生成减少。此类药物主要有洛伐他汀、辛伐他汀、普伐他汀、氟伐他汀、阿托伐他汀、瑞舒伐他汀和匹伐他汀等。

1. 药理作用

（1）他汀类药物具有竞争性抑制细胞内胆固醇合成早期过程中限速酶的活性，继而上调细胞表面 LDL 受体，加速血浆 LDL 的分解代谢。此外，还可抑制 VLDL 的合成。因此，他汀类药物能显著降低 TC、低密度脂蛋白胆固醇（LDL-C）和 apoB，也降低 TG 水平和轻度升高高密度脂蛋白胆固醇（HDL-C）。

（2）他汀类药物还可能具有抗炎、保护血管内皮功能等作用，这些作用可能与冠心病事件减少有关。

（3）他汀类药物降低 TC 和 LDL-C 的作用虽与药物剂量有相关性，但不呈直线相关关系。不同种类与剂量的他汀降胆固醇幅度有较大差别，但任何一种他汀剂量倍增时，LDL-C 进一步降低幅度仅约 6%，即所谓"他汀疗效 6% 效应"。

2. 临床应用

（1）原发性高胆固醇血症、杂合子家族性高胆固醇血症、ID 型高脂蛋白血症及糖尿病性和肾性高脂血症均首选他汀类。

（2）对纯合子家族性高胆固醇血症，无降低 LDL 功效，但可使 VLDL 下降。

3. 不良反应

（1）大多数人对他汀类药物的耐受性良好，副作用通常较轻且短暂，包括头痛、失眠、抑郁，以及消化不良、腹泻、腹痛、恶心等消化道症状。有 0.5%～2.0% 的病例发生肝脏转移酶如丙氨酸氨基转移酶（ALT）和天冬氨酸氨基转移酶（AST）升高，且呈剂量依赖性。由他汀类药物引起并进展成肝功能衰竭的情况罕见。减少他汀类药物剂量常可使升高的转氨酶回落；当再次增加剂量或选用另一种他汀类药物后，转氨酶常不一定再次升高。

（2）可引起肌病，包括肌痛、肌炎和横纹肌溶解。肌痛表现为肌肉疼痛或无力，不伴肌酸激酶（CK）升高。肌炎有肌痛症状，并伴 CK 升高。横纹肌溶解是指有肌肉症状，伴 CK 显著升高超过正常上限的 10 倍和肌酐升高，常有褐色尿和肌红蛋白尿，这是他汀类药物最危险的不良反应，严重者可以引起死亡。

（3）长期服用他汀类药有增加新发糖尿病的危险，发生率 10%～12%，属他汀类效应。他汀类对心血管疾病的总体益处远大于新增糖尿病危险，无论是糖尿病高危人群还是糖尿病患者，有他汀类治疗适应证者都应坚持服用此类药物。

（4）他汀治疗可引起认知功能异常，但多为一过性，发生概率不高。荟萃分析结果显示他汀对肾功能无不良影响。

4. 禁忌证

禁用于胆汁淤积和活动性肝病患者。

5. 相互作用

（1）单用标准剂量的他汀类药物治疗，很少发生肌炎，但当大剂量使用或与其他药物合用时，包括环孢霉素、贝特类、大环内酯类抗生素、某些抗真菌药和烟酸类，肌炎的发生率增加。

（2）多数他汀类药物由肝脏细胞色素（cytochrome，CYP450）进行代谢，因此，同其他与 CYP 药物代谢系统有关的药物合用时会发生不利的药物相互作用。

（3）联合使用他汀类药物和贝特类药物有可能会增加发生肌病的危险，必须合用时要采取谨慎、合理的方法。

6. 使用方法

（1）他汀类药物可在任何时间段每天服用 1 次，但在晚上服用时 LDL-C 降低幅度可稍有增多。

（2）他汀类药物应用取得预期疗效后应继续长期应用，如能耐受应避免停用。

（3）如果应用他汀类药物后发生不良反应，可采用换用另一种他汀、减少剂量、隔日服用或换用非他汀类调脂药等方法处理。

7. 其他降低胆固醇的药物

（1）血脂康胶囊：血脂康胶囊虽被归入调脂中药，但其调脂机制与他汀类药类似，系通过现代 GMP 标准工艺，由特制红曲加入稻米生物发酵精制而成，主要成分为 13 种天然复合他汀，系无晶型结构的洛伐他汀及其同类物。常用剂量为 0.6 g，2 次/d。

（2）胆固醇吸收抑制剂：依折麦布能有效抑制肠道内胆固醇的吸收，推荐剂量为 10 mg/d。依折麦布的安全性和耐受性良好，其不良反应轻微且多为一过性，主要表现为头疼和消化道症状,与他汀类药联用也可发生转氨酶增高和肌痛等副作用,禁用于妊娠期和哺乳期。

(3) 普罗布考:通过掺入 LDL 颗粒核心中,影响脂蛋白代谢,使 LDL 易通过非受体途径被清除,常用剂量为每次 0.5 g,2 次/d。常见不良反应为胃肠道反应;也可引起头晕、头痛、失眠、皮疹等;极少见的严重不良反应为 Q-T 间期延长。室性心律失常、Q-T 间期延长、血钾过低者禁用。

(4) 胆酸螯合剂:碱性阴离子交换树脂,可阻断肠道内胆汁酸中胆固醇的重吸收。考来烯胺每次 5 g,3 次/d;考来替泊每次 5 g,3 次/d;考来维仑每次 1.875 g,2 次/d。与他汀类药联用,可明显提高调脂疗效。常见不良反应有胃肠道不适、便秘和影响某些药物的吸收。此类药物的绝对禁忌证为异常 β 脂蛋白血症和血清 TG > 4.5 mmol/L (400 mg/dL)。

(5) 脂必泰:一种红曲与中药(山楂、泽泻、白术)的复合制剂。常用剂量为每次 0.24~0.48 g,2 次/d,具有轻中度降低胆固醇的作用。该药的不良反应少见。

(6) 多甘烷醇:从甘蔗蜡中提纯的一种含有 8 种高级脂肪伯醇的混合物,常用剂量为 10~20 mg/d,调脂作用起效慢,不良反应少见。

二、主要降低 TG 的药物

此类药物主要有非诺贝特、吉非罗齐和苯扎贝特。

1. 药理作用

通过激活过氧化物酶增生体活化受体 α(PPARα),刺激脂蛋白酯酶(LPL)、apoAⅠ和 apoAⅡ基因的表达,以及抑制 apoCⅢ基因的表达,增强 LPL 的脂解活性,有利于去除血液循环中富含 TG 的脂蛋白,降低血浆 TG 和提高 HDL-C 水平,促进胆固醇的逆向转运,并使 LDL 亚型由小而密的颗粒向大而疏松的颗粒转变。

2. 临床应用

用于高甘油三酯血症或以 TG 升高为主的混合型高脂血症和低高密度脂蛋白血症。

3. 不良反应

常见不良反应为消化不良、胆石症等,也可引起肝脏血清酶升高和肌病。

4. 禁忌证

禁用于严重肾病和严重肝病。

5. 使用方法

非诺贝特片每次 0.1 g,3 次/d;微粒化非诺贝特每次 0.2 g,1 次/d;吉非贝齐每次 0.6 g,2 次/d;苯扎贝特每次 0.2 g,3 次/d。

6. 其他降低 TG 的药物

(1) 烟酸类:烟酸也称作维生素 B_3,属人体必需维生素。大剂量时具有降低 TC、LDL-C 和 TG 以及升高 HDL-C 的作用。调脂作用与抑制脂肪组织中激素敏感脂酶活性、减少游离脂肪酸进入肝脏和降低 VLDL 分泌有关。烟酸有普通和缓释两种剂型,以缓释剂型更为常用。缓释片常用剂量为每次 1~2 g,1 次/d。建议从小剂量(0.375~0.5 g/d)开始,睡前服用;4 周后逐渐加量至最大常用剂量。最常见的不良反应是颜面潮红,其他有肝脏损害、高尿酸血症、高血糖、棘皮症和消化道不适等，慢性活动性肝病、活动性消化性溃疡和严重痛风者禁用。

（2）高纯度鱼油制剂：主要成分为 n-3 脂肪酸即 ω-3 脂肪酸。常用剂量为每次 0.5~1.0 g，3 次/d，主要用于治疗高 TG 血症。不良反应少见，发生率 2%~3%，包括消化道症状，少数病例出现转氨酶或肌酸激酶轻度升高，偶见出血倾向。

三、新型调脂药物

1. 微粒体 TG 转移蛋白抑制剂

洛美他派主要用于治疗纯合子家族性高胆固醇血症（HoFH），可使 LDL-C 降低约 40%。该药不良反应发生率较高，主要表现为转氨酶升高或脂肪肝。

2. apoB 100 合成抑制剂

米泊美生是第 2 代反义寡核苷酸，可单独或与其他调脂药联合用于治疗 HoFH。作用机制是针对 apoB 信使核糖核酸（mRNA）转录的反义寡核苷酸，减少 VLDL 的生成和分泌，降低 LDL-C 水平。该药最常见的不良反应为注射部位反应，包括局部红疹、肿胀、瘙痒、疼痛，绝大多数不良反应属于轻中度。

3. 前蛋白转化酶枯草溶菌素 9/kexin9 型（PCSK9）抑制剂

PCSK9 是肝脏合成的分泌型丝氨酸蛋白酶，可与 LDL 受体结合并使其降解，从而减少 LDL 受体对血清 LDL-C 的清除。抑制 PCSK9，可阻止 LDL 受体降解，促进 LDL-C 的清除。PCSK9 抑制剂以 PCSK9 单克隆抗体发展最为迅速，其中 alirocumab、evolocumab 和 bococizumab 研究较多。PCSK9 抑制剂无论单独应用或与他汀类药物联合应用均明显降低血清 LDL-C 水平，同时可改善其他血脂指标。至今尚无严重或危及生命的不良反应报道。

四、调节血脂药物的联合应用

调脂药物联合应用可能是血脂异常干预措施的趋势，优势在于提高血脂控制达标率，同时降低不良反应发生率。由于他汀类药物作用明确、不良反应少、可降低总死亡率，联合调脂方案多由他汀类与另一种作用机制不同的调脂药组成。针对调脂药物的不同作用机制，有不同的药物联合应用方案。

（1）他汀类药物与依折麦布联合应用：两种药物分别影响胆固醇的合成和吸收，可产生良好协同作用。联合治疗可使血清 LDL-C 在他汀类药物治疗的基础上再下降 18% 左右，且不增加他汀类药物的不良反应。对于中等强度他汀类药物治疗胆固醇水平不达标或不耐受者，可考虑中/低强度他汀类药物与依折麦布联合治疗。

（2）他汀类药物与贝特类药物联合应用：两者联用能更有效降低 LDL-C 和 TG 水平及升高 HDL-C 水平，降低 LDL-C。由于他汀类和贝特类药物代谢途径相似，均有损伤肝功能的可能，并有发生肌炎和肌病的危险，合用时发生不良反应的机会增多，因此，他汀类和贝特类药物联合应用的安全性应高度重视。吉非罗齐与他汀类药物合用发生肌病的危险性相对较多，开始合用时宜用小剂量，采取晨服贝特类药物、晚服他汀类药物的方式，避免血药浓度的显著升高，并密切监测肌酶和肝酶，如无不良反应，可逐步增加他汀类药物剂量。

（3）他汀类药物与PCSK9抑制剂联合应用：尽管PCSK9抑制剂尚未在中国上市，他汀类药物与PCSK9抑制剂联合应用已成为欧美国家治疗严重血脂异常尤其是FH患者的联合方式，可较任何单一的药物治疗带来更大程度的LDL-C水平下降，提高达标率。HoFH患者经生活方式加最大剂量调脂药物（如他汀加依折麦布）治疗，LDL-C水平仍>2.6 mmol/L的动脉粥样硬化性心血管疾病（ASCVD）患者，加用PCSK9抑制剂，组成不同作用机制调脂药物的三联合用。

（4）他汀类药物与n-3脂肪酸联合应用：他汀类药物与鱼油制剂n-3脂肪酸联合应用可用于治疗混合型高脂血症，且不增加各自的不良反应。由于服用较大剂量n-3多不饱和脂肪酸有增加出血的危险，并增加糖尿病和肥胖患者能量摄入，不宜长期应用。此种联合是否能够减少心血管事件尚在探索中。

（谢 诚 缪丽燕）

第六节 老年人心血管系统的改变与心血管药物的应用

随着经济及保健事业的发展，社会老龄化已日益显著。老年人心血管结构与功能的变化，使其在应用心血管药物时不仅要考虑老年人药代动力学及药效等方面的差异，还应考虑精神因素等影响药物的"顺应性"。另外，每个人的衰老过程也有很大差别，因此老年人使用本类药物时更应注意"个体化"原则。

一、老年人心血管系统结构与功能的变化

1. 结构形态

心脏常随年龄的增大而逐渐肥大，心肌细胞内出现脂褐质，结缔组织及胶原纤维增加，左心室壁增厚，冠状动脉的内膜及肌层可发生进行性增生、钙化，胶质细胞增多，小血管、毛细血管的数目常相对减少，而且变得曲折、有结节。传导系统的改变主要在窦房结。年轻人的P细胞占窦房结区的50%，老年人逐渐减少，75岁以上可能少于10%，使心脏自主节律性降低，即使无心衰或明显的心脏病变，仍会产生所谓的"孤立性房颤"。希氏束及左右束支可能有"束"的丧失及细纤维的增加，因而老年人房室传导系统异常的发生率较高。

2. 心功能

安静时老年人心率较青年人稍慢，但仍在正常范围内，负荷后心率增加少，恢复也较慢。应激时老年人血浆中儿茶酚胺浓度并不比年轻人低，但心率对其的敏感性则随年龄增加而降低。动物实验证明，心脏收缩成分的最大缩短速度随年龄增加而降低，等长收缩及舒张时间均延长，心肌收缩力减退。一般而言，老年人处于安静状态时，心功能仍在正常范围内，但应激反应能力有明显的下降，过强的活动、发热、缺氧、儿茶酚胺均易引起心功能不全和冠状动脉供血不足。

3. 血管

主动脉及末梢血管的硬度随年龄的增加而增加，伸展性降低，缓冲能力降低，因此

老年人常有收缩压的上升，脉压增大。同时，末梢部分的阻力血管也随着年老或长期血压增高而使血管壁/腔的比值上升，不但使总外周阻力上升，而且对外界刺激的反应也有改变。

4. 电生理

随着年龄的增加，心电图可有 P-R、QRS 及 Q-T 延长，QRS 振幅的降低及电轴左偏。研究显示，老年人心脏的电生理改变主要是复极 2 时相及 APD 的改变，特别是与 Ca^{2+} 有关的慢通道电流方面的改变。

二、年老对心血管药物的药代动力学影响

年老对药物的吸收、分布、蛋白结合、代谢、排泄过程都能产生影响。一般而言，由于年老而产生的药物吸收方面的改变不显著，只在某些情况下才影响药物的疗效。在药物代谢方面，老年人可能由于肝脏酶水平的降低或肝血流的减少，而呈现显著改变。老年人的药物与血浆蛋白的结合力有所降低，因而引起较高的血药浓度。肾功能总是随着年老过程而降低，这常使药物的血浓度增高，半衰期延长。

三、年老对心脑血管药物的药效动力学影响

年老时药物效应的改变不仅与药代动力学有很大关系，还应考虑年老对药效的影响，即效应器官（心血管系统）对药物的反应性随年龄而改变。

1. 效应器官本身及各器官之间相互关系和内环境稳定的改变

随着年龄的增加，左心室壁变厚使舒张早期的充盈速度降低，左心室顺应性降低；心重量及左心室体积的增加，导致心室舒张功能不全，舒张期延长；随着血液黏度的增加，主动脉顺应性降低，总外周阻力增加，这导致心输出量的降低；心储备能力的下降，引起老年人充血性心衰发病率的增加；即使无缺血或其他病变，机体对各种刺激，如缺氧、高碳酸、儿茶酚胺等的反应明显下降。

2. 效应器官细胞上受体的敏感性

敏感性（包括受体数目、结合亲和力）的改变或受体被激活后的生化反应的改变，以及在此种反应中有重要影响的酶系统活力的改变均会影响药效动力学。

（1）老年人心脏 β 肾上腺素受体的反应性降低，因此其对 β 受体激动剂及 β 受体阻滞剂的反应性降低，对异丙肾上腺素增加心率的作用不敏感。

（2）老年人的压力感受器的敏感性降低，同时其对血压突然下降引起的心跳加速及反射性的血管收缩的反应性降低，这就使老年人较年轻人更易引起直立性低血压，所以老年人用降压药时要特别小心。

（3）年老时 RAAS 的活性较年轻人低下，理论上讲老年人对 ACEI 类药物的反应将降低，但实际上尚不明显。

（4）年老可引发心电图、电生理改变。如前所述，老年人在用地高辛、胺碘酮、维拉帕米、卡普地尔、β 受体阻滞剂等易引起心率变慢的药物时，可使不明显的或临界性的房室结功能不全或病态窦房结综合征发作，故用药时应仔细监测。

四、老年人用药时的药物不良反应及相互作用

老年人由于机体调节机制、维持内环境稳态等功能下降，用药时较年轻人易发生不良反应，有时甚至引起严重反应。虽然年老本身是否构成独立的危险因素尚有争论，但老年人用药后副作用增多，这必然与老年人常同时罹患较多的疾病、同时应用较多的药物，年老时药代动力学和药效动力学改变、顺应性降低，以及器官储备能力或体内调节机制不足有关。

老年人用心血管药物尤易引发不良反应，有时青年人根本不会发生的不良反应在老年人中却常会发生。例如，强心苷可致行为障碍、腹痛、疲劳、心律失常，久用可致厌食、失重，有时会诱发精神错乱；β受体阻滞剂还可诱发抑郁、直立性低血压、排尿困难；某些利尿剂也可诱发直立性低血压、便秘及排尿困难等。

药物相互作用不仅会使不良反应增多，更为棘手的是，合并用药有时可严重影响药物的治疗效果，应特别注意以下情况：

（1）如果此种相互作用的强度很大，则会引起较严重的后果。

（2）剂量反应曲线的坡度很陡。

（3）相互作用的药物安全范围很窄，这些药物包括口服抗凝血药、强心苷、抗心律失常药、抗高血压药、抗惊厥药、降血糖药、细胞毒类药、抗癌药、中枢抑制剂。嗜酒者因乙醇会与很多药物发生相互作用，应予以注意。

为减少老年人用药时药物间的相互作用，应遵守下列原则：

（1）用药尽量简单，除非必要，尽可能避免同时用多种药物，特别要注意镇痛药、抗微生物药、抗酸药、强心苷、抗关节炎药、中枢抑制剂、抗凝血药、利尿剂、抗高血压药、甾体类化合物等与其他药物并用时，可能产生的副作用。

（2）应了解患者现在及过去的用药情况。

（3）了解所用药物的临床药理学知识及可能产生的相互作用的机制，在同类药物中选择使用适当的药物。

（4）尽可能少地更换药物的品种、剂量，使用某些安全范围很窄的药物时，最好能监测血药浓度的变化。

（5）注意老年患者对医嘱的依从性，除减少合并用药外，应简化治疗程序，减少用药次数，用大字注明药物名称、用法、用量等。

（谢　诚　缪丽燕）

第七节　心血管药物的药代动力学

一、药代动力学概念

药代动力学（简称药动学）作为药理学的一门分支学科，是以数学模型描述药物在机体内吸收、分布、代谢和排泄的动态过程。通常用药动学参数和公式表示体内药量或血药浓度随时间变化的规律。掌握药动学的基本原则和一些主要计算公式，明确药动

学参数的意义和相互换算关系，可用以计算在实施各种给药方案后不同时间体内留存的药量或血药浓度，有助于对血药浓度的动态变化做出推断。

对大多数药物而言，药动学因素是引起不同个体或同一个体在不同生理病理情况下效应差异的主要原因，药动学主要分以下几个过程。

1. 药物的吸收

除静脉给药外，处方给药量与血液中的药量常常不是等同的。其中，药物制剂的生物利用度是最重要的影响因素之一。影响生物利用度的因素除制剂本身的原因外，机体的首关效应也非常重要。所谓首关效应是指药物被吸收进入血液循环前，迅速遭到肝脏消除的过程。凡肝脏摄取率高的药物常可能有明显的首关效应。由于这种消除作用，硝酸甘油口服无效，利多卡因也是如此。故首关效应成为患者间药代动力学差异的主要来源。另外，疾病或其他药物也可以改变药物从胃肠道吸收的速度和程度。例如，在门静脉高压时，由于肝血流量降低与淤血，普萘洛尔的首关效应有所减少，可产生较高的血药浓度。又如，甲基多巴、考来烯胺可与洋地黄毒苷、噻嗪类利尿剂结合，因而阻碍其吸收。对于长期应用的药物，吸收速率不及吸收程度影响大。如果吸收程度减弱，则血药浓度降低，从而影响治疗效果。

2. 药物的分布

药物与血浆蛋白结合率可影响药物的分布；疾病及其他药物也可改变药物的体内分布。例如，充血性心衰可改变利多卡因、奎尼丁、普鲁卡因胺的分布，产生较高的血药浓度；苯妥英钠、氯贝丁酯、呋塞米等都是血浆蛋白结合率高的药物，当与其他药物合用时，它们可对结合部位产生竞争，结合力强的可以将结合力弱的药物置换出来，使血浆中游离型药物浓度增加，药理活性增加，但增加的程度受药物分布容积的影响。又如，口服抗凝血药物华法林患者的血浆蛋白结合率为99%，分布容积仅为 0.1 L/kg，只要有1%~2%被置换出来，血浆中游离的华法林浓度几乎可增加1~2倍，这会引起严重出血；但苯妥英钠的血浆蛋白结合率为90%，其分布容积达 0.5~0.8 L/kg，虽然有部分从血浆蛋白结合部位被置换出来，但很快分布到其他组织，因此，血浆中游离的苯妥英钠浓度不会发生很大的变化，药效也不会明显增加。

3. 药物的消除

药物的消除是造成患者间血药浓度差异的一个主要原因，尤以药物代谢速度差异的影响为甚。患肝病和肾病者对许多药物的消除速度减慢，从而导致血药浓度的增加。因此，应通过血药浓度的监测，调整肝病和肾病者用药的剂量。肾功能不佳的患者在使用主要由肾排泄的药物如地高辛时，应测肌酐清除率，分级调整剂量；至于剂量的精确调整，也是通过测定血药浓度和获得药动学参数后再进一步调整。此外，药物的相互作用可影响药物的消除。例如，维拉帕米和西咪替丁合用，后者对前者的消除速度有较大影响，可导致前者浓度增加；地尔硫䓬和维拉帕米均可抑制普萘洛尔在体内的氧化代谢，使普萘洛尔的肝清除率下降，血药浓度增高；奎尼丁与氢氯噻嗪合用，由于氢氯噻嗪可碱化尿液，因而奎尼丁大部分不解离，而呈脂溶性的分子状态，易被肾小管重吸收，这致使奎尼丁的血药浓度增加，可能引起心脏的毒性作用，此种情况下，患者可换用不使尿液碱化的利尿剂如呋塞米。

二、治疗药物监测

1. 监测目的

采用各种灵敏的血药浓度测试技术，研究患者血浆或血清中的药物浓度，探讨其与疗效以及不良反应的关系，从而调整用药剂量，使给药剂量个体化，以提高药物的疗效并减少不良反应。

2. 药物监测的适用范围

（1）安全范围窄的药物，如强心苷及许多抗心律失常药。

（2）生物利用度差异大的药物，虽已按一般剂量给药，但症状未被控制，如地高辛、胍乙啶、尼莫地平等。

（3）长时期用药过程中监测用药顺应性，防止药物蓄积引起的严重不良反应。

（4）出现异乎寻常的效应时或合并用药可能发生相互作用时。

（5）药物具有活性代谢产物需同时监测，如普鲁卡因胺、肼屈嗪等。

（6）患有心脏、肝脏、肾脏疾病，药物消除减慢时。

（7）研究与遗传因素相关的代谢速度较慢的药物，如普萘洛尔羟化代谢等情况。

三、药代动力学基本参数

1. 速率常数

速率常数是描述速度过程的重要动力学参数。速率常数的大小可以定量比较药物转运速度的快慢，速率常数越大，过程进行越快。速率常数以时间的倒数为单位。

2. 生物半衰期

生物半衰期（$T_{1/2}$）指某一药物在体内的量或血药浓度通过各种途径消除一半所需要的时间。生物半衰期是衡量一种药物从体内消除速度的指标。一般来说，代谢快、排泄快的药物其生物半衰期短；反之则长。

3. 表观分布容积

表观分布容积（V_d）指在药物充分均匀分布的前提下，按测得的血浆药物浓度计算时所需的体液总容积，用 V_d 表示，单位为 L 或 L/kg 体重。此值无直接的生理意义，只表示该药的特性。一般水溶性或极性大的药物，不易进入细胞内或脂肪组织内，血药浓度较高，表观分布容积较小。对某一具体药物来说，表观分布容积是确定的值。

4. 体内总清除率

体内总清除率指单位时间内从体内消除的药物表观分布容积数。总清除率=肝清除率+肾清除率。清除率只表示从血液或血浆中清除药物的速率或效率，并不表示被清除的药物量。

（谢 诚 缪丽燕）

第二篇

常见心血管疾病及其护理

第四章　冠状动脉粥样硬化性心脏病及其护理

冠状动脉粥样硬化性心脏病（coronary atherosclerotic heart disease）指冠状动脉粥样硬化使血管腔狭窄或闭塞，从而导致心肌缺血缺氧或坏死而引起的心脏病。它和冠状动脉功能性改变（痉挛）一起，统称冠状动脉性心脏病（coronary heart disease，CHD），简称冠心病，亦称缺血性心脏病（ischemic heart disease）。冠心病是动脉粥样硬化导致器官病变的最常见类型，也是严重危害人民健康的常见病。目前我国居民的冠心病死亡率仍为上升趋势，推算我国冠心病患者数为 1 100 万左右。最新的数据显示，我国城市居民冠心病死亡率为 120.18/10 万，农村居民冠心病死亡率为 128.24/10 万，冠心病仍是导致居民死亡的重要原因。

根据冠状动脉病变的部位、范围、血管阻塞程度及心肌供血不足的发展速度、范围和程度的不同，1979 年 WHO 将冠心病分为五种临床类型：隐匿型、心绞痛型、心肌梗死型、心力衰竭型和心律失常型/猝死。

近年来，临床医学趋向于将本病分为两大类：①急性冠脉综合征（acute coronary syndrome，ACS），包括不稳定型心绞痛（unstable angina pectoris，UAP）、非 ST 段抬高型心肌梗死、ST 段抬高型心肌梗死；②稳定型冠心病（stable coronary artery disease，SCAD）或慢性冠脉综合征（chronic coronary syndrome，CCS），后者根据 2019 年欧洲心脏病协会指南，包括稳定型心绞痛、ACS 后 1 年内无症状或者症状稳定的患者、新发心力衰竭或左心室功能障碍且疑似缺血性心脏病的患者、初诊或血运重建后 1 年以上的有或无症状的患者、有心绞痛且疑似血管痉挛或微循环疾病的患者和无症状而筛查出冠心病的患者。

第一节　动脉粥样硬化

人类对动脉粥样硬化（atherosclerosis，AS）的研究已超过百年，许多关于 AS 发病机制的假说被先后提出，包括内皮损伤反应学说、脂质浸润学说、血栓形成学说、平滑肌细胞单克隆学说、氧化应激学说、剪切应力学说等，但都不能完全解释所有 AS 的发病基础。近年来，多数学者支持"慢性炎症反应学说"，该学说也被大量研究逐渐证实，AS 的病理变化存在炎症的基本特征，即变质、渗出和增生等。在 AS 病变的发生发展过程中，从脂质条纹到纤维斑块和粥样斑块，以及易损斑块的形成、破裂和血栓形成，始终都有各种炎症细胞和大量炎症介质的参与。

一、病因

AS 的病因虽然尚未完全确定，但目前认为该病是多种因素作用所致，即多种因素作用于不同环节所致，这些因素即为危险因素。

1. 血脂异常

脂质代谢异常是 AS 最重要的危险因素，实验动物给予高胆固醇饲料后可引起 AS。总胆固醇（TC）、甘油三酯（TG）、低密度脂蛋白胆固醇（LDL-C）或极低密度脂蛋白（VLDL）及载脂蛋白 B（apoB）的升高，高密度脂蛋白（HDL）及载脂蛋白 A（apoA）的降低都被认为是危险因素，尤其是 TC 和 LDL-C 的升高最受关注。此外，脂蛋白（a）[Lp(a)]的增高也被越来越多的循证医学证据证实是独立危险因素。

2. 高血压

60%~70%的冠心病患者同时患有高血压，而高血压患者患本病的风险较血压正常者高 3~4 倍。临床及尸检结果均表明，高血压患者更容易出现 AS。高血压可能会引起内皮细胞损伤，刺激炎症发生发展，促进脂质沉积至内皮下，引起 AS。

3. 吸烟

与不吸烟者相比，吸烟者中本病的发病率和病死率都会明显增高，且与每日吸烟的支数成正比。中国女性虽然吸烟比例较少，但应重视被动吸烟的问题。心血管死亡的风险与吸烟量直接相关，还与血栓形成、斑块不稳定及心律失常相关。资料显示，戒烟能降低发生心血管事件的风险。

4. 糖尿病和糖耐量异常

糖尿病患者中不仅本病的发病率和病死率增高数倍，且病变进展快。糖尿病患者常伴有血脂异常、肥胖等危险因素，使动脉硬化进展更加迅速。

5. 年龄与性别

本病男性多于女性，多数在 40 岁以上发病，女性在更年期以后发病率有所增加，年龄与性别属于不可改变的先天因素。

6. 肥胖

肥胖特别是腹型肥胖患者（男性腰围≥90 cm，女性腰围≥85 cm）发生缺血性心脑血管疾病的风险明显增高。

7. 其他危险因子

① 慢性肾脏病；② 缺少体力活动或从事脑力劳动者；③ 西方饮食习惯，即常食用较高热量、含较多动物性脂肪和胆固醇、高糖和高盐食物的人群；④ 遗传因素；⑤ 性情急躁、好胜心强、不善于劳逸结合的 A 型性格人群；⑥ 近年来空气、噪声污染也受到关注和研究。

二、病理生理

正常动脉壁由内膜、中膜和外膜三层构成。内膜由单层内皮细胞、结缔组织和有孔的内弹力板组成，在内皮细胞和弹力板之间（也称内皮下层），除结缔组织外，尚有平滑肌细胞和基质（包括酸性蛋白多糖、可溶性蛋白、脂质、葡萄糖和电解质等）。儿童时期血管内平滑肌细胞极其少见，但随着年龄的增长，内膜平滑肌细胞及基质成分逐渐积聚。在肌弹力型动脉中，中膜几乎全由斜行的平滑肌细胞构成，并有数量不等的胶原、弹力纤维和糖蛋白等环绕平滑肌细胞，其形态一般不随年龄变化而改变。外膜包含纤维母细胞，此外尚有胶原糖蛋白，并夹杂平滑肌细胞。外膜与中膜间还分隔着一层不连续的外弹力板，动脉壁的血供来自外膜表面的滋养血管。

动脉壁动态平衡主要依赖正常血管壁各类细胞的功能。正常情况下，血管内皮细胞与平滑肌间的密切协调及相互作用在血液稳态中起重要作用，生理状态下内皮细胞主要通过以下功能对血管壁起保护作用：抗血栓、分泌血管活性物质、维持光滑的血管内皮、调节细胞因子和生长因子的生成、阻止 LDL-C 向内皮渗透等。内皮损伤及功能不良是 AS 的始动因子，一些 AS 危险因子（如吸烟、高血脂、高血压、肥胖、糖尿病、感染或炎症等）与内皮细胞功能紊乱有明显的相关性。血管内皮细胞功能紊乱多发生于血流形成涡流及低切应力的血管分叉处，循环中的单核细胞及血浆脂蛋白就会进入血管壁，其中 LDL-C 是内皮和平滑肌损伤的主要原因，发生功能紊乱的内皮细胞就通过表达趋化蛋白和黏附分子来促进单核细胞的迁移和血管平滑肌细胞的增殖，整合在一起就形成 AS 斑块。

三、炎症细胞和介质

正常血管壁内膜较薄，无白细胞，内皮细胞和中层平滑肌细胞通常也不表达高水平的与炎症反应有关的黏附分子和细胞因子。AS 的各个阶段的炎症反应均由单核-巨噬细胞和 T 细胞等炎症细胞介导，炎症细胞不但生成细胞因子和生长因子，还产生大量水解酶，刺激基质降解，产生的组织因子促进血栓形成。总之，炎症反应是 AS 发生、进展的共同通道。

参与 AS 炎症反应过程的炎症细胞有单核细胞、巨噬细胞、T 细胞、B 细胞、肥大细胞、中性粒细胞和树突状细胞等，而树突状细胞是目前体内发现的功能最强大的专职抗原呈递细胞，被认为在 AS 的免疫应答诱导和调节中发挥关键作用。血小板是连接炎症反应和血栓形成的关键成分，在 ACS 发生时存在血小板激活现象，现在也把血小板作为炎症细胞。

参与 AS 的炎性免疫反应的介质主要来源于上述炎症细胞，以及血管壁内皮和平滑肌细胞，包括细胞因子、黏附分子、神经肽、基质金属蛋白酶和各种趋化因子等。C 反应蛋白为炎症标志物，被认为是 AS 发生发展中极具敏感性的检测指标。

四、炎症反应

1. 斑块形成

内皮通透性的改变和白细胞的黏附代表着炎症应答的第一时相，动脉斑块发生的过程通过以下程序进行：① LDL-C 在内膜积累并被修饰。② 氧化应激等诱导局部细胞因子的加工。③ 细胞因子诱导细胞黏附分子和趋化因子的高表达，单核细胞黏附并迁移进入内膜。④ 修饰单核细胞，表达清道夫受体，并通过清道夫受体介导摄取脂蛋白，形成泡沫细胞。⑤ 内皮中的平滑肌细胞同时也吞噬脂质，与泡沫细胞共同形成脂质，也可以促进细胞外基质在不断发展的 AS 斑块中积聚。通过这种方式，脂纹可以演变成纤维脂肪病变，出现钙化和纤维化。

2. 斑块进展

易损斑块的组织形态学特点包括：较大的脂质核心、炎症细胞浸润、薄的纤维帽

（平滑肌细胞及胶原的丢失）、外膜及内膜的血管再生和斑块内出血等。炎症反应在易损斑块的进展中起着至关重要的作用。炎症细胞具有显著的活性，通过黏附分子、单核细胞趋化蛋白、肿瘤坏死因子等炎症因子的激活，炎症细胞进入 AS 斑块，加速 AS 的病理进程。纤维帽含有大量的血管平滑肌细胞（vascular smooth muscle cell，VSMC），VSMC 是合成胶原的主要细胞，因此 VSMC 积聚可使斑块趋于稳定。而炎症使 T 细胞聚集，通过减少 VSMC 或抑制 VSMC 合成胶原而增加斑块的不稳定性。基质降解增加或基质合成减少，即二者失衡也导致易损斑块的破裂，通过巨噬细胞在斑块中表达基质金属蛋白酶（MMPs），可以降解基质，平滑肌细胞表达基质金属蛋白酶抑制剂（TIMPs）可以限制 MMPs 降解基质的作用。巨噬细胞被认为是起决定作用的基质降解细胞，巨噬细胞的积聚是斑块易于破裂和形成血栓的预测因子。

3. 斑块破裂

斑块破裂及血栓形成是 AS 进展的最终结果。而引发斑块破裂的主要原因是机械外力的激发作用和斑块本身的不稳定性。破裂好发于纤维帽的最薄弱部位如肩部（通常最薄且大量泡沫细胞浸润），炎症在斑块破裂中起决定作用，易损斑块富含的巨噬细胞，分泌 MMPs 降解细胞外基质，而富含的组织因子是继发血栓形成的重要调节因子。

4. 继发血栓形成

血小板是连接炎症反应和血栓形成的关键成分，斑块破裂使脂质核心内的成分暴露在血液循环中，导致活化的血小板黏附、激活和聚集，随后形成血栓。血栓的组成、形态、大小都取决于血栓发生的部位和局部血流速度，可形成两种类型的血栓：富含血小板的白色血栓，在高切应力和血流较快的部位形成，只部分阻塞血管，对溶栓效果反应差；以纤维素及红细胞为主的红色血栓，发生在血流极度缓慢或停止之后，其形成过程与血管外凝血过程相同。

AS 是一个复杂的多因素的进展过程，在 AS 病变发生、发展和转归过程中，炎症反应部分病理过程及机制已得到初步证实，炎症学说已得到广泛认同，但仍需要以后更多的研究来加以证实。

五、临床表现

全身动脉受累后可出现相应器官缺血的临床症状。

1. 主动脉粥样硬化

一般无特异性症状，随着年龄的增加，主动脉硬化可出现弹性减低的一般表现，如舒张压下降、脉压增大等，X 线检查时可出现主动脉结突出，有时候可见主动脉管壁钙化。严重的主动脉粥样硬化可形成主动脉瘤和夹层。

2. 冠状动脉粥样硬化

详见下面的章节。

3. 肾动脉粥样硬化

早期的肾动脉粥样硬化无临床表现，当进展严重引起肾血流动力学异常时，可引起肾脏缺血性改变，长期可引起肾萎缩甚至进展至肾衰竭。此外，肾动脉狭窄可引起顽固性高血压，老年患者出现难以控制的血压时，需要注意肾动脉性高血压的可能。

4. 颅内动脉粥样硬化

颅内动脉粥样硬化可造成血管狭窄、脑供血不足或局部血栓形成，或者斑块脱落造成脑梗死等脑血管意外，长期慢性脑缺血造成脑萎缩及血管性痴呆。

5. 其他血管粥样硬化

肠系膜动脉、外周四肢动脉粥样硬化可引起相应器官的缺血表现。

（戴允浪　赵　欣）

第二节　急性冠状动脉综合征

急性冠状动脉综合征（ACS）是指临床表现与急性心肌缺血相符的一种综合征，它包括心电图上 ST 段抬高型心肌梗死（ST-segment elevation myocardial infarction，STEMI）、非 ST 段抬高型心肌梗死（non ST-segment elevation myocardial infarction，NSTEMI）和不稳定型心绞痛（unstable angina pectoris，UAP）。其中，STEMI 大多是由冠状动脉的急性完全性阻塞所致，而 NSTEMI 和 UAP 则是由病变血管严重但非完全性阻塞导致，NSTEMI 与 UAP 形成的病理机制和临床表现类似，区别是心肌缺血的程度不同：NSTEMI 所导致的心肌缺血情况较重，血液中可检测到心肌损伤的标志物，即肌钙蛋白 T（cardiac troponin T，cTnT）、肌钙蛋白 I（cardiac troponin I，cTnI）或肌酸磷酸激酶-MB（MB isoenzyme of creatine phosphokinase，CK-MB）。ACS 有着共同的病理生理基础，目前认为 AS 斑块的破裂或糜烂是 ACS 的始动因素，而病变血管阻塞是 AS 斑块破裂后一系列瀑布反应的最终结果。

ACS 这一概念的提出，临床意义在于将冠心病的所有急性临床类型作为一个整体来处理，治疗的重点是尽快恢复和改善病变血管的有效血流灌注，挽救缺血和濒死的心肌，同时对 ACS 的始动因素——不稳定性斑块进行干预，使其趋于稳定甚至消退，这是近年来冠心病治疗对策的重大进展。以溶栓和经皮冠状动脉介入治疗（percutaneous coronary intervention，PCI）为主的紧急冠状动脉血运重建术是 STEMI 主要的治疗手段。

本节主要讨论急性心肌梗死（acute myocardial infarction，AMI）和 UAP，考虑到 NSTEMI 和 UAP 的密切关系，AMI 中部分 NSTEMI 的内容将在 UAP 中讨论。

一、急性心肌梗死

急性心肌梗死（AMI）是指急性的心肌细胞缺血性死亡，其直接病因通常是在冠状动脉粥样硬化的基础上继发血栓形成，阻塞相应冠状动脉导致其供血的急剧减少或中断，持续严重的缺血如超出相应心肌的耐受阈值，心肌的凋亡和坏死等不可逆过程则会发生。

AMI 所导致的死亡中有一半发生在症状出现后 1 h 内，原因为恶性致命性室性心律失常，大多为心室颤动，及时有效的电击除颤可迅速终止绝大多数心室颤动。在冠脉造影的表现上，稳定性斑块比不稳定性斑块更容易表现为管腔狭窄。既往人们认为大于 70% 的冠状动脉狭窄才是有意义的，现在则认为一个在生物学特性上不稳定的斑块，即使未导致有意义的狭窄，也远比一个稳定、有意义的狭窄病变危险，这样的斑块一般不引起劳累性心绞痛的发作，但常常容易破裂导致 AMI 的发生。

AMI 后尽快恢复阻塞冠状动脉的血流可拯救心肌，并能降低患者的病死率，获益的程度取决于阻塞血管的血流是否能恢复到接近正常血流，同时与心肌梗死发生至血运重建的时间呈负相关。

（一）病因和发病机制

AMI 基本病因是冠状动脉粥样硬化（偶为冠状动脉痉挛或栓塞、炎症、先天性畸形、外伤、冠状动脉口阻塞等所致）。在此基础上，一旦血供进一步急剧减少或中断 20 min 以上即可出现少数心肌细胞坏死，进入 AMI 的病理过程，1~2 h 后绝大多数心肌呈凝固性坏死。

1. 不稳定性斑块

不稳定性斑块破裂致管腔内血栓形成或血管持续痉挛，使冠状动脉完全闭塞。动脉粥样斑块可根据其致血管狭窄程度及是否易破裂而分类，不稳定性斑块通常是富含脂质池的薄纤维帽斑块，内皮损伤、湍急血流、高血压及高脂血症都可引起斑块破裂。另外，炎症细胞的浸润，尤其是巨噬细胞可分泌多种降解酶，使纤维帽变薄进而使斑块易于破裂。斑块破裂后暴露的胶原及脂质引起血小板聚集及血栓形成，可导致管腔部分或完全闭塞。

2. 稳定性斑块

稳定性斑块常因斑块逐渐增大引起管腔狭窄而致心绞痛，并逐渐进展而引起心肌梗死。但长时间慢性心肌缺血，常可形成丰富的侧支。因此，闭塞亦可不发生 AMI。但在下列情况的基础上 AMI 易于发生：① 休克、脱水、出血、外科手术或严重心律失常致心输出量骤降，冠状动脉灌流量锐减。② 重体力活动、情绪过分激动或血压剧升，致左心室负荷明显加重，儿茶酚胺分泌增多，心肌需氧、需血量猛增，冠状动脉供血明显不足，亦可引起 AMI。

心肌梗死往往在饱餐，特别是进食大量脂肪后、晨 6 时至 12 时或用力大便时发生，可能的机制包括：餐后血脂增高、血液黏度增高、血小板黏附性增强、局部血流缓慢及血小板易于集聚而致血栓形成；上午冠状动脉张力高，机体应激反应性增强易使冠状动脉痉挛；用力大便时心脏负荷增加。

（二）病理和病理生理

AS 在本质上是动脉血管壁对一系列危险因素所致损害的慢性炎症反应过程，AMI 主要是由于冠状动脉粥样硬化斑块的突然破溃引发继发血栓形成而阻塞血管。容易破溃的斑块处常常有大量的炎性细胞聚集，因此，AMI 可以被认为是这一慢性炎症过程的急性加剧，导致 AMI 发生的事件加重了动脉的炎症过程和/或对已经被炎症软化的冠状动脉粥样硬化斑块增加了机械力量，从而导致了斑块的破裂。斑块破裂后，内膜下胶原组织暴露，连同斑块中的脂质、纤维碎片等物质，可以导致血小板的聚集和激活，启动内源性凝血过程而形成血栓。病变血管内皮细胞常伴有内皮功能障碍，表现为 PGL、t-PA、EDRF 分泌的减少，这些变化也促进了血小板的聚集、激活和血栓形成；同时，炎性因子刺激容易引起病变血管的收缩和痉挛。总之，血栓连同硬化斑块阻塞管腔和/或血管动力性（痉挛收缩）的狭窄，导致冠状动脉血流量的显著减少或中断，打破了氧的供需平衡，如果这一过程严重且持续，即可导致相应的心肌死亡。

加剧粥样硬化斑块不稳定的因素有特异或非特异性的感染，如肺炎支原体感染。剧烈的体力活动和情绪激动常是 AMI 的诱因，这些应激情况可过度激活交感神经系统，导致释放到循环中的儿茶酚胺增多，引起心肌收缩增强、心肌耗氧增加；交感神经兴奋亦可引起血管切应力的增加和血压升高。同时，儿茶酚胺可引起血小板聚集，作用于易感的硬化斑块，可导致其破裂和诱发血栓形成。同样，手术、肺栓塞、中风、低氧、低血糖、过敏反应、黄蜂叮螫、失血等易诱发 AMI，可能也部分与交感神经的激活引起儿茶酚胺的释放增加或加剧局部斑块的炎症反应进而导致斑块的不稳定有关。观察发现，AMI 多发生于上午 6 时至 12 时之间，这被称为"morning danger"现象，可能也与这期间交感神经相对兴奋有关。

冠状动脉血流终止后，相应的心肌收缩功能受损在数秒之内即可发生，这一过程从心内膜向心外膜方向延伸。如果赶在心肌细胞死亡之前恢复血流，受损的心肌收缩功能可能会延迟一段时间才能恢复，这称为心肌顿抑（myocardial stunning）。冠状动脉完全阻塞前短暂数次的心肌缺血可增加阻塞后心肌存活的概率，这称为缺血预适应。冠状动脉完全阻塞后，至少在 15 min 内，不可逆的心肌损伤即可发生，最大的不可逆心肌损伤发生在冠状动脉阻塞后 4~6 h 内，但大多数的损伤发生在 2~3 h 内，因此在阻塞后 4~6 h 内恢复冠状动脉血流可拯救受损心肌，但如果冠状动脉血流在阻塞后 1~2 h 内恢复正常，可拯救的受损心肌的数量将呈指数增加，这也是对 STEMI 患者尽最大可能及早进行再灌注治疗的理论基础。

AMI 后主要出现左心室舒张和收缩功能障碍的一些血流动力学变化，其严重程度和持续时间取决于梗死的部位、程度和范围。心脏收缩力减弱、顺应性减低、心肌收缩不协调，左心室压力曲线最大上升速度（dp/dt）减低，左心室舒张末期压力增高、舒张和收缩末期容量增多。射血分数减低，心搏量和心输出量下降，心率增快或有心律失常，血压下降，静脉血氧含量降低。心肌重构（梗死及非梗死节段的左心室大小、形态和厚度发生了改变）、梗死扩展（梗死区范围的增加）及出现心脏扩大可致心力衰竭（先左心衰竭，然后全心衰竭），可引发心源性休克。右心室梗死在心肌梗死患者中少见，其主要病理生理改变是右心衰竭的血流动力学变化，即右心房压力增高，高于左心室舒张末期压力，心输出量降低，血压下降。

（三）临床表现

1. 先兆

大约 60%AMI 患者有先兆，在发病前数日至数周有乏力、胸部不适、活动时心悸、气急、烦躁、心绞痛等前驱症状，其中以新发生心绞痛（初发型心绞痛）或原有的心绞痛加重（恶化型心绞痛）最为突出。心绞痛发作较以往频繁、程度较剧烈、持续较久、硝酸甘油疗效差、诱发因素不明显，疼痛时伴恶心、呕吐、大汗和心动过速，或伴有心功能不全、严重心律失常、血压大幅度波动等，同时心电图示 ST 段一过性明显抬高（变异性心绞痛）或压低，T 波倒置或增高（"假性正常化"），应警惕近期内发生心肌梗死的可能。一旦发现先兆，应及时住院处理，以免发生心肌梗死。与有先兆的 AMI 患者相比，无先兆患者预后较差，这可能是由于缺乏缺血预适应的保护作用。

2. 症状

（1）疼痛：疼痛是最先出现的症状，多发生于清晨，疼痛部位和性质与心绞痛相同，但多无明显诱因，且常发生于安静时，程度较重，持续时间较长，可达数小时或数天，休息和含用硝酸甘油片多不能缓解。患者常有烦躁不安、出汗、恐惧，或有濒死感。少数患者可无疼痛，一开始即表现为休克或急性心力衰竭。疼痛位于上腹部时，常被误认为胃穿孔、急性胰腺炎等急腹症；疼痛放射至下颌、颈部、背部上方时，常被误认为骨关节痛。某些患者，特别是老年患者及患糖尿病者可无胸痛。

（2）全身症状：有发热、心动过速、白细胞增高和红细胞沉降率增高等，一般由坏死物质吸收所引起。全身症状一般出现在疼痛发生后 24~48 h，程度与梗死范围常呈正相关，体温一般在 38 ℃左右，很少超过 39 ℃，持续数天至 1 周。

（3）胃肠道症状：疼痛剧烈时常伴有频繁的恶心、呕吐和上腹胀痛，与迷走神经受坏死心肌刺激和心输出量降低致组织灌注不足等有关，肠胀气亦不少见，重症者可发生呃逆。

（4）心律失常：见于 75%~95% 的患者，多发生在起病 1~2 周内，而以 24 h 内最多见，可伴乏力、头晕、昏厥等症状。各种心律失常中以室性心律失常最多，尤其是室性期前收缩。若室性期前收缩频发（每分钟 5 次以上）、成对出现或呈短阵室性心动过速、多源性或落在前一心搏的易损期，以前这被认为常是心室颤动的先兆。房室传导阻滞和束支传导阻滞也较多见，严重者房室传导阻滞可为完全性。室上性心律失常则较少见，多发生在心力衰竭者中。前壁心肌梗死者如发生房室传导阻滞，则表明梗死范围广泛，情况严重。

（5）低血压和休克：收缩压低于 90 mmHg，有烦躁不安、面色苍白、皮肤湿冷、脉细而快、大汗淋漓、尿量减少（每小时<20 mL）、神志迟钝甚至昏厥为休克表现。休克多在起病后数小时至 1 周内发生，见于约 20% 的患者，主要是心源性，原因为心肌广泛坏死（坏死面积在 40% 以上）使心输出量急剧下降，神经反射引起的周围血管扩张属次要原因，有些患者亦有血容量不足的因素参与。

（6）心力衰竭：主要是急性左心室衰竭，可在起病最初几天内发生，或在疼痛、休克好转阶段出现，为梗死后心脏舒缩力显著减弱或不协调所致，发生率为 32%~48%。患者表现为呼吸困难、咳嗽、烦躁等症状，严重者可发生肺水肿，随后可发生颈静脉怒张、肝大、水肿等右心衰竭表现。右心室心肌梗死者可一开始即出现右心衰竭的表现，伴血压下降。

3. 体征

（1）心脏体征：心脏浊音界可轻度至中度增大；心率多增快，少数也可减慢；心尖区第一心音减弱，可出现第四心音（心房性）奔马律，少数有第三心音（心室性）奔马律；10%~20% 患者在起病第 2~3 天出现心包摩擦音，为反应性纤维素性心包炎所致；心尖区可出现粗糙的收缩期杂音或伴收缩中晚期喀喇音，为二尖瓣乳头肌功能失调或断裂致二尖瓣急性反流所引起；可有各种心律失常。

（2）血压：除极早期血压可增高外，几乎所有患者都有血压降低。起病前有高血压者，血压可降至正常；起病前无高血压者，血压可降至正常以下，且可能不再恢复到起病前的水平。

(3) 其他体征：可出现与心律失常、休克或心力衰竭有关的其他体征。AMI 患者常因剧烈胸痛而不自觉地将握紧的拳头按在胸骨上，这称为 Levine 征。疼痛可引起内脏神经的反应，如出汗，严重者常呈焦虑面容，脸色灰白。AMI 时，肺底部常可闻及啰音，Killip 分级用来描述 AMI 时心力衰竭和肺充血情况：Ⅰ级，肺部无啰音；Ⅱ级，肺部有轻到中度的啰音，但累及不到 1/2 的肺野，有或无舒张期奔马律；Ⅲ级，肺部啰音超过 1/2 肺野，可闻及舒张期奔马律；Ⅳ级，心源性休克。

(四) 实验室和其他检查

1. 心电图

AMI 时典型的心电图变化有其特征性和动态性变化，目前心电图对 AMI 的诊断标准为：典型缺血性胸痛存在的情况下，如果心电图伴有下列任何一条表现，即可诊断为 AMI。

(1) 至少在以下两个导联出现病理性 Q 波（时限 ≥ 30 ms，振幅 ≥ 0.2 mV）：① Ⅱ、Ⅲ或 aVF 导联；② V_{1-6} 导联；③ Ⅰ和 aVL 导联。

(2) 新出现的 ST 段抬高或压低（≥ 0.10 mV）。

(3) 恰当临床条件下出现的完全性左束支传导阻滞。

(4) 某些特殊心电图表现：如 Wellens 综合征（无症状时出现 V_{2-3} 导联 T 波双向或者深倒置）、de Winter 综合征（胸前导联出现 ST 段上斜型压低伴 T 波高耸对称）、合并左束支传导阻滞时的 Sgarbossa 标准（正向 QRS 导联：同向 ST 段抬高 ≥ 1 mm；负向 QRS 导联：V_{1-3} 导联 ST 段同向压低 ≥ 1 mm 或 ST 段异向抬高 ≥ 5 mm）及左主干病变心电图（≥ 6 个导联 ST 段压低伴 aVR 和/或 V_1 导联 ST 段抬高）等。

需要注意的是，心电图对 AMI 的诊断敏感性不高。一项大样本的、经酶学证实为 AMI 的研究显示，大约 20% 的患者不符合上述标准。但 ST 段抬高 ≥ 0.10 mV 对 AMI 的阳性预测值较高，可达 90% 以上。

既往认为，AMI 可以根据心电图上是否出现病理性 Q 波，将其分为透壁性心肌梗死和非透壁性心肌梗死。事实并不尽然，尸检显示病理性 Q 波可以出现在非透壁性心肌梗死中，而透壁性心肌梗死在心电图上也可以不出现 Q 波。这种根据心电图表现来判断病理改变的做法容易误导医生，因此将描述性的心肌梗死心电图称为 Q 波心肌梗死（Q wave myocardial infarction，QWMI）和非 Q 波心肌梗死（non-Q wave myocardial infarction，NQWMI）更为客观。无论 QWMI 还是 NQWMI，驱使其发生的病理因素相同，即不稳定性斑块破裂后继发形成的血栓阻塞冠状动脉血管，连同血管收缩导致灌注血流的减少。

AMI 的心电图定位参见心电图章节。

目前证据显示，下壁心肌梗死时如有胸前导联 ST 段的压低则病死率较不伴胸前导联 ST 段压低者高，ST 段的压低最大幅度见于 V_{4-6} 导联，多提示冠状动脉 3 支血管病变，且有较低的 LVEF。

心向量图有 QRS 环的改变、ST 向量的出现和 T 环的变化，用心向量图诊断心肌梗死可能较心电图更为敏感，但并不更具特异性，须结合临床资料综合考虑。

2. 心肌坏死血液标志物

心肌坏死伴随着心肌细胞中一些大分子物质释放到血液中，如一些酶类、肌红蛋白及心肌收缩蛋白，它们可作为 AMI 时的诊断标志物。肌钙蛋白（cTn）对心肌梗死的诊断具有最佳的灵敏性和特异性，特别是近些年应用于临床的高敏肌钙蛋白（high-sensitivity cardiac troponin，hs-cTn）相比于传统 cTn 具有更佳的阴性排除价值、更早的诊断价值（肌钙蛋白盲区更短），近些年受到权威指南的推荐。而传统的肌酸激酶同工酶（CK-MB）及肌红蛋白在心肌梗死中的诊断价值有所下降，不过两者因为下降速度快，可为判断心肌梗死发生时间和再发梗死提供补充价值。

尽管 cTn 特别是 hs-cTn 对心肌梗死的敏感性和特异性均很高，但对 AMI 的诊断还是要密切结合心电图、临床症状等。除心肌梗死外，多种原因导致的急性心肌损伤（如心肌炎、心力衰竭、Takotsubo 心肌病、急性肾衰竭、脓毒血症等）和慢性心肌损伤（慢性心力衰竭、心肌淀粉样变性及慢性肾脏病等）都会导致肌钙蛋白的增高，临床上还需综合判断。各心脏标志物在体内出现、达峰和持续的时间见表 4-2-1。

表 4-2-1 各心脏标志物在体内出现、达峰和持续的时间

标志物	AMI 后血液中开始升高的时间/h	平均达峰时间（未行再灌注治疗时）/h	恢复正常的时间/d
肌红蛋白	1~3	6~7	1
hs-cTnI	1~3	24	5~10
hs-cTnT	1~3	12~48	5~14
CK-MB	3~12	24	2~3

最近也有一些其他的心脏标志物陆续出现，如心脏脂肪酸结合蛋白（heart fatty acid binding proteins，hFABP）、肌凝蛋白轻链（myosin light chain，MLC）、肌凝蛋白重链（myosin heavy chain，MHC）、糖原磷酸化酶同工酶 BB（glycogen phosphorylase isoenzyme BB，GPBB）等。这些标志物有的更利于早期诊断 AMI，如 hFABP、GPBB，有的在血液中有着更长的时间窗，如 MLC、MHC，但这些新型的标志物在临床应用中经验积累不多，故多不推荐常规使用。

3. 影像学检查

超声心动图对心电图表现不典型的病例具有重要的辅助诊断意义。在疑似 ACS 的患者中，若能发现室壁节段性运动障碍，则高度提示该诊断，尤其是透壁性心肌梗死或 QWMI 的患者；在 NQWMI 的患者中检出略少但亦很常见。近些年来，超声心动图领域的一些新的技术，如斑点追踪成像技术可以发现肉眼难以察觉的心室运动障碍。此外，超声心动图还可以评价心功能，从而对预后做出大致的判断；可以明确主动脉夹层的诊断，而主动脉夹层是 AMI 溶栓治疗的绝对禁忌证；可以发现 AMI 时的一些机械并发症，如室间隔穿孔、二尖瓣乳头肌断裂等；并可以对异常血流做半定量的计算，以及根据伯努利方程和反流血流速度计算心腔的压力。

AMI 时胸部 X 线片或者 CT 无特异性表现，但是在胸痛的鉴别中有重要意义。它可

以及时提示气胸、肺梗死伴胸腔积液、主动脉夹层、骨折等疾患。增强 CT 可以提供心腔大小、室壁厚度等信息，还可以准确地检测室壁瘤和心腔内的血栓。近年来出现的电子束 CT（electric beam CT，EBCT），成像时间更短，可以大大消除室壁运动对成像过程的影响，提高成像的质量。

磁共振显像（MRI）在评价心肌梗死的面积，存活的心肌及心肌缺血的范围方面有很大的价值，MRI 可以较早地识别心肌梗死，区分缺血、梗死抑或正常心肌，判断梗死心肌和非梗死心肌的血流灌注情况，检测室壁的厚度和心腔的大小，观察室壁运动情况，发现心肌的肥大、水肿或纤维化。心脏 MRI 在 AMI 的鉴别诊断中可发挥重要的作用，如在冠状动脉非阻塞性心肌梗死（MINOCA）的鉴别诊断流程中，MRI 作为关键的检查在鉴别 AMI 和其他类似表现的疾病（如心肌炎、Takotsubo 心肌病等）中起到了关键作用。但检查时患者的转运和成像时间较长是限制其应用的主要瓶颈。

（五）诊断和鉴别诊断

2018 年《心肌梗死通用定义（第四版）》包括：cTnT 或 cTnI（首选 hs-cTn）水平升高和/或降低，且至少有 1 次超过健康人 99th URL，并伴有至少 1 种临床缺血证据。缺血证据包括：① 急性心肌缺血的症状；② 新发心电图缺血性改变；③ 心电图出现病理性 Q 波；④ 影像学证据显示存活心肌丢失或与缺血原因一致的节段性室壁运动异常；⑤ 血管造影或尸检发现冠状动脉内血栓。

根据典型的临床表现、特征性的心电图及实验室检查，诊断本病并不困难。对老年患者，突然发生严重心律失常、休克、心力衰竭而原因未明，或突然发生较重而持续较久的胸闷或胸痛者，都应考虑本病的可能。宜先按 AMI 来处理，并在短期内进行心电图和血清心肌损伤标志物（特别是 cTn）等的动态观察以确定诊断。鉴别诊断要考虑以下疾病。

1. 心绞痛

与心绞痛相比，AMI 的胸痛更剧烈，持续时间更长，达数小时或 1~2 d，且不易为硝酸甘油所缓解，最重要的鉴别点为心肌损伤标志物（特别是 cTn）增高与否。

2. 急性心包炎

急性心包炎尤其是急性非特异性心包炎，可有较剧烈而持久的心前区疼痛。但心包炎的疼痛与发热同时出现，呼吸和咳嗽时加重，通常采取前倾位时疼痛缓解，早期即有心包摩擦音，且疼痛在心包腔出现渗液时消失，全身症状一般不如 AMI 严重，心电图除 aVR 导联外，其余导联均有 ST 段弓背向下的抬高，经常会有 PR 段的压低、T 波倒置，无异常 Q 波出现。

3. 急性肺动脉栓塞

急性肺动脉栓塞可发生胸痛、咯血、呼吸困难和休克。但肺动脉栓塞有右心负荷急剧增加的表现，如发绀、肺动脉瓣区第二心音亢进、颈静脉充盈、肝大、下肢水肿等。心电图示 Ⅰ 导联 S 波加深、Ⅲ 导联 Q 波显著、胸导联过渡区左移、右胸导联 T 波倒置等改变，可资鉴别。

4. 急腹症

急性胰腺炎、消化性溃疡穿孔、急性胆囊炎、胆石症等，均有上腹部疼痛，可能伴休克。仔细询问病史,做体格检查、心电图检查和心肌损伤标志物测定可协助鉴别。

5. 主动脉夹层

胸痛一开始即达高峰,常放射到背、肋、腹、腰和下肢,两上肢的血压和脉搏可有明显差别,下肢暂时性瘫痪、偏瘫和主动脉瓣关闭不全等表现可资鉴别。床旁 D-二聚体检测常能提供快速有用的鉴别信息,一般来说,AMI 时 D-二聚体不增高或轻度增高,而主动脉夹层常会显著增高。二维超声心动图、大血管 CTA 检查有助于诊断。

(六) 机械并发症

1. 乳头肌功能失调或断裂(dysfunction or rupture of papillary muscle)

二尖瓣乳头肌收缩功能因缺血、坏死等发生障碍,造成不同程度的二尖瓣脱垂且关闭不全,心尖区出现收缩中晚期喀喇音和吹风样收缩期杂音,第一心音可不减弱或增强,可引起难以纠正的心力衰竭。断裂多发生在二尖瓣后乳头肌,见于下壁心肌梗死,心力衰竭明显,可迅速发生肺水肿并在数日内死亡;对于缺血引起的功能障碍者,部分患者的乳头肌功能可在及时的血运重建后逐渐恢复。

2. 心脏破裂(rupture of the heart)

心脏破裂较为少见,常在起病 1 周内出现,多为心室游离壁破裂,这会造成心包积血并引起急性心脏压塞而致人猝死。偶为心室间隔破裂造成穿孔,在左胸骨左缘第 3—4 肋间出现响亮的收缩期杂音,常伴有震颤,可引起心力衰竭和休克而在数日内致人死亡。心脏破裂也可为亚急性,患者能存活数月。

3. 栓塞(embolism)

栓塞的发生率为 1%~6%,见于起病后 1~2 周。心室内血栓在无血运重建时代的发生率可达 20%,随着血运重建、抗栓治疗的出现,近些年心室内血栓的发生率已降到 5% 以下,其可引起脑、肾、脾或四肢等动脉栓塞。若下肢静脉血栓形成部分脱落,则产生肺动脉栓塞。

4. 心室室壁瘤(cardiac aneurysm)

心室室壁瘤主要见于左心室,发生率为 5%~20%。体格检查可见左侧心界扩大,心脏搏动较广泛,可有收缩期杂音。心电图可表现为 ST 段持续抬高,X 线透视、超声心动图、放射性核素心脏血池显像及左心室造影可见局部心缘突出,搏动减弱或有反常搏动。

5. 心肌梗死后综合征(post-infarction syndrome)

心肌梗死后综合征发生率约为 10%,于心肌梗死后数周至数月内出现,可反复发生,表现为心包炎、胸膜炎或肺炎,有发热、胸痛等症状,可能为机体对坏死物质的过敏反应。

(七) 治疗

及早发现,及早住院,并加强住院前的就地处理。治疗原则是保护和维持心脏功能,挽救濒死的心肌,防止梗死扩大,缩小心肌缺血梗死范围,及时处理严重心律失常、泵衰竭和各种并发症,防止猝死,使患者不但能度过急性期,且康复后还能保持尽可能多地有功能心肌。

1. 院前处理

心肌梗死导致的死亡有一半发生在发病 1 h 以内,国外的经验强调院前处理,包括能够迅速和急救中心取得联系，急救装配设施应包括除颤仪，以及其他心肺复苏的设备、经电话传输的心电图系统。早期、快速并完全地开通梗死相关动脉（infarction related artery，IRA）是改善STEMI患者预后的关键。应尽量缩短心肌缺血总时间，包括患者自身延误、院前系统延误和院内救治延误的时间。

减少患者自身延误方面应缩短自发病至首次医疗接触（first medical contact，FMC）的时间，应通过健康教育和媒体宣传，使公众了解STEMI的早期症状。教育患者在发生疑似心肌梗死症状（胸痛）后尽早呼叫"120"急救中心、及时就医，避免因自行用药或长时间多次评估症状而延误治疗。缩短发病至FMC的时间、在医疗保护下到达医院可明显改善STEMI患者的预后。

减少院前系统和院内救治延误，缩短FMC至导丝通过IRA的时间——建立区域协同救治网络和规范化胸痛中心是缩短FMC至导丝通过IRA时间的有效手段。有条件时应尽可能在FMC后10 min内完成首份心电图，提前经远程无线系统或微信等将心电图传送到相关医院，并在10 min内确诊。应在公众中普及心肌再灌注治疗知识，以减少签署手术知情同意书时的延误。

2. 再灌注策略选择

经救护车收治且入院前已确诊为STEMI的患者，若120 min内能转运至PCI中心并完成直接PCI治疗（FMC至导丝通过IRA时间<120 min），则应首选直接PCI治疗，相关PCI中心应在患者到达医院前尽快启动心导管室，并尽可能绕过急诊室直接将患者送入心导管室行直接PCI；若120 min内不能转运至PCI中心完成再灌注治疗，最好于入院前在救护车上开始溶栓治疗，院前溶栓后具备条件时应直接转运至具有直接PCI能力的医院，根据溶栓结果进行后续处理。若患者就诊于无直接PCI条件的医院，如能在FMC后120 min内转运至PCI中心并完成再灌注治疗，则应将患者转运至可行PCI的医院实施直接PCI，且患者应在就诊后30 min内转出。若FMC至导丝通过IRA时间>120 min，则应在FMC后30 min内开始溶栓。患者自行就诊于可行直接PCI的医院，应在FMC后90 min内完成直接PCI治疗。再灌注治疗时间窗内，发病<3 h的STEMI，直接PCI与溶栓同效；发病3~12 h，直接PCI优于溶栓治疗，优先选择直接PCI。接受溶栓治疗的患者应在溶栓后60~90 min内评估溶栓有效性，溶栓失败的患者应立即行紧急补救PCI；溶栓成功的患者应在溶栓后2~24 h内常规行直接PCI策略（急诊冠状动脉造影后，根据病变特点决定是否干预IRA）。根据我国国情，也可请有资质的医生到有PCI设备的医院行直接PCI（时间<120 min）。

3. 入院后处理

迅速询问病史，判断是否为冠状动脉缺血引起的不适，测血压，立刻进行心电图检查（在FMC后10 min内完成），开放静脉通道，持续心电监护以观察缺血状况和发现恶性致命性室性心律失常，吸氧，抽血检测心肌损伤标志物。如果心电图提示至少2个相邻导联出现ST段的抬高≥1 mm或新出现的束支阻滞，结合典型的心肌缺血症状即可做出STEMI的诊断，不用等心肌损伤标志物结果。左主干病变的心电图改变、Wellens综合征和de Winter综合征应视为STEMI的等同心电图改变。

确诊STEMI后，对于行直接PCI的患者，阿司匹林联合1种P2Y12受体抑制剂的双联抗血小板治疗（dual antiplatelet therapy，DAPT）是抗栓治疗的基础。无禁忌证的STEMI患者均应立即嚼服肠溶阿司匹林150~300 mg负荷剂量，继以75~100 mg/d长期维持。除非存在禁忌证如高出血风险，在直接PCI前（或最迟在PCI时）推荐使用替格瑞洛（180 mg负荷剂量，继以90 mg，2次/d）。在替格瑞洛无法获得或有禁忌证时可选用氯吡格雷［600 mg负荷剂量（年龄>75岁负荷剂量300 mg），继以75 mg，1次/d］。围手术期再发急性缺血事件的患者，应将氯吡格雷替换为替格瑞洛（180 mg负荷剂量，继以90 mg，2次/d）。

接受PCI治疗的STEMI患者，术中均应给予肠外抗凝药物。应权衡有效性、缺血和出血风险，选择性使用普通肝素、依诺肝素或比伐芦定。

（1）监护和一般治疗。

监护和一般治疗包括休息、吸氧及活动指导，具体见本章护理部分。

（2）解除疼痛。

AMI剧烈胸痛时患者交感神经过度兴奋，产生心动过速、血压升高和心肌收缩功能增强，从而增加心肌耗氧量，并易诱发快速室性心律失常，应迅速给予有效镇痛剂，如吗啡3 mg静脉注射，必要时每5 min重复1次，总量不超过15 mg。其副作用有恶心、呕吐、低血压和呼吸抑制。

（3）心肌再灌注。

心肌再灌注疗法可极有效地解除疼痛。起病3~6 h内，使闭塞的冠状动脉再通，心肌得到再灌注，濒临坏死的心肌可能得以存活，或坏死范围缩小，预后改善。因此，心肌再灌注是一种非常积极有效的治疗措施。

① 溶栓疗法。

院前溶栓的效果优于入院后溶栓。对STEMI发病3 h内的患者，溶栓治疗的即刻疗效与直接PCI基本相似；有条件时可在救护车上开始溶栓治疗。院前溶栓治疗须具备以下全部4个条件：a. 急性胸痛持续30 min以上，但未超过12 h；b. 心电图相邻2个或2个以上导联ST段抬高，在肢体导联抬高≥0.1 mV、胸导联抬高≥0.2 mV，或新出现的左束支传导阻滞或右束支传导阻滞；c. 年龄≤75周岁；d. 不能在120 min内完成急诊PCI。

目前临床应用的主要溶栓药物包括非特异性纤溶酶原激活剂和特异性纤溶酶原激活剂两大类。建议优先采用特异性纤溶酶原激活剂。重组组织型纤溶酶原激活剂阿替普酶是目前常用的溶栓剂，可选择性激活纤溶酶原，对全身纤溶活性影响较小，无抗原性。但其半衰期短，为防止IRA再阻塞须联合应用肝素（使用时间为24~48 h）。其他特异性纤溶酶原激活剂有尿激酶原、瑞替普酶和重组人TNK组织型纤溶酶原激活剂（TNK-tPA）等。非特异性纤溶酶原激活剂如尿激酶，可直接将循环血液中的纤溶酶原转变为有活性的纤溶酶，无抗原性和过敏反应。由于非特异性纤溶酶原激活剂溶栓再通率低、使用不方便，不推荐院前溶栓使用。溶栓治疗期间及之后必须联合使用抗凝和抗血小板治疗，以抑制新的血栓形成，防止IRA再闭塞。

溶栓治疗时的抗血小板治疗：STEMI静脉溶栓患者，如年龄≤75岁，在阿司匹林基础上给予氯吡格雷300 mg负荷剂量，维持量75 mg，1次/d。如年龄>75岁，则使用氯吡格雷75 mg，维持量75 mg，1次/d。溶栓后行PCI患者，溶栓48 h后的DAPT方案与直接PCI相同。推荐静脉溶栓治疗的STEMI患者应至少接受48 h抗凝治疗，或者接受血运重建治疗，或住院期间使用，最长不超过8 d。可根据病情选用普通肝素、依诺肝素或磺达肝癸钠。

② 溶栓的适应证和禁忌证。

适应证：急性胸痛发病未超过12 h，预期FMC至导丝通过IRA时间>120 min，无溶栓禁忌证；发病12~24 h仍有进行性缺血性胸痛和心电图相邻2个或2个以上导联ST段抬高≥0.1 mV，或血流动力学不稳定的患者，若无直接PCI条件且无溶栓禁忌证，应考虑溶栓治疗。随着STEMI发病时间的延长，溶栓治疗的临床获益会降低。患者就诊越晚（尤其是发病3 h后），越应考虑转运行直接PCI（而不是溶栓治疗）。

绝对禁忌证：既往任何时间发生过颅内出血或未知原因卒中；近6个月发生过缺血性卒中；中枢神经系统损伤、肿瘤或动静脉畸形；近1个月内有严重创伤/手术/头部损伤、胃肠道出血；已知原因的出血性疾病（不包括月经来潮）；明确、高度怀疑或不能排除主动脉夹层；24 h内接受非可压迫性穿刺术（如肝脏活检、腰椎穿刺）。

相对禁忌证：6个月内有短暂性脑缺血发作；口服抗凝药治疗中；妊娠或产后1周；严重而未控制的高血压（收缩压>180 mmHg和/或舒张压>110 mmHg）；晚期肝脏疾病；感染性心内膜炎；活动性消化性溃疡；长时间或有创性复苏。

③ 再通标准。

溶栓开始后60~90 min内应密切监测患者临床症状、心电图ST段变化及心律失常。临床评估溶栓成功的指标包括（60~90 min内）：a. 抬高的ST段回落≥50%；b. 胸痛症状缓解或消失；c. 出现再灌注性心律失常，如加速性室性自主心律、室性心动过速甚至心室颤动、房室传导阻滞、束支阻滞突然改善或消失，或下壁心肌梗死患者出现一过性窦性心动过缓、窦房传导阻滞，伴或不伴低血压；d. 心肌损伤标志物峰值提前，如cTn峰值提前至发病后12 h内，肌酸激酶同工酶峰值提前至14 h内。典型的溶栓治疗成功标准是抬高的ST段回落≥50%，伴有胸痛症状明显缓解和/或出现再灌注性心律失常。冠状动脉造影判断标准：IRA心肌梗死溶栓（thrombolysis in myocardial infarction, TIMI）2级血流表示血管再通，TIMI 3级为完全性再通，溶栓失败则相关梗死血管持续闭塞（TIMI 0~1级）。

④ 溶栓后PCI。

溶栓后应尽早将患者转运到有PCI条件的医院，出现心力衰竭或休克患者必要时推荐行急诊冠脉造影和有指征的PCI；溶栓成功的患者应在溶栓后2~24 h内常规行冠状动脉造影及IRA血运重建治疗；溶栓失败，或在任何时候出现血流动力学、心电不稳定或缺血症状加重，推荐立即行补救性PCI；初始溶栓成功后缺血症状再发或有证据证实再闭塞，推荐行急诊冠状动脉造影和PCI。对于发病时间<6 h、预计PCI延迟≥60 min或FMC至导丝通过时间≥90 min的STEMI患者应考虑给予半量阿替普酶后行常规冠状动脉造影并对IRA行PCI治疗，相比直接PCI可获得更好的心肌血流灌注。

（4）介入治疗。

直接PCI如下所述。

①适应证：发病12 h 内的STEMI 患者；院外心脏骤停复苏成功的STEMI 患者；存在提示心肌梗死的进行性心肌缺血症状，但无ST段抬高，出现以下一种情况的患者，血流动力学不稳定或心源性休克、反复或进行性胸痛且保守治疗无效、致命性心律失常或心脏骤停、机械并发症、急性心力衰竭、ST段或T波反复动态改变（尤其是间断性ST段抬高）的患者；STEMI 发病超过12 h，但有临床和/或心电图进行性缺血证据；伴持续性心肌缺血症状、血流动力学不稳定或致命性心律失常。近些年来，欧美国家这方面的经验指南对于STEMI 发病后12～24 h（或48 h）内的患者也推荐常规行直接PCI（推荐级别均为Ⅱa类推荐），并有证据显示其能改善这类患者的预后。

②直接PCI的应用与评价：与溶栓治疗相比，PCI能迅速有效恢复梗死心肌的再灌注，适用于90%以上的患者。其中90%以上的患者有望达到TIMI 3级血流。自1983年哈茨勒（Hartzler）首次报道对AMI 进行直接PTCA 以来，直接PCI 得到了广泛研究。多数试验显示，直接PCI的疗效优于溶栓治疗。与溶栓治疗相比，直接PCI时急诊冠脉造影有助于早期明确冠状动脉的解剖与病变情况，从而有利于采取个体化治疗和更为积极的治疗方法。

③直接PCI的主要技术要点。

STEMI 患者行直接PCI时推荐使用新一代药物洗脱支架；优先选择经桡动脉入路，重症患者也可考虑经股动脉入路。

合并多支血管病变的STEMI 患者，行急诊IRA 血运重建的同时，可根据非IRA 病变严重程度和供血范围同期行血运重建，也可考虑出院前对非IRA 病变行血运重建；但近年来有研究显示，心源性休克患者在IRA 血运重建时对非IRA 进行急性血运重建并不能改善患者30 d 和1年的临床预后。

PCI期间应考虑应用血管内影像检查（血管内超声或光学相干断层成像技术）进行手术优化。STEMI 合并多支血管病变且造影结果无法确定IRA 时，或造影结果与心电图、超声心动图提示的IRA 不一致时，应考虑应用血管内影像学进行评估，以明确IRA，从而指导治疗策略。冠状动脉内血栓负荷大时可考虑应用血栓抽吸。

STEMI 患者行直接PCI时易发生慢血流或无复流，应避免支架植入后过度扩张；冠状动脉内注射替罗非班、CCB、硝酸酯类、硝普钠或腺苷等药物有助于预防或减轻慢血流或无复流。在严重无复流患者中，主动脉内球囊反搏（IABP）有助于稳定血流动力学。

（5）心律失常的处理。

室性心律失常是STEMI 最为常见的心律失常类型，其导致血流动力学障碍的室性心动过速（VT）及心室颤动（VF）的发生率占6%～8%。STEMI 急性期预防性使用抗心律失常药物对患者有害。再灌注治疗中及STEMI 发病24 h 内发生的室性心律失常是否需要进行干预治疗取决于持续时间和对血流动力学的影响，无症状且不影响血流动力学的室性心律失常不需要使用抗心律失常药物。STEMI 发病48 h 后非缺血诱发的持续VT 或VF 则为明显的预后不良指标，须评价是否有植入心脏除颤复律器（ICD）的指征。反复发作VT 和/或VF 的STEMI 患者推荐早期行完全血运重建，以解除潜在的心肌缺血。

① 室性期前收缩：不需常规使用抗心律失常药物，而是纠正心肌缺血、电解质紊乱和代谢性异常，窦性心动过速时伴有的室性期前收缩可用β受体阻滞剂。

② 加速性心室自主节律：心室率60~125次/min，发生率可高达20%，可由再灌注所致。仅在引起明显血流动力学指标异常或反复心绞痛发作时，考虑用阿托品或心房起搏以增加窦性心律；只有在确定会引起较严重的室性心动过速时，才考虑用抗心律失常药物，如利多卡因或普鲁卡因胺。

③ 室性心动过速或心室颤动：合并多形性VT或VF的STEMI患者若无禁忌证应静脉使用β受体阻滞剂治疗；反复出现多形性VT者推荐静脉使用胺碘酮；多次电复律后血流动力学仍不稳定、伴反复VT的患者也应考虑静脉使用胺碘酮，如果β受体阻滞剂、胺碘酮及超速抑制治疗无效或无法获得，可使用利多卡因治疗。应注意纠正电解质紊乱（尤其是低钾血症与低镁血症）。经完全血运重建及优化药物治疗后仍反复发作VT、VF或电风暴的STEMI患者，可考虑在植入ICD后行射频消融治疗。

④ 房室传导阻滞和室内阻滞。

a. 一度房室传导阻滞：一般不需特殊治疗。

b. 二度房室传导阻滞：莫氏Ⅰ型或文氏型，多见于下壁心肌梗死，房室结缺血引起，心率超过50次/min，一般不需治疗。若心率<50次/min或患者有症状，应立即注射阿托品（0.3~0.6 mg）。莫氏Ⅱ型可能进展为三度房室传导阻滞，应考虑起搏治疗。

c. 三度房室传导阻滞：下壁心肌梗死所致的三度房室传导阻滞通常由房室结内或结上损伤引起，逸搏心律通常较稳定，且大部分可恢复，可用阿托品静脉注射［0.3~0.6 mg/次，每3~10 min 1次（总量<2 mg）］，阿托品无效可考虑起搏治疗。但对心率低于40~50次/min及前壁心肌梗死合并三度房室传导阻滞者都应考虑起搏治疗。

d. 室内传导阻滞：室内传导阻滞常见于前壁心肌梗死，病死率较高。

⑤ 室上性心律失常。

a. 窦性心动过速：纠正病因，无禁忌证时，可用β受体阻滞剂。

b. 阵发性室上性心动过速：若无低血压（收缩压<100 mmHg），可使用腺苷或胺碘酮，有心力衰竭和低血压的患者用直流电复律或心房起搏。

c. 心房扑动和心房颤动：影响血流动力学指标时，首选电复律。若无禁忌证，药物可选用β受体阻滞剂控制心室率。为防止心房颤动的复发，可首选胺碘酮。

(6) 控制休克。

若休克纯属心源性休克，抑或尚有周围血管舒缩障碍或血容量不足等因素存在，治疗时可分别处理。

① 补充血容量：估计有血容量不足、中心静脉压和肺毛细血管楔压低者，用低分子右旋糖酐或质量分数为5%~10%的葡萄糖液静脉滴注，输液后如中心静脉压上升>18 cmH$_2$O，肺毛细血管楔压>15 mmHg，则应停止。右心室梗死时，中心静脉压的升高则未必是补充血容量的禁忌。

② 应用升压药：补充血容量后血压仍不升，而肺毛细血管楔压和心输出量正常时，提示周围血管张力不足，可使用升压药物，临床上常用的升压药物有多巴胺和去甲肾上腺素，证据显示后者相比于前者，使用期间出现室上性心律失常的可能性更小。

③ 上述治疗无效时，用主动脉内气囊反搏术进行辅助循环，心源性休克难以纠正的患者也可考虑短期使用机械循环辅助装置，包括体外膜肺、左心室辅助装置、心室辅助系统或体外循环。

(7) 治疗心力衰竭。

治疗心力衰竭主要是治疗急性左心衰竭，以应用吗啡（或哌替啶）和利尿剂为主，亦可选用血管扩张剂减轻左心室的后负荷。洋地黄类药物因可能引起室性心律失常宜慎用，由于最早期出现的心力衰竭主要由坏死心肌间质充血、水肿引起顺应性下降所致，而左心室舒张末期容量尚不增大，因此在梗死发生后 24 h 内应尽量避免使用洋地黄类药物。有右心室梗死的患者应慎用利尿剂及血管扩张药物。

(8) 其他药物治疗。

下列疗法有助于挽救濒死心肌，防止梗死扩大，缩小缺血范围，加快愈合，但有些疗法尚未完全成熟或疗效尚有争论。

① 抗栓和抗血小板治疗：所有 STEMI 患者均应接受抗栓治疗，并根据再灌注策略选用抗血小板治疗方案，具体方案可见前文（入院后处理）。PCI 后若无其他抗凝适应证，不建议常规行抗凝治疗。

② β 受体阻滞剂：β 受体阻滞剂有利于缩小心肌梗死面积，减少复发性心肌缺血、再梗死、心室颤动及其他恶性心律失常，对降低急性期病死率有肯定的疗效。无禁忌证的 STEMI 患者应在发病后 24 h 内开始口服 β 受体阻滞剂。建议口服美托洛尔，从低剂量开始，逐渐加量。若患者耐受良好，2~3 d 后换用相当剂量的长效缓释制剂。

③ ACEI/ARB：ACEI/ARB 通过影响心肌重塑、减轻心室过度扩张而减少心力衰竭的发生，降低死亡率。在 STEMI 最初 24 h 内，对有心力衰竭证据、左心室收缩功能不全、糖尿病、前壁心肌梗死，但无低血压（收缩压<90 mmHg）或明确禁忌证者，应尽早口服 ACEI；对非前壁心肌梗死、低危（LVEF 正常、心血管危险因素控制良好、已接受血运重建治疗）、无低血压的患者，应用 ACEI 也可能获益。发病 24 h 后，如无禁忌证，所有 STEMI 患者均应给予 ACEI 长期治疗。如患者不能耐受 ACEI，可考虑给予 ARB。近些年来，沙库巴曲缬沙坦（ANRI）在心肌梗死、心力衰竭的治疗中发挥了更为有效的作用。

④ 醛固酮受体拮抗剂：STEMI 后已接受 ACEI 和/或 β 受体阻滞剂治疗，但仍存在左心室收缩功能不全（LVEF≤40%）、心力衰竭或糖尿病，且无明显肾功能不全［血肌酐男性≤221 μmol/L（2.5 mg/dL）、女性≤177 μmol/L（2.0 mg/dL），血钾≤5.0 mmol/L］的患者，应给予醛固酮受体拮抗剂治疗。

⑤ 他汀类药物：所有无禁忌证的 STEMI 患者入院后均应尽早开展高强度他汀类药物治疗，且无须考虑胆固醇水平。

(9) 恢复期的处理。

住院 1~2 周后，如病情稳定，体力增强，可考虑出院。近年来临床上主张出院前做运动负荷心电图、核素和/或超声检查。如上述检查显示心肌缺血或心功能较差，宜行冠状动脉造影检查进一步处理。心室晚电位检查有助于预测发生严重室性心律失常的可能性。近几年又提倡 AMI 恢复后，进行康复治疗，逐步做适当的体育锻炼，有利于体力的增强和工作能力的提高。经 2~4 个月的体力活动锻炼后,酌情恢复部分工作或减轻工作,以后部分患者可恢复全天工作,但应避免过重体力劳动或精神过度紧张。

(10) 并发症的处理。

并发栓塞时,用溶栓和/或抗凝疗法。心室室壁瘤若影响心功能或引起严重室性心律失常,宜手术切除,或同时做主动脉冠状动脉旁路移植手术。心脏破裂和乳头肌功能严重失调都可考虑手术治疗,但手术死亡率高。为了减少心包炎复发及缓解症状,对心肌梗死后心包炎的患者可给予抗感染治疗,优先选用大剂量的阿司匹林,且可考虑合用秋水仙碱;不推荐使用糖皮质激素。

(11) 右心室心肌梗死的处理。

右心室心肌梗死的治疗措施与左心室心肌梗死略有不同。右心室心肌梗死引起右心衰竭伴低血压,而无左心衰竭的表现时,宜扩张血容量。若低血压未能纠正,可用强心剂,不宜用利尿剂。伴有房室传导阻滞者可予以临时起搏。

二、不稳定型心绞痛和非 ST 段抬高型心肌梗死

不稳定型心绞痛(UAP)和非 ST 段抬高型心肌梗死(NSTEMI)统称为非 ST 段抬高型急性冠脉综合征(non-ST-segment elevation acute coronary syndrome,NSTE-ACS)。UAP 包括以前一系列旧的心绞痛称谓,如梗死前心绞痛(pre-infarction angina)、急性冠状动脉功能不全(acute coronary insufficiency)、中间冠状动脉综合征(intermediate coronary syndrome)等。UAP 应至少具有如下一个临床特点:① 静息时发生的心绞痛,持续时间明显延长,20 min 以上不能缓解;② 新发生的心绞痛,程度达加拿大心血管学会(CCS)心绞痛分级至少Ⅲ级;③ 最近加重的心绞痛,程度至少增加 1 级,或达加拿大心血管学会心绞痛分级至少Ⅲ级。

ACS 的发病机制十分复杂,其病理学机制尚未完全清楚。目前认为,ACS 最主要的原因是易损斑块,它是指那些存在不稳定性和血栓形成倾向的斑块。ACS 是由于斑块破裂和糜烂并发血栓形成、血管痉挛及微血管栓塞等多因素作用导致急性或亚急性心肌供氧减少。

(一) 临床表现

1. UAP 临床表现

① 静息性心绞痛:心绞痛在休息时发作,并且持续时间通常在 20 min 以上。② 初发心绞痛:1~2 个月内新发心绞痛,可表现为自发性发作与劳力性发作并存,疼痛分级在Ⅲ级以上。③ 恶化劳力性心绞痛:既往有心绞痛病史,出现心绞痛恶化加重,发作次数频繁、时间延长或痛阈降低(心绞痛分级至少增加 1 级,或至少达到Ⅲ级)。

变异性心绞痛也是 UAP 的一种,通常是自发性。其特点是发作时心电图一过性 ST 段抬高,多数自行缓解,一般不演变为心肌梗死,但少数可演变成心肌梗死。动脉硬化斑块导致局部内皮功能紊乱和冠状动脉痉挛是其发病原因,硝酸甘油和 CCB 可以使心绞痛症状得到缓解。

NSTEMI 的临床症状与 UAP 相似,但是比 UAP 更严重,持续时间更长。UAP 可发展为 NSTEMI 或 STEMI。

2. 体征

大部分 UAP/NSTEMI 可无明显体征。高危患者心肌缺血引起的心功能不全可有新出现的肺部啰音或原有啰音增加，出现第三心音（S3）、心动过缓或心动过速，以及新出现二尖瓣关闭不全等体征。

3. 心电图表现

静息心电图是诊断 UAP/NSTEMI 的最重要方法，并且可提供预后方面的信息。ST-T 动态变化是 UAP/NSTEMI 最可靠的心电图表现。UAP 发作时心电图可出现两个或更多的相邻导联 ST 段下移≥0.1 mV，症状缓解后 ST 段缺血改变改善，或者发作时倒置 T 波呈伪性改善（假性正常化），发作后恢复原倒置状态则更具有诊断价值，它提示急性心肌缺血，并高度提示可能是严重冠状动脉疾病。发作时心电图显示胸前导联对称的 T 波深倒置并呈动态改变，多提示左前降支严重狭窄（即 Wellens 综合征）。心肌缺血发作时偶有一过性束支阻滞。持续性 ST 段抬高是 STEMI 心电图的特征性改变。变异性心绞痛 ST 段常呈一过性抬高。心电图正常并不能排除 ACS 的可能性。胸痛明显发作时心电图完全正常，应该考虑到非心源性胸痛。NSTEMI 的心电图 ST 段压低和 T 波倒置比 UAP 更明显和持久，并有一系列的演变过程，如 T 波倒置逐渐加深，再逐渐变浅，部分还会出现病理性 Q 波。两者的鉴别除了根据心电图外，还要根据胸痛症状，以及是否检测到血中心肌损伤标志物。高达25%的 NSTEMI 可演变为 Q 波心肌梗死，其余75%则为非 Q 波心肌梗死。反复胸痛的患者，须进行连续多导联心电图监测，才能发现 ST 段变化及无症状的心肌缺血。

4. 心肌损伤标志物

心肌损伤标志物可以帮助诊断 NSTEMI，并且提供有价值的预后信息。心肌损伤标志物水平与预后密切相关。cTn 是 NSTE-ACS 最敏感和最具特异性的生物标志物，也是诊断和危险分层的重要依据之一。cTn 增高或增高后降低，并至少有 1 次数值超过正常上限，提示心肌损伤坏死。与 cTn 比较，肌酸激酶同工酶在心肌梗死后迅速下降，因此可对判断心肌损伤的时间和诊断早期再梗死提供补充价值。与标准 cTn 检测相比，hs-cTn 检测对于急性心肌梗死有较高的预测价值，可减少"肌钙蛋白盲区"时间，更早地检测急性心肌梗死。采用 hs-cTn 检测方法后，最新的 NSTE-ACS 指南中推荐连续监测时间间隔更短的快速诊断流程。0~1 h 流程为最佳策略，0~2 h 流程为次优策略。经 0~1 h、0~2 h 流程判断后仍需要进一步观察的患者，需在 3 h 再次检测 hs-cTn。

(二) 危险性分层

根据病史、典型的心绞痛症状、典型的缺血性心电图改变（新发或一过性 ST 段压低≥0.1 mV，或 T 波倒置≥0.2 mV）及心肌损伤标志物（cTn 尤其是 hs-cTn）测定，可以做出 UAP/NSTEMI 诊断。诊断不明确且不典型而病情稳定者，可以在出院前做负荷心电图或负荷超声心动图、核素心肌灌注显像、冠状动脉造影等检查。冠状动脉造影仍是诊断冠心病的"金指标"，可以直接显示冠状动脉狭窄程度，对决定治疗策略有重要意义。

根据 NSTE-ACS 的严重程度不同，临床将其分为低危组、中危组、高危组及极高危组。

(1) 极高危组：血流动力学不稳定或心源性休克；药物治疗无效的反复发作或持续性胸痛；致命性心律失常或心脏骤停；心肌梗死合并机械并发症；急性心力衰竭和缺血相关；≥6个导联ST段压低>1 mm，伴有aVR和/或V_1导联的ST段抬高。

(2) 高危组：心肌梗死相关的cTn上升或下降；ST-T动态改变（有或无症状）；GRACE评分>140分。

(3) 中危组：糖尿病；肾功能不全［eGFR<60 mL/(min·1.73 m^2)］；LVEF<40%或充血性心力衰竭；早期心肌梗死后心绞痛；PCI史；冠状动脉旁路移植术史；109分<GRACE评分<140分。

(4) 低危组：无任何上述提及的特征。

对于NSTE-ACS的缺血和出血评分很多，目前广泛使用并得到较多外部验证的为GRACE缺血评分和CRUSADE出血评分。根据患者最初检查中所获取的常规临床资料，可参照危险度计分的方法建立一个简单的系统，以预测患者是否可能发生死亡和心肌缺血事件发生的危险度等级。利用危险度计分，有利于对患者预后及疗效进行评估，也可作为选择治疗方法的依据，如是否需要更多的抗栓治疗，是否需要选择早期介入治疗等。

（三）治疗

1. 一般治疗

急性期卧床休息，吸氧、持续心电监护。对NSTE-ACS合并动脉血氧饱和度<90%、呼吸窘迫或其他低氧血症高危特征的患者，应给予辅助氧疗。对没有禁忌证且给予最大耐受剂量抗心肌缺血药之后仍然有持续缺血性胸痛的NSTE-ACS患者，可静脉注射硫酸吗啡。

2. 抗缺血治疗

(1) 硝酸酯类：硝酸酯类仍是控制UAP/NSTEMI心肌缺血的重要药物，硝酸酯能降低心肌需氧，同时增加心肌供氧，对缓解心肌缺血有帮助。心绞痛发作时，可舌下含服硝酸甘油，每次0.5 mg，必要时每隔5 min服1次，可以连用3次，或使用硝酸甘油喷雾剂。使用硝酸甘油后症状无缓解且无低血压的患者，可静脉滴注硝酸甘油。应用硝酸酯类药物后症状不缓解或充分抗缺血治疗后症状复发，且无低血压及其他不能耐受的情况时，一般可静脉注射吗啡3 mg，必要时每5~15 min重复使用1次，以减轻症状，保证患者舒适。

(2) β受体阻滞剂：β受体阻滞剂通过负性肌力和负性频率作用，降低心肌耗氧量和增加冠状动脉灌注时间，因而有抗缺血作用。存在持续缺血症状的NSTE-ACS患者，如无禁忌证，推荐早期（24 h内）使用β受体阻滞剂，并建议继续长期使用，争取达到静息目标心率（55~60次/min），除非患者心功能Killip分级Ⅲ级以上或有其他一些禁忌证。

(3) CCB：已经使用足量硝酸酯和β受体阻滞剂的患者，或不能耐受硝酸酯和β受体阻滞剂的患者，或变异性心绞痛的患者，可以使用CCB控制进行性缺血或复发性缺血。ACS在没有联合使用β受体阻滞剂时，应避免使用快速释放的短效二氢吡啶类CCB，因其可增加不良事件的发生。肺水肿或严重左心室功能不全者，应避免使用维拉帕米和地尔硫卓。慢性左心功能不全患者可以耐受氨氯地平和非洛地平。不能使用β受体阻滞剂的患者，可选择能减慢心率的CCB如维拉帕米和地尔硫卓。

(4) 尼可地尔：尼可地尔兼有 ATP 依赖的钾通道开放作用及硝酸酯样作用。推荐将尼可地尔用于不能耐受硝酸酯类的 NSTE-ACS 患者。

(5) ACEI/ARB：对于所有 LVEF<40% 的患者，以及高血压、糖尿病或稳定的慢性肾脏病患者，如无禁忌证，应开始并长期持续使用 ACEI。对 ACEI 不耐受的、LVEF<40% 的心力衰竭或心肌梗死患者，推荐使用 ARB。

(6) 主动脉内球囊反搏：主动脉内球囊反搏可以降低左心室后负荷和增加左心室心肌舒张期灌注，因而可能对顽固性严重缺血有效。

3. 抗血小板与抗凝治疗

(1) 阿司匹林：阿司匹林是抗血小板治疗的基石，如无禁忌证，无论采用何种治疗策略，所有患者均应口服阿司匹林，首剂负荷量 150~300 mg（未服用过阿司匹林的患者），并以 75~100 mg/d 的剂量长期服用。

(2) P2Y12 受体抑制剂：除非有极高出血风险等禁忌证，在阿司匹林的基础上应联合应用 1 种 P2Y12 受体抑制剂，并维持至少 12 个月。选择包括替格瑞洛（负荷剂量 180 mg，90 mg、2 次/d 维持）或氯吡格雷（负荷剂量 300~600 mg，75 mg/d 维持）。

(3) 抗凝：抗凝治疗是为了抑制凝血酶的生成和/或活化，减少血栓相关的事件发生。研究表明，抗凝联合抗血小板治疗比任何单一治疗更有效。术前在无禁忌证的前提下，应使用抗凝治疗，优选磺达肝癸钠；若无法获得，可选择低分子量肝素或普通肝素。需要注意以下事项，PCI 后应停用抗凝药物，除非有其他治疗指征；对 NSTE-ACS（无 ST 段抬高、明确后壁心肌梗死或新发左束支传导阻滞）患者不建议予静脉溶栓治疗；不建议普通肝素与低分子量肝素交叉使用。

4. 他汀类药物在 ACS 中的应用

目前已有较多的证据显示，在 ACS 早期给予他汀类药物，可以改善预后，降低终点事件，这可能与他汀类药物的抗炎症及稳定斑块作用有关。因此，ACS 患者应在 24 h 内检查血脂，在出院前尽早给予较大剂量他汀类药物。

5. UAP/NSTEMI 的冠状动脉血管重建治疗

(1) 侵入性治疗策略：建议对具有至少 1 条极高危标准的患者选择紧急侵入治疗策略（<2 h）；建议对具有至少 1 条高危标准的患者选择早期侵入治疗策略（<24 h）；建议对具有至少 1 条中危标准（或无创检查提示症状或缺血反复发作）的患者选择侵入治疗策略（<72 h）；无任何一条危险标准且症状无反复发作的患者，建议在决定有创评估之前先行无创检查（首选影像学检查）以寻找缺血证据。

(2) PCI：在对桡动脉路径经验丰富的中心，建议行冠状动脉造影和 PCI 时选择桡动脉路径。行 PCI 的患者，建议使用新一代药物涂层支架（DES）。多支病变患者，建议根据当地心脏团队方案，基于临床状况、合并疾病和病变严重程度（包括分布、病变特点和 SYNTAX 评分）选择血运重建策略。因出血风险增高而拟行短期（30 d）DAPT 的患者，新一代 DES 优于金属裸支架（BMS）。具体见本章附录。

(3) 冠状动脉旁路移植术（coronary artery bypass grafting, CABG）：左主干或 3 支血管病变且左心室功能降低（LVEF<50%）的患者（尤其合并糖尿病时），CABG 后生存率优于 PCI。双支血管病变且累及前降支近段伴左心室功能降低（LVEF<50%），或

无创性检查提示心肌缺血患者宜行 CABG 或 PCI，但强化药物治疗下仍有心肌缺血而不能进行 PCI 时，可考虑 CABG。

（戴允浪　赵　欣）

第三节　稳定性冠心病

2018 年我国《稳定性冠心病诊断与治疗指南》中所指的稳定性冠心病（stable coronary artery disease，SCAD）包括 3 种情况，即慢性稳定型劳力性心绞痛、缺血性心肌病和急性冠状动脉综合征之后稳定的病程阶段。SCAD 的内涵和欧洲心脏病学会（ESC）发布的《2019 年欧洲心脏病学会慢性冠状动脉综合征诊断和管理指南》中慢性冠状动脉综合征（chronic coronary syndrome，CCS）的内涵基本一致。本节重点介绍慢性稳定型劳力性心绞痛。

心绞痛（angina pectoris）是由于短暂性心肌缺血引起的，以胸痛为主要特征的临床综合征，是冠心病的最常见表现。当体力或精神应激时，冠状动脉血流不能满足心肌代谢的需要，导致心肌缺血而引起心绞痛发作，休息或含服硝酸甘油可缓解。稳定型劳力性心绞痛是 SCAD 的重要类型，指心绞痛发作的程度、频度、性质及诱发因素在数个月内无显著变化。

一、稳定型心绞痛

（一）发病机制

给心脏予以机械性刺激并不引起疼痛，但心肌缺血缺氧则引起疼痛。当冠状动脉的供血与心肌的需血之间发生矛盾，冠状动脉血流量不能满足心肌代谢的需要时，心肌急剧的、暂时的缺血缺氧，心绞痛便可发生。

心肌氧耗的多少由心肌张力、心肌收缩强度和心率所决定，故常以"心率×收缩压"作为估计心肌氧耗的指标。在多数情况下，劳累诱发的心绞痛常在同一"心率×收缩压"的水平上发生。心肌能量的产生要求大量的氧供，心肌细胞摄取血液氧含量的 65%~75%，而身体其他组织仅摄取 10%~25%。因此，心肌平时对血液中氧的摄取已接近最大量，氧供如需要再增加，已难从血液中摄取，只能依靠增加冠状动脉的血流量来提供。正常情况下，冠脉循环有很大的储备力量，其血流量可随身体的生理情况而有显著的变化。剧烈活动时，冠状动脉适当地扩张，血流量可增加到休息时的 6~7 倍。缺氧时，冠状动脉也扩张，能使血流量增加 4~5 倍。动脉粥样硬化而致冠状动脉狭窄或部分分支闭塞时，其扩张性减弱，血流量减少，但对心肌的供血量相对比较固定。心肌的血液供应如减低到尚能应付心脏平时需要的水平，则休息时可无症状。一旦心脏负荷突然增加，如劳累、激动、左心衰竭等，使心肌张力增加（心腔容积增加、心室舒张末期压力增高）、心肌收缩力增加（收缩压增高、心室压力曲线最大压力随时间变化率增加）和心率增快等而致心肌氧耗量增加时，心肌对血液的需求增加；或当冠状动脉发生痉挛（吸烟过度，或神经体液调节障碍如肾上腺素能神经兴奋、TXA2 或内皮素增多）时，冠状动脉血流量进一步减少；或斑块破裂，引起血小板聚积致血栓（不稳型心绞痛）；或在突然发生循环血流量减少（如休克、极度心动过速等）的情况下，冠状动脉血流量突降，心肌血液供求之间矛盾加深，心肌血液供给不足，遂引起心绞痛。严重贫血的患者，在心肌供血量虽未减少的情况下，可因血液携氧量不足而发生心绞痛。产生疼痛感觉的直接因素，可能是在缺血缺氧的情况下，心肌内积聚过多的代谢产物，如乳酸、丙酮酸、磷酸等酸性物质，或类似激肽的多肽类物质刺激心脏内自主神经的传入纤维末梢，经第1—5胸交感神经节和相应的脊髓段传至大脑，产生疼痛感觉。这种痛觉反映在与自主神经进入水平相同脊髓段的脊神经所分布的皮肤区域，即胸骨后及两臂的前内侧与小指，尤其是在左侧，而多不在心脏部位。有人认为，在缺血区内富有神经供应的冠状血管的异常牵拉或收缩，可以直接产生疼痛冲动。

(二) 病理解剖和病理生理

病理解剖检查显示，一方面，心绞痛患者至少有一支冠状动脉的主支管腔显著狭窄达横切面的75%以上。对于有侧支循环形成者，则有关的冠状动脉要有更严重的阻塞才会发生心绞痛。另一方面，冠状动脉造影发现5%~10%的心绞痛患者，其冠状动脉的主要分支无明显病变，这提示这些患者的心肌血供和氧供不足可能是冠状动脉痉挛、冠状循环的小动脉病变、血红蛋白和氧的离解异常、交感神经过度活动、儿茶酚胺分泌过多或心肌代谢异常等所致。

患者在心绞痛发作之前，常有血压增高、心率增快、肺动脉压和肺毛细血管压增高的变化，反映了心脏和肺的顺应性减低。发作时可有左心室收缩力和收缩速度降低、射血速度减慢、左心室收缩压下降、心搏量和心输出量降低、左心室舒张末期压力和血容量增加等左心室收缩和舒张功能障碍的病理生理变化。左心室壁可出现收缩不协调或部分心室壁有收缩减弱的现象。

(三) 分级

心绞痛严重度的分级参照加拿大心血管学会标准分级。加拿大心血管病学会将SCAD心绞痛分为4级。Ⅰ级：一般体力活动（如步行和登楼）不受限，但在强烈、快速或持续用力时发生心绞痛。Ⅱ级：一般体力活动轻度受限，快行时、饭后、寒冷环境或大风中、精神应激或醒后数小时内发作心绞痛。一般情况下平地步行200 m以上或登楼一层以上受限。Ⅲ级：一般体力活动明显受限，一般情况下平地步行200 m以内或登楼一层引起心绞痛。Ⅳ级：轻微活动或休息时即可发生心绞痛。

(四) 临床表现

1. 症状

心绞痛以发作性胸痛为主要临床表现，疼痛的特点如下。

(1) 部位：典型的心绞痛部位是在胸骨后或左前胸，范围常不局限，可以放射到颈部、咽部、颌部、上腹部、肩背部、左臂及左手指侧，也可以放射至其他部位；心绞痛还可以发生在胸部以外如上腹部、咽部、颈部等。每次心绞痛发作部位往往相似。

(2) 性质：胸痛常呈紧缩感、绞榨感、压迫感、烧灼感、胸憋、胸闷或有窒息感、沉重感，有的患者只诉胸部不适，个体主观感觉差异较大，但一般不会是针刺样疼痛，有的表现为乏力、气短。发作时，患者往往不自觉地停止原来的活动，直至症状缓解。

(3) 诱因：慢性稳定型心绞痛的发作与劳力或情绪激动有关，如快走、爬坡时诱发,停下休息即可缓解,多发生在劳力当时而不是之后。舌下含服硝酸甘油可在 2～5 min 内迅速缓解症状。

(4) 持续时间:疼痛呈阵发性发作,持续数分钟,一般不会超过 10 min,也不会转瞬即逝或持续数小时。

2. 体征

患者平时一般无异常体征。心绞痛发作时可表现为心率增快、血压升高、焦虑、出汗,有时可闻及第四心音、第三心音或奔马律,或出现心尖部收缩期杂音,第二心音逆分裂,偶闻双肺底啰音。体检尚能发现其他相关情况,如可发现高血压、脂质代谢障碍所致的黄色瘤等危险因素,颈动脉杂音或周围血管病变有助于动脉粥样硬化的诊断,注意肥胖(体质指数及腰围),以助了解有无代谢综合征。

(五) 实验室和其他检查

1. 心脏 X 线检查

胸部 X 线检查对稳定型心绞痛并无诊断性意义,一般情况都正常,但有助于了解心肺疾病的情况,如有无充血性心力衰竭、心脏瓣膜病、心包疾病等。

2. 心电图检查

心电图检查是发现心肌缺血、诊断心绞痛最常用的检查方法。

(1) 静息时心电图:约半数患者的心电图检查在正常范围,也可能有陈旧性心肌梗死的改变或非特异性 ST 段和 T 波异常,有时出现房室或束支传导阻滞、室性或房性期前收缩等心律失常。

(2) 心绞痛发作时心电图:绝大多数患者可出现暂时性心肌缺血引起的 ST 段移位。心内膜下心肌容易缺血,故常见 ST 段压低 0.1 mV 以上,发作缓解后恢复。有时出现 T 波倒置;平时有 T 波持续倒置的患者,发作时 T 波可变为直立(所谓"假性正常化")。T 波改变对心肌缺血的特征性提示意义虽然不如 ST 段,但如与平时心电图有明显差别,也有助于诊断。

(3) 心电图负荷试验:最常用的是运动负荷试验。运动可增加心脏负担以激发心肌缺血,运动方式主要为分级平板或蹬车,其运动强度可逐步升级。以前者较为常用,让受检者迎着转动的平板就地踏步。可以受检者发生心绞痛或显著疲劳、气短等症状为终止目标,称为极量运动。目前国内常以达到按年龄预计可达到最高心率的 85%～90% 为目标,称为次极量运动。运动中示波监视和记录心电图,运动后即刻及 2、4、6、8 min 重复记录。应尽量在运动前、中、后间断测血压。心电图改变主要以 ST 段水平型或下斜型压低 0.1 mV(J 点后 0.06～0.08 s)作为阳性标准。

须终止运动负荷试验的情况:① 出现明显症状如胸痛、乏力、气短,症状伴有意义的 ST 段变化;② ST 段明显压低>2 mm 为终止运动相对指征,≥4 mm 为终止运动绝对指征;③ ST 段抬高≥1 mm;④ 出现有意义的心律失常,收缩压持续降低 10 mmHg 以上或血压明显升高(收缩压>250 mmHg 或舒张压>115 mmHg);⑤ 已达目标心率者。

运动负荷试验的适应证包括:① 有心绞痛症状怀疑冠心病,可进行运动,静息心电图无明显异常的患者,为诊断目的。② 确定稳定性冠心病的患者心绞痛症状明显改变者。③ 确诊的稳定性冠心病患者的危险分层。

运动负荷试验的禁忌证包括：急性心肌梗死早期、未经治疗的急性冠状动脉综合征、未控制的严重心律失常或高度房室传导阻滞、未控制的心力衰竭、急性肺动脉栓塞或肺梗死、主动脉夹层、已知左冠状动脉主干狭窄、重度主动脉瓣狭窄、肥厚性梗阻型心肌病、严重高血压、活动性心肌炎、心包炎等。

（4）心电图连续监测：常用方法是让患者佩带动态心电图，连续记录24 h，从中发现心电图 ST-T 改变和各种心律失常，出现时间可与患者的活动和症状相对照。心电图显示明确 ST-T 改变而发作时并无心绞痛的情况称为无症状性心肌缺血。

3. 超声心动图和放射性核素检查

（1）负荷超声心动图：有运动能力的患者首选超声心动图运动负荷试验，因其可提供生理状态下的数据，如运动时长和运动量，心率、血压和心电图变化等。如患者静息状态下存在室壁节段性运动异常和/或患者不能进行充分运动，建议行药物负荷检查。多巴酚丁胺可作为负荷药物。负荷超声心动图只能以室壁增厚异常作为缺血的标志，心肌声学造影超声心动图还可额外评估心肌灌注水平，但其临床应用经验还不多。

（2）核素心肌负荷显像（SPECT/PET）：$^{99}Tc^m$ 标记的放射性药物是最常用的示踪剂，配合单光子发射 CT（single photon emission computed tomography，SPECT）行运动试验。由于 ^{201}Tl 放射性更强，现在已不常应用。SPECT 较运动心电图能更精确地诊断冠心病。当患者无运动能力时，可使用药物负荷。腺苷是常用的负荷药物，通过激活 A_{2A} 受体，可使心肌达到最大充血状态，进而诱发缺血。但腺苷同时作用于 A_1、A_{2B} 和 A_3 受体，可能诱发气管痉挛，因此多巴酚丁胺、瑞加德松（选择性 A_{2A} 受体激动剂）可作为其替代用药。无上述药物时可考虑使用三磷酸腺苷替代。

使用正电子发射断层扫描（positron emission tomography，PET）进行心肌灌注显像，图像质量、诊断准确性优于 SPECT。但 SPECT 应用更为广泛，价格相对便宜。PET 在诊断 SCAD 方面不常使用，但在微血管疾病中对于血流定量具有独特优势。

4. 冠状动脉 CT 血管成像

冠状动脉 CT 血管成像（computed tomography angiography，CTA）有较高的阴性预测价值，敏感度为 95%~99%。若冠状动脉 CTA 未见狭窄病变，一般可不进行有创性检查。对于验前概率为中低度（15%~65%）的疑诊 SCAD 者，冠状动脉 CTA 的诊断价值较大。冠状动脉 CTA 的特异度较低，为 64%~83%。随着验前概率的增加（尤其是年龄的增加），钙化越来越常见，而钙化会显著影响 CTA 对狭窄程度的判断，可能高估狭窄程度，因此，CTA 对这类患者诊断价值有限。

5. 冠状动脉造影检查

对无法进行负荷影像学检查、LVEF<50%且有典型心绞痛症状的患者，或从事特殊工作（如飞行员）的患者，冠状动脉造影检查（coronary angiography，CAG）在 SCAD 的确诊或排除中有较高价值。经无创性检查危险分层后若需确定是否行血运重建治疗，则应行 CAG 检查。对高验前概率伴有典型性胸痛，或临床证据提示不良事件风险高的患者，可不进行无创性检查，直接行早期 CAG 以确立血运重建策略。CAG 检查发现心外膜下冠状动脉直径狭窄超过 50%且患者有典型心绞痛症状，或无创性检查显示患者有心肌缺血证据，可诊断为冠心病。

6. 其他检查

血管内超声检查可较为精确地了解冠状动脉腔径、血管腔内及血管壁粥样硬化病变情况，从而指导介入治疗操作并评价介入治疗效果，但这不是一线的检查方法，只在特殊的临床情况下和为科研目的时进行。

(六) 诊断和鉴别诊断

1. 心绞痛的诊断

根据典型的发作特点和体征，含服硝酸甘油后缓解，结合年龄和存在冠心病易患因素，排除其他原因所致的心绞痛，一般即可确立诊断。发作时心电图检查可见以 R 波为主的导联中，ST 段压低、T 波平坦或倒置（变异性心绞痛者则有导联 ST 段抬高），发作后数分钟内逐渐恢复。心电图无改变的患者可考虑做心电图负荷试验。发作不典型者，要根据观察硝酸甘油的疗效及发作时心电图的改变进行诊断；如仍不能确诊，可多次复查心电图或做心电图负荷试验，或进行 24 h 动态心电图连续监测，如心电图出现阳性变化或负荷试验诱发心绞痛亦可确诊。诊断有困难者可考虑行放射性核素检查和选择性冠状动脉造影。

2. 心绞痛的鉴别诊断

(1) 非心脏性疾病。

① 消化系统：a. 食管疾病（反流性食管炎），常呈烧心感，与体位改变和进食有关，饱餐后、平卧位易发生，可进行相关检查，如食管 pH 测定等。食管裂孔疝症状类似反流性食管炎。b. 食管动力性疾病，包括食管痉挛、食管下段括约肌压力增加或其他动力性疾病，可伴吞咽障碍，常发生在进餐时或进餐后。c. 胆道疾病，包括胆石症、胆囊炎、胆管炎，引起的疼痛常在右上腹部，但也可在上腹部、胸部，可伴消化道症状，腹部 B 超等检查有助于诊断。d. 溃疡病、胰腺病，有相应消化系统症状。

② 胸壁疾病：如肋骨炎、肋软骨炎、纤维组织炎、肋骨骨折、胸锁骨关节炎等，局部常有肿胀和压痛；颈胸肌神经根病变，如颈、胸椎病等。

③ 肺部疾病：如肺栓塞、肺动脉高压，常伴气短、头晕、右心负荷增加，可做相应检查；肺部其他疾病，如肺炎、气胸、胸膜炎、睡眠呼吸暂停综合征等。

④ 精神性疾病：如过度换气、焦虑症、抑郁症等。

⑤ 其他：高温、甲状腺功能亢进、拟交感毒性药物可卡因的应用、高血压、重度贫血等引起的心肌需氧量增加。

(2) 非冠心病的心脏性疾病。

可以诱发胸痛的病症有心包炎、严重而未控制的高血压、主动脉瓣狭窄、肥厚型心肌病、扩张型心肌病、快速性室性或室上性心律失常、主动脉夹层等，这些均有相应的临床表现及体征。

(3) 冠状动脉造影无明显病变的胸痛。

须考虑冠状动脉痉挛、心脏 X 综合征或非心源性胸痛。

(七) 危险分层

对诊断为 SCAD 的患者，应进行危险分层以指导治疗决策。

各种危险分层的方法适用人群不同，主要方法如下：① 依据临床情况进行危险分层适用于所有的患者；②依据左心室功能进行危险分层适用于绝大多数患者；③依据对负荷试验的反应进行危险分层适用于大多数患者；④依据CAG进行危险分层适用于有选择性的患者。

危险分层常用的标准：低风险指年死亡率<1%，中等风险指年死亡率为1%~3%，高风险指年死亡率>3%。各种无创检查方法判断预后风险的定义及危险分层的推荐可参考《稳定性冠心病诊断与治疗指南》。

(八) 治疗

建议根据临床症状学（特别是心绞痛严重程度）、验前概率及必要的无创性检查方法对预后的评价来进行诊疗决策。

1. 药物治疗

SCAD患者接受药物治疗有两个目的，即缓解症状及预防心血管事件发生。

(1) 缓解症状、改善缺血的药物。

目前，缓解症状及改善缺血的药物主要包括三类：β受体阻滞剂、硝酸酯类药物和钙通道阻滞剂（calcium channel blocker，CCB）。缓解症状与改善缺血的药物应与预防心肌梗死和死亡的药物联合使用，其中β受体阻滞剂同时兼有两方面的作用。

① β受体阻滞剂。

只要无禁忌证，β受体阻滞剂应作为SCAD患者的初始治疗药物。β受体阻滞剂通过抑制心脏β肾上腺素受体，减慢心率、减弱心肌收缩力、降低血压以减少心肌耗氧量，还可通过延长舒张期以增加缺血心肌灌注，因而可以减少心绞痛发作和提高运动耐量。目前更倾向于选择性$β_1$受体阻滞剂，如琥珀酸美托洛尔、比索洛尔。应用β受体阻滞剂治疗期间，心率宜控制在55~60次/min。

② 硝酸酯类药物。

硝酸酯类药物为内皮依赖性血管扩张剂，能减少心肌需氧和改善心肌灌注，从而改善心绞痛症状。舌下含服或喷雾用硝酸甘油仅作为心绞痛急性发作时缓解症状用药，也可在运动前数分钟预防使用。心绞痛发作时，可舌下含服硝酸甘油0.3~0.6 mg，每5 min含服1次直至症状缓解，15 min内含服最大剂量不超过1.2 mg。长效硝酸酯类药物用于降低心绞痛发作的频率和程度，并可能增加运动耐量。长效硝酸酯类药物不适用于心绞痛急性发作，而适用于慢性长期治疗。

③ 钙通道阻滞剂。

CCB通过改善冠状动脉血流和减少心肌耗氧发挥缓解心绞痛的作用。CCB分为二氢吡啶类和非二氢吡啶类，共同的药理特性为选择性抑制血管平滑肌、使心肌L通道开放。不同点在于与钙通道孔隙结合位点不同，二氢吡啶类药物对血管的选择性更佳（包括氨氯地平、硝苯地平、非洛地平）。

④ 其他药物。

曲美他嗪：曲美他嗪通过调节心肌能量底物，提高葡萄糖有氧氧化比例，改善心肌对缺血的耐受性及左心功能，缓解心绞痛。其可与β受体阻滞剂等抗心肌缺血药物联用。对于SCAD患者，曲美他嗪可作为二线用药。

尼可地尔：尼可地尔可扩张冠状动脉血管，刺激血管平滑肌上ATP敏感性钾离子通道。长期使用尼可地尔还可稳定冠状动脉斑块。尼可地尔可用于治疗微血管性心绞痛。当使用β受体阻滞剂有禁忌、效果不佳或出现不良反应时，可使用尼可地尔缓解症状。

（2）改善预后的药物。

① 抗血小板药物。

抗血小板药物在预防缺血性事件中起着重要作用。无 ACS 及 PCI 病史者，推荐长期服用阿司匹林（75~100 mg，1 次/d）。

② 调脂药物。

已有大量证据表明缺血风险的下降和 LDL-C 的降幅有关。SCAD 患者如无禁忌，须依据其血脂基线水平首选起始剂量中等强度的他汀类调脂药物，根据个体调脂疗效和耐受情况，适当调整剂量，推荐以 LDL-C 为首要干预靶点，目标值 LDL-C<1.8 mmol/L。若 LDL-C 水平不达标，可与其他调脂药物（如依折麦布 10 mg，1 次/d）联合应用。

③ β受体阻滞剂。

对心肌梗死后患者，β受体阻滞剂能显著降低 30% 死亡和再发梗死风险。对合并慢性心力衰竭的 SCAD 患者，琥珀酸美托洛尔、比索洛尔和卡维地洛能显著降低死亡风险，改善患者生活质量。

④ ACEI 或 ARB。

ACEI 类药物能使无心力衰竭的稳定型心绞痛患者或高危冠心病患者的主要终点事件（心血管死亡、心肌梗死、卒中等）风险降低。

2. 非药物治疗

对在强化药物治疗下仍有缺血症状及存在较大范围心肌缺血证据的 SCAD 患者，如预判选择 PCI 或 CABG 治疗的潜在获益大于风险，可根据病变特点选择相应的治疗策略。

对合并左主干和/或前降支近段病变、多支血管病变的患者，选择 CABG 还是 PCI 仍有争议。近年来，药物洗脱支架的广泛应用显著降低了 PCI 后长期不良事件的发生率，PCI 在 SCAD 中的适应证逐渐拓宽。建议对上述患者，根据 SYNTAX 评分和 SYNTAX Ⅱ 评分评估中、远期风险，选择合适的血运重建策略。

对有典型心绞痛症状或无创性检查有心肌缺血证据的患者，建议以 CAG 显示的心外膜下冠状动脉病变的直径狭窄程度或血流储备分数（fractional flow reserve，FFR）作为是否干预的决策依据。病变直径狭窄≥90%时，可直接干预；病变直径狭窄<90%时，建议仅对有相应缺血证据或 FFR≤0.8 的病变进行干预。

3. 危险因素的处理

包括恰当的健康教育、戒烟、适当运动，控制三高（高血压、高血糖、高血脂）等危险因素。具体内容见本章第四节。

二、无症状冠心病

无症状冠心病的诊断是依据心肌梗死病史、血管重建病史和/或心电图缺血证据、冠状动脉造影异常或负荷试验异常而无相应症状者来进行的。对无症状冠心病患者使用无创方法进行诊断与危险分层的建议同稳定型心绞痛。对无创检查提示心肌缺血达高危标准者，如运动平板评分达到高危、负荷试验显示大面积心肌灌注缺损、心率不快时超声心动图出现广泛室壁运动障碍等，应考虑行冠状动脉造影。对确定的无症状冠心病患者，应使用药物治疗预防心肌梗死或死亡，并控制相关危险因素，治疗建议同稳定型心绞痛。对稳定型心绞痛患者血管重建改善预后的建议也可适用于无症状冠心病患者。

三、心脏 X 综合征

心脏 X 综合征是慢性冠脉病的一个特殊类型，又称微血管性心绞痛，患者表现为劳力诱发心绞痛，有客观缺血证据或运动负荷试验阳性，但选择性冠状动脉造影正常，且可排除冠状动脉痉挛。心脏 X 综合征的治疗对策主要是缓解症状。硝酸酯类药物对半数左右患者有效，可使用长效硝酸酯类药物作为初始治疗药物。如果症状持续，可联合使用长效 CCB 或 β 受体阻滞剂及尼可地尔。ACEI 和他汀类药物有助于改善基础内皮功能障碍，应考虑使用。

（戴允浪　赵　欣）

第四节　冠状动脉粥样硬化性心脏病的护理

一、主要护理诊断/问题

1. 疼痛——胸痛
与心肌缺血、缺氧和坏死有关。
2. 活动耐力下降
与心脏泵血能力下降有关。
3. 有便秘的危险
与进食少、活动少、排便方式改变及焦虑有关。
潜在并发症：心律失常。

二、其他相关护理诊断

1. 自理缺陷
与医源性限制有关。
2. 焦虑
与担心疾病预后有关。
3. 恐惧
与剧烈疼痛伴濒死感有关。
4. 睡眠形态紊乱
与疼痛、担心疾病预后有关。
5. 潜在并发症
心力衰竭、心源性休克、心脏骤停。

6. 性生活不能正常进行

与梗死心肌不能参与射血导致活动耐力下降以及性知识缺乏有关。

三、护理措施

(一) 病情观察

(1) 观察心绞痛患者疼痛的部位、性质、程度、持续时间，给予心电监护，描记疼痛发作时的心电图，严密监测心率、心律、血压变化，观察患者的面色是否苍白、皮肤有无出汗等，以防 ACS 发生。监测患者活动过程中的胸痛发生情况，一旦出现异常情况，立即停止活动。ACS 患者入住 CCU 病房后，尽早给予心电及血压监护，持续监测患者心电图变化，及时发现心率、心律及血压的变化。监测人员必须极其负责，既不可放过任何有意义的变化，又须保证患者安静休息。除颤仪处于备用状态，同时准备好起搏器、气管插管等抢救物品及抢救药物。

(2) 定时抽血以监测心肌损伤标志物的情况。

(二) 再灌注治疗的护理

(1) PCI 治疗按介入护理常规进行护理，具体见本章附录。

(2) 溶栓治疗的护理。

治疗前，应询问患者有无脑血管病病史、活动性出血和出血倾向、严重而未控制的高血压、近期大手术或外伤史等溶栓禁忌证。查血常规、出凝血时间和血型。根据医嘱准确迅速配制并输注溶栓药物。

治疗后，应监测溶栓成功的间接指标：① 胸痛 2 h 内基本消失；② 心电图 ST 段于 2 h 内回降>50%；③ 2 h 内出现再灌注性心律失常，如一过性窦性心动过缓、加速性室性自主心律、房室传导阻滞或束支传导阻滞突然改变或消失；④ cTnI 或 cTnT 峰值提前至发病后 12 h 内，血清 CK-MB 峰值提前出现（14 h 以内）。也可根据冠脉造影直接判断溶栓是否成功，同时密切监测溶栓后的不良反应：① 出血，包括皮肤黏膜出血、血尿、便血、咯血、颅内出血等；② 过敏反应，表现为皮疹、发热等；③ 低血压，收缩压<90 mmHg。一旦出现不良反应，应立即向医生汇报并紧急处理。

(三) 休息指导

心绞痛发作时应立即停止正在进行的活动，不稳定型心绞痛发作时立即卧床休息。AMI 患者急性期发病 12 h 内绝对卧床休息，保持环境安静，减少探视，防止不良刺激。稳定型心绞痛患者可保持适当的体力活动，一般不需卧床休息。

(四) 运动锻炼

冠心病患者运动锻炼前需要综合评估病情，以确定运动开始的时机和方案。稳定型心绞痛患者如无禁忌证可进行运动负荷试验评估运动能力，对运动过程中发生心脏事件的可能危险进行分层，根据危险分层制订运动方案。AMI 患者需要根据病情循序渐进地运动，下面以 AMI 为例介绍运动锻炼指导。

1. 病房运动锻炼

评估 AMI 患者身体状态，若符合日常活动反应，可在心电和血压监护下进行病房内日常活动和康复运动训练。

(1) 日常活动的开始。

每位 AMI 患者进行如下评估，以确定是否可进行日常活动：① 过去的 8 h 内未出现新发或复发性胸痛；② 心肌损伤标志物 CK 和 cTn 未进一步升高；③ 未出现失代偿性心力衰竭的新症状；④ 过去的 8 h 内未出现新的、显著的心律失常或心电图变化。对符合上述条件的患者可开始进行从卧位到坐位的体位变化，如无不适和新体征出现，可从坐位到站位，再进行床旁活动。无并发症的 AMI 患者体位变化的过程可在监护下一次进行，即可直接过渡到床旁活动；有并发症的患者需要根据实际情况逐步进行。

(2) 日常活动的进展。

患者的日常活动进展取决于初步评估及每日评估结果。当对先前活动的反应符合以下要求时，可考虑继续活动并逐步增加活动量：① 活动时可有适当的心率增加，但应≤30 次/min，需要排除心脏变时性功能不全；② 适当的收缩压增加，较静息状态增加 10~40 mmHg；③ 通过遥测心电图未发现新的心律失常和/或 ST 段变化；④ 与先前的活动相比，没有新的心血管症状如心悸、呼吸困难、过度疲劳或胸痛出现。

(3) 运动的终止。

出现以下异常反应须终止运动：① 异常血压变化，包括收缩压降低≥10 mmHg 或收缩压增加>40 mmHg，或舒张压≥110 mmHg；② 显著室性或房性心律失常；③ 出现二度或三度心脏传导阻滞；④ 出现运动不耐受的症状或体征，包括心绞痛、显著呼吸困难，或心电图显著改变提示心肌缺血。出现上述情况，需继续观察或调整治疗方案，待病情稳定后再次评估是否符合进行日常活动的标准。

(4) 病房运动锻炼方案。

当患者日常活动进展没有出现不适，即可进行病房康复计划。① 运动类型：步行。② 运动强度：心率控制在坐姿或站立时的静息心率+20 次/min 或<120 次/min；Borg 自感劳累分级（rating of perceived exertion，RPE）（表 4-4-1）评分<13 分。③ 运动时间：开始间歇性步行持续 3~5 min，耐受后逐渐增加运动时间，每次运动可以穿插休息；可以是动态的休息即比康复运动速度慢的散步，也可以是完全休息，运动和休息可按 2:1 的时间分配。④ 运动频率：入院最初 3 d，每天 2~4 次活动。⑤ 进展：当连续运动时间达 10~15 min 时，在不超过 PRE 和心率限制的情况下，可增加活动强度。每次进行病房康复运动前，须评估患者身体状态，均符合正常 AMI 患者的日常活动时，才可进行病房康复训练。

表 4-4-1　Borg 自感劳累分级

Borg 评分	自我理解的用力程度
6~8	非常轻
9~10	很轻
11~12	轻
13~14	有点用力
15~16	用力
17~18	很用力
19~20	非常用力

2. 门诊康复运动

大多数患者出院后 1~2 周可根据具体情况进行运动负荷试验（见附录 4-2），根据试验结果制订个体化运动方案，PCI 后患者插管部位伤口愈合即可开始运动训练。AMI 后 4~12 d 患者多采取低水平运动试验，病情稳定的 AMI 后 2 周以上，患者可采取症状限制性运动试验，低危、心功能良好及无症状性心肌缺血患者可采取次量级运动试验，可通过 6 min 步行试验对上述运动试验进行补充。在对患者进行运动能力综合评估的基础上，对运动过程中发生心脏事件的可能危险进行分层：低危患者可在无监护条件下进行运动训练；中、高危患者应延迟运动，或在医疗监护下进行运动训练。国内外有多种分层工具，但每种工具都不能涵盖患者的所有情况，有时需要同时使用几种分层工具，常用的危险分层工具见表 4-4-2 至表 4-4-5。

表 4-4-2　美国心肺康复协会（AACVPR）冠心病患者运动危险分层标准

危险分层	标准
低危	运动参与人群为低度危险患者的特征（所有特征需要同时满足）： 1. 运动测试和恢复期间没有复杂的室性心律失常 2. 运动测试和恢复期间没有心绞痛和其他重要症状（如异常的呼吸短促、头晕或眩晕） 3. 运动测试和恢复期间有正常的血流动力学反应（随工作负荷的增加或减少，心率和收缩压有适当的升高或下降） 4. 代谢当量 ≥7 MET 非运动测试发现： 1. 休息时左室射血分数 ≥50% 2. 非复杂性心肌梗死或血运重建术 3. 休息时没有复杂的室性心律失常 4. 没有充血性心力衰竭 5. 发病/手术后没有局部缺血的症状或体征 6. 不存在临床抑郁
中危	运动参与人群为中度危险患者的特征（有其中一项或几项特征即可确定患者处于中度危险）： 1. 有心绞痛或其他重要症状，如在高强度运动时（≥7 MET）出现眩晕或晕厥 2. 运动测试或恢复期间有轻到中度的无痛性心肌缺血（ST 段压低<2 mm） 3. 代谢当量 ≤5 MET 非运动测试发现：休息时左室射血分数 40%~49%
高危	运动参与人群为高度危险患者的特征（有其中一项或几项特征即可确定患者处于高度危险）： 1. 运动测试或恢复期间有复杂的室性心律失常 2. 有心绞痛或其他重要症状，如在低强度运动时（<5 MET）或恢复期间有异常的呼吸短促、头晕、眩晕或晕厥 3. 运动测试或恢复期间有严重的无痛性心肌缺血（ST 段压低 ≥2 mm） 4. 运动测试时有异常的血流动力学反应（即随工作负荷增加出现变时性功能不全，或收缩压无变化或下降），或在恢复期间有反常的血流动力学反应（如严重的运动后低血压）

续表

危险分层	标准
高危	非运动测试发现： 1. 休息时左室射血分数<40% 2. 心脏停搏史或猝死 3. 休息时出现复杂的心律失常 4. 复杂的心肌梗死或血运重建术 5. 有充血性心力衰竭 6. 发病/手术后有心肌缺血的体征或症状 7. 有临床抑郁

表 4-4-3　美国心脏协会（AHA）运动前筛查和危险分层标准

分层	标准
A 级	健康个体
	包括以下人群： 1. 男性<45 岁，女性<55 岁，没有心脏病症状或没有已存在的心脏病或主要冠状动脉疾病危险因素 2. 男性≥45 岁，女性≥55 岁，没有心脏病症状或没有已存在的心脏病，有<2 个主要心血管危险因素 3. 男性≥45 岁，女性≥55 岁，没有心脏病症状或没有已存在的心脏病，有≥2 个主要心血管危险因素
	活动指南：除基本指南外，没有其他限制
	医务监督要求：无，只是建议划分为 A-2 级，特别是 A-3 级的人在进行高强度运动前应做医学检查，并尽可能做医学监督下的运动测试
	心电图和血压监测：不要求
B 级	有已知稳定的心血管疾病的个体，进行较大强度运动时发生并发症的危险低，危险性略大于健康个体
	包括有下述任何诊断的个体： 1. 冠状动脉疾病（心肌梗死、冠状动脉搭桥术、经皮冠状动脉介入治疗、心绞痛、运动测试异常及异常冠状血管造影）病情平稳并有下述临床特征 2. 心脏瓣膜病，包括严重的瓣膜口狭窄或反流，并有下述临床特征 3. 先天性心脏病 4. 心肌病，射血分数≤30%，包括有下述任何一项临床特征的稳定性心力衰竭患者，但不包括肥厚型心肌病或新近发生心肌炎的患者 5. 运动测试异常，且不符合 C 级中列出的标准
	临床特征： 1. NYHA 分级 Ⅰ级或 Ⅱ级 2. 运动能力≤6 MET 3. 无充血性心力衰竭的证据 4. 无心肌局部缺血的证据，或休息时、运动测试≤6 MET 时无心绞痛 5. 运动时收缩压适度上升 6. 休息或运动时无持续性或非持续性室性心动过速 7. 能够令人满意地自我监测活动强度

续表

分层	标准
B级	活动指南：活动应个体化，采用有资质的人员制定的运动处方并且得到初级保健人员的许可
	医务监督要求：在实施运动处方的开始阶段有医务监督是有利的，在此后的过程中应该有经过适当培训的非医护人员的监督，直至运动者懂得怎样监督自己的活动；医护人员应该经过培训且获得高级生命支持资质，非医护人员应经过培训并获得基础生命支持资质（其中包括心肺复苏术）
	心电图和血压监测：在实施运动处方的早期有帮助，通常监测6~12次运动阶段
C级	运动期间发生心脏并发症的危险性中等或高危的个体和/或不能自我管理活动或理解推荐的活动强度水平的个体
	包括有下述任何诊断的个体： 1. 冠状动脉疾病并有下述临床特征 2. 心脏瓣膜病，包括严重的瓣膜口狭窄或反流，并有下述临床特征 3. 先天性心脏病，应根据第27次Bethesda会议意见进行危险分层 4. 心肌病，射血分数≤30%，包括有下述任何一项临床特征的稳定性心力衰竭患者，但不包括肥厚型心肌病或新近发生心肌炎的患者 5. 没有得到良好控制的复杂室性心律失常
	临床特征： 1. NYHA分级Ⅲ级或Ⅳ级 2. 运动测试结果： 　　运动能力<6 MET 　　工作负荷<6 MET时出现心绞痛或局部心肌缺血性ST段改变 　　运动时收缩压下降，低于休息时水平 　　运动时有非持续性室性心动过速 3. 原发性心脏骤停（不是发生在急性心肌梗死或心脏手术过程中的心搏停止）的前期阶段 4. 有医生认为可能致命的医学问题
	活动指南：活动应个体化，采用有资质的人员制定的运动处方且得到初级保健人员的许可
	医务监督要求：运动全程进行医务监督，以保证运动的安全性
	心电图和血压监测：运动各阶段持续进行，以保证运动的安全性，通常监测≥12次运动阶段

续表

分层	标准
D 级	有活动限制的不稳定性疾病的个体
	包括有下述问题的个体： 1. 不稳定性局部心肌缺血 2. 严重的、有症状的瓣膜口狭窄或反流 3. 先天性心脏病，应根据第 27 次 Bethesda 会议意见中禁止运动的危险标准 4. 失代偿性心力衰竭 5. 未控制的心律失常 6. 会因运动加重的其他医学情况
	活动指南：不建议做任何以健身为目的的活动；重点应放在对患者的治疗上，并使其恢复到 C 级或更高水平；必须在评估患者的基础上规定患者每日的活动

表 4-4-4　中国康复医学会心血管疾病预防与康复专业委员会冠心病运动危险分层

危险分层	运动时或恢复期症状及心电图改变	心律失常	再血管化后并发症	心理障碍	左室射血分数	功能储备（MET）	血肌钙蛋白
低危	运动时或恢复期无心绞痛症状和心电图缺血性改变	无休息或运动引起的复杂心律失常	AMI 溶栓血管再通，PCI 后或 CABG 后血管再通且无合并症	无心理障碍（焦虑、抑郁等）	>50%	>7.0	正常
中危	中度运动（5~6.9 MET）时或恢复期出现心绞痛症状或心电图缺血性改变	休息或运动时未出现复杂室性心律失常	AMI、PCI 或 CABG 后无合并心源性休克或心力衰竭	无严重心理障碍	40%~50%	5.0~7.0	正常
高危	低水平运动（<5 MET）时或恢复期出现心绞痛症状或心电图缺血性改变	休息或运动时出现复杂室性心律失常	AMI、PCI 或 CABG 后合并心源性休克或心力衰竭	严重心理障碍	<40%	<5.0	升高

表 4-4-5 中华医学会老年医学分会高龄冠心病患者危险分层综合评估简表

危险分层	一般状态评估				功能状态评估					日常活动功能评估	
	营养（MAN-SF）	衰弱（FRAIL）	跌倒风险（步态）（SAS）	焦虑状况	抑郁状况（GDS）	心功能评估（NYHA）	心绞痛状态评估（CCS 分级）	呼吸功能评估（MRC 分级）	认知功能评估（MMSE）	日常生活活动能力评估（ADL）	工具性日常生活活动功能评估（IADL）
低危	正常营养状况	强壮：0 分	风险低：1~2 分	无焦虑	无抑郁（0~4 分）	Ⅰ级	Ⅰ级（一般日常活动不引起心绞痛）	无呼吸功能障碍	正常：27~30 分	日常生活活动能力良好：100 分	基本正常：≤20 分
中危	有营养不良的风险	衰弱前期：1~2 分	风险中等：3~9 分	轻度焦虑	轻度抑郁（5~8 分）	Ⅱ级	Ⅱ级（日常活动轻度受限）	轻度呼吸功能障碍（0~1 级）	认知功能障碍：<27 分	轻度功能障碍：>60 分	轻度障碍：21~59 分
高危	营养不良	衰弱：3~5 分	风险高：10 分及以上	中度焦虑	中度抑郁（9~12 分）	Ⅲ级	Ⅲ级（日常活动明显受限）	中度呼吸功能障碍（2~3 级）	痴呆：≤22 分	中度功能障碍：60~41 分	重度障碍：60~79 分

注：① 低危是指所有专项危险因素均为低危，即为低危运动风险。② 中危是指有任何一项专项危险因素为中危，即为中危运动风险。③ 高危是指≥3 个专项危险因素为中危，或有任何一项为高危，即为高危运动风险。不建议高危运动风险的高龄冠心病患者进行体力活动；中危运动风险的高龄冠心病患者进行体力活动时应更密切监测。

表 4-4-6 代谢当量与活动能力对照表

MET	日常生活	兴趣爱好	运动	工作
1~2	吃饭,洗脸,缝纫,开车,聊天,打电话,泡澡	听广播,读书,看电视,打纸牌,下围棋,下象棋,编织,做手工	缓慢散步（1.6 km/h）	文秘工作
2.1~3	站立乘车,做饭,洗小件衣服,擦地（用拖把）,料理或食材准备（站立或坐位）,洗碗、熨衣服、晾干衣服的整理,陪儿童玩耍（站立、轻度）,照看宠物（轻度）	打保龄球,养花,打高尔夫球（使用卡丁车）,做瑜伽	平地散步（3.2 km/h）,慢步上2楼,伸展运动	门卫,管理员,乐器演奏,站立工作（服务类等）
3.1~4	淋浴,擦窗户,炊事,铺床,背10 kg行李徒步,跪着擦地,电路相关工作（管线工程）	做广播操,钓鱼,打羽毛球（非竞技）,打高尔夫球,打保龄球,扔飞盘,打排球,在家中做体操（轻、中度）	略快步走（4.8 km/h）（常速上2楼）,自行车测力计（50 W、非常轻度的活动）,体能训练（轻、中度）	机械组装,卡车运输,开出租车,焊接作业
4.1~5	抱10 kg行李徒步,扫地,性生活,慢慢除草,和儿童玩耍或照看宠物（走/跑、中强度）,残疾者或高龄者的看护,屋顶除雪,苗木种植,田间耕作,农业（家畜的喂养工作）	做陶艺,跳舞（芭蕾、爵士）,打乒乓球,打网球,打高尔夫球（自己搬运球杆、等待时间除外）,打太极拳,打羽毛球	快走（5.6 km/h）,快步行走（平地、95~100 m/min）,水中运动（在水中的柔软体操、水中有氧运动、水中体操）	钳工,瓦工,贴壁纸,轻木匠工作
5.1~6	单手提10 kg行李,步行下坡,和儿童玩耍或照看宠物（走/跑、活跃地）,用铁锹松土,除草（使用割草机边走边除）	溪流垂钓,滑冰,打软式棒球或棒球	疾走（6.5 km/h）,自行车测力计（100 W、轻度活动）	木匠,农活
6.1~7	扫雪,家具的移动和搬运	跳健美操,休闲滑雪（4 km/h）,做美容体操,跳爵士舞	体能训练（高强度、力量举重、健身）,慢跑和步行的组合（慢跑10 min以内）,打篮球,游泳（缓慢地划水前行、有氧训练）	—
7.1~8	—	游泳,登山（背负约1~2 kg的东西）,滑雪,做健身有氧操,踢足球,打网球	慢跑（8.0 km/h）,游泳（仰泳）	—
>8	连续爬10层楼以上,搬运重物,农业（捆绑干草、家畜小屋的清扫）	跳绳,各种竞技运动	骑自行车（约20 km/h）,跑步（8.5 km/h）,游泳（自由泳）	—

（1）有氧运动。① 运动类型：快走、慢跑、骑自行车、游泳、爬楼梯，以及在器械上完成的行走、慢跑和踏车运动等。② 运动强度：一般取 40%~80% 峰值氧耗量（peak VO$_2$），低危患者从最大运动能力 55%~70% 开始，中、高危患者从最大运动能力 50% 以下逐渐增加。如已知心绞痛或 PCI 后患者的缺血阈值，则制订的运动强度标准所对应的心率应低于该缺血阈值 10 次/min（作为靶心率），以减少运动相关的心血管事件。也可根据实际情况采用最大心率（maximal heart rate，HR$_{max}$）（220-年龄）的百分比（一般为 65%~75% HR$_{max}$）、储备心率（heart rate reserve，HRR）的百分比 [以 60% HRR 为例，运动目标心率=静息心率+（最大心率-静息心率）×0.6]、代谢当量（metabolic equivalent，MET）、Borg 自感劳累分级 PRE（一般为 11~14 分）等确定。代谢当量是维持静息代谢所需要的耗氧量，按照 1 MET=3.5 mL/(kg·min) 的方法可将运动试验结果与生活中的各种活动定量联系起来，为患者制订合适的运动方案，如以 3 km/h 的速度行走，运动强度为 2 MET（日常活动、娱乐及工作的代谢当量见表 4-4-6）。使用心率储备法确定运动强度时，须考虑 β 受体阻滞剂的使用对心率的影响。③ 运动时间：30~60 min，不包括热身和整理运动时间。对刚发生心血管事件的患者，可从 5~10 min 开始，每次增加 1~5 min，每周增加 10%~20%，最终达到 30~60 min 的有氧运动时间。热身和整理运动时间各 5~10 min。对运动能力非常有限的患者，可将每天运动时间分割为多个非常短（1~10 min）的运动训练。④ 运动频率：至少每周 3 d，根据危险分层和习惯可增加至每周 5~7 d。

（2）抗阻运动。如无禁忌证，门诊康复早期可开始关节活动范围内的肌肉活动和 1~3 kg 重量的抗阻训练，促进患者体能恢复。常规的抗阻训练是指患者能举起≥50% 1-RM（one repetition maximum，一次最大负荷量，即人体尽最大努力仅能完成 1 次的负荷重量），应在 PCI 或 AMI 后至少 3~5 周，且在连续 2~4 周医学监护下的有氧运动之后进行。稳定型心绞痛 CCS 分级Ⅲ级和Ⅳ级患者，以及运动危险分层高危患者不宜进行抗阻运动。① 运动类型：冠心病的抗阻运动形式为一系列低中等负荷、持续、缓慢、大肌群的多次重复的肌肉力量训练。常用的方法有两种：徒手运动训练，包括克服自身体质量（如俯卧撑）、仰卧伸腿、腿背弯举、仰卧起坐、下背伸展和提踵等；使用运动器械，包括哑铃、多功能组合训练器、握力器和弹力带等。运动过程中用力时呼气，放松时吸气，避免憋气和 Valsalva 动作（深吸气后屏气，再用力呼气）。② 运动强度：训练前进行 5~10 min 有氧运动热身，可通过表 4-4-7 抗阻训练与重复次数之间的关系测定每个肌群的训练负荷，上肢从 30%~40% 1-RM 开始，下肢从 50%~60% 1-RM 开始，最大强度不超过 80% 1-RM。亦可以 Borg 评分中的 11~14 分作为运动中的主观指导，出现头晕、心律失常、呼吸困难或心绞痛等症状时停止运动。③ 运动时间：每次训练 8~10 个肌群，每个肌群每次训练 1~4 组，每组重复 10~15 次，组间休息 2~3 min。④ 运动频率：上肢肌群、核心肌群（包括胸部、背部、上背部、下背部、腹部和臀部）和下肢肌群可在不同日期交替训练，每周对每个肌群训练 2~3 次，同一肌群练习时间至少间隔 48 h。

表 4-4-7　抗阻训练负荷与重复次数之间的关系

1-RM	重复次数	1-RM	重复次数
100%	1	80%	10
95%	3	75%	12
90%	5	70%	15
85%	7	—	—

（3）柔韧性运动。每一部位拉伸 6~15 s，逐渐增加到 30 s，如可耐受可增加到 90 s，强度为有牵拉感觉同时不感觉疼痛。每个动作重复 3~5 次，总时间 10 min 左右，每周 3~5 次。着重增强肩部、腰部和腿部的柔韧性训练。以增强前部协调性的柔韧性运动举例：① 运动形式，肩部绕环（由直立双臂上举开始，一臂直臂向前、向下、向后、向上画圆摆动，同时另一臂向后、向下、向上画圆摆动，均以肩关节为轴，依次进行）；② 运动强度，（10~20）下×（2~3）组；③ 运动时间，15 min；④ 运动频率，3~4 次/周。

（4）平衡协调性运动。老年心血管病患者可进行平衡协调性运动，预防跌倒，运动形式包括打太极拳、蛇形走、单腿站立和直线走等，每周 2~3 次。

3. 家庭康复运动

运动锻炼可在家中自行进行，运动方案与门诊康复运动相同，坚持训练者 3~6 个月复查，及时调整运动强度。

（五）饮食护理

1. 冠心病患者饮食原则和护理措施

指导冠心病患者摄取低热量、低脂肪、低胆固醇、限盐、适量蛋白质、富含维生素和膳食纤维素的清淡易消化食物，避免暴饮暴食。避免食用刺激性食物或饮品如咖啡、可乐，同时戒烟、限酒。具体饮食措施如下。

（1）限制总热量：能量摄入与身体活动消耗热量保持平衡，肥胖者控制能量摄入，维持体质指数（BMI）在 18.5~24 kg/m²。

（2）低脂、低胆固醇：膳食中脂肪供能不超过总能量 30%，其中饱和脂肪酸不超过 10%，尽量减少肥肉和奶油的摄入，尽量不食用椰子油和棕榈油，每日烹调油用量控制在 20~30 g。胆固醇摄入量不应超过 200 mg/d，限制富含胆固醇的动物性食物，如肥肉、动物内脏、鱼子、蛋黄等。减少反式脂肪酸的摄入，供能控制在 1% 以内，少吃含有人造黄油的糕点、含起酥油的饼干和油炸油煎食品。摄入充足的不饱和脂肪酸，应多从食物中摄取 n-3 脂肪酸，如鱼类和坚果，每周食用鱼类不少于 2 次，每次 150~200 g，相当于 200~500 mg EPA 和 DHA，不可过量补充鱼油制剂。

（3）限盐：每天食盐不超过 6 g，包括味精、酱菜、调味品中的食盐。

（4）足量摄入新鲜蔬菜、水果、全谷物：摄入蔬菜 400~500 g/d，水果 200~400 g/d，增加全谷物食物的摄入。保证蔬菜、水果、全谷物中的膳食纤维达 25~30 g/d。同时，通过摄入蔬菜、水果可补充钾盐，使钾：钠=1:1。

2. ACS 患者饮食护理措施

ACS 患者饮食护理应随发病时间和病情调整。

（1）评估病情和治疗情况：制订饮食干预方案前，应了解患者用药情况，如利尿剂、降压药的使用；了解血钠、钾水平，肾功能，输液量及电解质种类、数量；了解患者饮食习惯等。根据病情和患者接受程度，制订饮食干预方案，并定期随访、及时修订。

（2）急性期饮食护理措施：起病后 12 h 内一般予低脂流质饮食，可进食米汤、厚藕粉糊、枣泥汤、去油肉绒、鸡茸汤、薄面糊等，经口摄入能量以 500~800 kcal（1 cal = 4.18 J）为宜。根据病情，控制液体入量。随病情好转，逐渐改为低脂半流质饮食，全日能量 1 000~1 500 kcal，可食用鱼类、鸡蛋清、瘦肉末、蔬菜和水果泥、面条、馄饨、面包、米粉、粥等。禁止食用产气和刺激性食物或饮品，如豆浆、牛奶、辣椒、浓茶、咖啡等。少食多餐，每天 5~6 次，以减轻心脏负担。

（3）慢性恢复期饮食护理措施：病情稳定后，ACS 患者可进食清淡易消化的饮食，饮食护理原则和措施同冠心病患者。

（4）电解质和维生素：镁对缺血性心肌有良好的保护作用，应保证每天摄入 300~450 mg，可食用有色蔬菜、小米、面粉、水产品、豆制品等富含镁的食物。对需要服用华法林等抗凝药的患者，可补充富含维生素 K 的食物，如绿色蔬菜、鱼类、乳和乳制品、麦麸等，对出血并发症的预防有一定益处。

（六）对症护理

（1）缓解心绞痛：嘱心绞痛患者休息或含服硝酸甘油。剧烈疼痛时可给予强效镇痛剂如吗啡或哌替啶。根据医嘱予硝酸甘油舌下含服，尽快增加冠状动脉血流，缓解疼痛，注意观察血压的变化。及时询问患者疼痛的变化情况。

（2）吸氧：对有呼吸困难和血氧饱和度降低的患者，最初几日间断或持续给予鼻导管或面罩吸氧。

（3）排便护理：排便护理在 AMI 患者中非常重要。无论是急性期还是恢复期的患者均会因便秘而诱发心律失常、心绞痛、心源性休克或心力衰竭，甚至发生猝死。

① 评估排便情况：包括排便的次数、形状及排便困难程度，平时有无便秘，是否服用通便药物。

② 指导患者采取通便措施：a. 合理调整饮食，给予一定的水分，增加富含纤维素的食物如蔬菜、水果等的摄入，无糖尿病的患者每天清晨可以蜂蜜 20 mL 加温开水服用。b. 按顺时针方向按摩腹部，促进肠蠕动。c. 允许患者使用床边坐便器，排便时提供隐蔽环境。d. 嘱患者避免排便时过度屏气，防止因腹内压急剧升高、反射性心率及冠状动脉血流量变化而发生意外。可常规或必要时使用缓泻剂，以防排便用力后病情加重。一旦出现排便困难，应立即给予开塞露、灌肠或低压灌肠。如常规使用开塞露无效，可采用下述灌肠法：患者取左侧卧位，将开塞露吸入注射器，后者连接细肛管，润滑后插入肛门，深度为 15 cm 左右，使肛管末端到达粪便处，然后边推注边撤肛管，使开塞露和粪便充分混合，软化粪便，同时使肠腔内压力增加，刺激直肠壁产生明显排便反射，使粪便顺利排出。e. 排便前可预防性口服异山梨酯，危重患者排便时，医护人

员应在床旁守护，严密观察心电图的改变，防止发生意外。

（七）用药护理

（1）心绞痛发作时遵医嘱予患者舌下含化硝酸甘油 0.3~0.6 mg，使之迅速为唾液所溶解而吸收，药物未溶解者可嘱其轻轻嚼碎后继续含化。服药后 3~5 min 不缓解者，可重复用药。对于心绞痛频繁发作或服用硝酸甘油效果差的患者，可遵医嘱静脉滴注硝酸甘油，但应控制滴速，以免造成低血压，并嘱患者和家属不可擅自调节滴速。密切监测血压变化，维持收缩压在 100 mmHg 以上。硝酸酯类制剂的不良反应有头昏、头胀痛、头部跳动感、面红、心悸等，应向患者解释说明。用药后会偶有血压下降，因此第一次用药时，患者宜平卧片刻，必要时吸氧。

（2）使用吗啡等镇痛剂时应密切观察呼吸情况。

（3）注意观察阿司匹林是否引起胃肠反应、出血倾向或过敏。

（4）应用他汀类药物时应严密观察转氨酶和肌酸激酶等生化指标，及时发现药物可能引起的肝脏损害或肌病，采用强化降脂治疗时应注意观察药物的安全性。

（5）应用 β 受体阻滞剂后注意观察静息心率是否降至 55~60 次/min，严重心绞痛患者若无心动过缓症状，可降至 50 次/min。

（八）心理护理

（1）疼痛发作期应设专人陪护，允许患者表达其内心感受，及时给予心理支持，如告知患者心脏监护病房有经验丰富的医护人员和先进的治疗方法、监护设备，可协助患者转危为安。

（2）医护人员应以一种快节奏但有条不紊的方式进行工作，以取得患者的信任，增加患者渡过难关的信心。抢救危重患者时应注意保护周围患者，并将监护仪的报警声尽量调低，以免增加患者心理负担。

（3）烦躁不安者可遵医嘱予地西泮镇静治疗。

（4）认知行为治疗。

① 健康教育：患者常因对疾病不了解、有误解和担忧而发生情绪障碍，须从心理上帮助其重新认识疾病，合理解释疾病的转归和预后，纠正患者不合理的负性认知，帮助其恢复信心，如此可使多数患者的焦虑和抑郁情绪得到有效缓解。同时让患者了解精神心理障碍对冠心病预后的不利影响，使患者重视情绪障碍的干预。

② 心理支持：患者就医过程漫长，若病情得不到有效缓解，患者会自感得不到家人和医护人员的理解，容易产生负性情绪。医护人员应耐心倾听患者对疾病的描述，对患者表示理解，在患者阐述病情时，除疾病相关症状，应详细询问有无其他不适，如睡眠障碍、紧张、担心、害怕、乏力和情绪不佳等。了解患者对疾病的认识，如有无感到疾病对自己造成重大威胁，对治疗和康复的信心，有无负性生活事件等。医护人员通过与患者的充分交流沟通，可获取患者信任，在对病情充分了解的情况下，结合专业知识，对患者进行合情合理的安慰，打消其顾虑，使患者看到希望，恢复战胜疾病的信心和勇气。

③ 提高治疗依从性：合并有精神障碍的患者治疗依从性差，无法坚持采取疾病预防和康复措施，提高其依从性对改善预后至关重要。医护人员应根据患者的实际情况，

使用亲切、通俗易懂的语言或书面指导材料指导患者遵医用药，进行自我护理。家庭和社会支持对患者的心理健康有直接的促进作用，能够帮助患者更好地处理应激事件，渡过难关，降低应激事件对患者身心的不利影响。医护人员应对患者家属进行适当的健康教育，提醒家属避免过度紧张而给患者带来更大精神压力，鼓励家属与患者之间的感情互动，以促进患者恢复。

④ 加强随访：随访可定期了解患者的病情变化，指导其进一步治疗及采取良好的自我护理措施，提高治疗依从性。同时，随访具有持续心理支持作用，可增加患者康复的信心。随访可通过门诊咨询、电话、网络、手机应用程序、信件等方式进行，早期可1~2周1次，之后适当延长随访时间。随访中，注意询问药物疗效和不良反应、自我护理措施、情绪和睡眠状况等。

⑤ 运动疗法：运动除可改善身体状况外，还可缓解患者的焦虑、抑郁情绪。应向患者及家属解释运动疗法的效果、安全性和注意事项，解答疑惑，解除顾虑，并适时鼓励，促进其遵医嘱并进行合理的运动康复。

⑥ 放松训练与生物反馈技术：放松训练可改善患者情绪，减少心血管事件，促进疾病康复，包括渐进性肌肉放松、正念减压疗法、自我催眠、冥想及生物反馈训练等。生物反馈训练可用于喜爱器械运动且对"谈话治疗"持怀疑态度的患者。

⑦ 识别严重心理障碍的患者：心血管科医护人员可处理一般的心理问题、情绪反应和适应不良问题，尤其是对急性焦虑的识别和紧急处理，是精神科人员无法替代的。但对严重的心理问题，如重性抑郁障碍等，心血管科医护人员无处理资质和能力，且患者往往对自己的心理障碍无自知力和就医意愿，应督促家属及时将患者送至精神科就诊。对治疗后处于康复期的重症心理障碍患者，心血管科医护人员可配合精神科医生进行心理干预。

（九）睡眠管理

冠心病与睡眠关系密切，失眠或睡眠过多影响冠心病预后，同时也是抑郁发生的危险因素。医护人员应了解失眠发生的原因，包括因疾病症状所致失眠、冠状动脉缺血导致的脑心综合征、心血管药物所致失眠、焦虑抑郁所致失眠、睡眠呼吸暂停综合征及原发性失眠等。同一患者也可存在多种病因。对因疾病和症状导致的失眠，建立良好的医患和护患关系，取得患者信任和主动合作对缓解此类失眠很重要。对初次诊断为冠心病的患者给予安慰、关心和支持，减轻患者因冠状动脉供血不足本身及其治疗而出现的不良适应。指导患者适当运动，有助于减轻紧张情绪，改善睡眠。指导患者学会记录睡眠日记，了解睡眠行为，纠正不正确的失眠认知和睡眠习惯。在冠心病康复阶段可能遇到各种应激，指导患者及家属做好心理、家庭和社会等方面的再适应。观察使用镇静安眠药患者的药物疗效和不良反应，指导其用药期间不可同时饮酒、茶和咖啡，避免增加药物成瘾的危险。

四、健康教育

随着监护水平的提高和治疗手段的改进，心肌梗死患者的急性期病死率已大大下降，度过了危险期的患者面临着如何延长远期存活时间的问题，远期存活除与年龄、性别、急性期病情、心肌梗死的部位和面积等因素有关外,还与患者病后的生活方式有关。故心肌梗死患者的健康教育除参见心绞痛的护理外,还应注意以下方面。

(一) 院外发生心绞痛的处理

心绞痛发作时,嘱患者立即停止正在从事的任何事情,马上坐下或躺下,若症状1~2 min未缓解,如果身边有硝酸甘油,即刻舌下含服;含服后经3~5 min症状若持续存在或加重,再次舌下含服1片硝酸甘油,再观察5 min,必要时再服1片硝酸甘油。如果身边没有硝酸甘油,马上呼救,请附近的人帮忙拨打急救电话,紧急转运至最近医院的急诊室。

(二) 进一步重视生活方式的调整

(1) 严格控制饱和脂肪和胆固醇的摄入,指导患者避免食用下列食品:① 动物脂肪、黄油等脂类物质;② 蛋黄、鱼子、奶油及动物内脏;③ 油炸食品;④ 煮熟后制成罐头的食品,如果酱、果冻、加糖果汁等。

(2) 戒烟:讲解吸烟对健康特别是心血管方面的危害,并告知戒烟方法、戒烟过程等方面的知识,根据患者的具体情况制订戒烟计划,包括戒烟方法、戒烟时间、防止重新吸烟等的措施,以及非药物和药物干预,并争取家属一起监督执行戒烟计划。提醒患者避免被动吸烟。了解吸烟危害和戒烟获益的相关知识是冠心病患者成功戒烟的强大动力,医护人员应抓住一切机会、利用各种渠道进行戒烟教育,如接诊时、PCI前后及发生急性心血管事件后。

(三) 居家运动锻炼指导

1. 向患者讲解运动锻炼的益处

运动锻炼的益处有:① 提高心血管功能;② 增加冠状动脉血流量;③ 减少冠心病致动脉粥样硬化的危险因素;④ 提高心理健康水平和生活质量。

2. 指导患者确定运动量并进行自我评估与监测

(1) 运动强度和运动量的确定:以快走、慢跑、骑自行车、游泳等有氧耐力运动为主,可采用下述方法确定运动强度。① 心率年龄估算法,(220-年龄)×85%;② 储备心率估算法,(最大心率-静息心率)×(60%~70%)+静息心率;③ Borg自感劳累分级评分法,12~16分,相当于最大耗氧量的70%。每次运动30~60 min,每周至少3 d,最好5~7 d。

(2) 运动量适宜的标志:① 活动时稍微出汗,轻度呼吸加快,不影响对话;② 运动结束时,心率在休息5~10 min后恢复;③ 运动后轻松愉快,食欲、睡眠良好;④ 无持续的疲劳感或其他不适感(疲乏、肌肉酸痛短时休息可消失)。

(3) 运动量过大的标志:① 因呼吸急促而不能自由交谈;② 大汗、面色苍白、心悸;③ 不能坚持运动;④ 运动后次日早晨感觉疲劳;⑤ 心率明显加快或减慢;⑥ 血压异常;⑦ 运动能力下降;⑧ 运动结束后休息10~20 min不恢复,或出现疲劳、心慌、食欲减退、睡眠不佳。

(4) 运动量不足的标志:运动后身体无发热感、无汗,心率无变化或在2 min内迅速恢复。

(5) 停止运动训练的指征:① 运动后出现疲劳无力、呼吸困难、头痛头晕、运动失调、恶心、发绀等；② 运动中或运动后出现心律失常；③ 血压过高（收缩压≥200 mmHg，舒张压≥100 mmHg）或血压降低（运动加量时血压下降≥10 mmHg）。

（6）告知患者运动注意事项：① 选择合理的运动形式，避免竞技性运动。② 仅在感觉良好时运动，感冒或发热后，须在症状和体征消失 2 d 以上才能恢复运动。③ 注意周围环境因素对运动反应的影响，例如，寒冷和炎热气候下须相对降低运动量和运动强度，训练的理想环境是 4~28 ℃，空气湿度<6%，风速不超过 7 m/s；避免在阳光下和炎热天气下剧烈运动；穿戴宽松、舒适、透气的衣服和鞋；上坡时减慢速度；饭后不宜剧烈运动。④ 定期检查和修订运动方案，药物治疗发生变化时相应调整运动方案。⑤ 运动时出现上身不适（包括胸、臂、颈或下颌，可表现为酸痛、烧灼感、缩窄感或胀痛）、无力、气短、骨关节不适（关节痛或背痛）等症状，停止运动，及时就医。⑥ 训练应持之以恒，如间隔 4~7 d 以上再次运动，应稍降低运动强度。

（四）性生活指导

无并发症的心肌梗死患者 6~8 周后可恢复性生活，但应适度。如出现心率和呼吸增快持续 20~30 min，或有胸痛症状，应节制性生活。

（五）重返工作指导

评估患者的运动风险和工作特点，包括工作环境、工作时用到的肌肉群、涉及肌肉力量和耐力的工作要求、工作时进行的主要活动、高代谢需求与低代谢需求的时间比，以及工作时的平均代谢需求是否超过最大耗氧量的 50%。通过运动试验评估患者的活动能力，如能执行>7 MET 的活动而未发生心绞痛，超声心动图显示 LVEF>40%，在运动试验过程中无心电图改变提示心肌缺血或心电不稳定，此类患者可被判定为低风险，最早可在冠状动脉事件治疗后 2 周回到工作岗位。医护人员可根据运动负荷试验结果、各种活动的能量消耗水平及患者的工作特点，判断患者是否可以恢复工作。可根据患者工作中用到的肌肉群制订相应的运动锻炼方案，患者在 2~4 个月的康复运动锻炼后可酌情恢复工作，但不宜再从事重体力劳动、高空作业及其他精神紧张的工作。情绪、工作满意度、自我效能、激励等心理因素在重返工作过程中也发挥重要作用，且抑郁与延迟和无法重返工作岗位密切相关，医护人员可提供心理支持，教会患者放松方法，提高自我效能，减轻焦虑、抑郁等负性情绪反应，促进患者重返工作岗位。

（六）用药指导

定期复查、坚持服药。告知药物不良反应。教会患者或家属测量脉搏。定期门诊随诊。

（七）照顾者指导

心肌梗死是心源性猝死的高危因素，故应教会照顾者心肺复苏的技术。

（侯云英）

附录 4-1 运动负荷试验

一、有氧运动负荷试验

(一) 心肺运动试验

心肺运动试验 (cardiopulmonary exercise testing, CPET) 是结合标准的运动试验和气体代谢技术精确判定心肺储备功能,通过运动生理反应判断运动受限病理生理机制的重要评估手段,是对静态心脏功能、静态肺功能等传统检查的完善。

1. CPET 种类

CPET 根据使用的设备分为运动平板试验和踏车试验;根据功率大小分为极量、亚极量和低水平运动试验等;根据运动终点分为症状限制性运动试验和基于心率的运动试验等;根据运动的部位分为上肢和下肢运动试验等。运动平板与踏车的 peak VO_2 有所差异,踏车的 peak VO_2 较运动平板低 10%~20%。因踏车具有安全、方便的特点,CPET 运动试验常选择踏车试验,多采用斜坡式连续递增方案 (Ramp 方案)。运动平板多采用阶梯式递增运动方案 (常用的有 Bruce、Mod Bruce 和 Naughton 方案)。

2. 运动试验禁忌证

(1) 绝对禁忌证:① 急性心肌梗死 (2 d 内);② 高危的不稳定型心绞痛;③ 有症状的、未控制的心律失常,或引发血流动力学不稳定;④ 有症状的严重主动脉狭窄;⑤ 失代偿的、有症状的心力衰竭;⑥ 急性肺栓塞或肺梗死;⑦ 急性心肌炎或心包炎;⑧ 急性主动脉夹层;⑨ 残疾人有安全隐患或不能全力完成运动试验。

(2) 相对禁忌证:① 已知左冠状动脉主干狭窄;② 中度狭窄的心脏瓣膜病;③ 电解质紊乱;④ 严重的高血压;⑤ 心动过速或心动过缓;⑥ 肥厚型心肌病和其他形式的流出道梗阻;⑦ 智力障碍或肢体障碍无法配合运动;⑧ 高度房室传导阻滞。

3. 试验前准备

患者运动试验前 3 h 不能进食、吸烟,合理着装。询问病史,了解服药 (特别是 β 受体阻滞剂)、吸烟情况,习惯活动水平,有无心绞痛或其他运动诱发的症状。当运动试验用于诊断心肌缺血时,须酌情停服可能干扰运动试验结果的药物 (24 h 内停服),运动试验结束后即刻恢复用药。进行体格检查,测量血压、身高和体重。向患者介绍 CPET 程序及正确执行方法,签署知情同意书。

4. 运动试验操作

(1) 安全性控制。

根据运动试验可能发生的并发症制订应急预案和抢救流程,抢救设备处于备用状态,急救药物定期检查。一旦发生紧急事件,立即采取及时有效的抢救措施。CPET 相关操作人员定期培训。

(2) 运动试验方案。

CPET 运动试验有斜坡式连续递增方案和阶梯式递增方案。根据运动负荷递增的速率、阶梯之间的时间间期及运动总时间,运动方案间有较大的差异,选取的运动方案应能产生最大量的信息，以评价受试者的最大或接近最大的功能。试验方案应个体化，递增工作量应小，运动试验总时间 8~12 min。对心血管疾病患者，以踏车形式采用 Ramp 方案较安全易行。

（3）CPET 试验测试步骤。

① 戴面罩。② 贴电极片：肢体导联电极片贴在躯干左、右、上、下端，可避免运动造成的干扰，胸前导联电极片位置与常规心电图一致，连接 12 导联心电图电极。戴血压袖带，测静息状态卧位 12 导联标准心电图和血压，以备与以前的心电图、血压及运动中或恢复期心电图、血压进行比较。③ 测静态肺功能。④ 运动测试四阶段：静息阶段 3 min→0 W 负荷 3 min→负荷递增阶段（10~20 W/min）→恢复期阶段>5 min。

（4）心电图和血压监测。

运动中进行心电图实时监测时，在每个阶段的最后 1 min 监测记录 1 次血压；恢复期每 1 min 监测记录 1 次，以后每 1~2 min 监测记录 1 次。

（5）试验过程中的评估与指导。

鼓励患者在运动试验中做最大努力，并告知与运动相关的不适和风险，如有不适可随时停止运动，并指出胸部窘迫感或腿痛等不适的部位。医护人员若发现患者有严重异常情况，亦应令其立即停止运动。可用 Borg 自感劳累分级表和呼吸困难分级表评估患者自感劳累及呼吸困难的程度。

（6）运动终点。

目前 CPET 多为症状限制性运动试验，尽管在运动试验中鼓励受试者做最大的努力，但若发现患者有严重异常情况应立即停止运动，以防止心血管严重事件发生。

绝对指征：① 达到目标心率；② 发生急性心肌梗死或怀疑心肌梗死；③ 发作严重心绞痛；④ 随功率递增，血压下降>10 mmHg，或持续低于基线血压，或收缩压>220 mmHg、舒张压>115 mmHg；⑤ 发生严重心律失常，如二或三度房室传导阻滞、持续室性心动过速、频发室性期前收缩、快速心房颤动等；⑥ 出现面色苍白、皮肤湿冷及明显气促、呼吸困难；⑦ 出现中枢神经系统症状，如眩晕、视觉障碍、共济失调、感觉异常、步态异常、意识障碍；⑧ 患者要求停止运动。

相对指征：① 心电图示 ST 段水平压低或下斜型压低>2 mm，或 ST 段抬高>2 mm；② 胸痛进行性加重；③ 出现严重疲乏、气促、喘鸣音；④ 出现下肢痉挛或间歇跛行；⑤ 出现非严重性心律失常，如室上性心动过速；⑥ 运动诱发束支传导阻滞，未能与室性心动过速相鉴别。

（7）常用监测指标。

峰值耗氧量 $[(VO_2)_{max}$ 或 peak $VO_2]$：$(VO_2)_{max}$ 指人体在极量运动时最大耗氧能力。$(VO_2)_{max}$ 须满足下列至少 1 个条件：① 随运动负荷进一步增加，耗氧量和心率不再增加；② 峰值呼吸交换率即 $VCO_2/VO_2>1.10$；③ 运动后血乳酸浓度≥8 mmol/L；④ Borg 自感劳累分级评分≥18 分（Borg 评分 20 分表）或≥8 分（Borg 评分 10 分表）；⑤ 患者感到极度疲乏。实际测试中，有的患者不能维持功率继续增加以达到最大运动状态，这种情况被称为 peak VO_2，通常以 peak VO_2 代替 $(VO_2)_{max}$。

无氧代谢阈（anaerobic threshold，AT）：当运动负荷增加到一定量后，组织对氧的需求超过循环所能提供的供氧量,因此组织必须通过无氧代谢提供更多氧,有氧代谢到无氧代谢的临界点称为 AT。AT 正常值>40% peak VO_2,一般为 50%~60% peak VO_2,相当于轻中度与中高度之间的亚极量运动强度。

运动心率:常用指标有最大心率(HR_{max})和储备心率(HRR)。HR_{max} 指最大运动量时的心率,HRR=HR_{max}-静息心率。1 min 心率恢复指 HR_{max} 与运动后 1 min 恢复时的心率差,正常值>12 次/min,其反映副交感神经反应速度。由于心率易受 β 受体阻滞剂等因素的影响,因此最大心率不是用力程度的终极目标。通常 VO_2 每增加 3.5 mL/(min·kg),心率增加 10 次/min,当心率达到 85%最大预测心率时可考虑停止运动试验。

运动血压:反映心血管对运动的反应情况,一般随运动量增加而增高,VO_2 每增加 3.5 mL/(min·kg),血压增加 10 mmHg;若血压随运动量增加反而下降,往往预示有严重心功能障碍。

肺通气指标:CO_2 通气当量为静息时每分钟通气量与每分钟二氧化碳排出量的比值,反映通气效率,正常值为 20~30,>34 可作为心力衰竭患者高危预测因子。

(二) 心电图运动负荷试验

无条件进行 CPET 试验时,可进行心电图运动负荷试验,除不进行肺功能的测定外,心电图运动负荷试验的禁忌证、测试设备、测试方案及心率、血压、心电图等指标的监测,运动过程中对患者的观察和指导均与 CPET 试验相同。

(三) 步行测试

与 CPET 和心电图运动负荷试验相比,步行测试无需特殊设备,且成本低、易操作,安全性相对较高,但精确度较低,可作为基层机构常规的评估手段及不能耐受运动负荷试验人群的必要补充。

1. 6 min 步行试验 (6-minute walk test, 6 MWT)

通过测量受试者徒步 6 min 可达到的最远距离来评估心肺功能。在测试过程中还可根据临床需要监测患者的心率、血压、血氧饱和度、自感劳累分级等指标。6 min 步行试验与 CPET 测得的 peak VO_2 明显相关,对于有症状的心力衰竭患者,6 min 步行距离与 peak VO_2 的关系为:peak VO_2 (mL/min) = 0.03×距离 (m) +3.93。

2. 2 min 踏步试验 (2-minute step test, 2 MST)

通过测试受试者 2 min 内单侧膝盖能达到指定高度(通常为髌骨与髂前上棘连线中点高度)的次数评估心肺功能。测试仅需要一面墙用于贴高度标志物,亦可供体弱者扶墙进行测试,当场地、天气等因素影响 6 min 步行试验进行,或患者因体质虚弱无法耐受 6 min 步行试验时,2 min 踏步试验可作为替代方案。传统的踏步试验要求受试者踏步频率逐渐加快,主要用于检查受试者动作的协调性,2 min 踏步试验则不同,受试者可以根据自身情况调整步速,甚至中途停止,休息后继续试验,但试验中不停止计时。

3. 200 m 快速步行试验 (200-meter fast walking, 200 m FWT)

此试验测量受试者快速步行 200 m 所需的时间,对患者的体能要求高于 6 min 步行试验,可用于运动耐力更高的受试者。该试验与 CPET 结果具有良好的相关性,200 m 快速步行试验结束时测得的心率与 CPET 测得的最大心率呈正相关,预测公式如下:最大心率=130-0.6×年龄+0.3×心率（200 m FWT）。通过该方程式可计算最大心率，进而确定运动训练时的靶心率，为制订心脏康复运动方案提供另一种途径。

二、抗阻运动负荷试验

抗阻运动是提高肌肉适能的常用方法，与有氧训练前的心肺适能评估相似，在进行抗阻训练前应评估肌肉适能，以制订个体化的抗阻训练方案、评估训练风险及评估锻炼效果。抗阻运动负荷试验方法可分为肌肉适能器械测试和徒手测试。

（一）肌肉适能器械测试

等速肌力测试仪是目前公认最准确的肌力评估设备，通过等速肌力测试，可获取反映肌力和肌耐力的较全面的指标。如果条件有限，使用可调阻力的抗阻训练器械也可进行肌肉适能评估。一次最大负荷量（1-RM）测试是一种重要的肌肉适能评估方法，能够反映全身各肌群的肌力。在动作标准的情况下，1-RM 表示人体尽最大努力仅能完成 1 次的负荷重量。不同肌群的 1-RM 不同，需要针对不同肌群分别进行测试。进行测试时，受试者在初始负荷重量下完成 1 次标准动作后，休息 1~5 min，然后酌情增加负荷重量（每次增加 1~5 kg），嘱受试者再做 1 次同样的标准动作，如此循环进行，直至受试者无法再克服阻力完成 1 次标准动作为止。如果连续 2 次动作不能达到标准，应酌情减少测试负荷重量。1-RM 测试的负荷重量较大，通常用于健康人或低危心血管疾病患者的肌力评估。对于危险分层为中、高危的心血管疾病患者及老年人群，可用 X-RM 测试法间接估算其 1 次最大负荷量。X-RM 表示在动作标准的情况下人体尽最大努力仅能完成 X 次的负荷重量。因测试强度较小、安全性相对较高。X 数值越大，测试时的重量负荷越小。X-RM 的测试结果可按附表 4-1 换算成 1-RM。

附表 4-1 重复次数测试 X-RM 与 1-RM 对照表

X-RM	%1-RM
1-RM	100% 1-RM
5-RM	90% 1-RM
8-RM	80% 1-RM
12-RM	70% 1-RM
17-RM	60% 1-RM

（二）肌肉适能徒手测试

肌肉适能徒手测试用自身重量或简单工具进行，简便易行，尽管不能获得 1-RM 等精确参数，但能够反映人体肌肉的综合功能状态，可用于评估运动锻炼效果。同时，有些测试方法本身也是肌力训练方法。常用的肌肉适能徒手测试有握力测试、原地坐下-站立试验、俯卧撑、30 s 手臂屈曲试验、30 s 椅子站立试验、1 min 仰卧起坐试验、爬楼梯试验等。

1. 握力测试

握力测试主要测定个体在抓握物体时产生的最大力量，即最大握力值。它是衡量上肢功能的重要指标之一，通过握力计即可测得，最大握力值达到 9 kg 是满足日常生活各种活动的最低值。

2. 原地坐下-站立试验

原地坐下-站立试验为评估下肢肌力的方法，要求受试者用最少的支撑完成"立位—原地盘坐—起立"这一组动作过程，对过程进行评分。总分 10 分，坐下和起立过程各 5 分，过程中尽量不用手、前臂、膝或大腿的侧面等部位支撑，每多用 1 个支撑面扣除 1 分，总分越低提示肌力越差。

3. 俯卧撑

通过测试受试者 1 min 内完成俯卧撑的总次数，来评估其上肢、肩背部肌群及核心肌群力量及耐力。

4. 30 s 手臂屈曲试验

通过测试受试者 30 s 内优势手负重情况下完成前臂屈曲的次数，来评估其上肢肌群力量，测试时男性抓握 8 lb（1 lb＝0.45 kg）哑铃，女性抓握 5 磅哑铃。

5. 30 s 椅子站立试验

通过测试受试者在 30 s 内能够完成的由"坐位"转换为"站立位"的次数，来评估下肢肌群及核心肌群力量。

6. 1 min 仰卧起坐试验

通过测试受试者在 1 min 内能够完成的仰卧起坐的次数，来评估躯干肌群力量和耐力。

7. 爬楼梯试验

通过测试受试者爬 10 级楼梯所需时间，来评估其腿部力量。

三、柔韧性运动测试

关节活动度正常是运动功能正常的前提。对慢性心血管疾病患者，尤其是老年人，除骨关节疾患和神经系统疾病外，影响关节活动度的因素主要是关节周围粘连组织形成、长时间制动或缺乏运动、慢性疼痛及保护性肌痉挛，这些问题的具体表现为柔韧性降低。柔韧性降低可影响日常活动能力，并可限制正常身体运动，引起或进一步加重慢性疼痛。进行柔韧性运动测试，以及个体化的预防或治疗性柔韧性运动训练对心血管病患者是有必要的。柔韧性运动测试目前以徒手法为主，常用方法有坐椅前伸试验、抓背试验、改良转体试验等。

1. 坐椅前伸试验

受试者坐于高 43 cm 的标准座椅上，优势侧腿伸直、脚跟着地，另一侧腿屈膝呈 90°、脚平放于地面，双手掌心向下重叠，双臂伸直并尽力向前伸，测量中指指尖与足尖的距离。中指指尖超过足尖记为正数，反之记为负数。本方法侧重于评估下肢和下背部柔韧性，重复性强。

2. 抓背试验

受试者肩后伸，一手从上往下，另一手从下往上，双手在背部尽量沿脊柱方向相互接触或重叠，动作稳定维持 2 s 以上时测量双手中指指尖之间的距离。本方法主要用于评估肩关节柔韧性。

3. 改良转体试验

通过测量转体后手能达到的距离来评估躯干旋转的柔韧性。适用于老年人，主要用于评估躯干核心肌群的柔韧性。

四、平衡协调性运动测试

平衡功能是人体在有或无外力作用情况下，维持原姿势并保持稳定状态的能力。缺乏运动者或老年人运动系统功能退化，平衡功能也相应减退，约 1/3 的 65 岁以上老年人每年发生 1 次跌倒。平衡功能大致"正常"的人，其储备能力也有不同。对患者进行平衡功能评估并进行相应的平衡训练，是心脏康复/二级预防项目的组成部分。

（一）平衡功能器械评估法

测试过程中，通过平衡测试仪记录在静态/动态、立位/坐位等情况下，身体重心向前、后、左、右各方向移动的轨迹和范围，经计算机分析可以得到量化的测试结果，能够较精确地反映受试者的平衡功能。

（二）平衡功能徒手评估法

平衡功能量表评估法常用于神经系统疾病或存在较严重平衡功能受损者的评估，包括神经康复常用的 Berg 平衡量表、Tinetti 平衡与步态量表等，不能满足大部分心血管病患者的评估需求。适用于心脏康复/二级预防项目的平衡功能徒手评估法，应能准确地反映平衡功能大致正常的受试者的平衡协调性能力的差异，常用的有功能性前伸试验、单腿站立试验、2.4 m 起身行走试验等。

1. 功能性前伸试验

功能性前伸试验用于评估老年人群的平衡功能。受试者站立，将手臂尽量前伸且能够保持身体稳定时所达到的距离作为测量值，测量结果与平衡测试仪结果高度相关。

2. 单腿站立试验

测试时受试者一腿屈膝，脚抬离地面 15~20 cm，双腿不能相碰，并保持双手自然下垂于身体两侧，动作维持的时间为测量结果。若受试者单腿站立时间超过 60 s，可增加测试难度，使其在闭眼状态下重复上述试验。

3. 2.4 m 起身行走试验

测试受试者完成"从坐高 43 cm 的椅子上起身—步行 2.4 m—返回椅子恢复原位"这一过程所用的时间，该试验能够较好地反映受试者的平衡功能及日常生活活动能力。

（侯云英）

附录 4-2 经皮冠状动脉介入治疗及护理

经皮冠状动脉介入治疗（percutaneous coronary intervention，PCI）是指采用经皮穿刺技术送入球囊导管或其他相关器械，解除冠状动脉狭窄或梗阻，重建冠状动脉血流的技术。PCI 主要包括经皮冠状动脉腔内成形术（percutaneous transluminal coronary angioplasty，PTCA）、支架植入术、定向性斑块旋切术（DCA）、斑块旋磨术等。这里重点介绍 PCI 的基本技术——支架植入术。

一、操作方法

1. 器材的选择

（1）引导导管：常用 Juakins 型引导导管。左冠状动脉介入治疗时，为了增强导管支撑力，还可选用 Amplatz、XB、EBU 等类型导管。右冠状动脉呈钩形向上时，为增强导管支撑力，可选用 Amplatz 型引导导管，但操作须十分谨慎，因较易发生血管开口部及近端夹层。经桡动脉穿刺者，还可选用一些特殊类型引导导管。

（2）导引钢丝：按尖端的软硬程度，可分为柔软钢丝、中等硬度钢丝和标准硬度钢丝三种类型。一般非闭塞性病变或急性血栓性病变可首选柔软钢丝，对慢性闭塞性病变可试用中等硬度钢丝或标准硬度钢丝。若不成功，有经验的术者可使用专门用于慢性闭塞性病变的尖端变锐的硬钢丝，以利于通过病变部位。此外，还有带亲水涂层的钢丝，适用于严重不规则狭窄及部分慢性完全闭塞病变；加强支持钢丝适用于严重迂曲的血管狭窄病变。在使用时，导引钢丝尖端应根据血管走向、血管直径及病变特点弯成适当角度，以利于进入血管并通过病变。

（3）球囊导管：直径 1.5~4.0 mm、长度 20 mm 者最常用，也有短球囊和长球囊，可根据病变长度进行选择。球囊由于材料不同，特性也不同，可分为顺应性球囊、半顺应性球囊和低顺应性球囊。这些球囊在一定压力下达到指定的直径，以后对进一步增加压力引起的直径增加程度不一，术者必须对所使用的球囊特性有精确的了解。

（4）支架：多由医用不锈钢制成，按支架释放方式，可分为自膨胀型支架和球囊扩张型支架。后者按支架的基本设计又可分为管状裂隙支架、环状支架和缠绕形支架。球囊膨胀型支架最为常用，一般血管开口部和血管近端病变选用径向支撑力好的管状支架，血管远端病变或病变处极度弯曲的常选用柔性好的环状支架，附近有大分支的病变选用有较大侧孔的支架。药物洗脱支架（drug eluting stent，DES）的使用降低了冠状动脉内再狭窄率及晚期和极晚期支架内血栓形成的发生率。对以下情况推荐植入新一代 DES：非 ST 段抬高型急性冠脉综合征，ST 段抬高型急性心肌梗死直接 PCI，冠心病合并糖尿病，冠心病合并慢性肾脏疾病。对以下冠状动脉病变推荐植入新一代 DES：开口处病变、静脉桥血管病变及支架内再狭窄病变。对左主干合并分叉病变和慢性闭塞病变，优先考虑应用新一代 DES，以降低再狭窄率。对 3 个月内计划接受择期非心脏外科手术的患者行 PCI 时，可考虑植入裸金属支架（bare metal stent，BMS）或 PTCA；对高出血风险、不能耐受 12 个月双联抗血小板治疗，或因 12 个月内可能接受侵入性或外科手术必须中断双联抗血小板治疗的患者，建议植入 BMS 或行 PTCA。近年来，完全生物可吸收支架成为新一代支架的发展方向。

其余器材及设备包括穿刺针、尖刀片 1 个、7 F~8 F 动脉鞘管、10~20 mL 针筒、冠状动脉造影管（Judkins）、多极三通管、测压连接管、猪尾巴导管，必要时备临时起搏电极、6 F 动脉鞘管。无菌敷料包内有手术衣 2 件、小洞巾 1 块、心导管特制大单 1 条、不锈钢中盆 1 只、小碗 2 只、小药杯 2 只、蚊式钳 2 把、大小纱布数块。

2. 基本操作方法

（1）血管入路：常选用经桡动脉（以右侧桡动脉常用）穿刺途径，也可选用经股动脉穿刺途径进入。对个别患者股动脉和桡动脉途径均不能进入者，可考虑经肱动脉穿刺途径进入。在相应动脉穿刺插入鞘管后，经鞘管注入肝素 7 500~10 000 U（或根据体重调整用量 100 U/kg），使激活全血凝固时间（activated clotting time of whole blood，ACT）维持在≥300 s，手术每延长 1 h，补充肝素 2 500~3 000 U。

（2）球囊扩张的基本操作要点：① 将适宜的引导导管送入病变所在的冠状动脉开口，在 X 线透视下调整引导导管，使之与血管近端呈良好同轴状态又不引起压力嵌顿。选择能充分暴露病变、血管影无重叠的体位进行基础冠状动脉造影。② X 线透视下经引导导管送入导引钢丝，跨过狭窄病变，送至冠状动脉远端。在推送导引钢丝过程中，动作应轻柔，边旋转导引钢丝边推送，不应有阻力。对完全闭塞病变，当导引钢丝跨过阻塞段后应经造影确认其在血管真腔，再继续操作。③ 沿导引钢丝送入球囊导管，对不准备进行支架植入的病变，可选择球囊与血管直径之比为（1~1.1）：1 的球囊导管，球囊送至狭窄病变部位后即可开始加压扩张。压力应在 X 线透视下逐渐增加，至球囊上病变的压迹消失，一般 6~10 个大气压（取决于球囊特性、所选用球囊与血管直径的比例及病变特征）。对拟植入支架的病变，可用小一号（或用直径 2.5 mm）的球囊进行预扩张，以减少由于球囊扩张所致的动脉夹层的发生。

（3）冠状动脉内支架植入术的基本操作要点：支架一般在球囊预扩张之后沿导引钢丝送入。对于较局限、非完全闭塞、近端血管无严重迂曲、无显著钙化的病变，也可不经球囊预扩张，直接植入支架。支架直径的选择与血管直径之比一般为（1~1.1）：1（血管直径的估计应在注入硝酸甘油之后进行）。经造影确定支架准确定位于病变部位之后，加压扩张，直至 X 线透视下见支架球囊充分扩张，一般扩张压力为 11~13 个大气压。压力的大小应根据病变特征、所选支架直径与血管直径之比等综合决定。对加压至 16 个大气压仍不能使支架满意扩张者，可使用短的非顺应性球囊进行高压扩张，以免造成近、远端血管撕裂、夹层。对植入 DES 者，应注意支架须覆盖全部病变，后扩张的球囊不能超过支架近、远端边缘，以免出现边缘再狭窄。支架植入后应多体位投照，观察支架是否满意扩张，病变或夹层是否被支架充分覆盖，病变处残余狭窄情况等。

二、并发症预防和处理

1. 冠状动脉痉挛

冠状动脉内注射硝酸甘油，每次 100~300 μg，必要时可重复应用，也可在冠状动脉内注射维拉帕米，每次 0.1~0.2 mg，总量 1.0~1.5 mg。冠状动脉夹层轻度内膜撕裂通常不影响手术结果。严重的夹层，如造影剂在管腔外滞留成"帽状"、螺旋状夹层，管腔内充盈缺损、血流减慢或完全闭塞者，应紧急植入支架。

2. 冠状动脉急性闭塞

冠状动脉急性闭塞可能由主支血管夹层、壁内血肿、支架内血栓、斑块及支架结构压迫等因素所致。在术中发现冠状动脉急性闭塞应立即在冠状动脉内注射硝酸甘油，以缓解冠状动脉痉挛。若不能缓解，可重新沿导引钢丝插入球囊导管，在闭塞处扩张，使血管再通，并植入支架。对急性血栓闭塞，可静脉注射血小板 GP Ⅱb/Ⅲa 受体拮抗药（GPI）。血流动力学不稳定时，除用升压药物外，应立即经皮穿刺插入主动脉内球囊反搏导管。对急性闭塞造成大面积心肌缺血，尤其是血流动力学不稳定者，若介入治疗不能使之再通，应及早行急诊 CABG。若闭塞血管较小或在血管远端，心肌梗死范围小，一般情况良好，试图血管再通不成功，也可用内科药物治疗。

3. 急性心肌梗死

急性心肌梗死大多由冠状动脉夹层或急性闭塞所致，一部分与严重、长时间痉挛有关。少数患者在成功的 PCI 后发生，可能由治疗部位的血栓形成所致。其处理原则同冠状动脉急性闭塞。

4. 冠状动脉栓塞

冠状动脉栓塞可由术中导引钢丝或球囊导管周围形成的血凝块脱落，或冠状动脉粥样硬化斑块被导管碰撞或加压扩张后脱落所致。一旦发生，可重新插入球囊导管扩张栓塞部位。为预防其发生，术中应充分抗凝。推送导引钢丝前进时，尖端应保持游离状态。

5. 分支闭塞

小分支闭塞可无缺血症状，或有胸痛，但对预后无显著影响。大分支闭塞则可能发生严重后果，如急性心肌梗死，因此必须预防其发生。术中应根据分支大小及分支开口部有无病变，决定是否应用双导引钢丝技术保护分支，或对吻球囊技术扩张分支病变。在分支部位植入支架时，应选择侧孔较大的支架，以减少对分支的影响。一旦大分支闭塞，应用导引钢丝穿过支架孔眼进入分支，并用球囊再次扩张，使之再通。对分支直径>2.5 mm 者，若单纯球囊扩张后效果不满意，可考虑植入支架。

6. "无再流"现象

"无再流"（no-reflow）现象多见于 ACS 富含血栓的病变、退化的大隐静脉旁路移植血管病变的介入治疗及斑块旋磨术治疗时，可造成严重后果。处理方法是应立即在冠状动脉内注入硝酸甘油或 CCB，也可使用腺苷于冠状动脉内注射。血流动力学不稳定者，除用升压药物外，应立即开始主动脉内球囊反搏。对富含血栓的病变可考虑术前开始应用血小板 GP Ⅱb/Ⅲa 受体拮抗药，术中可使用远端保护装置，以预防"无再流"的发生。

7. 冠状动脉破裂或穿孔

冠状动脉破裂或穿孔大多由导引钢丝穿破冠状动脉所致，少数由球囊导管或支架造成，在治疗完全闭塞病变时较易发生。一旦发生，应立即用球囊在穿孔处近端低压扩张，阻断血流，以预防心脏压塞发生，并应用鱼精蛋白中和肝素，对小的穿孔多可奏效。治疗无效时，对直径>3 mm、附近无大分支的血管穿孔或破裂，可考虑植入带膜支架，封闭穿孔部位。若已出现心脏压塞，应扩充血容量，并行心包穿刺引流。对经上述处理穿孔仍不能闭合者，应急诊外科手术。

8. 严重心律失常

严重心律失常包括心室颤动和室性心动过速，须立即行电转复治疗。

另外，与血管穿刺有关的并发症包括出血、血肿、感染和血栓。应熟悉穿刺局部的解剖结构，正确选择穿刺部位，尽量避免穿刺时的血管损伤，同时注意穿刺部位的消毒和无菌操作技术。

9. 支架血栓形成

支架血栓形成虽发生率较低，但病死率高达 45%。与支架血栓形成相关的危险因素主要包括：① 高危患者，如糖尿病、肾功能不全、心功能不全、高残余血小板反应性、过早停用双联抗血小板治疗等；② 高危病变，如复杂冠状动脉病变、完全闭塞、血栓及弥漫小血管病变等；③ 操作因素，植入多个支架或长支架、支架贴壁不良、支架重叠、支架直径选择偏小或术终管腔内径较小、支架结构变形、分叉支架、术后持续慢血流、血管正性重构、病变覆盖不完全或夹层撕裂等；④ 支架自身因素，如支架药物涂层或多聚物引起过敏、支架引起血管局部炎症反应、支架断裂、血管内皮化延迟等。支架内血栓形成的预防措施包括：① 术前及围术期充分进行双联抗血小板和抗凝治疗，对高危患者或病变，可加用 GP Ⅱ b/Ⅲ a 受体拮抗药，但应充分权衡出血与获益风险。② 选择合适的介入治疗方案，应权衡利弊，合理选用球囊扩张术、BMS 或 DES 植入术；支架贴壁要尽可能良好，建议高压力释放支架（必要时选用后扩张球囊），尽量减少支架两端血管的损伤；对选择性 PTCA 患者，可选用血管内超声成像（IVUS）指导。③ 强调术后充分使用双联抗血小板治疗。一旦发生支架血栓，应立即行冠状动脉造影，建议行 IVUS 或冠状动脉的光学相干断层扫描（OCT）检查，明确支架失败原因，对血栓负荷大者，可采用血栓抽吸，可应用 GPI 持续静脉输注 48 h。球囊扩张或重新植入支架仍是主要治疗方法，必要时可给予冠状动脉内溶栓治疗，应检测血小板功能、了解有无高残余血小板反应性，以便调整抗血小板治疗；对反复、难治性支架血栓形成者，必要时须进行外科手术治疗。

支架脱载较少见，多见于病变未经充分预扩张（或直接支架术）、近端血管扭曲（或已植入支架）、支架跨越狭窄或钙化病变阻力过大且推送支架过于用力时；或支架植入失败、回撤支架至指引导管内时，因支架与指引导管同轴性不佳、支架与球囊装载不牢，导致支架脱载。术前充分预判病变特点并预处理病变（如钙化病变采取旋磨术预处理等），是防止支架脱落的有效手段。发生支架脱落后，若导引导丝仍在支架腔内，可经导引钢丝送入直径 ≤1.5 mm 小球囊至支架内偏远端，使其轻微扩张后，将支架缓慢撤入指引导管。若因支架近端变形而无法撤入指引导管，可先更换更大外径指引导管重新尝试；也可经另一血管路径，送入抓捕器，将支架捕获后取出。如上述方法无效，可沿导引导丝送入与血管直径 1∶1 的球囊以将支架原位释放，或植入另一支架将其在原位贴壁。必要时行外科手术，取出脱载支架。

10. 出血

围术期出血是引发死亡及其他严重不良事件的主要危险因素。大出血（包括脑出血）可能直接导致死亡，出血后停用抗栓药物也可能导致血栓事件乃至死亡。出血的预防措施包括：① 所有患者 PCI 前均应评估出血风险；② 建议采用桡动脉路径；③ 对出血风险高的患者（如肾功能不全、高龄、有出血史及低体重等），围术期优先选择出血风险较小的抗栓药物，如比伐芦定、磺达肝癸钠等；④PCI 中根据体重调整抗凝药物剂量；⑤ 监测 ACT，以避免过度抗凝。出血后是否停用或调整抗血小板和抗凝药物，须权衡出血和再发缺血事件风险进行个体化评价。出血后的处理措施包括：① 通常首先采用非药物一般止血措施，如机械压迫止血；② 记录末次抗凝药或溶栓药的用药时间及剂量、是否存在肝肾功能损害等；③ 估算药物半衰期；④ 评估出血来源；⑤ 检测全血细胞计数、凝血指标、纤维蛋白原浓度和肌酐浓度；⑥ 条件允许时行药物的抗栓活性检测；⑦ 对血流动力学不稳定者静脉补液和输注红细胞；⑧ 必要时使用内镜、介入或外科方法局部止血；⑨ 若出血风险大于缺血风险，尽快停用抗栓药物。若上述方法效果不满意，可进一步采用以下药物治疗的方法：应用鱼精蛋白中和肝素，以硫酸鱼精蛋白 1 mg/（80~100）U 肝素剂量注射，总剂量一般不超过 50 mg；鱼精蛋白可中和 60% 的低分子量肝素，低分子量肝素用药不足 8 h 者，可以硫酸鱼精蛋白 1 mg/100 U 抗 Xa 活性，无效时可追加 0.5 mg/100 U。在停用阿司匹林或替格瑞洛 3 d、氯吡格雷 5 d 后，应再次权衡出血和再发缺血事件的风险，适时恢复适度的抗栓治疗。

三、护理

1. 术前护理

（1）术前指导患者继续口服原有抗心绞痛药物。

（2）抗血小板制剂：术前 3 d 开始口服阿司匹林 75~100 mg/d，对未服用过阿司匹林而须急诊 PCI 者应于治疗前立即给予 300 mg 水溶性抗血小板制剂口服。对计划行支架植入术者还应口服氯吡格雷或替格瑞洛。氯吡格雷应于 6 h 前服用负荷剂量 300 mg（急诊 PCI 可于术前立即服用 300~600 mg），此后每日 75 mg；替格瑞洛在急诊 PCI 术前负荷 180 mg，之后 90 mg 2 次/d。ACS 的介入治疗（包括急性 ST 段抬高型心肌梗死）还可合用血小板 GP Ⅱb/Ⅲa 受体拮抗药。

（3）已服用华法林的患者，术前应停用 3 d，并使 INR<1.5。

（4）拟行桡动脉穿刺者，术前行 Allen 试验，即同时按压桡、尺动脉，嘱患者连续伸屈五指至掌面苍白时松开尺侧，如 10 s 内掌面颜色恢复正常，提示尺动脉功能良好，可行桡动脉介入治疗。避免在术侧上肢留置静脉套管针。标记双侧足背动脉以备穿刺股动脉时监测。

（5）对合并慢性肾功能不全的患者应于术前 2~3 h 开始持续静脉滴注生理盐水或 5% 葡萄糖 100 mL/h，直至术后 10 h 或出现充足尿量。对给予充足血容量后仍尿少或合并左心功能不全的患者可给予适量呋塞米静脉注射。

（6）患者术前应备皮，患者入导管室前可酌情给予镇静剂。指导患者进行呼吸、屏气、咳嗽训练，以便术中顺利配合手术。

（7）全面了解患者临床情况，向患者和/或家属解释操作的大致过程及须与医护人员配合的事项，并签署知情同意书。

2. 术中护理

（1）严密监测生命体征、心律、心率变化，准确记录压力数据，重点监测导管定位、造影、球囊扩张及有可能出现再灌注心律失常时的心电及血压变化，出现异常时及时通知医生并配合处理。

(2) 告知患者术中如有心悸、胸闷等不适，应立即报告医生。球囊扩张时，患者可有胸闷、胸痛，做好解释安慰，并给予相应处理。

(3) 因患者为局麻，整个操作过程神志始终清醒，护士应关心、安慰患者，缓解其由陌生环境和仪器设备引起的紧张焦虑感。

(4) 维持静脉通路通畅，及时、准确给药。

(5) 准确递送所需器械，完成术中记录。

(6) 备齐抢救药品、物品和器械，供需要时使用。

3. 术后护理

(1) 妥善安置患者至病床，查看静脉输液、伤口、末梢循环状况等，查看交接记录单，了解患者术中情况，如病变血管情况、植入支架的个数、病变是否全部得到处理、术中有无异常、抗凝药物用量等。

(2) 对于复杂病变或基础疾病严重的患者行心电、血压监护至少 24 h。严密观察有无心律失常、心肌缺血、心肌梗死等急性期并发症。对血压不稳定者根据需要严密监测血压，至血压稳定后改为 1 次/h。

(3) 即刻做 12 导联心电图，与术前对比，有症状时再复查。

(4) 不同穿刺部位的观察与护理。

① 经桡动脉穿刺者术后可立即拔除鞘管，对穿刺点局部压迫 4~6 h 后，可去除加压弹力绷带。目前国内开始使用专门的桡动脉压迫装置进行止血，有气囊充气式，也有螺旋式，使用此种止血方法时，保持腕部制动即可，痛苦相对较小。但是，桡动脉压迫装置具体的压迫时间、压迫力量、减压时间间隔、每次减压程度等各地医院尚未统一。一般术后使用压迫器压迫 2~4 h 后开始减压，气囊充气式压迫器每 2 h 缓慢抽气 1~2 mL，螺旋式压迫器每 2 h 旋转按钮放松一圈，注意边减压边观察，若发现渗血，及时适当还原压力，直至止血，必要时报告医生，给予重新压迫。经桡动脉穿刺者除急诊外，如无特殊病情变化，不强调严格卧床休息，但仍须注意病情观察。

② 经股动脉穿刺进行冠状动脉造影术后，可即刻拔除鞘管；接受 PCI 治疗的患者因在术中追加肝素，须在拔除鞘管之前常规监测活化部分凝血活酶时间（APTT），APTT 降低到正常值的 1.5~2.0 倍范围内，可拔除鞘管。常规压迫穿刺点 15~20 min 后，若穿刺点无活动性出血，可进行制动并加压包扎，1 kg 沙袋压迫 6~8 h，穿刺侧肢体限制屈曲活动 24 h 后拆除弹力绷带自由活动。

(5) 指导患者合理饮食，少食多餐，避免过饱；保持大便通畅；卧床期间加强生活护理，满足患者生活需要。

(6) 术后并发症的观察与护理。

① 急性冠状动脉闭塞：急性冠状动脉闭塞大多数发生在术中或离开导管室之前，约 20% 急性血管闭塞发生在术后 24 h 内。主支或大分支闭塞可引起严重后果——立即出现血压降低、心率减慢，甚至很快导致心室颤动、心室停搏而死亡。故患者回病房后，应严密观察心电监护及血压的变化和有无心绞痛或心肌梗死的症状。一旦出现相应症状，应立即通知医生及时处理或植入支架，尽快恢复冠状动脉血流。

② 急性心肌梗死：少数患者由于治疗部位的血栓形成，可在成功施行 PCI 后发生

急性心肌梗死。因此术后须注意观察患者有无胸闷、胸痛等症状，以及有无心肌缺血的心电监护或心电图变化，发现异常及时通知医生处理。

③ 穿刺血管并发症：女性、年龄≥70岁、体表面积<1.6 m²、急诊介入治疗、外周血管疾病和围术期使用 GPI 是发生血管并发症的危险因素。桡动脉穿刺主要并发症包括桡动脉闭塞、前臂血肿和骨筋膜室综合征等。术前常规行 Allen 试验检查桡、尺动脉的交通支情况，术中充分抗凝，术后及时减压能有效预防桡动脉闭塞和 PCI 后手部缺血。术后穿刺部位局部压迫时应注意确定压迫血管穿刺点，观察术侧手臂有无肿胀不适，一旦发生前臂血肿，应标记血肿范围、再次确认有效压迫，防止血肿扩大。骨筋膜室综合征为严重的并发症，较少发生。前臂血肿快速进展引起骨筋膜室压力增高至一定程度时，可导致桡、尺动脉受压，进而引发手部缺血、坏死。出现此种情况时，应尽快行外科手术治疗。股动脉穿刺主要并发症包括穿刺处出血或血肿、腹膜后出血或血肿、假性动脉瘤和动-静脉瘘及穿刺动脉血栓形成或栓塞。经股动脉穿刺者，为预防穿刺处出血或血肿，应采取正确的压迫止血方法（压迫动脉不压迫静脉），嘱患者术侧下肢保持伸直位，咳嗽及用力排便时压紧穿刺点，观察术区有无出血、渗血或血肿，必要时予以重新包扎并适当延长肢体制动时间。穿刺处有少量局部出血或小血肿且无症状时，可不予处理。血肿较大、出血过多且血压下降时，应充分加压止血，并适当补液或输血。腹膜后出血或血肿常表现为低血压、贫血貌、血细胞比容降低>5%，腹股沟区疼痛、腹痛、腰痛、穿刺侧腹股沟区张力高和压痛等。但腹膜后血肿并非一定出现腹痛，因此，若 PCI 后短时间内发生低血压，无论伴或不伴腹痛、局部血肿形成，应怀疑腹膜后出血，通知医生行超声或 CT 检查，并及时补充血容量，否则患者可因失血性休克而死亡。假性动脉瘤和动-静脉瘘多在鞘管拔除后 1~3 d 内形成，前者表现为穿刺局部出现搏动性肿块和收缩期杂音，后者表现为局部连续性杂音。一旦确诊应立即局部加压包扎、减少下肢活动，如不能愈合可向瘤体内注射小剂量凝血酶或行外科修补术。穿刺动脉血栓形成或栓塞可引起动脉闭塞产生肢体缺血，术后应注意观察双下肢足背动脉搏动情况，皮肤颜色、温度、感觉改变，下床活动后肢体有无疼痛或跛行等，发现异常及时通知医生。静脉血栓形成或栓塞可引起致命性肺栓塞，术后应注意观察患者有无突然咳嗽、呼吸困难、咯血或胸痛，需积极配合给予抗凝或溶栓治疗。术后动脉止血压迫和包扎过紧，可使动、静脉血流严重受阻而形成血栓。

④ 尿潴留：多由经股动脉穿刺后患者不习惯床上排尿而引起。术前应指导和训练患者床上排尿；做好心理疏导，解除床上排尿时的紧张心理；排尿困难时可通过听流水声、吹口哨、温水冲洗会阴部等诱导排尿。以上措施均无效时可行导尿术。

⑤ 拔管综合征：PCI 后拔除股动脉内的鞘管，局部压迫止血，有些患者因在拔管时过分紧张，加上拔管时的疼痛反射性引起迷走神经兴奋，而出现心率减慢、血压下降、恶心、呕吐、出冷汗、甚至休克。拔管前对紧张患者给予心理安慰，伤口局部追加局麻药，减轻患者疼痛感，按压伤口的力度不宜过大，以触摸到足背动脉的搏动为准。避免空腔脏器的强力刺激，少食多餐，同时准备阿托品、多巴胺等抢救药品。

⑥ 造影剂不良反应：少数患者注入造影剂后出现皮疹、畏寒甚至寒战，经使用地塞米松后可缓解；亦可发生急性肾损伤，严重过敏反应罕见。术后经静脉或口服补液，

可起到清除造影剂、保护肾功能和补充血容量的多重作用。术前应评估患者有无肾功能受损的高危因素存在，如高龄、慢性肾脏病或其他疾病引起的肾功能下降等，目前推荐在术前 3~12 h 开始静脉使用生理盐水进行水化，尿量应达到 75~125 mL/h。伴有慢性心力衰竭者水化过程中须警惕诱发急性肺水肿，可在中心静脉压监测下实施水化。高危患者或在术前无法完成预防性标准水化时，可考虑水化联用呋塞米。合并严重慢性肾脏病的患者，可也在 PCI 前 6 h 行预防性血液滤过。

（7）植入支架的患者遵医嘱使用抗血小板聚集的药物，如口服阿司匹林、氯吡格雷、替格瑞洛及静脉注射替罗非班；依病情需要给予抗凝药物如普通肝素、依诺肝素、比伐芦定及磺达肝癸钠。定期检测血小板计数和出、凝血时间的变化。严密观察有无出血倾向，如伤口渗血、牙龈出血、鼻出血、血尿、血便、呕血、女性月经过多等。

（8）PCI 后康复指导：PCI 后仍可由患者术前已存在的危险因素引起支架内血栓形成、冠心病紧张等不良结局，因此须指导患者积极进行术后康复，包括运动、合理膳食、戒烟、心理调整和药物治疗 5 个方面。ACS 患者 PCI 治疗后应实施以合理运动为主的心脏康复。同时，应注意合理的膳食，控制总热量和减少饱和脂肪酸、反式脂肪酸以及胆固醇摄入。另外，有研究显示，冠心病患者 PCI 后焦虑、抑郁与术后 10 年全因死亡增加相关，其中抑郁是独立的预测因素。因此，须积极进行心理护理，调整患者 PCI 后的心理状态。指导患者长期服用他汀类等调脂药物，控制其血压、血糖。心功能正常的 ACS 患者，PCI 后须持续服用 β 受体阻滞剂至少 3 年，至最大可耐受剂量，以降低 PCI 后心肌梗死及心源性死亡发生率。

（9）术后随访指导：对某些特定患者（从事危险行业，如飞行员、驾驶员或潜水员，以及竞技运动员；须参与高耗氧量娱乐活动；猝死复苏；未完全血运重建；PCI 过程复杂；合并糖尿病；多支病变术后非靶血管仍有中等程度狭窄），建议其早期复查冠状动脉造影或 CT 血管成像。指导 PCI 后超过 2 年的患者常规行运动负荷试验，负荷试验提示中高危（低负荷出现缺血、试验早期出现缺血发作、多区域的室壁运动异常或可逆的灌注缺损）的患者应复查冠状动脉造影。高危患者（如无保护左主干狭窄）PCI 后无论有无症状，均须指导其术后 3~12 个月复查冠状动脉造影。

（侯云英）

第五章 高血压及其护理

高血压（hypertension，HTN）是以体循环动脉血压持续增高为特征的一组临床综合征，它是最常见的心血管危险因素之一，并且是终末期肾病及全因死亡等重要的危险因素。随着生活水平的提高、饮食结构的变化及生活节奏的加快，高血压的发展呈明显"三高"趋势，即患病率高、致残率高及死亡率高。中国高血压调查最新数据显示，2012—2015 年我国 18 岁及以上居民高血压患病粗率为 27.9%（标化率 23.2%），与 1958—1959 年、1979—1980 年、1991 年、2002 年和 2012 年进行的 5 次全国范围内的高血压抽样调查相比，患病率总体仍呈增高趋势。因此，我国高血压防治任务非常艰巨。

临床上将无明确原因的高血压称为原发性高血压（primary hypertension），又称为特发性或自发性高血压，而将继发于其他疾病的高血压称为继发性高血压（secondary hypertension）。目前，我国采用 2018 年《中国高血压防治指南》的血压水平分类（表 5-1）。

表 5-1 血压水平分类

分类	收缩压/mmHg	舒张压/mmHg
正常血压	<120 和	<80
正常高值	120~139 和/或	80~89
高血压	≥140 和/或	≥90
1 级高血压（轻度）	140~159 和/或	90~99
2 级高血压（中度）	160~179 和/或	100~109
3 级高血压（重度）	≥180 和/或	≥110
单纯收缩期高血压	≥140 和	<90

资料来源：《中国高血压防治指南》修订委员会. 中国高血压防治指南 2018 年修订版 [J]. 心脑血管病防治，2019（1）：1-44.

注：以上标准适用于任何年龄的成人，当收缩压和舒张压分属于不同级别时，以较高的分级作为标准。

第一节 原发性高血压

一、病因

目前认为原发性高血压是遗传因素与多种后天环境因素之间交互作用的结果。但是遗传与环境因素具体通过何种途径升高血压尚不明确。基础和临床研究表明，高血压不是一种同质性疾病，不同个体间病因和发病机制不尽相同。因此，高血压是多因素、多环节、多阶段和个体差异性较大的疾病。

1. 遗传因素

在高血压多发的家系中，显性遗传的影响作用较大，大多数高血压是多基因影响的结果，约60%高血压患者有高血压家族史，而且在血压高度、并发症的发生及其他有关因素（如肥胖）方面，也有遗传性。近年来，有关高血压的基因研究报道很多，研究显示，在全世界进行的20多个高血压全基因组扫描研究中，共发现30多个可能有关的染色体区段。

2. 环境因素

（1）饮食：高钠、低钾膳食是我国人群重要的高血压发病危险因素。现况调查发现，2012年我国18岁及以上居民的平均烹调盐摄入量为10.5 g，虽低于1992年的12.9 g和2002年的12.0 g，但依旧比推荐的盐摄入量水平高75.0%，且中国人群普遍对钠敏感。另外，低钙、低镁及高蛋白饮食亦与高血压的发病有关。

（2）过量饮酒：包括危险饮酒（男性41~60 g，女性21~40 g）和有害饮酒（男性60 g以上，女性40 g以上）。我国18岁以上居民饮酒者中有害饮酒率为9.3%。研究指出限制饮酒与血压下降显著相关，酒精摄入量平均减少67%，收缩压下降3.31 mmHg，舒张压下降2.04 mmHg。目前，有关少量饮酒有利于心血管健康的证据尚不足，相关研究表明，即使对少量饮酒的人而言，减少酒精摄入量也能够改善心血管健康，并减少心血管疾病的发病风险。

（3）精神应激：长期精神紧张、焦虑、工作压力大和噪声及视觉刺激，可导致大脑皮质兴奋性增加、抑制作用减弱，从而使交感神经兴奋、儿茶酚胺分泌增加而导致血压升高。

（4）吸烟：吸烟可使交感神经末梢释放去甲肾上腺素增加，同时可以通过氧化应激（oxidative stress）损害一氧化氮（NO）介导的血管舒张，引起血压增高。

（5）大气污染：近年来，大气污染对血压的影响也备受关注。研究显示，暴露于$PM_{2.5}$、PM_{10}等污染物中均伴随高血压的发生风险和心血管疾病的死亡率增加。

3. 超重和肥胖

超重和肥胖与高血压患病率关联密切，显著增加全球人群全因死亡的风险，同时也是高血压患病的重要危险因素。近年来，中国人群中超重和肥胖的比例明显增加，35~64岁中年人的超重率为38.8%，肥胖率为20.2%，女性高于男性，城市人群高于农村，北方居民高于南方。研究显示，随着BMI的增加，超重组和肥胖组的高血压发病风险是体重正常组的1.16~1.2倍。尤其是内脏型肥胖，与高血压的患病风险、代谢综合征发生率均密切相关，可导致糖、脂代谢异常。

4. 其他因素

年龄、性别、缺乏体力活动等均是高血压的重要危险因素。此外，服用避孕药、阻塞性睡眠呼吸暂停综合征也可能与高血压的发生有关。

二、发病机制

血压的调节与心输出量及体循环的周围血管阻力相关，即：平均动脉压（BP）=心输出量（CO）×外周血管阻力（PR）。因此，高血压的血流动力学特征主要是心输出量及总外周阻力增加。具体的发病机制主要有以下几个方面。

1. 自主神经系统功能失调

自主神经系统功能失调主要表现为各种病因使大脑皮质下神经中枢功能发生变化，各种神经递质浓度与活性异常，包括去甲肾上腺素、肾上腺素、多巴胺、神经肽Y、5-羟色胺、血管升压素、脑啡肽、脑钠肽和中枢肾素-血管紧张素系统，最终使血浆中儿茶酚胺浓度升高，外周动脉阻力增加。

2. 肾性水钠潴留

钠潴留使细胞外液容量增加，心输出量增加。血管平滑肌细胞内钠水平增高可导致细胞内钙离子浓度升高，血管收缩反应加强，外周血管阻力增加。钠的调节还与肾脏的利钠功能、心钠素分泌等因素有关。现代高盐饮食的生活方式加上遗传性或获得性肾脏排钠能力的下降使许多高血压患者的基本病理生理异常。有较多因素可引起肾性水、钠潴留。例如，亢进的交感活性使肾血管阻力增加；肾小球有微小结构病变；肾脏排钠激素（前列腺素、激肽酶、肾髓质素）分泌减少；等等。低出生体重儿也可以通过肾脏机制导致高血压。

3. 肾素-血管紧张素-醛固酮系统（RAAS）激活

研究显示，RAAS是高血压发病的轴心。肾小球入球动脉的球旁细胞分泌肾素，激活从肝脏产生的血管紧张素原（AGT），生成血管紧张素Ⅰ（ATⅠ），然后经肺循环的转换酶（ACE）生成血管紧张素Ⅱ（ATⅡ）。ATⅡ是RAAS的主要效应物质，作用于血管紧张素Ⅱ受体1（AT_1），使小动脉平滑肌收缩，刺激肾上腺皮质球状带分泌醛固酮，通过交感神经末梢突触前膜的正反馈使去甲肾上腺素分泌增加。这一系列作用参与高血压的发病及靶器官的损害过程。近年来的研究显示，组织型RAAS（在心脏、血管壁、肾脏、肾上腺及中枢神经中均有RAAS及相应的受体存在）在高血压的发生与疾病进展中起着更重要的作用。

4. 血管内皮功能紊乱

血管重构在高血压发病中发挥着重要作用。主要表现为血管舒张功能减弱及收缩能力变强，在高血压前期人群中表现明显。临床基础研究可见该人群的血管内皮生成、激活和释放各种血管活性物质，如一氧化氮（NO）、前列环素（PGL）、内皮素（ET-1）、内皮依赖性血管收缩因子（EDCF）等，以调节心血管功能。年龄增长及各种心血管危险因素，如血脂异常、血糖升高、吸烟、高同型半胱氨酸血症等，导致血管内皮细胞功能异常，使氧自由基产生增加，NO灭活增强，血管炎症、氧化应激反应等影响动脉的结构和弹性。大动脉弹性减退，脉搏波传导速度增快，会影响外周压力反射点的位置或反射波强度，对增大脉压起重要作用。

5. 胰岛素抵抗

胰岛素抵抗（insulin resistance，IR）是指胰岛素维持正常血糖的能力下降，即一定浓度的胰岛素没有达到预期的生理效应，或组织对胰岛素的反应下降，临床表现为高胰岛素血症。约50%原发性高血压患者存在不同程度的IR，这在肥胖、血甘油三酯升高、高血压及糖耐量减低同时并存的四联症患者中最为明显。近年来，研究人员认为IR是2型糖尿病和高血压发生的共同病理生理基础，但IR如何导致血压升高，尚未获得肯定解释，其可能与以下因素有关：① 使肾小管对钠的重吸收增加；② 增加交感神经活动；③ 细胞内钠、钙浓度增加；④ 刺激血管内壁增生。

三、临床表现

1. 症状

原发性高血压大多起病隐匿、缓慢，症状常不突出，主要有头痛、眩晕、心悸、胸闷、疲乏、气短、耳鸣、视物模糊等。症状与血压水平不一定相关，部分患者可无明显不适，而在体格检查中偶然发现高血压。

2. 体征

体征一般较少。体检可闻及主动脉瓣第二心音亢进、主动脉瓣区收缩期杂音和收缩早期喀喇音。如有心肌肥厚及舒张功能障碍，可出现第四心音。当合并有收缩功能障碍时，可出现交替脉及舒张期奔马律。

3. 高血压急症和亚急症

高血压急症指原发性或继发性高血压患者，在某些诱因作用下，血压突然和显著升高（一般超过 180/120 mmHg），同时伴有进行性心、脑、肾等重要靶器官功能不全的表现。高血压急症包括高血压脑病，高血压伴颅内出血（脑出血和蛛网膜下腔出血）、脑梗死、心力衰竭、急性冠状动脉综合征（不稳定型心绞痛、急性心肌梗死）、主动脉夹层、嗜铬细胞瘤危象、围手术期高血压、子痫前期或子痫等。少数患者舒张压持续≥130 mmHg，伴有头痛，视力模糊，眼底出血、渗出和视乳头水肿，肾脏损害突出，持续蛋白尿、血尿及管型尿，称为恶性高血压。应注意血压水平的高低与急性靶器官损害的程度并非成正比，一部分高血压急症并不伴有特别高的血压值，如并发急性肺水肿、主动脉夹层、心肌梗死等，血压仅为中度升高，但对靶器官功能影响重大，也应视为高血压急症。高血压亚急症指血压显著升高但不伴急性靶器官损害。患者可有血压明显升高造成的症状，如头痛、胸闷、鼻出血或烦躁不安等。高血压亚急症与高血压急症的唯一区别标准是有无新近发生的急性进行性严重靶器官损害。

4. 并发症

长期高血压，尤其是不加以控制时，可引起心、脑、肾、血管等靶器官的损害，产生相应的并发症。

（1）心脏：左心室的压力负荷增加，引起左心室重构，导致心室壁肥厚及心室腔扩大，称为高血压性心脏病。左心室肥厚是心血管事件独立的危险因素和强预测因子。有 25%～30% 的高血压患者可有此并发症。早期主要出现胸闷、气急等左心功能不全的表现，晚期可合并右心功能不全、房性及室性心律失常等，可合并心肌缺血。

（2）脑：脑卒中发病率与高血压呈线性相关，尤其与收缩压水平和脉压具有较强的相关性。可表现为脑出血、脑血栓形成、腔隙性脑梗死和短暂性脑出血发作。

（3）肾脏：高血压持续存在 10～15 年则可出现肾损害的临床表现。早期为夜尿增多，逐渐出现尿检异常及肾功能失代偿，亦可合并肾性贫血。

（4）血管：严重高血压可促使主动脉夹层形成，血液渗入主动脉壁中层形成血肿，并沿着主动脉剥离，为严重的血管急症，常可致死。眼底血管病变可导致视网膜动脉变细、反光增强、狭窄、视乳头水肿甚至失明。

四、实验室及其他检查

对于血压超过正常范围者,应进行血压随访,必要时做动态血压监测。为进一步明确病因及了解靶器官损害的程度,有必要行下列检查。

1. 血尿常规、肾功能、电解质

血尿常规、肾功能、电解质早期可无明显异常,晚期高血压患者可出现尿蛋白增多、尿比重降低或相对固定,肾功能减退。电解质异常可见于原发性醛固酮增多症及晚期高血压患者。

2. 血尿酸、血脂分析、血糖

高血压常合并内分泌代谢紊乱。可合并有糖尿病、高脂血症及高尿酸血症等,且直接影响高血压预后,应尽早识别。

3. 心电图、胸片、超声心动图

心电图可表现为左心室肥大劳损。胸片可提示心胸比例增大,主动脉弓迂曲延长呈主动脉型心影,如合并心功能不全则肺野可有相应的改变。根据超声心动图表现可了解心室壁厚度及心腔大小、心脏的收缩与舒张功能及主动脉的情况,以及是否合并有瓣膜的病变等。

4. 眼底检查

眼底检查有助于了解高血压的严重程度。眼底病变分级为:Ⅰ级,视网膜动脉变细、反光增强;Ⅱ级,视网膜动脉狭窄、动静脉交叉压迹;Ⅲ级,在上述基础上合并眼底出血、棉絮状渗出;Ⅳ级,在上述基础上出现视神经乳头水肿。

5. 动态血压监测

动态血压监测(ambulatory blood pressure monitoring,ABPM)由仪器自动定时测量血压,每隔15~30 min自动测量,连续24 h甚至更长时间。ABPM可测定白昼与夜间血压,了解血压的平均值及昼夜波动,客观地反映血压的实际水平。正常人血压具有昼夜节律性,动态血压曲线呈两峰一谷,上午6—10时及下午4—8时各有一高峰,而夜间血压明显降低,称构型。轻中度高血压尚可保持与正常人相似的曲线,但部分患者如老年高血压、重度高血压、高血压合并心室肥厚或冠状动脉病变者,丧失了血压昼夜波动的规律,甚至出现相反的波动曲线(即为非构型),此与靶器官损害及预后直接相关。动态血压监测可诊断白大衣高血压,发现隐蔽性高血压,检查是否存在顽固性高血压,评估血压升高程度、短时变异和昼夜节律及治疗效果等。

目前尚无统一的动态血压正常值,可参照以下的正常上限值:24 h平均血压值<130/80 mmHg;白天均值<135/85 mmHg;夜间均值<120/70 mmHg。夜间均值比白昼均值降低>10%。如降低<10%,则认为血压昼夜规律消失。

6. 其他

对怀疑为继发性高血压的患者,根据需要可分别选择如下检查项目:血浆肾素活性、血和尿醛固酮、血和尿皮质醇、血肾上腺素及去甲肾上腺素、血和尿儿茶酚胺、动脉造影、肾和肾上腺超声、CT或MRI、睡眠呼吸监测等。

五、诊断要点

1. 高血压诊断

高血压定义为在未使用降压药物的情况下,非同日 3 次测量诊室血压,收缩压均≥140 mmHg 和/或舒张压均≥90 mmHg。收缩压≥140 mmHg 和舒张压<90 mmHg 为单纯收缩期高血压。因此,血压测量是评估血压水平、诊断高血压及观察降压疗效的根本手段和方法。临床和人群防治工作中,主要采用诊室血压测量和诊室外血压测量,后者包括 ABPM 和家庭血压监测(home blood pressure monitoring,HBPM),可提供医疗环境外大量血压数据,其与靶器官损害的关系比诊室血压更为显著,预测心血管风险能力优于诊室血压。一般使用通过国际标准方案认证的上臂式医用电子血压计,或者使用符合计量标准的水银柱血压计(由于汞对环境的影响,将逐步被淘汰)。诊室自助血压测量(automated office blood pressure,AOBP)可以减少"白大衣效应",值得进一步研究推广。心房颤动患者测量血压时,往往有较长时间的柯氏音听诊间隙,需要多次测量取均值。一旦诊断为高血压,必须鉴别是原发性高血压还是继发性高血压。原发性高血压患者须做相关检查,评估靶器官损害程度和相关危险因素。

2. 心血管风险分层

高血压水平是影响心血管事件发生和预后的独立因素,但是并非唯一决定因素,大部分高血压患者还有血压升高以外的心血管危险因素。因此,高血压患者的诊断和治疗不能只依据血压水平,还要对患者进行心血管风险的评估并分层。2018 年《中国高血压防治指南》分层原则和基本内容,将高血压患者按照心血管风险水平,分为低危、中危、高危和极高危四个层次。具体分层标准见表 5-1-1。用于分层的其他心血管危险因素、靶器官损害和并发症见表 5-1-2。

表 5-1-1 高血压患者心血管风险水平分层

其他心血管危险因素和疾病史	130~139/85~89 mmHg	1 级高血压	2 级高血压	3 级高血压
无其他危险因素	低危	低危	中危	高危
1~2 个其他危险因素	中危	中危	中危	极高危
≥3 个其他危险因素或靶器官损害	高危	高危	高危	极高危
临床合并症或合并糖尿病	极高危	极高危	极高危	极高危

表 5-1-2 影响高血压患者心血管预后的重要因素

心血管危险因素	靶器官损害	伴发临床疾病

·高血压（1~3级）
·男性>55 岁，女性>65 岁
·吸烟或被动吸烟
·糖耐量受损（餐后 2h 血糖 7.8~11.0 mmol/L）和/或空腹血糖异常（6.1~6.9 mmol/L）
·血脂异常
  TC≥5.2 mmol/L（200 mg/dL）或 LDL-C≥3.4 mmol/L（130 mg/dL）或 HDL-C<1.0 mmol/L（40 mg/dL）
·早发心血管病家族史（一级亲属发病年龄<50 岁）
·腹型肥胖（腰围：男性≥90 cm，女性≥85 cm）或 BMI≥28 kg/m^2
·高同型半胱氨酸血症（≥10 μmol/L）
	·左心室肥厚
	  心电图：Sokolow-Lyon 电压>3.8 mV 或 Cornell 乘积>244 mV·ms
	  超声心动图 LVMI：男≥115 g/m^2，女≥95 g/m^2
	·颈动脉超声 IMT≥0.9 mm 或动脉粥样斑块
	·颈-股动脉脉搏波速度≥12 m/s
	·踝/臂血压指数<0.9
	·估算的肾小球滤过率降低［eGFR 30~59 mL/(min·1.73 m^2)］或血清肌酐轻度升高：
	  男性 115~133 μmol/L（1.3~1.5 mg/dL）
	  女性 107~124 μmol/L（1.2~1.4 mg/dL）
	·微量白蛋白尿：30~300 mg/24 h 或白蛋白/肌酐：≥30 mg/g（3.5 mg/mmol）
		·脑血管病
		  脑出血，缺血性脑卒中，短暂性脑缺血发作
		·心脏疾病
		  心肌梗死史，心绞痛，冠状动脉血运重建，慢性心力衰竭，心房颤动
		·肾脏疾病
		  糖尿病肾病
		  肾功能受损，包括：
		  eGFR<30 mL/(min·1.73 m^2)
		  血肌酐升高［男性≥133 μmol/L（1.5 mg/dL），女性≥124 μmol/L（1.4 mg/dL）］
		  蛋白尿（≥300 mg/24 h）
		·外周血管疾病
		·视网膜病变
		  出血或渗出，视乳头水肿
		·糖尿病
		  新诊断：空腹血糖≥7.0 mmol/L（126 mg/dL），餐后血糖≥11.1 mmol/L（200 mg/dL）
		  已治疗但未控制：糖化血红蛋白（HbA1c）≥6.5%

注：TC，总胆固醇；LDL-C，低密度脂蛋白胆固醇；HDL-C，高密度脂蛋白胆固醇；LVMI，左心室重量指数；IMT，颈动脉内膜中层厚度；BMI，体质指数。

六、治疗要点

原发性高血压目前尚无根治方法，主要采取降压治疗措施，原则上应将血压降到患者能耐受的最佳水平。高血压治疗的根本目标是降低高血压的心、脑、肾与血管并发症发生和死亡的总危险。高血压是一种心血管综合征，往往合并有其他心血管危险因素、靶器官损害和临床疾病，应根据高血压患者的血压水平和总体风险水平，决定给予生活方式改善和降压药物的时机与强度，同时干预检出的其他危险因素、靶器官损害和并存的临床疾病。鉴于我国高血压患者以脑卒中并发症为主的局面仍然没有根本改变，因此在条件允许的情况下，应采取强化降压的治疗策略。

（一）降压目标

一般高血压患者的血压应降至<140/90 mmHg，在可耐受和可持续的条件下，其中部分有糖尿病、蛋白尿等的高危患者的血压可控制在 130/80 mmHg 以下。对于老年患者，医生应根据患者合并症的严重程度，对治疗耐受性及坚持治疗的可能因素进行评估，综合决定患者的降压目标。近期的收缩压强化降压干预试验（SPRINT）、控制糖尿

病患者心血管危险行动（ACCORD）研究显示，强化的血压控制对不同年龄组和/或存在心、肾、糖尿病合并症的患者有益。除高血压急症和亚急症外，对大多数高血压患者而言，应根据病情，在4周内或12周内将血压逐渐降至目标水平。年轻、病程较短的高血压患者，降压速度可稍快；老年人、病程较长、有合并症且耐受性差的患者，降压速度则可稍慢。

（二）降压策略

1. 改善生活方式

生活方式干预在任何时候对任何高血压患者（包括正常高值者和需要药物治疗的高血压患者）都是合理、有效的治疗措施。通过改善生活方式来降低血压和心血管风险的作用已得到广泛认可，主要措施应包括：控制体重；减少钠盐的摄入，增加钾盐的摄入；减少饱和脂肪酸及总脂肪的摄入；戒烟、限酒；适当运动；减少精神压力，保持心理平衡。

2. 降压药物适用对象

适用对象为：高血压2级或以上患者（>160/100 mmHg）；高血压合并糖尿病，或者已经有心、脑、肾靶器官损害和并发症的患者；血压持续升高，改善生活行为后血压仍未获得有效控制的患者。高危和极高危患者必须使用降压药物治疗。

3. 降压药物种类

目前降压药物可归纳为5类，即利尿剂、β受体阻滞剂、钙通道阻滞剂（CCB）、血管紧张素转换酶抑制剂（ACEI）、血管紧张素Ⅱ受体阻滞剂（ARB），详见表5-1-3。

表5-1-3 常用降压药物名称、剂量、用法

药物分类		药物名称	每天剂量/mg	每天服药次数
1. 利尿剂	噻嗪类利尿剂	氢氯噻嗪	6.25~25	1
		氯噻酮	12.5~25	1
		吲达帕胺	0.625~2.5	1
		吲达帕胺缓释片	1.5	1
	袢利尿药	呋塞米	20~80	2
		托拉塞米	5~10	1
	保钾利尿药	氨苯蝶啶	25~100	1~2
		阿米洛利	5~10	1~2
	醛固酮受体拮抗剂	螺内酯	20~40	1~3
		依普利酮	50~100	1~2
2. β受体阻滞剂		比索洛尔	2.5~10	1
		美托洛尔平片	50~100	2
		美托洛尔缓释片	47.5~190	1
		阿替洛尔	12.5~50	1~2
		普萘洛尔	20~90	2~3
		倍他洛尔	5~20	1

续表

药物分类		药物名称	每天剂量/mg	每天服药次数
3. 钙通道阻滞剂	二氢吡啶类	氨氯地平	2.5~10	1
		硝苯地平	10~30	2~3
		硝苯地平缓释片	10~80	2
		硝苯地平控释片	30~60	1
	非二氢吡啶类	维拉帕米	40~480	2~3
		维拉帕米缓释片	120~480	1~2
		地尔硫卓胶囊	90~360	1~2
4. 血管紧张素转换酶抑制剂		卡托普利	25~300	2~3
		依那普利	2.5~40	2
		贝那普利	5~40	1~2
5. 血管紧张素Ⅱ受体阻滞剂		氯沙坦	25~100	1
		缬沙坦	80~160	1
		厄贝沙坦	150~300	1
		替米沙坦	20~80	1

资料来源：《中国高血压防治指南》修订委员会．中国高血压防治指南2018年修订版［J］．心脑血管病防治，2019（1）：1-44．

各类降压药物的作用特点如下：

（1）利尿剂：通过利钠排水、降低细胞外容量、降低外周血管阻力来发挥降压作用。有噻嗪类、袢利尿剂和保钾利尿剂三类。噻嗪类使用最多，分为噻嗪型利尿剂和噻嗪样利尿剂两种，前者包括氢氯噻嗪和苄氟噻嗪等，后者包括氯噻酮和吲达帕胺等。我国常用的噻嗪类利尿剂主要是氢氯噻嗪和吲达帕胺。利尿剂降压起效平稳、缓慢，持续时间较长，作用持久，服药2~3周后达高峰。适用于轻、中度高血压，对盐敏感性高血压、合并肥胖或糖尿病、更年期女性和老年高血压有较强的降压效果。利尿剂能增强其他降压药物的疗效。袢利尿剂主要用于肾功能不全患者。

（2）β受体阻滞剂：主要通过抑制过度激活的交感神经活性、抑制心肌收缩力、减慢心率来发挥降压作用。β受体阻滞剂不仅降低静息血压，而且能抑制体力应激和运动状态下血压急剧升高，降压效果强力、迅速。β受体阻滞剂尤其适用于伴快速性心律失常、冠心病、慢性心力衰竭、交感神经活性增高及高动力状态的高血压患者，对老年高血压疗效较差。常见的不良反应有疲乏、肢体冷感、激动不安、胃肠不适等，还可能影响糖、脂代谢。二或三度房室传导阻滞、哮喘患者禁用。慢性阻塞性肺病、运动员、周围血管病或糖耐量异常者慎用。长期应用者突然停药可发生反跳现象，即原有的症状加重或出现新的表现，较常见的表现有血压反跳性升高，伴头痛、焦虑等，称为撤药综合征。

（3）钙通道阻滞剂：又称钙拮抗剂，主要通过阻断血管平滑肌细胞上的钙离子通道来发挥扩张血管、降低血压的作用,包括二氢吡啶类钙通道阻滞剂和非二氢吡啶类钙通道阻滞剂。钙通道阻滞剂起效迅速,降压疗效相对较强,降压幅度较大,短期治疗一般能使血压降低 10%~15%,剂量与疗程呈正相关,疗效的个体差异性较小,与其他类降压药物合用能明显增强降压作用,对血脂、血糖代谢无明显影响,尤其适用于老年高血压、单纯收缩期高血压、伴稳定型心绞痛、冠状动脉或颈动脉粥样硬化及周围血管病患者。常见不良反应包括反射性交感神经激活导致的心跳加快、面部潮红、脚踝部水肿、牙龈增生等。

(4) 血管紧张素转换酶抑制剂:通过抑制血管紧张素转换酶阻断肾素-血管紧张素系统从而发挥降压作用。该类药降压起效缓慢,效果逐渐增强,在 3~4 周时达最大。限制钠盐摄入或联合使用利尿剂可使其起效迅速、作用增强。血管紧张素转换酶抑制剂具有改善胰岛素抵抗和改善蛋白尿的作用,对肥胖、糖尿病和靶器官(心脏、肾脏)受损的高血压患者有较好的疗效,特别适用于心力衰竭、心肌梗死后、糖耐量减低或合并糖尿病肾病的高血压患者。研究显示,此类药物对于高血压患者具有良好的靶器官保护和心血管终点事件预防作用。主要不良反应是刺激性干咳和血管性水肿。双侧肾动脉狭窄、高钾血症(>6.0 mmol/L)和血管神经性水肿等患者及妊娠妇女禁用;血肌酐水平显著升高(>265 μmol/L)、高钾血症(>5.5 mmol/L)、有症状的低血压(收缩压<90 mmHg)和左心室流出道梗阻等患者慎用。

(5) 血管紧张素 II 受体阻滞剂:通过阻断血管紧张素 II 受体来发挥降压作用。降压起效缓慢,但持久而平稳,在 6~8 周时达最大作用,持续时间能达 24 h 以上。低盐饮食或联用利尿剂能明显增强疗效,多数疗效与剂量呈正相关。血管紧张素 II 受体阻滞剂尤其适用于伴左心室肥厚、心力衰竭、糖尿病肾病、冠心病、代谢综合征、微量白蛋白尿或蛋白尿患者及不能耐受血管紧张素转换酶抑制剂的患者,并可预防心房颤动。不良反应少见,偶有腹泻,长期应用可升高血钾,应注意监测血钾及肌酐水平变化。禁忌证与血管紧张素转换酶抑制剂相同。

除上述药物外,降压药还有交感神经抑制剂(利血平、可乐定)、直接血管扩张剂(肼屈嗪)、α 受体阻滞剂(哌唑嗪、特拉唑嗪、多沙唑嗪)等,因副作用较多,目前不主张单独使用,但在复方制剂或联合治疗时仍在使用。

4. 降压药物的使用原则

高血压患者需要长期降压治疗,尤其是高危和极高危者,不得随意停止治疗或改变治疗方案,患者的治疗依从性很重要。

(1) 起始剂量:一般患者采用常规剂量;老年人及高龄老年人初始治疗时通常应采用较小的有效治疗剂量。根据需要可考虑逐渐增加至足量。

(2) 长效降压药物:优先使用长效降压药物,以有效控制 24 h 血压,更有效预防心脑血管并发症发生。如使用中、短效制剂,则需要每天 2~3 次给药,以平稳控制血压。

(3) 联合治疗:对血压 ≥160/100 mmHg、高于目标血压 20/10 mmHg 的高危患者,或单药治疗未达标的高血压患者应进行联合降压治疗,包括自由联合或单片复方制剂。对血压 ≥140/90 mmHg 的患者,也可采用起始小剂量联合治疗。

(4) 个体化治疗：根据患者合并症的不同和药物疗效及耐受性，以及患者个人意愿或长期承受能力，选择适合患者个体的降压药物。

(5) 药物经济学：高血压须终身治疗，并考虑成本/效益。

(三) 特殊类型高血压

1. 高血压急症和亚急症

(1) 高血压急症。① 降压原则：在不影响脏器灌注基础上降压，渐进地将血压调控至适宜水平。初始阶段（1 h 内）血压控制的目标为平均动脉压的降低幅度不超过治疗前水平的 25%。在随后的 2~6 h 内将血压降至较安全水平，一般为 160/100 mmHg 左右。如果可耐受，在以后 24~48 h 逐步降压达到正常水平。对于妊娠合并高血压急症的患者，应尽快、平稳地将血压控制到相对安全的范围（<150/100 mmHg），并避免血压骤降而影响胎盘血液循环。② 药物选择：根据受累的靶器官及肝肾功能状态选择药物。理想的药物应能预先估计降压的强度和速度，保护靶器官功能，并方便调节。常用于高血压急症的药物有硝普钠、硝酸甘油、尼卡地平、拉贝洛尔。经过初始静脉用药血压趋于平稳，可以开始口服药物，静脉用药逐渐减量至停用。

(2) 高血压亚急症。在 24~48 h 将血压缓慢降至 160/100 mmHg。没有证据说明紧急降压治疗可以改善预后。此类型高血压可通过口服降压药控制，如钙通道阻滞剂、血管紧张素转换酶抑制剂、血管紧张素Ⅱ受体阻滞剂、β受体阻滞剂、α受体阻滞剂等，还可根据情况应用袢利尿剂。初始治疗可以在门诊或急诊室，用药后观察 5~6 h。2~3 d 后门诊调整剂量，此后可应用长效制剂控制至最终的目标血压水平。急诊就诊的高血压亚急症患者在血压初步控制后，应调整口服药物治疗的方案，定期门诊调整治疗。具有高危因素的高血压亚急症者如伴有心血管疾病的患者也可以住院治疗。

2. 老年高血压

(1) 临床特点。① 收缩压增高，脉压增大。单纯收缩期高血压是老年高血压最常见的类型，占老年高血压的 60%~80%，在大于 70 岁高血压人群中，可达 80%~90%。收缩压增高明显增加卒中、冠心病和终末期肾病的风险。② 血压波动大。高血压合并体位性血压变异和餐后低血压者增多。体位性血压变异包括直立性低血压和卧位高血压。血压波动大，影响治疗效果，可显著增加发生心血管事件的危险。③ 血压昼夜节律异常的发生率高。夜间低血压或夜间高血压多见，清晨高血压也增多。④ 白大衣高血压和假性高血压增多。⑤ 常与多种疾病如冠心病、心力衰竭、脑血管病、肾功能不全、糖尿病等并存，使治疗难度增加。

(2) 药物治疗。老年高血压治疗药物选择推荐利尿剂、钙通道阻滞剂、血管紧张素转换酶抑制剂或血管紧张素Ⅱ受体阻滞剂，这些均可作为初始或联合药物治疗。应从小剂量开始，逐渐增加至最大剂量。无并存疾病的老年高血压不宜首选β受体阻滞剂。利尿剂可能降低糖耐量，诱发低血钾、高尿酸和血脂异常，需小剂量使用。高龄老年人及有体位性血压变异的老年人使用时应当注意体位性低血压。

老年高血压治疗的主要目标是收缩压达标，共病和衰弱症患者应在综合评估后，再按个体化确定血压起始治疗水平和治疗目标值。65~79 岁的老年人，第一步血压应降至<150/90 mmHg；如能耐受，可降至目标血压即<140/90 mmHg。≥80 岁的老年人血

压应降至<150/90 mmHg；如收缩压<130 mmHg且耐受良好，可继续治疗而不必回调血压水平。衰弱的高龄老年人降压治疗时应注意监测血压，降压速度不宜过快，降压水平不宜过低。

（3）难治性高血压。① 定义：在改善生活方式的基础上应用了可耐受的足够剂量且合理的3种降压药物（包括一种噻嗪类利尿剂）至少治疗4周后，诊室和诊室外（包括家庭血压或动态血压监测）血压值仍在目标水平之上，或至少需要4种药物才能使血压达标时，称为难治性高血压。难治性高血压患病率不详，我国尚无确切的流行病学数据。② 常见原因：较常见的原因是患者治疗依从性差（未坚持服药）；降压药物选择使用不当（药物组合不合理、剂量不足）；应用了拮抗降压的药物，包括口服避孕药、环孢素、促红细胞生成素、糖皮质激素、非甾体抗炎药、抗抑郁药、可卡因及某些中药（如甘草、麻黄）等。其他影响因素有：不良生活方式、肥胖、容量负荷过重，或某些并存疾病状况，如糖尿病、血脂异常、慢性疼痛及长期失眠、焦虑等；排除上述因素后，应该警惕继发性高血压的可能性，可启动继发性高血压的筛查。③ 处理原则：推荐患者转至高血压专业医生处就诊；提倡进行诊室外血压测量（家庭血压及动态血压）；关注患者长期用药的依从性；尽量消除影响因素，如肥胖、代谢紊乱、钠盐摄入过多等不良生活习惯；调整降压联合方案；效果仍不理想者可依据患者特点加用第4种降压药。

（邬 青）

第二节 原发性高血压的护理

一、主要护理诊断/问题

1. 疼痛——头痛
头痛与血压升高有关。
2. 有受伤的危险
有受伤的危险与头晕、视力模糊、意识障碍或发生直立性低血压有关。
3. 潜在并发症
高血压急症。
4. 知识缺乏
缺乏高血压预防、保健、用药等知识。
5. 焦虑/恐惧
焦虑/恐惧与血压控制不满意、发生并发症有关。

二、护理措施

1. 一般护理
保持环境安静、舒适、温暖，减少各种刺激，限制探视；初期可适当休息，根据病情选择合适的运动，高血压症状明显、有并发症的患者应增加卧床休息时间，采取舒适体位；避免室内光线暗、有障碍物、地面光滑、无扶手等危险因素，嘱患者改变体位时宜缓慢，药物放在患者伸手可及的位置；护理操作要轻柔、集中进行，尽量减少干扰患者。

2. 改善生活方式

（1）减少钠盐摄入，增加钾摄入：钠盐可显著升高血压及增加高血压的发病风险，适度减少钠盐摄入可有效降低血压。钠盐摄入过多和/或钾摄入不足，以及钾钠摄入比值较低是我国高血压发病的重要危险因素。为了预防高血压和降低高血压患者的血压，钠的摄入量应减少至 2 400 mg/d（6 g 氯化钠）。主要措施包括：① 减少烹调用盐及含钠高的调味品（包括味精、酱油）；② 避免或减少含钠盐量较高的加工食品，如咸菜、火腿、各类炒货和腌制品；③ 建议在烹调时尽可能使用定量盐勺，以起到警示的作用；④ 增加富钾食物（新鲜蔬菜、水果和豆类）的摄入量；⑤ 肾功能良好者可选择低钠富钾食物替代盐。不建议服用钾补充剂（包括药物）来降低血压。肾功能不全者补钾前应咨询医生。

（2）合理膳食：合理膳食模式可降低人群高血压和心血管疾病的发病风险。建议高血压患者及有进展为高血压风险的正常血压者，饮食以水果、蔬菜、低脂奶制品、富含食用纤维的全谷物、植物来源的蛋白质为主，减少饱和脂肪和胆固醇摄入。研究报道，DASH（dietary approaches to stop hypertension）饮食富含新鲜蔬菜、水果、低脂（或脱脂）乳制品、禽肉、鱼、大豆和坚果，糖、含糖饮料和红肉含量少，饱和脂肪和胆固醇水平低，富含钾、镁、钙等微量元素、优质蛋白质和纤维素。坚持采用 DASH 饮食能够有效降低冠心病和脑卒中风险。

（3）控制体重：最新指南推荐将体重维持在健康范围内（BMI 18.5~23.9 kg/m^2，男性腰围<90 cm，女性<85 cm）。建议所有超重和肥胖患者减重。控制体重的措施不仅包括控制能量摄入，还包括增加体力活动和行为干预。在膳食平衡的基础上减少每日总热量摄入，控制高热量食物（高脂肪食物、含糖饮料和酒类等）的摄入，适当控制碳水化合物的摄入。提倡进行规律的中等强度的有氧运动、减少久坐时间。此外，行为疗法，如建立节食意识、制订用餐计划、记录摄入食物种类和重量、计算热量等，对减轻体重有一定帮助。对特殊人群，如哺乳期妇女和老年人，应视具体情况采用个体化减重措施。减重计划应长期坚持，速度因人而异，不可急于求成。建议将目标定为一年内体重减少初始体重的 5%~10%。

（4）戒烟限酒：吸烟是心血管病和癌症的主要危险因素之一，即使被动吸烟也能显著增加心血管疾病风险，因此应强烈建议并督促高血压患者戒烟。询问每位患者每日吸烟数量及吸烟习惯等，并应用清晰、强烈、个性化方式建议其戒烟。过量饮酒亦显著增加高血压的发病风险，且其风险随着饮酒量的增加而增加。建议高血压患者不饮酒。如饮酒，则应选择低度酒并少量饮用，避免饮用高度烈性酒。每日酒精摄入量男性不超过 25 g，女性不超过 15 g；每周酒精摄入量男性不超过 140 g，女性不超过 80 g。白酒、葡萄酒、啤酒摄入量分别少于 50 mL、100 mL 和 300 mL。

（5）增加运动：运动可以改善血压水平。队列研究发现，高血压患者定期锻炼可降低心血管死亡和全因死亡风险。因此，建议非高血压人群（为降低高血压发生风险）

或高血压患者（为了降低血压），除日常生活的活动外，进行规律的运动锻炼。

运动锻炼禁忌证：任何不稳定临床情况均为禁忌证，包括急进性高血压、重症高血压或高血压危象，病情不稳定的3级高血压，合并其他严重并发症，如严重心律失常、心动过速、脑血管痉挛、心力衰竭、不稳定型心绞痛、出现明显降压药副作用而未能控制、运动中血压过度增高等。安静时血压>200/115 mmHg，或原发性肺动脉高压也属禁忌证。年龄一般不列为禁忌证的范畴。

运动方案：① 运动方式。有氧运动如步行、慢跑、骑自行车、游泳和做体操等运动方式均可降低血压。长期耐力有氧运动对高血压及其并发症的改善效果甚至可媲美药物治疗。抗阻运动可降低静息时的血压，但降压幅度低于耐力有氧运动。高血压患者应以有氧运动为主，可辅以抗阻运动。② 运动强度。相对于高强度运动，低-中等强度的运动（即达40%~60% VO_{2max}）可更有效降低血压。超过65% VO_{2max} 后，增加运动强度无明显降压作用，甚至有可能会抵消已有的降压效果。高血压患者应规律参加中等强度的耐力运动，可以心率或自感劳累分级确定运动强度，中等强度运动为能达到最大心率[最大心率（次/min）= 220-年龄] 55%~70%的运动或Borg自感劳累分级（6~20分）评分中的12~13分（健康成人运动强度分级见表5-2-1）。特别是当运动时的血流动力学反应因高血压有所改变，或受β受体阻滞剂等药物影响时，应采用Borg自感劳累分级作为心率的补充，确定运动强度。③ 运动时间。与几次短时间的运动相比，一次长时间的运动降压幅度更大，持续时间更久。3~20 min 的单次运动锻炼降压效果也可维持数小时。为达到最佳降压效果，高血压患者宜每天进行30~60 min持续运动锻炼，确有困难者可间歇多次进行，每次至少10 min，全天累计运动时间达30~60 min。④ 运动频率。每周3~7 d的耐力运动可降低血压。超重的高血压患者，要达到每周至少消耗1 000 kcal热量的运动目标，应尽量每天进行运动，以达到理想的降压效果。

运动锻炼注意事项：① 高血压患者无论年龄大小，在进行运动锻炼前，均应进行全面的体格检查，对合并严重心、肺、脑、肾等并发症者，暂缓运动锻炼；② 适当延长热身和整理运动的时间，因钙通道阻滞剂、血管扩张剂、α受体阻滞剂等降压药物在停止运动时能引起低血压；③ 运动应量力而行，循序渐进，密切观察血压的变化，及时调整运动方案，高血压合并冠心病时应稍降低运动强度；④ 指导患者注意补充液体，特别是在炎热的环境中运动时，因β受体阻滞剂、利尿剂等降压药会影响机体散热能力；⑤ 锻炼应持之以恒，如停止锻炼，其效果可在2周内完全消失；⑥ 指导患者不应因运动自行停服抗高血压药物，特别是2级以上高血压患者，但在运动时应考虑药物对心血管反应的影响，在医生指导下合理运动。

3. 病情观察

定时测量血压并记录，密切观察有无并发症的表现。一旦发现血压急剧升高、剧烈头痛、呕吐、烦躁不安、视力模糊、意识障碍、肢体运动障碍等症状，应立即通知医生并协助处理。

表 5-2-1 美国运动医学学会（ACSM）健康成人运动强度分级

强度	相对运动强度				绝对运动强度				静力性抗阻训练最大负荷/%
	摄氧量储备/%	最大摄氧量/%	心率储备/%	最大心率/%	主观用力程度（Borg评分）	年轻 a (MET)	中年 b (MET)	老年 c (MET)	高龄老年 d (MET)	
非常低	<20	<25	<20	<35	<10	<2.4	<2.0	<1.6	<1.0	<30
低	20~39	25~44	20~39	35~54	10~11	2.4~4.7	2.0~3.9	1.6~3.1	1.0~1.9	30~49
中等	40~59	45~59	40~59	55~69	12~13	4.8~7.1	4.0~5.9	3.2~4.7	2.0~2.9	50~69
高	60~84	60~84	60~84	70~89	14~16	7.2~10.1	6.0~8.4	4.8~6.7	3.0~4.24	70~84
非常高	≥85	≥85	≥85	≥90	17~19	≥10.2	≥8.5	≥6.8	≥4.25	≥85
最高	100	100	100	100	20	12	10	8	5	100

注：表格中运动强度的制订基于 60 min 持续动力性运动；摄氧量储备=最大摄氧量-静息时摄氧量；最大摄氧量为运动过程中人体各系统发挥最大功能时氧气的吸收利用量，可经体适能检测的心肺耐力测试获得；心率储备=最大心率-静息时心率；最大心率可以 220-年龄估算；a，20~39 岁；b，40~64 岁；c，65~79 岁；d，80 岁及以上。

4. 对症护理

（1）头痛：减少引起或加重头痛的因素。卧床休息，保证睡眠时间，避免头痛诱发因素如劳累、情绪激动、不规律服药、环境嘈杂等。遵医嘱用药。保持心态平和，放慢生活节奏。教会患者放松方法，如心理训练、音乐治疗、缓慢呼吸等。

（2）直立性低血压：告诉患者直立性低血压的表现，如乏力、头晕、心悸、出汗、恶心、呕吐等，在联合用药或首次用药时应特别注意。指导预防方法：避免长时间站立，改变姿势要缓慢，最好在平静休息时服药，服药后休息一段时间再下床活动，避免洗澡水过热或蒸气浴，不宜大量饮酒。指导缓解方法，告诉患者在直立性低血压发生时应立即平卧，并抬高下肢，以促进血液回流。

（3）高血压急症：监测血压，密切观察病情。患者绝对卧床休息，抬高床头，避免一切不良刺激，协助生活护理；保持呼吸道通畅，吸氧；必要时按医嘱给予镇静剂，连接好监护仪；迅速建立静脉通路，尽早使用降压药物，注意监测血压变化。

5. 用药护理

指导患者正确服用降压药物。说明长期药物治疗的重要性，告知患者血压降至正常水平后应继续服药，尤其是无症状患者。介绍常用降压药物的名称、剂量、用法、适应证及不良反应。告知患者必须遵医嘱服药，不能擅自增减药量，更不能突然停药，应按医嘱减少或增加药物用量，以维持血压稳定。监测血压的变化以判断疗效，密切观察药物的不良反应。

6. 保持心理平衡

精神紧张可激活交感神经从而使血压升高。精神压力增加的主要原因包括过度的工作和生活压力及病态心理，包括抑郁症、焦虑症、A 型性格、社会孤立和缺乏社会支持等。应该对高血压患者进行压力管理，指导患者进行个体化认知行为干预。必要情况下采取心理治疗联合药物治疗缓解焦虑和精神压力。对性格急躁、易激动的患者，让其经常听舒缓轻柔的音乐，充分调动家庭、社会支持系统，给予理解、疏导与支持，缓解心理、精神压力，以利于保持健康心态。

三、健康教育

1. 疾病知识指导

让患者了解自己的病情，包括血压水平、危险因素及同时存在的临床疾病等。指导患者调整心态、避免情绪激动，以免诱发血压增高。对其家属进行知识指导，使其了解治疗方案，提高其配合度。

2. 家庭血压监测指导

由被测量者自我测量，也可由家庭成员协助完成，又称自测血压或家庭血压监测（HBPM）。HBPM 可用于评估数日、数周、数月，甚至数年的降压治疗效果和长时血压变异，有助于增强患者健康参与意识，改善患者治疗依从性，适合患者进行长期血压监测。HBPM 要使用经过国际标准方案认证的上臂式家用自动电子血压计，不推荐使用腕式血压计、手指血压计、水银柱血压计进行 HBPM。电子血压计使用期间应定期校准，每年至少 1 次。测量方法：对初诊高血压或血压不稳定者，建议每天早晨和晚上测量血压,每次测 2~3 遍,取平均值;建议连续测量家庭血压 7 d,取后 6 d 血压平均值。血压控制平稳且达标者,可每周自测 1~2 d 血压,早晚各 1 次。最好在早上起床后,服降压药和早餐前、排尿后固定时间自测坐位血压。详细记录每次测量血压的日期、时间及所有血压读数,而不是只记录平均值。应尽可能向医生提供完整的血压记录。精神高度焦虑者,不建议进行 HBPM。

3. 定期复查

定期复查是为了评估治疗反应,了解患者对药物的耐受情况,分析血压是否稳定达标和其他危险因素的状况,并建立相互信任的良好关系。复查包括测量血压和/或动态血压,了解血压数值及达标状态,询问服药的依从性,根据血压的波动及药物的不良反应进行高血压治疗药物的调整,嘱患者按时服药,指导患者改善生活方式、坚持长期治疗,不随意停药。根据患者的心血管总体风险及血压水平决定复查频率。正常高值或高血压 1 级,危险分层属低危、中危或仅服 1 种药物者,每 1~3 个月随诊 1 次;新发现的高危及较复杂病例随诊的间隔应较短,高危患者血压未达标或临床有症状者,可考虑缩短随诊时间至 2~4 周;血压达标且稳定者,每月 1 次或者延长随访时间。对使用了至少 3 种降压药,血压仍未达标者,应考虑将患者转至高血压专科诊治。

四、预后

原发性高血压属慢性病,发展缓慢,如果得到合理正确的治疗,一般预后良好。血压控制不佳易发生靶器官损害,死亡原因以脑血管病常见,其次为心力衰竭和肾功能衰竭。

(邬 青 侯云英)

第六章 心律失常及其护理

第一节 概述

一、心脏传导系统

心脏电活动的形成和传导由特殊心肌组织完成，包括窦房结、结间束、房室结、希氏束、左/右束支及浦肯野纤维网。窦房结是正常窦性心律的起搏点。窦房结血液供应较丰富，由贯穿其中的窦房结动脉供应。该动脉供血55%~60%来自右冠状动脉的右房前动脉，40%~45%来自左冠状动脉回旋支的左房前动脉。结间束连接窦房结及房室结，分为前结间束、中结间束和后结间束。房室结位于Koch三角的心内膜深面，上部与心房肌相连，下部延续至希氏束。其通常由右冠状动脉的房室结动脉供应血液，也可接受左室后支的分支供应。希氏束起自房室结前端，先穿经右纤维三角，再经室间隔膜部后下缘前行，至肌部上缘分为左、右束支。左束支稍后分为左前和左后分支，部分人可以存在左中分支。由于左束支最先抵达室间隔左室面，故该区域为心室最早的激动部位。左、右束支及以下传导组织由左冠状动脉前降支及后降支供血。

冲动在窦房结形成后，由结间束和普通心房肌传递，抵达左心房及房室结。然后再经房室结缓慢传导，抵达希氏束后再度加速下传。束支与浦肯野纤维的传导速度极快，使心室肌几乎同时被激动，最后抵达心外膜，完成一次心动周期。

交感神经与迷走神经支配心脏传导系统的活动。迷走神经兴奋性增加抑制窦房结的自律性及传导性，延长不应期，减慢房室结的传导并延长不应期。交感神经的功能则相反。

二、心律失常的定义及分类

1. 心律失常

心律失常（cardiac arrhythmia）是指心脏冲动的频率、节律、起源部位、传导速度或激动顺序异常。

2. 心律失常分类

（1）按发生原理分类：可分为激动起源异常及激动传导异常两大类（图6-1-1）。

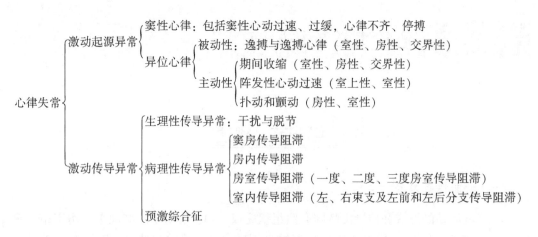

图 6-1-1　心律失常按发生原理分类

（2）按心律失常发生时心率的快慢分类：可分为快速性心律失常和缓慢性心律失常。前者包括期前收缩、心动过速、扑动或颤动等，后者包括窦性心动过缓、房室传导阻滞等。

三、心律失常的发生机制

1. 冲动形成异常

房室结、希浦系统等具有自律性的组织本身发生病变，或自主神经系统兴奋性改变均可导致不适当的冲动发放。此外，在缺氧、电解质紊乱、儿茶酚胺增多及药物等病理状态下，原无自律性工作的心肌细胞如心房肌和心室肌细胞出现自律性异常增高，可导致快速性心律失常。

在儿茶酚胺增多、心肌缺血再灌注、低血钾、高血钙及洋地黄中毒等病理状态下，心房肌、心室肌等动作电位产生后除极达到阈电位，亦可诱发反复激动，持续的反复激动即构成快速性心律失常。

2. 冲动传导异常

折返是快速性心律失常的最常见发病机制。产生折返的基本条件是传导异常，它包括三个要素：① 存在两个或多个传导速度与不应期各不相同的传导通路；② 其中一条通路发生单向传导阻滞；③ 另一条通路传导缓慢，使原先发生阻滞的通路有足够时间恢复兴奋性，得以再次产生冲动，从而完成一次折返冲动。冲动在环内反复循环，产生持续而快速的心律失常（图 6-1-2）。

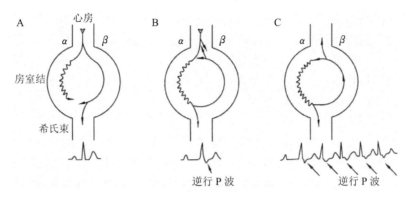

图 6-1-2 房室结内折返示意图

房室结内有 α 与 β 两条通路。α 传导速度慢，不应期短；β 传导速度快，不应期长。A. 窦性心律时，冲动沿 β 路径前传至心室（正常 P-R 间期），同时沿 α 路径前传，但遭遇不应期未能抵达希氏束。B. 房性期前收缩受阻于 β 路径，由 α 路径缓慢传导到心室（长 P-R 间期）。由于传导缓慢，β 路径有足够的时间恢复兴奋性，冲动沿 β 路径逆向传导返回至心房，完成单次折返，产生一个心房回波。C. 心房回波再循 α 路径前传，折返持续，引起折返性心动过速。

四、心律失常的诊断

1. 病史

心律失常的诊断应从采集病史入手。了解患者发生心律失常时的感受，是否存在诱发心律失常的因素，如吸烟、饮咖啡、运动及精神刺激等。了解发作的频度、起止方式、对患者的影响及心律失常对药物和非药物的反应，如体位、呼吸等的反应。

2. 体格检查

除心率及心律外，某些心脏体征有助于心律失常的诊断。如三度房室传导阻滞时，第一心音强度不等，有时出现颈静脉巨大 a 波。这与心房收缩和房室瓣同时关闭，引起心房内血液倒流入大静脉有关。左束支传导阻滞可伴随第二心音反常分裂。

颈动脉窦按摩可提高迷走神经张力，进而减慢窦房结冲动发放频率和延长房室结传导时间及不应期，对及时终止和诊断某些心律失常有帮助。其操作方法是：患者取平卧位，尽量伸展颈部，头转向对侧，轻推胸锁乳突肌，在下颌角处触及颈动脉搏动，先轻触并观察患者反应。如无心率变化，继续以轻柔的手法逐渐增加力度，持续约 5 s。颈动脉窦按摩注意点：① 严禁双侧同时按压。② 老年人按压前，应听诊颈部，如听到颈动脉嗡鸣音应禁止按压，否则会引起脑栓塞。

窦性心动过速对颈动脉窦按摩的反应是心率逐渐减慢，停止按摩后恢复至原来水平。房室结参与的折返性心动过速的反应可能是心动过速突然终止。心房颤动与扑动的反应可能是心室率减慢。

3. 心电图检查

心电图检查是诊断心律失常最重要的一项无创伤性检查技术。应记录 12 导联心电图，并记录 P 波清晰导联的长条心电图如 V_1 或 II 导联，以备分析。

4. 动态心电图监测

动态心电图监测（Holter ECG monitoring）是连续记录 24 h 心电图的一项检查。检查时使用一种小型便携式记录仪，检查过程中患者活动及工作不受限制。此检查便于分析心悸、晕厥等症状与心律失常是否相关；明确心律失常与日常活动的关系及昼夜分布特征，帮助评价抗心律失常药物疗效等。

5. 食管心电图检查

由于食管紧贴在左心房后壁，根据其毗邻的解剖学关系，可以将电极导管插至食管，送入深度为 30~40 cm，即为左心房水平。此时电极导管能清晰记录心房电位，并能进行心房快速电刺激或起搏，从而对室上性心动过速的诊断及终止有帮助，亦可帮助判断窦房结功能。

6. 临床心腔内电生理检查

将多根电极导管经静脉和/或动脉插至心腔内，包括右心房、右心室、希氏束、冠状窦（反映左心电位），用多导电生理仪记录各部位的电活动；用程序刺激和快速起搏测定心脏不同部位的电生理功能；诱发或终止心律失常，以达到协助诊断及治疗的目的。

（1）窦房结功能测定。当病态窦房结综合征缺乏典型心电图表现时，可行此项检查。① 窦房结恢复时间（sinus node recovery time，SNRT）是指用较高于患者自身窦性心律 10~20 次/min 的频率逐级起搏心房，每次刺激持续 30~60 s 后停止起搏。从最后一个起搏刺激信号至第一个恢复的窦性 P 波之间的时限，为 SNRT，正常值≤2 000 ms。将此值减去起搏前窦性周期的时限，则称为校正的窦房结恢复时间（corrected SNRT，CSNRT），正常值≤525 ms。② 窦房传导时间（sinoatrial conduction time，SACT）正常值≤147 ms。

（2）房室及室内传导阻滞。体表心电图不能准确判断房室及室内传导阻滞的部位，当需要了解阻滞的确切部位时，可行此项检查。

（3）心动过速。当出现以下情况时，可行心电生理检查：① 室上性或室性心动过速反复发作伴明显症状，药物治疗效果欠佳者。② 心动过速发作不频繁难以明确诊断者。③ 鉴别室上性心动过速伴室内差异性传导与室性心动过速有困难者。④ 心内膜标测确定心动过速的起源部位，并同时行消融治疗者。

（4）不明原因的晕厥。引起晕厥的三种常见心律失常包括病态窦房结综合征、房室传导阻滞及心动过速，可以通过临床心电生理检查加以鉴别。

五、窦性心律

起源于窦房结的心脏激动为窦性心律。正常窦性心律的心电图表现为：频率为 60~100 次/min，P 波在Ⅰ、Ⅱ、aVF 导联直立，aVR 导联倒置，P-R 间期 0.12~0.20 s。同一导联的 P-P 间期差值<0.12 s（图 6-1-3）。

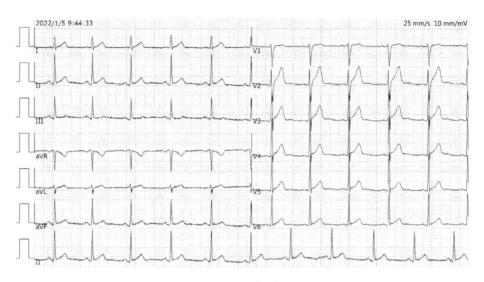

图 6-1-3 正常窦性心律

第二节 心律失常

一、窦性心动过速

1. 心电图表现

静息状态下成人窦性心律的心率>100 次/min，心电图表现符合上述窦性心律特征，称为窦性心动过速（sinus tachycardia）。窦性心动过速通常逐渐开始和渐渐终止，频率大多在 100~150 次/min，偶可高达 200 次/min。刺激迷走神经可使频率逐渐减慢，停止刺激又逐渐恢复至原先水平（图 6-2-1）。

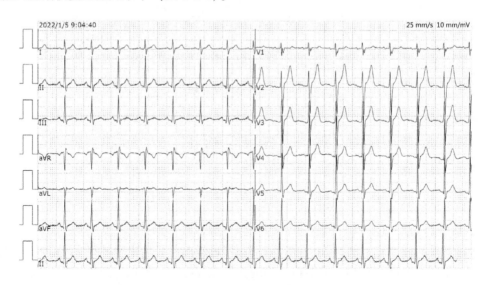

图 6-2-1 窦性心动过速

2. 临床意义

窦性心动过速可见于健康人吸烟、饮茶或咖啡、饮酒、疼痛、体力活动及情绪激动时。某些病理状态如发热、贫血、甲状腺功能亢进、休克、心肌缺血、充血性心力衰竭，以及应用肾上腺素、阿托品等药物时，亦可出现窦性心动过速。

3. 治疗

主要是针对病因治疗，同时去除诱因，如治疗甲状腺功能亢进、充血性心力衰竭等。必要时给予β受体阻滞剂、非二氢吡啶类钙通道阻滞剂或窦房结I_f通道阻滞剂，以减慢心率。

二、窦性心动过缓

1. 心电图表现

成人窦性心律的频率<60次/min时，称为窦性心动过缓（sinus bradycardia）。常同时伴窦性心律不齐（不同P-P间期差异>0.12 s）（图6-2-2）。

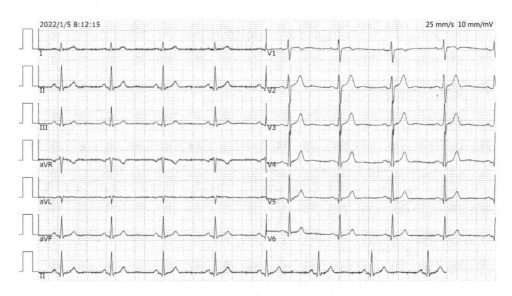

图6-2-2　窦性心动过缓

2. 临床意义

窦性心动过缓常见于健康青年人、运动员及睡眠状态。其他原因如颅内出血、甲状腺功能减退症、低温、严重缺氧、阻塞性黄疸，以及应用胺碘酮、β受体阻滞剂、非二氢吡啶类钙通道阻滞剂等抗心律失常药物，亦可引起窦性心动过缓。窦房结病变和急性下壁心肌梗死亦常伴窦性心动过缓。

3. 治疗

无症状的窦性心动过缓无须治疗。如因心率过慢出现心输出量不足症状，应去除诱因，如停用减慢心率的药物。同时可应用阿托品或异丙肾上腺素等药物治疗，但长期应用易产生严重副作用，宜考虑行心脏起搏器植入。

三、窦性停搏

窦性停搏或窦性静止（sinus pause or sinus arrest）是指窦房结不能产生冲动。

1. 心电图表现

窦性停搏心电图表现为在较正常 P-P 间期显著延长的间期内无 P 波出现，或 P 波与 QRS 波群均不出现，长的 P-P 间期与基本的窦性 P-P 间期无倍数关系。长时间的窦性停搏后，下位的潜在起搏点如房室交界区或心室，可发生单个逸搏或逸搏心律（图 6-2-3）。

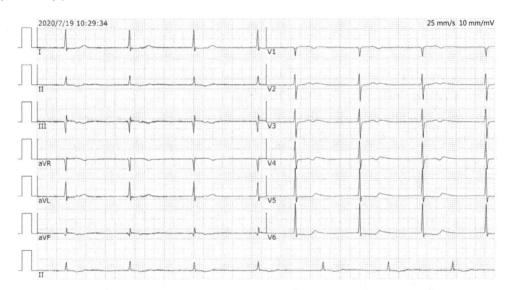

图 6-2-3 窦性停搏、房室交界性逸搏心律

2. 临床意义

过长时间的窦性停搏如无逸搏发生，会致患者出现临床症状，如黑矇、短暂意识障碍或晕厥，严重时出现阿-斯综合征（Adams-Stroke syndrome），甚至死亡。迷走神经张力增高或颈动脉窦过敏均可发生窦性停搏。另外，急性下壁心肌梗死、窦房结病变、脑血管意外、应用洋地黄类药物等亦可引起窦性停搏。

3. 治疗

参考病态窦房结综合征。

四、病态窦房结综合征

病态窦房结综合征（sick sinus syndrome，SSS），简称病窦综合征，是指由于窦房结或者其周围心房肌病变，窦房结起搏功能和传导功能发生障碍，产生的多种心律失常的综合表现。患者可出现一种以上的心律失常，常伴心房自律性异常。主要特征为窦性心动过缓。当合并存在异位快速性心动过速时，称心动过缓-心动过速综合征，简称慢-快综合征（bradycardia-tachycardia syndrome）。

1. 病因

(1) 诸多病变如冠心病、心肌病、心肌淀粉样变、硬化性与退行性变、风湿性心脏病或外科手术损伤等原因均可损害窦房结，导致窦房结起搏及传导功能受损。

(2) 窦房结周围神经及心房肌的病变，窦房结动脉供血减少亦是 SSS 的病因。

(3) 迷走神经张力增加，某些抗心律失常药物抑制窦房结功能，亦可导致 SSS。

2. 临床表现

患者可出现与心动过缓相关的脑、心、肾等重要脏器供血不足的表现，如发作性头晕、黑蒙、乏力、胸痛、心悸等，严重者可发生晕厥，甚至发生阿-斯综合征。

3. 心电图表现及其他检查

(1) 心电图表现：① 持续而显著的窦性心动过缓，心率在 50 次/min 以下，并非由药物引起，且用阿托品不易纠正。② 窦性停搏或窦房传导阻滞。③ 窦房传导阻滞及房室传导阻滞并存。④ 慢-快综合征。⑤ 交界性逸搏心律。

(2) 窦房结恢复时间与窦房传导时间延长。

(3) 固有心率测定即应用药物完全阻断自主神经系统对心脏的支配后，测定窦房结产生冲动的频率。方法是用普萘洛尔（0.2 mg/kg）静注后 10 min，再以阿托品（0.04 mg/kg）静注，然后测心率。固有心率正常值参考以下公式计算的结果：118.1-（0.57×年龄）。病窦综合征患者的固有心率低于正常值。

4. 诊断

根据临床表现、心电图典型表现，以及临床症状与心电图改变存在明确相关性，便可确诊。

5. 治疗

无症状者无须治疗，但要定期随访。对于有症状的病窦综合征患者应行心脏起搏器植入治疗。慢-快综合征心动过速发作者，单独应用抗心律失常药物可能加重心动过缓，应先行心脏起搏器植入治疗缓慢性心律失常后，再应用抗心律失常药物治疗快速性心律失常。

五、房性期前收缩

房性期前收缩（atrial premature beats），简称房早，为提早出现的、源于窦房结以外心房任何部位的异位心律。

1. 病因及临床表现

60%的正常人可出现房性期前收缩。各种器质性心脏病均可发生房性期前收缩，并可能是快速性房性心律失常的先兆。患者一般无明显症状。频发房性期前收缩者可有心悸和胸闷等表现。

2. 心电图特征

① 房性期前收缩的 P 波提前出现，与窦性 P 波形态不同；② P-R 间期>0.12 s；③ 其后多见不完全性代偿；④ 下传的 QRS 波形态多属正常，少数无 QRS 波出现（未下传的房性期前收缩），或出现宽大畸形的 QRS 波（合并室内差异性传导）（图 6-2-4、图 6-2-5、图 6-2-6）。

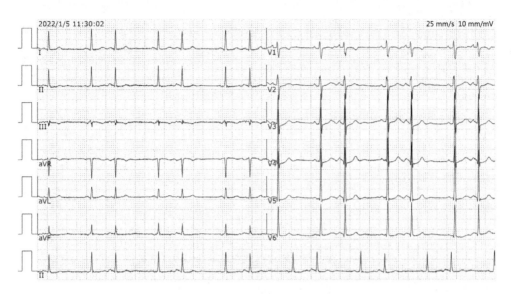

图 6-2-4　房性期前收缩二联律

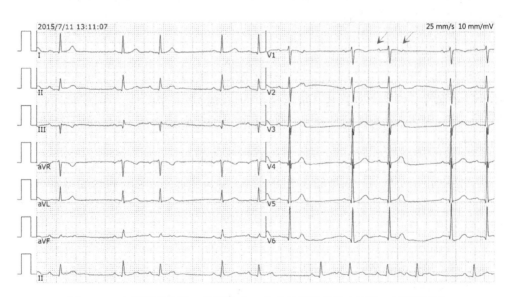

图 6-2-5　房性期前收缩（前面箭头）和房性期前收缩未下传（后面箭头）

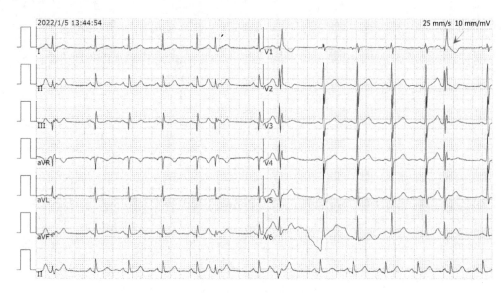

图 6-2-6 房性期前收缩伴室内差异性传导（箭头）

3. 治疗

一般无须治疗。吸烟、饮酒、缺氧等均可诱发房性期前收缩，治疗时应先去除诱因。有明显症状者或因房性期前收缩触发室上性心动过速时，应给予积极治疗。治疗药物有普罗帕酮、β受体阻滞剂等。

六、房性心动过速

房性心动过速（atrial tachycardia），简称房速。根据发生机制可分为三种类型，即自律性（单源性）房性心动过速、折返性房性心动过速及紊乱性（多源性）房性心动过速。折返性房性心动过速的处理参照阵发性室上性心动过速。本部分主要叙述自律性房性心动过速。

1. 病因

房性心动过速常见于心肌梗死、大量饮酒、各种代谢性疾病、慢性阻塞性肺疾病、洋地黄中毒，特别是伴低血钾的患者。大多数房室传导阻滞伴发的房性心动过速为自律性增高引起的心动过速。

2. 临床表现

房性心动过速可有胸闷、心悸等不适症状，呈短暂、间歇或持续性发生。

3. 心电图特征

① 心房率为 150~200 次/min。② P 波形态与窦性 P 波不同。③ 心房率增快时可伴二度房室传导阻滞的出现。④ 刺激迷走神经不能终止心动过速，反而加重房室传导阻滞。⑤ P 波之间的等电位线仍存在，与心房扑动时的等电位线消失不同。⑥ 自律性房性心动过速发作开始时心率逐渐加快，终止可逐渐减慢，呈"温醒-冷却"现象。折返性房性心动过速发作可呈突发突止（图 6-2-7）。

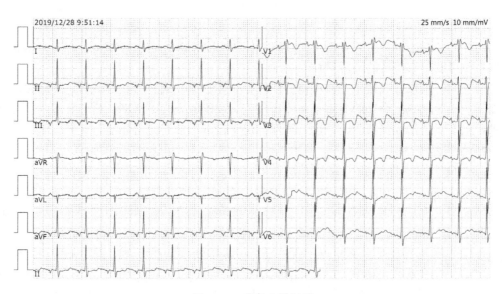

图 6-2-7 房性心动过速

4. 治疗

房性心动过速的处理主要取决于心室率的快慢和患者血流动力学情况。心室率不快且无严重的血流动力学障碍者无须紧急处理。若心室率>140 次/min，其由洋地黄中毒所致，或伴严重心力衰竭、休克，应紧急处理。

（1）病因与诱因治疗。主要针对基础疾病治疗。肺部疾病患者应纠正低氧血症、控制感染。洋地黄中毒者应该按如下方法处理：① 立即停用洋地黄。② 纠正电解质紊乱。低血钾者，首选口服氯化钾（5 g/30 min，如仍未恢复窦性心律，2 h 后再口服 2.5 g），或静脉滴注氯化钾（10~20 mmol/h，总量不超过 40 mmol），同时监测心电图中是否存在 T 波高尖，避免高血钾。③ 已存在高血钾者，可用 β 受体阻滞剂、利多卡因等治疗。

（2）控制心室率。首选 β 受体阻滞剂、非二氢吡啶类钙通道阻滞剂来减慢心室率，合并心力衰竭者可使用洋地黄类药物。

（3）转复窦性心律，可加用 Ⅰ A、Ⅰ C 或 Ⅲ 类抗心律失常药物转复窦性心律。若存在血流动力学不稳定者，应立即行直流电复律。

5. 射频导管消融术

快速持续发作者且药物治疗无效时，可考虑射频导管消融术。

七、心房扑动

1. 病因

心房扑动（atrial flutter），简称房扑，可发生于无器质性心脏病的患者，也可见于冠心病、风湿性心脏病、心肌病及高血压性心脏病等器质性心脏病患者。此外，肺栓塞、慢性充血性心力衰竭、房室瓣狭窄与关闭不全所致的心房增大的疾病也会引起房扑；其他病因包括甲状腺功能亢进和心包炎等。

2. 临床表现

房扑不伴快心室率时，患者可无症状；伴快心室率时可诱发心绞痛、心力衰竭。体格检查时可发现有快速的颈静脉扑动。

房扑可持续数月或数年，亦可自行恢复为窦性心律，或转为心房颤动。按摩颈动脉窦能突然成比例减慢房扑的心室率，停止按压又恢复原先心率水平。嘱患者运动等使交感神经兴奋或迷走神经抑制的方法，可促进房室传导，从而使房扑的心室率成倍增加。

3. 心电图特征

① P 波形态呈规律锯齿状的 f 波，Ⅱ、Ⅲ、aVF 或 V_1 导联最为明显，心房率为 250~300 次/min，扑动波间的等电位线消失。② 心室率规则或不规则，取决于房室传导是否恒定；当心房率>300 次/min，未经药物治疗者的心室率一般为 150 次/min。使用Ⅰ类抗心律失常药物治疗后，心房率可减慢至 200 次/min 以下，房室传导比例可恢复至 1:1，导致心室率显著加快。预激综合征或甲状腺功能亢进并发房扑时，房室可 1:1 传导，引起极快心室率。不规则的心室率往往源于传导比例发生变化，如 2:1 和 4:1 交替所致。③ QRS 波形态正常，伴有室内差异性传导、经房室旁路下传或原有束支传导阻滞者 QRS 波可增宽、形态异常（图 6-2-8）。

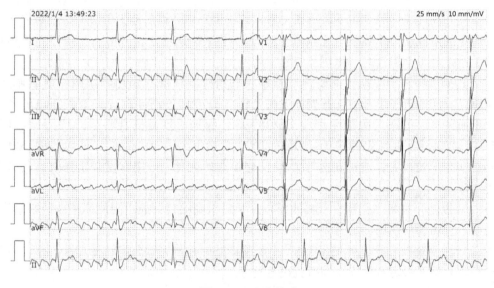

图 6-2-8　心房扑动

4. 治疗

（1）积极治疗原发病。

（2）直流电复律。最有效终止房扑的方法是直流电复律。电复律无效或已应用大剂量洋地黄不适宜复律者，可将电极导管经食管插至左心房水平，以超过心房率的频率快速起搏心房，可终止房扑或转为心室率较慢的心房颤动。

（3）药物治疗。β受体阻滞剂、非二氢吡啶类钙通道阻滞剂或洋地黄类药物对减慢心室率有效。使用ⅠA 或者ⅠC 类药物，如奎尼丁或普罗帕酮，能有效转复房扑并预防复发，但应先减慢心室率，否则会因减慢心房率和拮抗迷走神经作用，导致房室传导加快，传导比例增加，从而导致心室率增快。合并冠心病、充血性心力衰竭的患者应选用胺碘酮 200 mg，tid，持续 1 周；然后减为 200 mg，bid，持续 1 周；然后 200 mg，qd 维持，对预防房扑复发有效。索他洛尔亦可用于房扑预防，但不宜用于心肌缺血或左心室功能不全的患者。

（4）抗凝治疗。持续性房扑的患者发生动脉血栓栓塞风险明显增高，应该给予规范抗凝治疗。具体抗凝策略等同心房颤动。

（5）射频消融术。患病症状明显且药物无效或血流动力学不稳定者可选用射频消融术，此法可根治房扑。

八、心房颤动

心房颤动（atrial fibrillation），简称房颤，是最常见的心律失常之一，是指规律有序的心房电活动丧失，代之以快速无序的颤动波，是严重的心房电活动紊乱。我国 30 岁以上人群发病率为 0.77%，且随年龄增大而增加；80 岁以上人群房颤发生率可达 7.5%。男性高于女性。

1. 病因

房颤常见于器质性心脏病患者，如风湿性心瓣膜病（尤以二尖瓣狭窄为多见）、冠心病、高血压性心脏病、慢性肺源性心脏病、甲状腺功能亢进、睡眠呼吸暂停等。正常人情绪激动、运动或大量饮酒后亦可发生。房颤发生在无结构性心脏病的中青年中，称为特发性或孤立性房颤。部分老年房颤患者呈慢-快综合征心动过速的表现。

2. 分类

房颤一般分为首诊房颤、阵发性房颤、持续性房颤、长期持续性房颤和永久性房颤（表 6-2-1）。

表 6-2-1 房颤的临床分类

名称	临床特点
首诊房颤	首次确诊（首次发作或首次发现）
阵发性房颤	持续时间≤7 d（常≤48 h），能自行终止
持续性房颤	持续时间超过 7 d
长期持续性房颤	持续时间超过 1 年，患者有转复愿望
永久性房颤	持续时间超过 1 年，医生和患者共同接受房颤，不再尝试转复或维持窦性心律

3. 临床表现

房颤症状的轻重受心室率的影响。心室率不快时可无症状；>150 次/min 者可发生心绞痛与充血性心力衰竭。房颤时心房系无效射血，故心输出量比窦性心律时减少 25% 左右或更多。

房颤伴发体循环栓塞的危险性很大，系房颤时血流淤滞、心房失去收缩力所致。来自左心房，绝大部分来自左心耳的栓子脱落，易引起脑栓塞。二尖瓣狭窄或脱垂伴房颤时脑栓塞的发生率更高。而孤立性房颤是否增加脑卒中的发生率尚无定论。

心脏听诊示第一心音强弱不等，心律极不规则。心室率快时可出现脉搏短绌，原因为许多心室搏动过弱，以致不能开启主动脉瓣，或因动脉血压波太小，未能传至外周动脉。颈静脉搏动 a 波消失。

一旦房颤患者的心室率变得规则，应考虑以下几种可能：① 恢复窦性心律；② 转变为房性心动过速；③ 转为房扑；④ 发生房室交界性心动过速或室性心动过速；⑤ 如心室率变得慢而规则（30~60 次/min），提示可能出现完全性房室传导阻滞，心电图检查有助于确立诊断。房颤合并房室交界性与室性心动过速或完全性房室传导阻滞，最常见的原因为洋地黄中毒。

4. 心电图特征

① P 波消失，代之以小而不规则的 f 波，频率为 350~600 次/min，颤动波间的等电位线消失。② 心室率极不规则，房颤未经药物治疗、房室传导正常者，心室率一般在 100~160 次/min，交感神经兴奋、发热或甲状腺功能亢进等可缩短房室结不应期，从而加快心室率；相反，洋地黄可延长房室结不应期而减慢心室率。③ QRS 波形态正常，伴有室内差异性传导可增宽变形（图 6-2-9）。

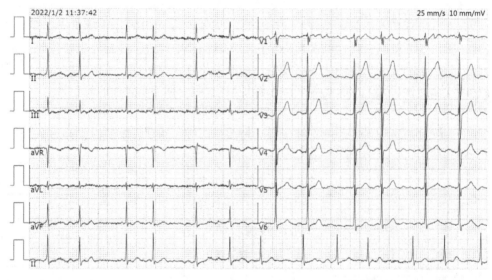

图 6-2-9　心房颤动

5. 治疗

房颤治疗强调长期综合管理（减重、运动、戒酒等），治疗原发病及诱发因素，积极预防血栓栓塞，转复并维持窦性心律及控制心室率。

（1）初次发作且为 24~48 h 内的房颤，称为急性房颤。短期内常可自行终止。症状明显者应迅速治疗，最初治疗目标是减慢快速的心室率。可静脉使用 β 受体阻滞剂或非二氢吡啶类钙通道阻滞剂，使安静时心率保持<80 次/min，中等运动后<110 次/min。必要时可与洋地黄联合使用。ⅠA（奎尼丁）、ⅠC（普罗帕酮）或Ⅲ类（胺碘酮）抗心律失常药物均可能转复房颤，成功率为 60% 左右。预激综合征合并房颤者禁用洋地黄、β 受体阻滞剂和钙通道阻滞剂；心力衰竭与低血压者忌用 β 受体阻滞剂和维拉

帕米。

如经上述处理房颤在 24~48 h 内仍未恢复窦性心律者，宜采用药物或电复律。如患者发作开始时已呈现急性心力衰竭或血压下降明显，宜紧急行电复律治疗。

（2）慢性房颤复律治疗成功与否与房颤持续时间、左心房大小及年龄等有关。电复律前应先充分抗凝，且预先应用抗心律失常药物，防止复律后房颤复发，低剂量（200 mg/d）胺碘酮的疗效与患者的耐受性均较好。永久性房颤的治疗目标为控制过快的心室率，可选用 β 受体阻滞剂、钙通道阻滞剂或地高辛。

（3）预防血栓栓塞。房颤患者具有较高的栓塞发生率，因此抗凝治疗是房颤治疗的重要内容。对于瓣膜性房颤患者，如合并人工机械性心脏瓣膜或中重度二尖瓣狭窄，应使用华法林抗凝。对于非瓣膜性房颤患者，须根据 CHA_2DS_2-VASc 评分系统进行血栓栓塞的危险分层。评分≥2 分者，须行抗凝治疗；1 分者，优选抗凝治疗；0 分者，无须行抗凝治疗（表 6-2-2）。

表 6-2-2 非瓣膜性房颤卒中危险 CHA_2DS_2-VASc 评分

危险因素	CHA_2DS_2-VASc
充血性心力衰竭/左心室功能障碍（C）	1
高血压（H）	1
年龄≥75 岁（A）	2
糖尿病（D）	1
脑卒中/短暂性脑缺血发作/血栓栓塞病史（S）	2
血管疾病（V）	1
年龄 65~74 岁（A）	1
女性（Sc）	1

目前，房颤口服抗凝药物主要是华法林和新型口服抗凝药物（NOACs），如达比加群、利伐沙班、艾多沙班、阿哌沙班等。口服华法林抗凝，须定期监测使凝血酶原时间国际标准化比率（INR）维持在 2.0~3.0，能安全有效地预防脑卒中的发生。房颤持续不超过 48 h，复律前无须抗凝治疗。房颤持续时间超过 48 h 者，应有效抗凝治疗 3 周后再复律，复律后仍需维持 3~4 周。紧急复律治疗可选用静脉注射肝素或皮下注射低分子量肝素抗凝。使用 NOACs 无须常规监测凝血指标，且较少受食物或药物影响。对于具有高出血风险且不适合长期口服抗凝药物，或者在使用规范抗凝药物治疗的基础上仍发生卒中或栓塞事件的非瓣膜性房颤患者，可行经皮左心耳封堵术预防脑卒中和体循环栓塞事件。

（4）非药物治疗。房颤心室率过快且药物治疗无效者可行房室结阻断消融术加永久起搏器植入术。对于抗心律失常药物治疗无效的症状性阵发性房颤，导管消融术可作为一线治疗。

九、房室交界区期前收缩

房室交界区期前收缩（premature atrioventricular junctional beats），简称交界早，是指冲动起源于房室交界区，可前向和逆向传导，产生提前发生的 QRS 波和逆向 P 波，P 波可位于 QRS 波群之前（P-R 间期<0.12 s）、之中或之后（R-P 间期<0.20 s），QRS 波形态正常，发生室内差异性传导时，QRS 波可呈宽大畸形。房室交界区期前收缩通常无须治疗（图 6-2-10）。

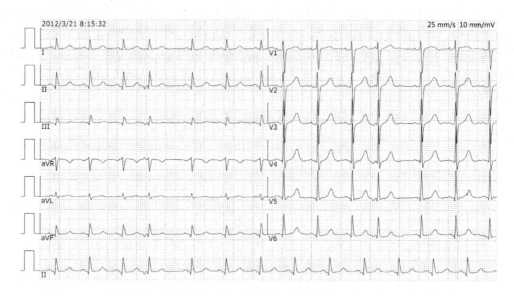

图 6-2-10　房室交界区期前收缩

十、房室交界区心动过速

房室交界区心动过速可分为非阵发性和阵发性两类。非阵发性房室交界区心动过速参照自律性房性心动过速。阵发性室上性心动过速（paroxysmal supraventricular tachycardia，PSVT），简称室上速，在由折返机制引起者中多见，以房室结折返性心动过速最常见，其次是隐匿性房室旁路介导的房室折返性心动过速，两者占总室上速的 90% 以上。室上速常无器质性心脏病表现，不同性别及年龄均可发病。本部分主要讲述房室结内折返性心动过速。

1. 临床表现

心动过速发作表现为突然发生与终止，持续时间长短不一。患者可有心悸、胸闷、焦虑、头晕，少数有晕厥、心绞痛等，症状轻重取决于发作时心室率的快速程度及持续时间，亦与原发病的特征严重程度有关。体检心尖区第一心音强度恒定，心律绝对规则。

2. 心电生理特征

心电图表现：① 心率 150~250 次/min，节律规则；② QRS 波形态与时限正常，如发生室内差异性传导或原有束支传导阻滞，QRS 波时间与形态异常；③ P 波为逆行性，常埋于 QRS 波内或位于其终末部分，且两者保持固定关系；④ 起始突然，通常由一个房性期前收缩触发，其下传的 P-R 间期显著延长，随之出现心动过速发作（图 6-2-11）。

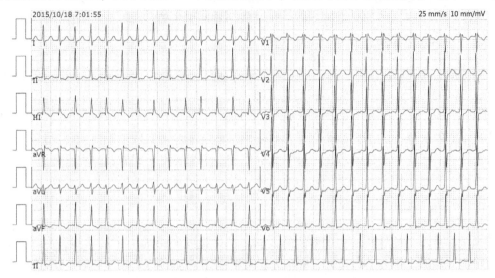

图 6-2-11 室上性心动过速

其他心电生理特征包括：① 心房和/或心室期前刺激能诱发与终止心动过速；② 心动过速开始几乎都伴随房室结传导延缓（P-R 间期延长）；③ 房室不参与形成折返回路；④ 逆行激动顺序正常，即位于希氏束邻近的电极部位最早记录到经快径路逆传的心房电活动。

3. 治疗

（1）急性发作期。根据患者的基础心脏情况、既往发作史，以及对心动过速耐受程度进行适当处理。

刺激迷走神经：如患者心功能正常，可先尝试刺激迷走神经的方法，如按压颈动脉窦、做 Valsalva 动作、诱导恶心等，可终止心动过速的发作，但停止刺激后有时又恢复原来的心率。初次尝试失败，在应用药物后再次尝试仍可望成功。

药物治疗：① 腺苷及钙通道阻滞剂。首选腺苷 6~12 mg 快速静脉推注，起效迅速，副作用为胸部压迫感、呼吸困难、面部潮红、窦性心动过缓、房室传导阻滞等。由于其半衰期短于 6 s，副作用也很快消失。禁用于哮喘患者。无效者可改用维拉帕米（首剂 5 mg，无效时隔 10 min 再注射 5 mg）治疗，低血压或心力衰竭者不应选用钙通道阻滞剂。上述药物疗效达 90% 以上。如患者合并心力衰竭、低血压或为宽 QRS 波心动过速，尚未明确室上性心动过速时，宜用腺苷治疗，不应选用非二氢吡啶类钙通道阻滞剂。② 其他药物。β 受体阻滞剂、普罗帕酮、洋地黄类和某些升压药物（如间羟胺或去甲肾上腺素）。β 受体阻滞剂多选用短效制剂，伴心功能不全时可选洋地黄类。升压药物可通过反射性兴奋迷走神经终止心动过速。

其他：食管心房调搏术亦可有效终止发作。直流电复律可用于发作时伴有严重心绞痛、低血压、充血性心力衰竭表现的患者。应注意，已应用洋地黄者不应接受电复律治疗。

（2）预防复发。射频导管消融术可安全、有效根治心动过速，可作为室上性心动过速的一线治疗方案，应优先考虑使用。发作频繁和症状显著且暂时不能接受射频导管消融术者，可考虑应用长效β受体阻滞剂和长效钙通道阻滞剂。

十一、预激综合征

预激综合征（preexcitation syndrome），简称预激，又称 Wolf-Parkinson-White 综合征（WPW 综合征），是指心房部分激动由正常房室传导系统以外的先天性附加通道（旁道）下传，使心室某一部分心肌预先激动（预激），从而以异常心电生理和/或伴发多种快速型心律失常为特征的综合征。其解剖学基础是在房室特殊传导组织外，还存在一些由异常的心肌纤维组成的肌束。最常见的连接心房与心室之间者，称房室旁路或 Kent 束。另外，还有其他附加纤维束如房希氏束、结室纤维等。此病可发生于任何年龄，一般无其他心脏异常征象，男性居多。

1. 临床表现

预激本身不引起症状。有预激波的人群心动过速发生率为 1.8%，且随着年龄的增长而增加。预激发生心动过速时，80%为房室折返性心动过速，15%~30%为房颤，5%为房扑。频率过快的心动过速（特别是持续发作性房颤），应警惕恶化为室颤或导致充血性心力衰竭和低血压。

2. 心电图特征

房室旁路典型的预激表现为下面两种。

（1）窦性心律时，P-R 间期<0.12 s；某些导联的 QRS 波时限>0.12 s，起始部分粗钝（称 delta 波），终末部分正常，继发性 ST-T 波改变。根据胸前导联 QRS 波群的形态，预激分为两型，A 型的 QRS 波群主波均向上，为预激发生在左心室或右心室后底部；B 型在 V_1 导联 QRS 波群主波向下，V_5 和 V_6 导联向上，提示预激发生在右室前侧壁（图 6-2-12、图 6-2-13）。

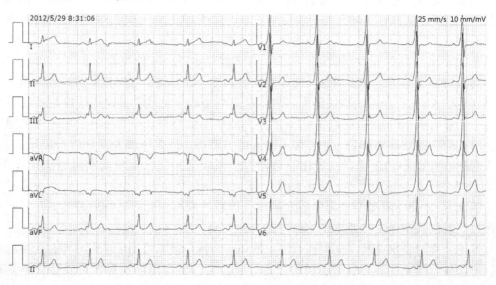

图 6-2-12　A 型预激

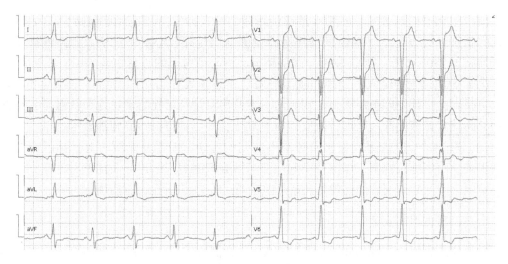

图 6-2-13　B 型预激

（2）预激发生房室折返性心动过速时，最常见的是房室结前向传导，经旁路逆向传导，称顺向型房室折返性心动过速。心电图表现为 QRS 波群时限与形态均正常。少数患者心动过速发作时折返路径相反，即旁路前向传导，房室结逆向传导，称逆向型房室折返性心动过速，此时 QRS 波群时限与形态均异常，须与室性心动过速相鉴别。预激合并房颤（图 6-2-14）或房扑时，若冲动沿旁路下传，由于其不应期短，会产生极快的心室率，甚至发展为室颤。

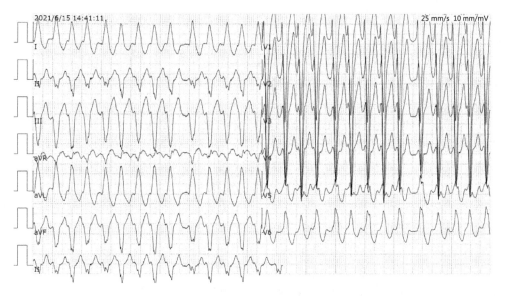

图 6-2-14　预激合并房颤

3. 治疗

若患者无心动过速发作且旁道前向不应期长或偶有发作但症状较轻，均无须治疗。心动过速发作频繁且伴有明显症状者，应给予治疗，包括射频导管消融术及药物治疗。

（1）射频导管消融术。消融术是根治预激的首选方法。其适应证包括：① 心动过速发作频繁者；② 心房扑动或颤动经旁路快速前向传导，心室率极快，旁路前向传导不应期短于250 ms者；③ 药物治疗未能明显减慢心动过速的心室率者。

（2）刺激迷走神经或电复律。预激患者心动过速发作为顺向型房室折返性心动过速，可采用迷走神经刺激疗法或药物疗法，参照房室结折返性心动过速。预激合并房颤或房扑时伴有晕厥或低血压者，应立即行电复律，并尽早行射频导管消融术。

（3）药物治疗应选用延长房室旁路不应期的药物，如普罗帕酮。对于预激合并房颤的患者，使用维拉帕米、洋地黄类和利多卡因会抑制房室结传导而加速心室率，甚至诱发室颤，因此为禁用。静脉使用胺碘酮亦有导致室颤的报道，应慎用。

十二、室性期前收缩

室性期前收缩（premature ventricular beats），简称室早，是最常见的心律失常。本病指起源于希氏束分叉以下部位，提前使心肌除极的心搏。

1. 病因

正常人与各种心脏病患者均可发生室性期前收缩。正常人发生室性期前收缩的机会随年龄的增长而增加，心肌缺血缺氧、麻醉、心肌炎和手术均可导致心肌受到机械、电、化学性刺激而发生室性期前收缩。洋地黄、奎尼丁及三环类抗抑郁药中毒发生严重心律失常前常先有室性期前收缩出现。另外，电解质紊乱、焦虑、过量吸烟、饮酒及咖啡可诱发室性期前收缩。

2. 临床表现

患者常无与室性期前收缩直接相关的症状，患者是否有症状或症状的严重程度与期前收缩的频发程度不直接相关。可有心悸、心前区不适、停搏或乏力等。

听诊时，室性期前收缩的第二心音减弱或听不到，第一心音后出现较长的停顿；或仅能听到第一心音，桡动脉搏动减弱或消失，颈静脉可见正常或巨大的a波。

3. 心电图特征

① 提前发生的宽大畸形的QRS波群，时限>0.12 s，ST段和T波与主波方向相反。② 室性期前收缩与其前面的窦性搏动R-R间期（即配对间期）恒定。③ 室性期前收缩很少能逆传心房，故窦房结冲动发放节律未受干扰，其后有完全性代偿间歇，即包含室性期前收缩在内的、前后两个下传的窦性R-R间期，等于两个窦性R-R间期。如果室性期前收缩恰巧插入两个窦性搏动之间，不产生室性期前收缩后停顿，称间位性室性期前收缩。

室性期前收缩可孤立或规律出现。二联律是指每个窦性搏动后跟随一个室性期前收缩；三联律是每两个正常搏动后跟随一个室性期前收缩。连续两个室性期前收缩称为成对室性期前收缩。同一导联内室性期前收缩形态相同者，为单形性室性期前收缩；形态不同者为多形性或多源性室性期前收缩。室性并行心律是指心室的异位起搏点规律地自行发放冲动，并能防止窦房结冲动入侵，其心电图表现为：① 异位性室性搏动与窦性搏动的配对间期不恒定。② 长的两个异位搏动间的距离是最短两个异位搏动间期的整数倍。③ 当主导心律的冲动下传与心室异位起搏点的冲动几乎同时抵达心室时，可产生室性融合波，其形态介于以上两种 QRS 波群形态之间（图 6-2-15）。

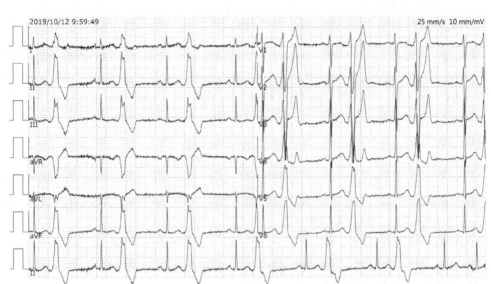

图 6-2-15 室性期前收缩（有二联律）

4. 治疗

首先应对患者室性期前收缩的类型、症状及其原发病做全面了解；然后根据不同临床状况再决定是否给予治疗，采取何种方法治疗，以及确定治疗的终点。

（1）无器质性心脏病。室性期前收缩一般不增加患者发生心脏性死亡的危险性，如无明显症状，常无须用药治疗；如症状明显，治疗以消除症状为目的。做好解释工作，说明室性期前收缩的良好预后，以减轻患者的焦虑和不安情绪。避免如吸烟、喝咖啡、应激、熬夜等诱因。药物宜选用 β 受体阻滞剂、普罗帕酮、美西律等，中成药可选用参松养心胶囊、稳心颗粒等。

（2）器质性心脏病。原则上只处理心脏本身疾病，积极治疗原发疾病，去除诱发因素。对于症状明显的患者可考虑使用 β 受体阻滞剂、二氢吡啶类钙通道阻滞剂或胺碘酮。

（3）急性心肌缺血合并室性期前收缩。首选再灌注治疗，无须预防性使用抗心律失常药物。应用 I A 类抗心律失常药物可有效减少室性期前收缩，但由于抗心律失常药物的致心律失常作用，会增加总体死亡率，因此应避免使用。如频发室性期前收缩，可使用 β 受体阻滞剂。

（4）射频导管消融术。持续、频发室性期前收缩会引起室性期前收缩心肌病，临床表现为心脏扩大及心功能下降。因此，对于症状明显或不明原因的左心室功能障碍的频发室性期前收缩的（>10 000 次/24 h）患者，导管消融术有助于改善症状和左心室功能。对于症状明显、药物疗效不佳的高负荷心室流出道起源的室性期前收缩也推荐导管消融术。

十三、室性心动过速

1. 病因

室性心动过速（ventricular tachycardia），简称室速。其常发生于各种器质性心脏病患者，最常见的病因是急性心肌梗死，其次是心肌病、心肌炎、风湿性心脏病、药物（如胺碘酮、洋地黄）中毒等，其他病因有代谢障碍、电解质紊乱、长 Q-T 间期综合征等。其偶见于无器质性心脏病者。

2. 临床表现

临床症状的轻重与室速发作时心室率、持续时间、基础心脏病变和心功能状况有关。发作时间<30 s、能自行终止的非持续性室速的患者常无症状。持续性室速（发作时间>30 s，需药物或电复律方能终止）常伴血流动力学障碍和心肌缺血，患者可有血压下降、少尿、晕厥、心绞痛等症状。

听诊时心律轻度不规则，第一、二心音分裂，收缩期血压可随心搏变化。如有完全性室房分离，可有颈静脉出现间歇巨大 a 波。当心室搏动逆传夺获心房，房室几乎同时收缩时，颈静脉可有规律的巨大 a 波。

3. 心电图特征

① 3 个或 3 个以上的室性期前收缩连续出现。② QRS 波群宽大畸形，时限>0.12 s，ST-T 波与 QRS 主波方向相反。③ 心室率通常 100~250 次/min，节律规则或略不规则。④ 心房波与 QRS 无固定关系，形成房室分离，可有心室夺获（室上性冲动下传至心室，并激动心室形成正常 QRS 波）和室性融合波（室上性冲动下传至心室，并与心室异位激动点同时激动心室，使 QRS 波形态介于窦性与室性搏动之间）。⑤ 发作通常突然开始。心室夺获和室性融合波的存在可为确立室速的诊断提供重要依据（图 6-2-16）。

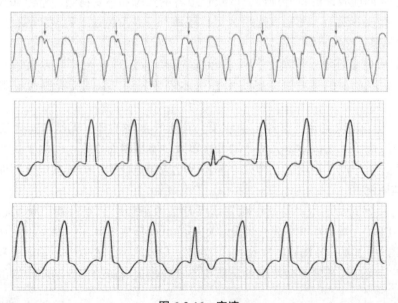

图 6-2-16 室速

上图为房室分离，中图为窦性夺获，下图为融合波。

根据室速发作时 QRS 波的形态是否相同，室速分为单形性室速与多形性室速。尖端扭转型室速是多形性室速的一个特殊类型，其特征是：发作时 QRS 波围绕着等电位线连续扭转。Q-T 间期常超过 0.5 s，U 波明显（图 6-2-17）。

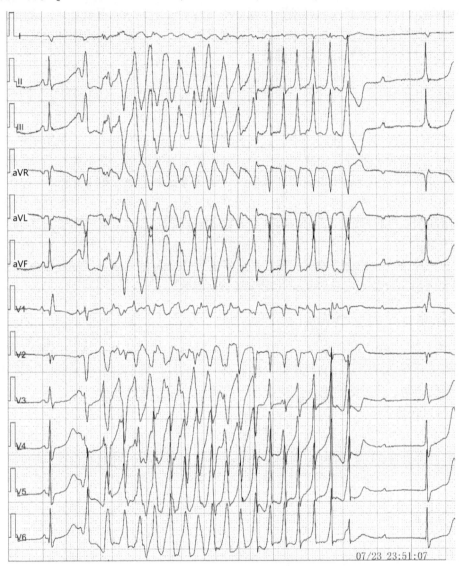

图 6-2-17　尖端扭转型室速

4. 治疗

首先决定哪些患者应给予治疗。目前除了 β 受体阻滞剂、胺碘酮以外，尚未证实其他抗心律失常药物能降低心脏性猝死的发生率，且抗心律失常药物本身亦会导致或加重原有的心律失常。一般遵循的治疗原则为：对有器质性心脏病或有明确诱因者，首先应给予针对性治疗；对无器质性心脏病者发生非持续性室速，如无症状或无血流动力学障碍，处理原则同室性期前收缩。对持续性室速发作者，无论有无器质性心脏病，都应给予治疗。

（1）终止室速发作。室速发作者如无明显血流动力学影响，首先给予静脉注射利多卡因、β受体阻滞剂和胺碘酮。如患者已出现低血压、休克、心绞痛、充血性心力衰竭或脑血流灌注不良等症状，应迅速施行电复律。复律成功后可继续静脉应用胺碘酮、利多卡因等，预防室速复发。洋地黄中毒导致的室速发作者不宜用电复律，应给予药物治疗。尖端扭转型室速者，应积极寻找并处理导致 Q-T 间期延长的诱因和疾病，治疗可试用镁剂、异丙肾上腺素，或临时起搏。

（2）预防复发。首先应努力寻找和治疗诱因及使室速持续的可逆性病变，如缺血、低血钾等。治疗窦性心动过缓及房室传导阻滞等心室率过于缓慢的疾病，有助于减少室速发作。

急性心肌缺血合并室速的患者，首选再灌注治疗。β受体阻滞剂可预防室性心律失常的发生，能降低心肌梗死后猝死发生率，其作用可能通过降低交感神经活性与改善心肌缺血来实现。荟萃分析结果表明，胺碘酮可显著降低心肌梗死后及充血性心力衰竭患者的心律失常或猝死发生率。对于交感电风暴的患者，单一药物无效时可联合用药，如β受体阻滞剂联合胺碘酮。维拉帕米对大多数室速的预防无效，但可用于治疗维拉帕米敏感性室速。

若再灌注治疗和最佳药物治疗后，仍有室速发作，可植入 ICD。特发性单源性室速或 ICD 植入后反复放电的患者可试用射频导管消融术。

十四、心室扑动与心室颤动

心室扑动（ventricular flutter）与心室颤动（ventricular fibrillation），简称室扑与室颤，是致命性的心律失常，常见于缺血性心脏病。此外，抗心律失常药物特别是引起长 Q-T 间期的药物、严重缺血缺氧、预激合并房颤等亦可引起室扑或室颤。

1. 临床表现

临床症状包括抽搐、意识丧失、呼吸停顿甚至死亡。听诊心音消失，测不到脉搏及血压。无泵衰竭或心源性休克的急性心肌梗死患者出现的原发性室颤，预后较佳，抢救成功率较高，复发很低。反之，不伴随急性心肌梗死的室颤，一年内复发率高达 20%~30%。

2. 心电图特征

室扑时心电图呈正弦波图形，波幅大而规则，频度为 150~300 次/min（通常在 200 次/min 以上）。室颤时波形、振幅及频率均极不规则，无法辨别 QRS 波群、ST-T 波（图 6-2-18、图 6-2-19）。

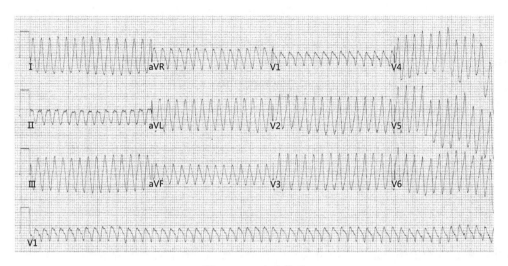

图 6-2-18　心室扑动

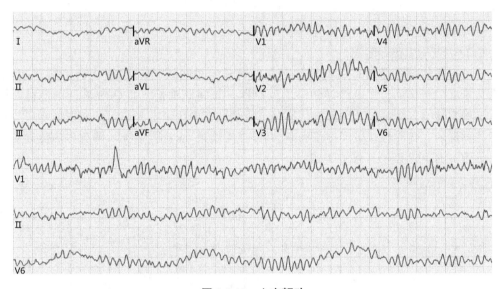

图 6-2-19　心室颤动

3. 治疗

治疗时应争分夺秒进行抢救，尽快恢复有效心室收缩。紧急处理措施包括胸外心脏按压、人工呼吸（有呼吸停止者）、直流电除颤及药物治疗。最有效的方法是电除颤，无条件电除颤者应即刻给予胸外心脏按压。

十五、房室传导阻滞

房室传导阻滞（atrioventricular block）又称房室阻滞，是指出于生理或病理的原因，在窦房结的冲动经心房传至心室的过程中，房室交界区出现部分或完全的传导阻滞。房室阻滞可发生在房室结、希氏束及束支等不同部位。

1. 病因

正常人或运动员可发生文氏型（莫氏Ⅰ型）房室传导阻滞，夜间多见，与迷走神经张力增高有关。各种心脏病，如高血压性心脏病、冠心病、心脏瓣膜病、心脏手术、电解质紊乱、药物中毒等都是房室传导阻滞的病因。

2. 临床表现

一度房室传导阻滞的患者常无症状。二度房室传导阻滞引起心搏脱漏，可有心悸，也可无症状。三度房室传导阻滞的症状取决于心室率与原发病变，可有疲倦、乏力、头晕，甚至晕厥、心肌缺血和心力衰竭的表现。当一度或二度房室传导阻滞突然进展为三度房室传导阻滞时，患者常因心室率过慢发生急性脑缺血，可出现意识丧失，甚至抽搐等症状，严重者可发生猝死。

听诊时一度房室传导阻滞可有第一心音减弱；二度Ⅰ型房室传导阻滞可有第一心音逐渐减弱，并有心搏脱漏；二度Ⅱ型房室传导阻滞有间歇性心搏脱漏，但第一心音强度恒定；三度房室传导阻滞的第一心音强度经常变化，房室同时收缩时可见颈静脉巨大a波。

3. 心电图特征

（1）一度房室传导阻滞。

一度房室传导阻滞仅有房室传导时间的延长，时间>0.20 s，而无心室脱落表现。房室传导束的任何部位发生传导缓慢均可导致P-R间期延长。如QRS波群形态与时限正常，房室传导延缓部位几乎都在房室结，极少数在希氏束本身；QRS波群呈现束支传导阻滞图形者，传导延缓可能位于房室结和/或希氏束-浦肯野系统。偶有房内传导延缓也可导致P-R间期延长（图6-2-20）。

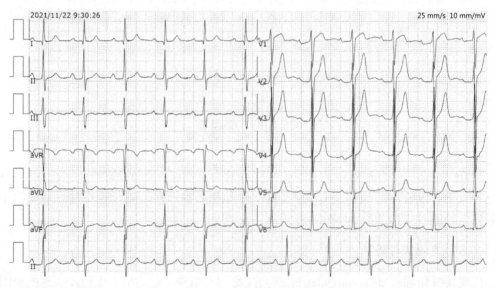

图6-2-20　一度房室传导阻滞

（2）二度房室传导阻滞。

① 二度Ⅰ型房室传导阻滞（又名文氏阻滞）是二度房室传导阻滞中最常见的一种。

心电图表现为：P-R 间期进行性延长，相邻 R-R 间期逐渐缩短，直至一个 P 波受阻不能下传至心室；包含受阻 P 波在内的 R-R 间期小于正常窦性 P-P 间期的 1/2。除阻滞部位较低（阻滞在希氏束以下可有束支传导阻滞）外，大多数阻滞位于房室结，QRS 波群正常。此型传导阻滞很少发展为三度房室传导阻滞（图 6-2-21）。

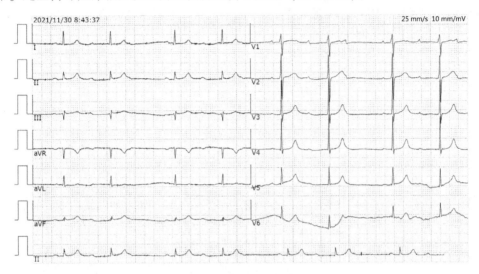

图 6-2-21　二度 Ⅰ 型房室传导阻滞

② 二度 Ⅱ 型房室传导阻滞为心房冲动传导突然被阻滞，心电图特征为：P-R 间期固定不变，且时限正常，QRS 波群正常，则阻滞可能位于房室结内。2∶1 房室传导阻滞可能属 Ⅰ 型或 Ⅱ 型房室传导阻滞。QRS 波群正常者，可能为 Ⅰ 型；若同时记录到 3∶2 阻滞，第二个心动周期的 P-R 间期延长者，便可确诊为 Ⅰ 型阻滞。当 QRS 波群呈束支传导阻滞图形时，须做心电生理检查才能确定阻滞部位。本型易转变成三度房室传导阻滞（图 6-2-22）。

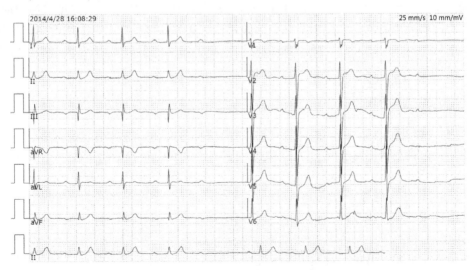

图 6-2-22　二度 Ⅱ 型房室传导阻滞

（3）三度房室传导阻滞又称完全性房室传导阻滞。此时全部心房冲动均不能下传至心室。心电图特征为：① 心房和心室的激动各自独立，互不相关。② 心房率快于心室率，心房冲动来自窦房结或异位心房节律。③ 心室起搏点通常在阻滞部位以下，如为希氏束及其近邻，则频率40~60次/min，QRS波群正常，心律亦较稳定；如位于室内传导系统的远端，则心室率在40次/min以下，QRS波群增宽（图6-2-23）。

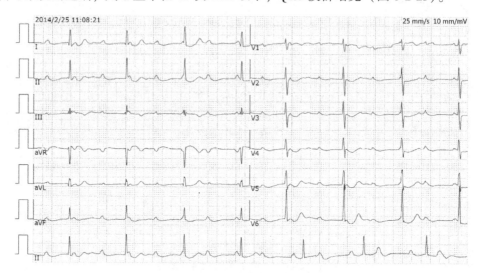

图6-2-23　三度房室传导阻滞

4. 治疗

应针对不同病因进行治疗。一度房室传导阻滞与二度Ⅰ型房室传导阻滞者的心室率不太慢，故无须进行特殊治疗。二度Ⅱ型与三度房室传导阻滞者，如心室率显著减慢，伴有明显症状与血流动力学障碍，甚至出现阿-斯综合征，应给予起搏治疗（见本章附录6-2）。

阿托品（0.5~2.0 mg，静脉注射）可提高房室传导阻滞患者的心率，适用于房室结阻滞的患者。异丙肾上腺素（1~4 μg/min，静脉滴注）适用于任何部位的房室阻滞，但急性心肌梗死患者易产生严重室性心律失常，故此类药物应慎用。上述药物仅适用于无心脏起搏条件的临时用药，不应长期使用。对于症状明显、不可逆的心室率缓慢患者，应及早给予临时或永久性心脏起搏治疗。

十六、室内传导阻滞

室内传导阻滞（intraventricular block）又称室内阻滞，是指希氏束分叉以下部位的传导阻滞。室内传导阻滞又可分为右束支阻滞（right bundle branch block，RBBB）、左束支阻滞（left bundle branch block，LBBB）、左前分支阻滞（left anterior fascicular block）与左后分支阻滞（left posterior fascicular block）。临床患者可为单束支阻滞，亦可为双束支或三束支阻滞。

1. 病因

右束支阻滞较为常见，常发生于风湿性心脏病、房间隔缺损、高血压性心脏病、冠心病及肺源性心脏病，亦可见于大面积肺梗死、急性心肌梗死患者。正常人亦可发生右束支阻滞。

左束支阻滞常发生于充血性心力衰竭、急性心肌梗死、急性感染、高血压性心脏病、风湿性心脏病及冠心病等患者中。左前分支阻滞较为常见。

2. 心电图特征

（1）右束支阻滞。完全性右束支阻滞：QRS 波群时限≥0.12 s。V_{1-2} 导联呈 rsR，R 波粗钝；V_{5-6} 导联呈 qRS，S 波增宽。T 波与主波方向相反。不完全性右束支阻滞的图形与完全性右束支阻滞相似，但 QRS 波群时限<0.12 s（图 6-2-24）。

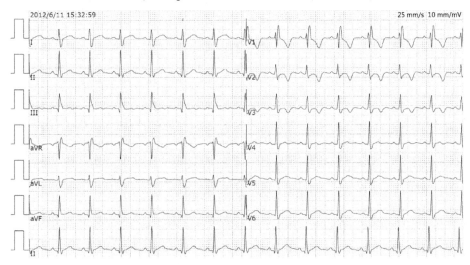

图 6-2-24　完全性右束支阻滞

（2）左束支阻滞。完全性左束支阻滞：QRS 波群时限≥0.12 s。V_{5-6} 导联 R 波宽大，顶部有切迹，其前方无 q 波。V_{1-2} 导联呈宽阔的 QS 波或 rS 波，V_{5-6} 导联 T 波与 QRS 主波方向相反。不完全性左束支阻滞的图形与完全性左束支阻滞相似，但 QRS 波群时限<0.12 s（图 6-2-25）。

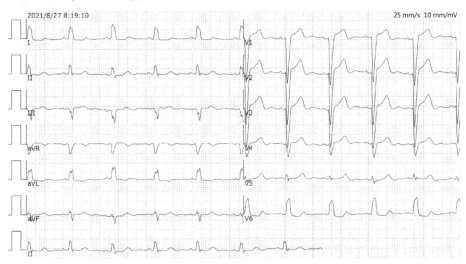

图 6-2-25　完全性左束支阻滞

(3)左前分支阻滞。额面平均 QRS 电轴左偏达 $-90°\sim-45°$。Ⅰ、aVL 导联呈 qR 波，Ⅱ、Ⅲ、aVF 导联呈 rS 波，QRS 波群时限<0.12 s（图 6-2-26）。

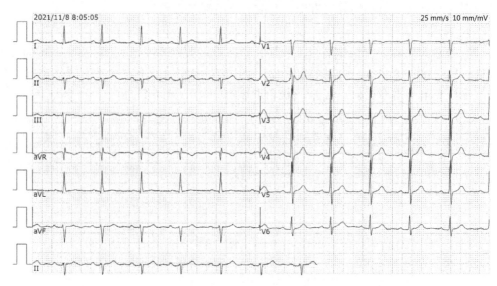

图 6-2-26　左前分支阻滞

(4)左后分支阻滞。额面平均 QRS 电轴右偏达 $+90°\sim+120°$。Ⅰ 导联呈 rS 波，Ⅱ、Ⅲ、aVF 导联呈 qR 波，且 $R_Ⅲ>R_Ⅱ$，QRS 波群时限<0.12 s（图 6-2-27）。

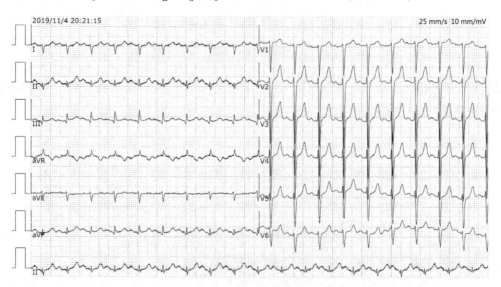

图 6-2-27　左后分支阻滞

(5)双分支阻滞与三分支阻滞。双分支阻滞是指室内传导系统三分支中的任何两分支同时发生阻滞；三分支阻滞是指三分支同时发生阻滞。如三分支阻滞，则患者的心电图表现为完全性房室传导阻滞，阻滞分支的数量、程度、是否间歇发生等不同情况组合，可出现不同的心电图表现。最常见的为右束支并左前分支阻滞。

3. 治疗

慢性单侧束支阻滞的患者如无症状，无须治疗。双束支与不完全性三束支阻滞有可能进展为完全性房室传导阻滞，不必行常规预防性起搏治疗，但须监测病情。急性心肌梗死伴双束支、三束支阻滞，或慢性双束支、三束支阻滞，伴有晕厥或阿-斯综合征发作的患者，则应尽早考虑植入心脏永久起搏器。

（林　佳）

第三节　心律失常的护理

一、主要护理诊断/问题

1. 活动耐力下降

活动耐力下降与心律失常导致心悸或心输出量减少有关。

2. 潜在并发症

猝死。

3. 有受伤的危险

有受伤的危险与心律失常引起头晕及晕厥有关。

二、其他相关护理诊断

1. 焦虑

焦虑与心律失常反复发作、疗效欠佳、入院后环境及对仪器陌生有关。

2. 恐惧

恐惧与室速无休止发作、ICD 反复放电有关。

3. 潜在并发症

脑栓塞、心力衰竭。

4. 知识缺乏

缺乏心律失常防治知识。

三、护理措施

1. 病情观察

密切观察患者的心律、心率、血压及呼吸的变化。关注患者的主诉，如有无头晕、黑蒙等。观察患者的神志、面色、四肢末梢循环的变化，对于影响心脏功能的患者，需要监测尿量。观察有无电解质紊乱、低氧血症、酸碱平衡失调等情况发生。

心律失常的类型主要通过心电监护及心电图来判别，对于频发（每分钟 5 次以上）、多源性、成对或呈 RonT 现象的室性期前收缩、室速、预激伴发房颤、窦性停搏、二度Ⅱ型或三度房室传导阻滞等，应立即报告医生，做好急救准备。

2. 休息与活动

评估患者心律失常的类型及临床表现，与患者及家属共同制订活动计划。① 功能性或轻度器质性心律失常且血流动力学指标改变不大的患者，鼓励其正常工作和生活，建立健康的生活方式，积极参加体育锻炼，保持心情舒畅，以改善自主神经功能。同时注意劳逸结合，避免过度劳累。对于房颤患者，规律且适度的运动锻炼能增加运动耐力并使心室率得到控制。运动锻炼开始前应进行症状限制性运动试验。房颤患者心率不规则，不可使用心率确定运动强度，可通过 Borg 自感劳累分级确定有氧耐力运动强度，一般为 RPE 11～14 分，为中等强度运动，相当于 70%～80% 最大运动能力。② 窦性停搏、二度Ⅱ型或三度房室传导阻滞、持续性室速等严重心律失常患者或快速心室率引起血流动力学不稳定者应避免运动，最好卧床休息，以减少心肌耗氧量，降低交感神经活性。患者卧床期间加强生活护理，保持大便通畅，避免和减少不良刺激。③ 患者心律失常发作导致胸闷、心悸、头晕等不适时需要卧床休息，采取高枕卧位、半卧位或其他舒适体位，尽量避免左侧卧位，因左侧卧位时患者常能感觉到心脏的搏动而使不适感加重。

3. 饮食护理

宜指导患者食用清淡、低脂、含纤维素及钾丰富的饮食，少食多餐，避免饱食。合并心力衰竭者应限制钠盐的摄入。鼓励进食含钾丰富的食物如豆类、鲜蘑菇、芋头、菠菜、腐竹、香蕉、椰子、鲜枣等，避免低血钾诱发心律失常。鼓励多食纤维素丰富的食物如韭菜、芹菜、竹笋、红薯等，保持大便通畅。避免食用咖啡、可乐、浓茶、辣椒等刺激性强的食物和饮品。

4. 对症护理

（1）心悸：症状明显时予卧床休息，尽量避免左侧卧位；伴有呼吸困难时，给予氧气 2～4 L/min 吸入；遵医嘱给予 β 受体阻滞剂等药物。

（2）头晕、黑蒙、晕厥：① 评估患者晕厥发作前有无诱因及先兆症状，了解晕厥发作时的体位、晕厥持续时间、伴随症状等。② 心律失常频繁发作，伴有头晕、黑蒙、晕厥或曾有跌倒病史者应卧床休息，协助其生活护理。嘱患者避免单独外出，防止意外发生。③ 指导患者避免剧烈活动、情绪激动或紧张、快速改变体位等，一旦有头晕、黑蒙等先兆时立即平卧，以免跌伤。必要时行心电监护，动态观察心律失常的类型。④ 心率显著缓慢的患者可予阿托品、异丙肾上腺素等药物或配合人工心脏起搏治疗。对其他心律失常患者可遵医嘱给予抗心律失常药物。

（3）阿-斯综合征和猝死：① 情绪创伤、劳累、寒冷、失眠、排便用力等是诱发猝死的因素，护士应正确指导患者的休息和活动，注意心理疏导，保持安静、舒适的生活环境，减少干扰，以降低猝死的发生率。② 评估引起心律失常的危险因素，如有无冠心病、心力衰竭、心肌病、心肌炎、药物中毒等，有无电解质紊乱（如低钾血症）和低氧血症、酸碱平衡失调等。遵医嘱配合治疗，协助纠正病因。③ 配合抢救，准备好抗心律失常药物（表 6-3-1）、其他抢救药品、除颤仪、临时起搏器等，对于突然发生室扑或室颤的患者，立即行非同步直流电除颤。

表 6-3-1　常见的抗心律失常药物适应证、不良反应

药物	适应证	不良反应
奎尼丁	房性与室性期前收缩；各种快速性心动过速；预激综合征，心房颤动和扑动；预防上述心律失常复发	**心脏方面**：窦性停搏、房室传导阻滞、Q-T间期延长与尖端扭转型室速、晕厥、低血压 **其他**：畏食、恶心、呕吐、腹痛、腹泻；视、听觉障碍，意识模糊；皮疹、发热、血小板减少、溶血性贫血
利多卡因	血流动力学稳定的室速及心室颤动；急性心肌梗死或复发性室性快速性心律失常；心室颤动复苏后防止复发	**心脏方面**：少数引起窦房结抑制、房室传导阻滞 **其他**：眩晕、感觉异常、不同程度意识障碍
美西律	急、慢性室性快速型心律失常（特别是Q-T间期延长者）；常用于小儿先天性心脏病与室性心律失常	**心脏方面**：低血压（静脉用药时）、心动过缓 **其他**：恶心、呕吐、运动失调、震颤、步态障碍、皮疹
普罗帕酮	各种类型室上性心动过速；室性期前收缩，难治性、致命性室速	**心脏方面**：窦房结抑制、房室传导阻滞、加重心力衰竭 **其他**：眩晕、味觉障碍、视力模糊；胃肠道不适；加重支气管痉挛
β受体阻滞剂	控制需要治疗的窦性心动过速；症状性期前收缩、心房扑动、心房颤动；多形性及反复发作单形性室速；预防上述心律失常再发；甲状腺功能亢进、嗜铬细胞瘤、麻醉、运动与精神诱发的心律失常；洋地黄中毒引起的心动过速、期前收缩等；长Q-T间期延长综合征；降低冠心病、心力衰竭患者猝死及总死亡率	**心脏方面**：低血压、心动过缓、心力衰竭；心绞痛患者突然撤药引起症状加重、心律失常、急性心肌梗死 **其他**：乏力；加重哮喘与慢性阻塞性肺疾病；间歇性跛行、雷诺现象、精神抑郁；糖尿病患者可能引起低血糖
胺碘酮	各种室上性（包括心房扑动与颤动）与室性快速型心律失常（不用于Q-T间期延长的多形性室速）；心肌梗死后室性心律失常、复苏后预防室性心律失常复发，尤其适用于器质性心脏病、心肌梗死后伴心功能不全的心律失常	**心脏方面**：心动过缓，很少致心律失常发生，偶有尖端扭转型室速 **其他**：肺纤维化；肝功能损坏；甲状腺功能亢进或减退；光过敏；胃肠道反应
维拉帕米	各种折返性室上性心动过速；心房扑动与颤动时减慢心室率；某些特殊类型室速；预激综合征利用房室结作为通道的房室折返性心动过速	**心脏方面**：应用β受体阻滞剂或有血流动力学障碍者易引起低血压、心动过缓、房室传导阻滞、心搏停顿；禁用于严重心力衰竭，二、三度房室传导阻滞，心房颤动经房室旁路做前向传导，严重窦房结病变，室速，心源性休克及其他低血压状态 **其他**：偶有肝毒性，使地高辛血药浓度增高

续表

药物	适应证	不良反应
腺苷	折返环中含有房室结的折返性心动过速的首选药；心力衰竭、严重低血压者及新生儿均适用；鉴别室上性心动过速伴有室内差异性传导与室速	**心脏方面**：可有短暂窦性停搏、室性期前收缩或短阵室速 **其他**：面部潮红、呼吸困难、胸部压迫感，通常持续短于 1 min
伊伐布雷定	用于不能耐受或禁用 β 受体阻滞剂的窦性心动过速患者	**心脏方面**：心动过缓或者一度房室传导阻滞 **其他**：头晕、头痛；闪光现象（光幻觉）和复视等眼部疾病

5. 用药护理

严格遵医嘱按时按量给予抗心律失常药物，静脉注射时速度宜慢（腺苷除外），一般5~15 min内注射完，静滴药物时尽量用输液泵调节速度。胺碘酮静脉用药易引起静脉炎，应选择大血管，配制药物浓度不要过高，严密观察穿刺局部情况，谨防药物外渗。

抗心律失常药物治疗导致新的心律失常或使原有心律失常加重，较多表现为持续性室速、长 Q-T 间期与尖端扭转型室速。在用药期间观察患者意识和生命体征，必要时监测心电图，注意用药前、用药过程中及用药后的心律、心率、P-R 间期、Q-T 间期等的变化，以判断疗效和有无不良反应。常用抗心律失常药物的适应证及不良反应见表 6-3-1。

6. 介入手术治疗护理

介入手术治疗护理主要包括体外电复律和电除颤、射频导管消融术、心脏起搏器和植入型心律转复除颤器等治疗。详见本章附录。

7. 心理护理

经常与患者交流，倾听心理感受，给予必要的解释与安慰，加强巡视。鼓励家属安慰患者，酌情增加家属探视时间。

四、健康教育

（1）疾病知识指导：讲解心律失常的常见病因、诱因及防治知识。向患者讲解心律失常的常见诱发因素，如情绪紧张、过度劳累、急性感染、寒冷刺激、不良生活习惯。指导患者劳逸结合，有规律地生活，保证充足的休息与睡眠；保持乐观、稳定的情绪，不要过度紧张。避免感染发热。

（2）饮食指导：指导患者注意饮食调节和营养补充，戒烟酒，避免摄入刺激性食物如咖啡、浓茶等，避免饱餐；保持大便通畅，心动过缓患者应避免排便时过度屏气，以免兴奋迷走神经而加重心动过缓。鼓励进食含钾丰富的食物，避免低血钾诱发心律失常。

（3）药物指导：指导患者合理用药，向其介绍所用药物的名称、剂量、用法、作用及不良反应，嘱患者坚持服药，不得随意增减药物的剂量及种类，嘱其有异常时及时就诊。

（4）家庭护理：教会患者及家属测量脉搏的方法、心律失常发作时的应对措施及心肺复苏术，以便于自我监测病情和自救。向安装起搏器的患者讲解自我监测与家庭护理方法。

（5）其他：有晕厥史的患者避免从事驾驶、高空作业等有危险的工作，一旦出现头晕、黑蒙应立即停止活动，以防发生意外。

五、小结

心律失常的预后和心律失常的类型与是否并发其他器质性心脏病具有明显相关性，心律失常分为缓慢性心律失常、快速性心律失常和节律不规则的心律失常三大类。缓慢性心律失常者通过植入永久性起搏器、快速性心律失常者通过射频导管消融术等治疗手段，很大部分可获得有效治疗，预后良好。部分心律失常，特别是器质性心脏病引起的恶性心律失常，包括频繁的室性期前收缩或多形性室性期前收缩、室速、室颤，根据原发病病情程度不同，预后也不同，一般相对比较差，尤其是室速和室颤患者有发生猝死的风险。

（薛 媛）

附录 6-1　射频导管消融术及其护理

射频导管消融术（radio frequency catheter ablation，RFCA）是一种心脏介入性治疗技术，它经皮穿刺中心静脉，沿中心静脉送入心导管，利用一种低电压高频（30 kHz～1.5 MHz）的射频能源通过导管头端的电极释放射频电能，在导管头端与局部心肌内膜之间将电能转化为热能，使特定局部心肌细胞脱水、变性、坏死，故自律性和传导性均发生改变，从而使心律失常得以根治。

一、适应证

RFCA 是用于治疗快速性心律失常的重要治疗方法，主要针对室上性、室性心律失常，以及房性心律失常，以治疗阵发性室上性心动过速最为成熟。药物控制不满意、发作时有血流动力学障碍，或属不安全性质的心动过速等也属其适应证范畴。无严格年龄限制。具体如下：

（1）房性心律失常包括房颤、房扑、房速及不间断性交界性心动过速。

（2）预激合并房颤和快速心室率。

（3）房室折返性心动过速和房室结折返性心动过速。

（4）症状明显或药物治疗效果不佳或不明原因左心室功能障碍的频发室性期前收缩（大于 1 万次/d）。

（5）无器质性心脏病证据的室速（特发性室速），呈反复发作或者合并有心动过速心肌病或血流动力学不稳定。

（6）发作频繁和/或症状重、药物预防发作效果差的合并器质性心脏病的室速，RFCA 可作为 ICD 的补充治疗。

RFCA治疗室性心律失常成功率低。但由于其发作时常伴血流动力学不稳定,易造成心输出量降低,血压下降、晕厥或休克,严重者可能出现室颤,迅速危及患者的生命,所以即使手术成功率低,也应积极争取RFCA,以求得根治。

二、术前准备

1. 物品准备

穿刺针、尖刀片1个,7 F~8 F动脉鞘管3~4根,根据术式需要选择相应的标测导管,通过电生理检查明确诊断后,根据心脏大小、靶点位置选择不同的消融导管。射频发生仪、心内程序刺激仪、多导电生理仪、C臂X线机,以及心包穿刺包。无菌敷料包内含手术衣2件、小洞巾1块、心导管特制大单1条、不锈钢中盆1只、小碗2只、小药杯2只、蚊式钳2把、大小纱布数块。

2. 药物准备

(1) 与RFCA相关的药物:1%利多卡因、异丙肾上腺素、三磷酸腺苷、肝素、生理盐水500 mL数瓶。

(2) 与RFCA相关的抢救药物:硝酸甘油、阿托品、1%利多卡因、肾上腺素、多巴胺、1%碳酸氢钠、低分子右旋糖酐、呋塞米、地塞米松或氢化可的松等。

3. 患者准备

(1) RFCA的知识宣教:根据患者的年龄、文化程度、心理素质不同,采用适当的形式进行知识宣教。向患者及其家属说明所治疾病的发病机制,RFCA治疗的目的、意义、大致过程、术中、术后注意事项和术中配合。例如,告知患者行射频消融时需要插入3~5根导管,而麻醉方式是局部麻醉,故插管时存在一定的疼痛不适等;有些患者在发放射频时,胸口出现疼痛不适,停止发放则症状缓解;告知患者术中如有不适要及时汇报,使患者心中有数,从而解除其由知识缺乏而导致的紧张心理。对精神过度紧张的患者术前给予地西泮10 mg肌肉注射。

(2) 术前1 d或当日备皮,清洁双侧腹股沟及一侧颈肩部皮肤。术前常规要求患者停用抗心律失常药物至少5个半衰期,对于依赖抗心律失常药物控制症状的患者可收入院后在监护下停药。术前1~2 d训练床上排尿。房颤RFCA手术当日禁食6 h以上,但术前1 h应予静脉负荷液体,其目的在于维持血容量,扩张血管,以利于穿刺成功。其他形式的RFCA不需要空腹,可进清淡饮食,以八分饱为宜。

(3) 帮助患者了解心导管室环境:心导管室有很多电子设备,以及工作人员身着的手术衣、X线防护铅衣、铅脖套等,可向患者说明各种设备的用途。另外,RFCA手术时间偏长,接触X线辐射偏多,这也常常成为有些患者关心的另一个问题。如患者有疑问,可向其讲明各种电极到位及寻找精确靶点均须在透视下进行,短时、小量的X线对身体危害极微,并告知患者导管室监护设备先进可靠,抢救措施及时高效,以赢得患者的最佳配合。

(4) 必要的辅助检查:经胸超声心动图、出凝血时间、心电图、动态心电图等。

三、操作步骤

1. 消融前的准备

手术床上安装特制橡胶床垫，以防患者与周围金属直接接触，造成短路。粘贴体表心电图电极。同时将导电糊均匀涂抹于无干电极上，并准确安放到患者腰水平以上背部正中处，使电极板均匀地与皮肤接触。

2. 消毒铺巾

用安尔碘常规消毒腹股沟，上至脐部，下至大腿中部，左右至两大腿侧面包括会阴部，同时消毒右侧颈部皮肤。然后铺洞巾及心内导管特制大单于双侧腹股沟、右侧颈部，暴露相应部位皮肤。

3. 穿刺动脉或静脉，置入鞘管

所有中心静脉均可将导管送至心腔结构，可选择不同穿刺入路。多以右侧股静脉或股动脉入路操作为主，右心系统操作均采取股静脉入路，如须至左心室操作，以主动脉逆行为主，往往穿刺右侧股动脉，置入相应管径的鞘管，一次性注入肝素 3 000～5 000 U，以防血栓形成。

4. 电极到位

以室上性心动过速为例。将一根普通 4 极标测导管送至右心室心尖部；希氏束电极送至希氏束附近（三尖瓣环 1 点钟左右），记录到希氏束电位；静脉鞘内送冠状窦电极至冠状静脉窦（CS），动作尽量轻柔，以免损伤冠状窦。

5. 射频消融

上述三根电极到位后，首先进行心腔内电生理检查，初步确定靶点位置；再送入消融导管，并将其送至相应心腔内（房室结双径改良术、右侧旁道和房颤消融时，消融导管沿股静脉鞘管送入；左侧旁道和室速时，消融导管沿股动脉内逆行送入为主），再用消融导管进一步标测，并精准定位。消融时须严密监测消融导管解剖位置、消融功率、阻抗及时间。

6. 拔管及压迫止血

由旁道引起的房室折返性心动过速，经检查旁道前传、逆传功能均被阻断；房室结折返性心动过速的房室结双径的慢径已改良，则可拔管压迫止血。压迫止血的时间为 10～15 min。如无出血，则在穿刺点放置纱布并加压包扎，最后用沙袋压迫 4～6 h，患者平卧 24 h。如入路为静脉，建议手术肢体制动 6～8 h；如入路为动脉，则建议手术肢体制动 24 h（穿刺部位缝合患者除外）。

四、术中监护

1. 严密监护，预防并发症

手术开始前，应立即测血压、心率、心律、呼吸等参数，同时术中监测生命体征及病情变化，重视患者的主诉。RFCA 常见的并发症有：房室传导阻滞、心脏压塞、血栓形成、心律失常等。患者如出现恶心、呕吐、胸闷、出冷汗、血压下降、心率增快、奇脉、心音低，应高度怀疑心脏压塞、心包穿孔等严重并发症，并立即进行胸透，必要时做心包穿刺。另外，导管刺激心腔会引起一些严重心律失常，应及时撤出导管，更换导管位置。房室结折返性心动过速在发放射频电波过程中，应非常小心，严防房室传导阻滞的发生。

2. 术中与患者进行有效交流沟通

告知患者术中会出现的一些不适，如应用 ATP 后出现的一过性胸闷、头晕、黑蒙、恶心，应用阿托品后出现的口干、头痛、心悸等症状，以及电生理检查时由于调搏而出现的心悸等，应不断与患者交谈，缓解患者紧张与不适，使患者顺利渡过手术关。

五、术后并发症的防治及护理

1. 房室传导阻滞

RFCA 有可能导致不同程度的房室传导阻滞，最严重的并发症就是三度房室传导阻滞。术中避免射频位置过高，避免放电次数及放电部位过多造成局部损伤大、炎症反应重，从而导致房室传导阻滞。术后注意观察心率、心律的变化，关注患者是否有头晕、乏力、黑蒙等症状。遵医嘱使用异丙肾上腺素等药物，或者放置临时心脏起搏器，以防阿-斯综合征的发生。对于不能恢复的三度房室传导阻滞需要植入永久起搏器治疗。

2. 伤口出血、血肿、感染

术毕拔除鞘管后，应行局部按压并用沙袋压迫止血，以及手术肢体制动等；术后 30~60 min 观察伤口情况，及时发现出血及血肿情况，及时处理；术后若出现出血及血肿情况，要延长沙袋压迫、肢体制动的时间。同时嘱患者 1 周内避免抬重物及特殊劳动如给自行车打气等，从而有效地预防出血的发生。手术过程中及术后拔管均应严格执行无菌操作规程，术后及时更换伤口敷料，嘱患者勿用手触摸穿刺处，密切观察体温变化及伤口处有无红、肿、热、痛，监测有无伤口感染的发生。

3. 股动静脉瘘和假性动脉瘤

造成股动静脉瘘的主要原因为穿刺针通过股静脉后又进入股动脉或先进入动脉又进入静脉途径而未被发现，并引入导引导丝或扩张鞘管。出现股动静脉瘘时，及时局部加压包扎后瘘管可消失，仅少数情况需要外科手术修补。假性动脉瘤主要与股动脉压迫止血不佳有关，股动脉穿刺口不闭合，血液进入组织间隙形成血肿，血肿内压与动脉压使血液在动脉穿刺口进出。穿刺部位包块、搏动和血管杂音是主要表现，超声多普勒检查可确诊。出现假性动脉瘤时局部加压包扎和适当制动后，穿刺口即可闭合，少数情况需要外科手术清除血肿和修补血管。

4. 拔管综合征

术毕拔除动、静脉内的鞘管后局部压迫止血时，有些患者会出现紧张心理，加上拔管时的疼痛反射引起迷走神经兴奋，患者可有心率减慢、血压下降、恶心、呕吐、出冷汗，甚至低血压休克。所以拔管前对精神紧张患者给予心理安慰，伤口局部追加局麻药，按压伤口的力度不宜过大，以触到足背动脉搏动为度，多根鞘管最好不要同时拔除，同时准备好阿托品。

5. 血栓形成及栓塞

房颤 RFCA 中血栓栓塞并发症绝大多数是脑卒中，导致脑卒中的原因可以是血栓脱落、气体栓塞、消融所致的焦痂脱落等。轻者可以表现为一过性脑缺血，重者可遗留不可恢复的神经功能损伤，甚至致命。因此必须做好术前食管超声心动图检查和术中、术后的抗凝治疗。

6. 其他并发症

其他并发症包括心脏压塞、气胸、血气胸等。术后如有心包积液增多，可观察患者的主观感受及积液增加的速度，轻者无须特殊处理，重者应立即行心包穿刺。观察有无血气胸的发生，如患者的胸闷不适、胸痛，经透视检查确诊，准备胸腔穿刺包，行胸腔穿刺抽血抽气。

（薛 媛）

附录6-2 人工心脏起搏器安置术及护理

人工心脏起搏器（artificial cardiac pacing）安置术是采用微电子技术，发放一定形式的电脉冲刺激心脏，使之激动和收缩，即模拟正常心脏的冲动形成和传导，以治疗由于某些心律失常所致的心脏功能障碍的技术。人工心脏起搏器安置术是心律失常治疗的重要方法之一。由于起搏工程技术的不断发展，起搏治疗的适应证不断拓宽，已从单纯治疗缓慢性心律失常扩展到治疗快速性心律失常、心力衰竭及肥厚型心肌病等领域。

心脏起搏根据应用时间可分为临时起搏和永久起搏；根据植入部位分为心内膜起搏、心外膜起搏和心肌起搏；根据植入心腔可分为单腔起搏、双腔起搏和多腔起搏（三腔或四腔起搏）。

一、永久起搏器

（一）适应证

永久起搏器主要用于缓慢性心律失常。具体如下：

(1) 伴有临床症状的任何水平的完全或高度房室传导阻滞。

(2) 病态窦房结综合征或房室传导阻滞，心室率经常<50次/min，有明确的临床症状，或间歇发生心室率<40次/min；或有长达3 s的R-R间隔，虽无症状，也应考虑植入起搏器。

(3) 束支分支水平阻滞，间歇发生的二度Ⅱ型房室传导阻滞，有症状者；在观察过程中阻滞程度进展、H-V间期>100 ms者，虽无症状，也是植入起搏器的适应证。

(4) 慢性双分支或三分支阻滞伴二度Ⅱ型房室传导阻滞。

(5) 清醒状态下无症状性房颤患者，有长达5 s的R-R间期。

(6) 颈动脉窦刺激或者压迫诱导的心室停搏>3 s导致的反复晕厥。

(7) 有窦房结功能障碍和/或房室传导阻滞的患者，因其他情况必须采用具有减慢心率的药物治疗，为了保证适当的心室率，应植入起搏器。

起搏器治疗扩展到多种疾病的治疗，如预防及治疗长Q-T间期综合征，辅助治疗肥厚型心肌病、扩张型心肌病、顽固性心力衰竭。

急性心肌梗死合并房室传导阻滞、某些室速的转复、心肺复苏的抢救需要用到临时起搏器。

与人工心脏起搏器和 ICD 相结合的双心室同步起搏,简称心脏再同步化治疗(CRT-D),其适应证为:窦性心律患者,完全性左束支阻滞,QRS 间期≥130 ms,优化药物治疗后 LVEF≤35%的症状性心力衰竭患者(NYHA 分级Ⅱ~Ⅳ)。

(二)人工心脏永久起搏的基本知识

1. 人工心脏起搏器的组成

人工心脏起搏系统如附图 6-2-1 所示。

(1) 脉冲发生系统(起搏器):① 能源,常为锂电池,由于配有低功耗电路及低阈值电极,电池寿命可达 8~10 年,甚至更长时间。② 集成电路。③ 附件,由外壳、插孔、电极固定装置组成。

(2) 能量传输系统(电极):由电插头、螺旋导线和电极头组成。为了使电极在心内膜固定,不易脱位,尖端有翼状、锚状或可旋入心肌的螺旋电极等,由于所放置的位置不同,心房电极一般为 J 形,以利于插固在右心耳。

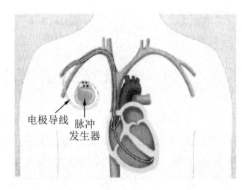

附图 6-2-1 人工心脏起搏系统的组成

临时起搏用的电极都为双极电极,且电极头部为柱状,目的是以后取出方便,但稳定性差,容易移位。

2. 人工心脏起搏器的代码及类型

起搏器的编码和结构类型为 1985 年北美心脏起搏与电生理学会(NASPE)及英国心脏起搏和电生理学组(BPEG)专家委员会共同编制的起搏器代码,即 NBG 编码,并于 2002 年进行修订。起搏器厂家使用 S 代表单心腔(附表 6-2-1)。

附表 6-2-1 NBG 起搏器编码

1 起搏心腔	2 感知心腔	3 感知后反应	4 程控、频率应答功能	5 抗快速性心律失常功能
V=心室	V=心室	T=触发	P=程控频率和/或输出	P=抗心动过速起搏
A=心房	A=心房	I=抑制	M=多项参数程控	S=电击
D=双腔	D=双腔	D=T+I	C=通信	D=P+S
O=无	O=无	O=无	R=频率应答	O=无
—	—	—	O=无	

3. 常见起搏器

(1) VVI 型起搏器:即心室按需抑制型起搏器(附图 6-2-2)。当心室率超过起搏器预置频率时,起搏器脉冲被抑制输出,这时前两部分仍在工作。

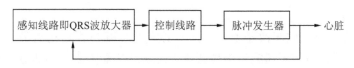

附图 6-2-2　VVI 型起搏器工作框图

（2）VVIR/VVIM 型起搏器：即简单或多功能程控按需抑制型起搏器（附图 6-2-3），目前十分常用。简单程控指只能程控电压和/或频率；多功能程控可程控多个参数。通常程控器向起搏器发放磁脉冲，而达到改变体内起搏参数的作用。有的起搏器只能进行单向发射；有的能进行双向遥测，即能把前次的参数从体内取出来；有的还能分析心内电图、起搏器脉冲感知及带动的情况。

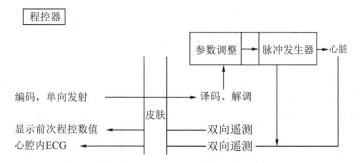

附图 6-2-3　VVIR/VVIM 型起搏器工作框图

（3）VVIR 型起搏器：即频率应答式起搏器（附图 6-2-4）。VVIR 为生理性起搏器的一种类型，比一般的 VVI 型更为复杂，但只需一根导管电极。

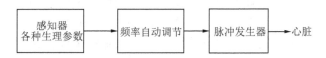

附图 6-2-4　VVIR 型起搏器工作框图

（4）DDD 型起搏器：即双腔全能起搏器（附图 6-2-5），通常需要两组电极，可以组成各种起搏模式，心房电极固定稍困难，有时易脱落。

4. 起搏器方式的选择

（1）VVI 方式适用于一般的心室率缓慢、无器质性心脏病、心功能良好者，间歇性发生的心室率缓慢及长 R-R 间隔。其不适用于 VVI 起搏时血压下降 20 mmHg 以上、心功能代偿不良、已知有起搏器综合征者，因 VVI 起搏干扰房室顺序收缩及室房逆传导致心输出量下降等出现的相关症状。

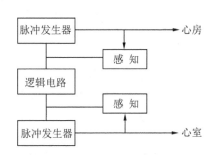

附图 6-2-5　DDD 型起搏器工作图

（2）AAI 方式保持房室顺序收缩，属生理性起搏，适用于房室传导功能正常的病态窦房结综合征。不适宜应用者为：房室传导障碍，包括有潜在发生可能者（用心房调搏检验）；慢性房颤。

（3）DDD方式是双腔起搏器中对心房和心室的起搏与感知功能最完整者，故称为房室全能型起搏器，适用于房室阻滞伴或不伴窦房结功能障碍。不适宜应用者：持续性房颤、房扑。

（4）频率自适应（R）方式起搏器可通过感知体动、血pH判断机体对心输出量的需求而自动调节起搏频率，以提高机体运动耐量，适用于需要从事中至重度体力活动者。可根据具体情况选用VVI、AAI、DDD方式。但心率加快后心悸等症状加重，或诱发心力衰竭、心绞痛症状加重者，不宜应用频率自适应起搏器。

总之，起搏器的选用原则是：窦房结功能障碍而房室传导功能正常者，以AAI方式最佳；完全性房室传导阻滞而窦房结功能正常者，以VDD（心房同步心室按需起搏）方式最佳；窦房结功能和房室传导功能都有障碍者，以DDD方式最佳；需要从事重体力劳动者，考虑加用频率自适应功能。

5. 起搏器阈值

起搏器阈值指能夺获心脏的最小电能，其受多种因素影响。首先阈值的大小与起搏电极局部心内膜的急性或慢性变化有一定关系。一般电极刚插入时测得的阈值为起始阈值，由于心内膜的急性损伤，电刺激引起的炎性反应及纤维化的影响，埋藏1~3周后阈值可增加数倍，3~4周后逐渐下降，至6周下降至接近原来水平。激素电极的阈值则比较稳定。起搏阈值还受其他因素如电极位置、脉宽、电极面积与形状的影响，当电极头与心肌距离加大、脉宽过窄、电极头面积加大或过小时，起搏阈值增加。

（三）术前准备

1. 物品准备

起搏器、与起搏器相匹配的电极、电极导引导丝、螺丝刀、血管钩、眼科用小剪刀、针尖、圆头刀片，必要时备7 F或8 F静脉鞘（作颈内静脉或锁骨下静脉穿刺用）及穿刺针。另外，还需配备多导电生理记录仪、起搏器测试仪、双头夹和除颤仪。无菌敷料包、器械包。

2. 药物准备

（1）与安装起搏器相关的药物：500 mL的生理盐水数瓶、1%利多卡因。

（2）相关的抢救药物：抢救车内有阿托品、1%利多卡因、1%异丙肾上腺素等。

3. 患者准备

（1）安装起搏器前的知识宣教：根据患者年龄、文化程度、心理素质等，采用适当形式向患者及家属讲解安装起搏器的目的、意义及大致过程；术中所出现的不适及术后注意事项，如注射局麻药及分离起搏器囊袋时会出现疼痛，安放电极时可能出现心律失常，让患者有一定的思想准备，从而消除由知识缺乏所引起的紧张心理。同时根据患者的血管条件、家庭经济状况选择最适合的起搏器，并让家属在手术通知书上签字。

（2）术前1 d备皮，上起颌下，下至剑突，左右至腋后线，包括双侧上臂（如右侧头静脉充盈良好，只备皮一侧即可），并训练床上排尿，停用抗血小板凝集药物。必要时做青霉素皮试，并将结果记录于病历卡上。

（3）辅助检查：血常规、出凝血时间、心电图、三对半、超声心动图等。

（四）操作步骤

1. 消毒铺巾

让患者平卧于手术台上，脱去上衣并注意保暖，用安尔碘消毒手术区，将洞巾口对准三角肌与胸大肌交界处及颈部，然后铺大单。

2. 锁骨下静脉穿刺

目前常采用的穿刺方式。锁骨下静脉穿刺点在胸锁乳突肌的外侧缘与锁骨所形成夹角的平分线上距顶点 0.5~1 cm 处，在 X 线透视下将导丝送入上腔静脉，拔出穿刺针，嘱患者屏气，再沿导丝送入扩张管及套管，到位后拔出导丝及扩张管，经套管插入电极导管。对于双腔起搏，如果一根套管不能插入 2 根电极，则可先插入 2 根导引导丝，拔出套管，顺其中 1 根导丝插入扩张管及套管，植入电极后去掉套管，再沿另一根导丝重新插入另一根扩张管及套管，随后插入电极导管。

3. 心内膜电极的安置、测试固定

（1）心室电极在 X 线的透视下，将电极送入右心房中部，根据患者心房大小在体外将导引导丝前端数厘米弯成适当的弧度，再插进电极导管至顶端，然后对准三尖瓣口，旋转导丝操纵电极进右心室，再将导引导丝后撤 1~2 cm，推送电极使顶端的伞部钩住右心室肌小梁。到位后的心室电极前端应指向心尖，头向下或水平。嘱患者做咳嗽及深呼吸等动作，前端随心脏的舒缩而无移位。

（2）心房电极前端一般为"J"形翼状。先用直导丝将电极送入右心房中下部，后撤导引导丝约 5 cm，恢复前端的"J"形。一般在透视下轻柔撤出导丝，电极头将自行进入右心耳。电极头在心耳到位后的良好标志是右前斜位时电极头指向前方，随心房收缩横向摆动，深吸气时呈"L"形，咳嗽、转动导管而尖端位置不变。

4. 血管切开处固定

在血管切开处前方予以松紧适度的结扎，如结扎不紧，电极导管有可能滑脱，太紧则易勒断电极。结扎后再按"∞"字形缝合一针，且应结扎紧。

5. 起搏器囊袋制作

局麻下切开囊袋口，游离皮下组织，暴露胸大肌，在皮下组织与胸大肌肌膜间钝性分离周围组织，制作一个与起搏器大小合适的囊袋，用生理盐水冲洗，再以干纱布充填数分钟，观察纱布块上血迹和囊袋内有无活动性出血。如为 2 个切口，可制作皮下隧道，并由此将电极拉至囊袋切口处。将电极插入起搏器的插口，并越过螺丝固定处，用螺丝刀拧紧螺丝。如手术环境欠佳，手术时间较长，可在局部使用抗生素。

6. 起搏器安置与囊袋缝合

囊袋处理完毕，将起搏器有字的一面向外，较长的电极导线顺其自然方向在起搏器后面盘绕 1~2 圈，放入囊袋内，缝合封闭囊袋口，再逐层缝合皮下组织，最后缝合皮肤，覆盖无菌纱布后用沙袋局部压迫 6 h。

7. 起搏器及电极的更换

因起搏器能量耗竭或电路故障患者的起搏器常需要更换。更换前应了解原生产厂家、型号、螺丝刀、电极插孔及原电极插头的大小，还须了解新安装起搏器电极的各种情况，准备适宜的适配连接器。如测试原电极不能使用，只能插入 1 根新电极，同时将旧电极接头用塑料外套包扎处理。依赖起搏器的患者在更换起搏器或电极时应预先安置临时起搏器，以防止因永久起搏器取出时心脏停搏而危及生命。

（五）术中监护

1. 生命体征的监测

由于起搏电极在心腔内的移动及刺激，可诱发一些房性期前收缩、室性期前收缩、短阵室速等心律失常，电极阈值的测试也会给患者带来一些不适，故应做好安慰解释工作，使患者配合手术。如测试时患者主诉膈肌或腹肌抽动，应调整其输出能量，必要时更换起搏部位。应用锁骨下静脉穿刺时，应密切观察患者有无空气栓塞症状。了解患者手术过程中的疼痛情况，必要时告诉手术医生追加局麻药，以减少患者的痛苦。

2. 注意电极与起搏器的衔接情况

注意防止两者间接触不良或脱位，同时注意囊袋制作的大小。切勿过大，以防起搏器翻转；也不能过小，以防起搏器压迫周围皮肤，引起组织坏死穿孔。

（六）术后并发症的放置及护理

1. 起搏器囊袋出血或血肿

起搏器囊袋出血或血肿是起搏器植入术后最常见的并发症之一，常发生在术后早期。若术中未能彻底止血，术前或术后未停用抗血小板聚集药或压迫伤口沙袋移位，均可造成囊袋出血或血肿。患者主诉局部疼痛，皮肤变暗发紫，有波动感。预防方法：术中重视每一个止血环节，尽量钝性分离，以免损伤细小血管，同时根据医嘱酌情停用阿司匹林等药物，并在术后密切观察沙袋是否移位，有无血肿形成迹象，必要时及时处理。一旦血肿形成，可考虑穿刺抽血，在严格无菌操作下，用7号针头抽出局部积血，穿刺时斜向进针。若血肿张力不大，可保守治疗，以促进吸收。经局部压迫仍不能止血且疼痛明显的严重血肿，有切口裂开的危险，应考虑尽早重新打开囊袋，清除血肿，并找到出血血管结扎止血。避免长时间观察，延误处理时机，未经处理的血肿可引起伤口裂开、起搏器移位、局部皮肤破溃和感染。

2. 局部感染或坏死

临床常见的此类情况是起搏器囊袋的局部炎症和脓肿，患者主诉伤口疼痛，局部红、肿、热等炎症表现；也可表现为起搏系统部分磨破皮肤并继发感染，可引起发热和血培养阳性、伴或不伴有其他部位感染灶。术前皮肤准备或消毒不彻底，手术时未遵循无菌操作，或手术时间过长，导管室未定时消毒致空气中含过量细菌，起搏器与囊袋不适配，囊袋在脂肪层内等，这些均是引起囊袋感染或坏死的原因。防治措施：定时消毒心导管室并做空气培养，如菌落计数不合乎规范要求应采取相应措施。手术时严格执行无菌操作。如果发生起搏器导线感染，细菌可黏附起搏器导线表面形成菌落，其表面覆盖的分泌物具有防止机体和抗菌药物攻击的作用，因此单用抗生素治疗难以奏效，持续感染所致的死亡率可高达66%，最彻底的解决方法是将起搏系统全部取出。

3. 起搏电极移位

电极移位可分为完全移位和微移位。完全移位可在X线下发现导线离开原植入位置，心电图可见不起搏及不感知现象。微移位在X线检查时不易发现，心电图可显示起搏和/或感知不良，程控仪检查时可发现导线阻抗明显增高。导线移位的发生与导线的设计、心内膜结构光滑、过早活动等因素有关。术后术侧肢体要制动 24 h，术后 3 个月内术侧肢体避免过度上举，术后 6 周内避免抬举超过 5 kg 的重物，此后术侧肢体活动不受限制，以防肩周炎（冻结肩）。

4. 电极导线断裂及绝缘层破损

多见于锁骨下静脉穿刺，植入起搏导管。由于上肢经常摆动及呼吸动作，在锁骨下及第一肋处常可引起电极导线断裂及绝缘层破损，以致产生局部肌肉的抽动（漏电引起）或起搏失效，故应做好出院宣教。一旦发生电极导线断裂及绝缘层破损，应重新插管。

5. 起搏器综合征

起搏系统功能正常，患者出现明显症状或限制患者获得最佳功能状态的现象，称为起搏器综合征。起搏器综合征最常见的症状有气短、头晕、乏力、颈或腹部跳动、咳嗽和焦虑。除了这些症状外，还有心室起搏时血压下降，但在窦性心律或双腔起搏时血压正常，提示血流动力学受损。起搏器综合征最早是在安装 VVI 型心室起搏器时发现的，后来发现只要存在房室分离，任何起搏模式都有可能发生。应当指出，VVIR 起搏模式不能防止起搏器综合征的发生，双腔起搏模式在左心房激动明显延迟、A－V 间期程控过长等情况下也有发生起搏器综合征的可能。

6. 起搏阈值增高

起搏电极发放脉冲电流刺激心内膜，先后出现组织水肿、纤维包绕电极头，可使起搏阈值增大 3~5 倍，于 7~10 d 后达高峰，一般起搏器预置值为 5 V、0.5 ms，故不易发生由阈值增大所致的起搏失效。应用激素电极更有避免起搏阈值增大的优点。

7. 旋弄综合征

旋弄综合征指植入起搏器的患者有意或无意地触弄脉冲发生器，可导致起搏器转位、导线扭曲，最终引起导线断裂或移位。脉冲发生器通常不受损害。旋弄综合征常由起搏器囊袋过大或起搏器移位，使起搏器在囊袋内过于松弛所致。发生这种情况应重新处理囊袋，用缝线充分固定脉冲发生器和用袖套式方法固定导线，可防止这种情况的发生；也有建议将脉冲发生器放入一个合适的涤纶袋内，通过促使组织向内生长和稳定脉冲发生器，减少起搏系统的移位和扭转。

8. 患者术后持续性呃逆

呃逆的发生与脉冲刺激膈神经、横膈膜痉挛有关，一般在术后不久发生。呃逆次数与起搏频率相同，患者十分痛苦。首先应常规调低起搏电压，如仍无效，则须在 X 线监视下调整电极位置，远离膈神经即可消除呃逆症状。

二、临时起搏器

临时起搏多数是经静脉插入电极导管行心内膜起搏，少数是经心外膜起搏。

（一）适应证

临时起搏作为一种支持及过度的治疗手段，适应证包括：

（1）完全性或高度房室传导阻滞；

（2）窦房结功能障碍伴有晕厥；

(3) 扭转性室速合并缓慢性心律失常；
(4) 预防性临时起搏；
(5) 观察某些起搏方式对生理功能的影响。

临时起搏的脉冲发生器在体外与电极导线连接，故起搏时间不宜过长，一般不超过2周，所以其适应证要考虑到基本病因多数是可纠治的（如病毒性心肌炎、急性心肌梗死、电解质紊乱、药物中毒等）。

（二）操作步骤

心内膜起搏的安置：静脉穿刺植入电极，选择的途径有股静脉、颈内静脉、锁骨下静脉等。电极定位须在透视下将电极送入起搏的心腔（右室心尖）或在心内电图的引导下将电极送入心室。电极到位后，测量起搏参数并按以下设置：① 起搏阈值。一般要求脉宽 0.5 ms 时，脉冲电压<1 V，但由于临时起搏参数的设置相对较为便利且起搏时间较短，故可适当放宽。② 感知度。要求 R 波>5 mV。当各项参数满意后，适当调整电极张力以免脱位，然后将电极与皮肤用缝线固定，同时将起搏器与心内膜电极可靠连接，设定起搏参数。

（三）术中、术后监护

1. 术中监护

术中应有持续的心电监护，特别在行颈内静脉穿刺、电极进入心腔尤其是心室时，常会发生严重心律失常，应随时做好除颤及胸外心脏按压的抢救准备。

2. 术后监护

因临时起搏多用于严重心律失常的抢救，多数患者都有起搏依赖，且临时起搏电极易脱位，术后监护十分重要。监护内容包括：① 及时发现并处理与起搏相关的或其他的心律失常；② 脉冲发生器与电极导线的连接是否可靠；③ 定期测定起搏参数并调整，以免发生起搏及感知障碍。

（四）术后并发症的防治及护理

1. 心律失常

在安置心内膜导管电极触及心房壁或心室壁时，机械性刺激可引起房性期前收缩、短阵房性心动过速、室性期前收缩和室性心动过速。这些情况一般在将导管电极及时撤离心肌壁的接触后即可消失；如果在导管撤离后仍频繁出现，应将导管电极游离在心腔中，停止操作片刻，待完全消失后再继续进行；若仍频发，可静脉给予相应的抗心律失常药物，待心律失常控制后再安置导管。

2. 导管电极移位

这是术后常见的并发症，可导致间歇起搏或起搏完全失效。此时可通过双极起搏导管的端电极测定心腔内心电图来判断：若抬高的 ST 段消失，则说明导管电极已脱离心内膜的接触；或在 X 线透视下检查。若移位不显著，可试行增大起搏电压，或在无菌条件下将导管再送入数厘米，必要时在 X 线透视下重新定位放置。

3. 膈肌刺激

膈肌刺激主要由导管电极插入过深，电极靠近膈神经所致。患者可觉腹部有跳动感或发生顽固性呃逆（打嗝），此时可将导管缓缓地退出少许，至症状消失即可。

4. 术后近期心脏穿孔

起搏导管过深可以穿破心肌至心包腔，患者觉左下胸痛、呃逆及起搏失效等。此时通过端电极记录的心腔内心电图酷似体表 V_5 导联心电图。如确认穿孔时间不长，可备好心包穿刺物品及抢救药物，在 X 线透视下小心撤回电极，并密切观察有无心脏压塞；若穿孔时间长，心肌在导管穿透处有机化现象，则导管撤离后，穿透处不易闭合，易造成心脏压塞，须开胸做心肌修补术。

5. 其他

股动静脉瘘、误伤动脉、出血或血肿及穿刺部位感染、锁骨下静脉穿刺有时可引起气胸等并发症，只要熟悉解剖关系、操作仔细，就可减少这些并发症的发生。

（薛 媛）

附录 6-3 心脏电复律

心脏电复律（cardioversion）又称心脏电除颤（defibrillation），是指用高能电脉冲直接或经胸壁作用于心脏，治疗多种快速性心律失常，使之转为窦性心律的方法。具体地说，心脏电复律是用除颤器释放高能电脉冲，作用于胸壁，再通过心肌，即人为使所有心肌纤维同时除极，异位心律也被消除，此时如心脏起搏传导系统中自律性最高的窦房结能恢复其心脏起搏点的作用而控制心搏，即转复为窦性心律。

根据电复律时是否识别 R 波，心脏电复律分为同步电复律与非同步电除颤。

（1）同步电复律放电时电流正好与 R 波同步，即电流刺激落在心室肌的绝对不应期，从而避免在心室的易损期放电导致室速或室颤。同步电复律主要用于除室颤以外的快速性心律失常。电复律前一定要核查仪器上的"同步"功能处于开启状态。

（2）非同步电除颤临床上用于室颤。此时已无心动周期，也无 QRS 波，更无须避开心室易损期，应即刻于任何时间放电。

一、适应证

电复律适应证主要包括两大类：各种严重的甚至危及生命的恶性心律失常和各种持续时间较长的快速性心律失常。总的原则是：对于任何快速性心律失常，如导致血流动力学障碍或心绞痛发作加重，药物治疗无效者，均应考虑电复律或电除颤。

（1）药物治疗无效，或引起较严重的血流动力学障碍的室速，进行同步电复律。

（2）室颤、无脉性室速，立即电除颤。

（3）房颤或心房扑动伴血流动力学障碍，常用同步电击除颤。

（4）预激综合征伴发的快心室率首选电复律。

（5）心房扑动。

（6）药物及刺激迷走神经不能中止的或长时间发作使血流动力学改变的阵发性室上性心动过速。

二、禁忌证

(1) 超过1年的持续房颤，心脏明显扩大者。
(2) 房颤发生前心室率显著缓慢，疑诊病态窦房结综合征者。
(3) 有洋地黄中毒、低血钾时，暂不宜电复律。
(4) 房颤伴左心房明显增大及心房内有新鲜血栓形成或近3个月有血栓史。
(5) 房颤伴高度或完全房室传导阻滞者。
(6) 伴病窦综合征的异位性快速心律失常者。

三、电复律与电除颤的能量选择

电复律和电除颤的能量通常用焦耳（J）来表示，即能量(J) = 功率(W)×时间(s)。电能高低的选择主要根据心律失常的类型和病情（附表6-3-1）。

附表6-3-1　经胸壁体外电复律常用能量选择（单向波复律）

心律失常类型	能量选择/J	心律失常类型	能量选择/J
心房颤动	100~200	室性心动过速	100~200
心房扑动	50~100	心室颤动	200~360 或 200（双向波）
室上性心动过速	100~150	—	—

四、操作前准备

1. 患者准备

(1) 向患者及家属解释电复律的目的、大致过程、操作中可能出现的不适，以取得患者配合。
(2) 做好电复律术前准备工作，如纠正低血钾和酸中毒；术前完善食管超声，确认心房无血栓；有栓塞史者口服抗凝药物3周（再确认是否有血栓）。
(3) 术晨禁食（空腹4~6 h），排空大、小便。

2. 物品准备

备齐物品，包括除颤仪、心电图机、心电监护仪、吸氧装置、心肺复苏所需的抢救设备和药品。

五、操作步骤

(1) 患者卧硬板床，松开衣领、裤带、暴露前胸。
(2) 吸氧，建立静脉通道。
(3) 连接除颤仪和心电图监测仪，选择一个R波高耸的导联进行示波观察。
(4) 协助医生做好静脉麻醉。
(5) 电极板上涂以导电胶，涂抹适量导电糊，电极板和皮肤达到紧密接触，有一定压力。电极板的放置：常用的位置是将一电极板置于胸骨右缘第2、3肋间（心底部），另一个电极板置于左腋前线第 5 肋间（心尖区）。

（6）根据心律失常类型选择"同步"与"非同步"，选择能量。

（7）准备放电时，操作人员及其他人员不应再接触患者、病床及同患者相连接的仪器，以免发生触电。

（8）行复律后观察是否恢复窦性心律及有无心律失常，根据情况决定是否再次行电复律及应用药物。

（9）电复律后立即进行心电监护，严密观察患者的心律、心率、血压、呼吸和神志。

（10）电复律完毕，关闭除颤仪电源，将电极板擦净，收存备用，并做好相关记录。

六、术后并发症的防治及护理

虽然电复律和电除颤是一种对快速性心律失常快速、安全和有效的治疗措施，但仍可伴发许多并发症，主要包括诱发各种心律失常，出现急性肺水肿、低血压、体循环栓塞和肺动脉栓塞，血清心肌酶增高及皮肤烧伤等。

根据心律失常类型，选择合适的药物：缓慢性心律失常包括窦缓、窦性停搏及房室传导阻滞，使用阿托品及异丙肾上腺素，必要时植入临时起搏；快速性心律失常如频发室早可用利多卡因；室速或室颤应立即再次行电复律，使用利多卡因、普罗帕酮、胺碘酮等药物。体循环栓塞的预防：如房颤电复律术前、术后需要充分抗凝，并通过食管超声排除心房血栓。急性肺水肿按照急性左心衰竭的处理方法；低血压一般是由复律后心率慢造成的，心率恢复，血压很快会升高，可短期使用升压药物。血清心肌酶增高是一过性增高，不需要特殊处理。电复律时导电糊涂抹均匀，保证电极板与皮肤接触良好，可有效预防皮肤烧伤。皮肤烧伤表现为局部红斑或轻度肿胀，一般不需要特殊处理。

（薛　媛）

附录 6-4　直立倾斜试验

血管迷走性晕厥（vasovagal syncope，VVS）是诸多晕厥中既特殊又常见的一种类型，过去是在排除其他类型晕厥的基础上诊断的，诊断步骤复杂、费时。直立倾斜试验就是针对 VVS 的一项特殊性检查，有助于确定诊断。

一、基本原理

正常人的体位由平卧转成头高倾斜立位时，受重力的影响有 300~800 mL 血液积留于腹部及下肢，静脉回流减少，心室充盈血容量快速下降，从而减少了与脑干迷走神经背核直接相连的心室后下壁心脏机械受体（或 C 纤维）的激活，反射性地增加交感输出，结果心跳加快，周围血管阻力增高。所以，体位直立的正常反应是心率增快，舒张压升高，收缩压轻度升高。VVS 患者在直立体位时，起初也是回心血量减少，心室充盈下降，但是引起心室强烈收缩，造成空排效应，激活心室后下壁 C 纤维，传递冲动到脑干迷走中枢，拟血压升高的交感冲动，激发迷走神经活性加强，反馈性地抑制交感神经，在二者平衡中迷走张力占优势。由此引起周围血管阻力下降、血压下降和/或心率减慢；重者意识障碍，晕厥发作。VVS 与直立性低血压（orthostatic hypotension）的不同点是，后者是由直立位引起血液重新分布，心输出量减少而引起眩晕，并未激活迷走神经。

二、适应证

（1）不明原因的反复晕厥或接近晕厥者。
（2）单次晕厥发作，但患者从事高危职业如机动车驾驶、高空作业等，不论有无器质性心脏病，不论晕厥的其他原因是否已被排除。
（3）需要明确患者发生神经介导性晕厥的易感程度。
（4）鉴别反射性晕厥和直立性低血压性晕厥。
（5）鉴别伴有抽搐的晕厥和癫痫。

三、禁忌证

（1）主动脉瓣狭窄或左室流出道狭窄所致晕厥者。
（2）重度二尖瓣狭窄伴晕厥者。
（3）已知有冠状动脉近端严重狭窄的晕厥患者。
（4）严重脑血管疾病的晕厥患者。
（5）使用异丙肾上腺素激发时，除上述禁忌证外，尚包括未控制的高血压、已知有严重心律失常的患者。
（6）使用硝酸甘油激发时，尚患有青光眼、低血压者。

四、操作方法

1. 试验环境

为尽量减少患者受试时的外来干扰或患者的焦虑，应选择安静、光线暗淡与温度适宜的试验环境。受试前让患者安静平卧 10 min 以上。在试验场所，必须备有急救药物及心肺复苏（除颤）设备等。

2. 患者准备

患者受试前禁食 4 h（或以上），开放静脉通道。若为首次试验，须停用心血管活性药物 5 个半衰期以上，检查时输注普通生理盐水。若为评价药物疗效，重复试验时应安排在同一时刻，以减少自主神经昼夜变化所致的误差，并尽量保持药物剂量、持续时间等其他试验条件一致。

3. 试验记录

应连续同步监测并记录心率与血压，血压的自动记录间隔不少于 5 min，阳性或接近阳性反应时可手动控制多次记录。

4. 倾斜台床

倾斜床要求有支撑脚板，两侧有护栏，胸膝关节处有固定带，以免膝关节屈曲，并可防止受试者跌倒。倾斜台变位应平稳迅速，变位角度应能准确达 60°~90°，并要求在 2~15 s 内到位。

5. 倾斜角度

倾斜角度取 60°~80°，常用 70°。倾斜角小，阳性率低；倾斜角大，特异性降低。

6. 倾斜时间

基础倾斜试验在成年人或老年人中通常选用 45 min，其依据为 VVS 者倾斜试验阳性多发生在 45 min 以内。儿科患者可适当缩短时间。基础倾斜试验未激发症状者，可加用药物激发。

7. 药物激发试验

药物激发试验是提高倾斜试验敏感性的措施，常用药为硝酸甘油或异丙肾上腺素，其他还有腺苷、氯丙咪嗪等。

异丙肾上腺素是最常用的药物。基础倾斜试验结束后，若未取得诊断结论，患者恢复平卧位，静脉滴注异丙肾上腺素 1 μg/min，起效后（心率加快 10%）再次倾斜 70°、10 min；如果仍未激发，重复上述步骤增加异丙肾上腺素的剂量至 3 μg/min（心率增加 20%）、5 μg/min（心率增加 30%）。

硝酸甘油为舌下含服给药，固定剂量 300~400 μg（国产硝酸甘油 0.5 mg，3/4 片），给药后观察阳性反应，最长观察时间 20 min。

8. 监护人员

倾斜试验的全程应有专人在场监护。监护人员包括对心肺复苏有经验的医师，他们应熟悉晕厥的常见病因、倾斜试验的技术规则，并能正确处理可能发生的并发症，如心动过缓、低血压、严重缓慢或快速性心律失常，甚至心脏骤停等。

五、阳性分类

按规范化操作倾斜试验中，患者出现血压下降或/和心率减慢伴晕厥或接近晕厥者，判断倾斜试验结果为阳性。异丙肾上腺素激发试验的阳性判断标准暂定与基础倾斜试验相同。

1. 1 型（混合型）

晕厥时心率减慢但心室率不低于 40 次/min 或低于 40 次/min 的时间短于 10 s，伴有或不伴有时间短于 3 s 的心脏停搏，心率减慢之前出现血压下降。

2. 2 型（心脏抑制型）

表现为心率突然减慢甚至心脏停搏，之前没有血压下降。2A 型（没有心脏停搏）心率减慢，心室率低于 40 次/min，时间超过 10 s，但无超过 3 s 的心脏停搏，心率减慢之前出现血压下降；2B 型（伴有心脏停搏）心脏停搏超过 3 s，血压下降在心率减慢之前出现或与之同时出现。

3. 3 型（血管抑制型）

收缩压在 80 mmHg 以下，或者收缩压或平均血压降低 20 mmHg 以上，晕厥高峰时心率减慢不超过 10%。

4. 体位性心动过速综合征阳性反应

在直立倾斜试验的 10 min 内心率较平卧位增加 ≥ 30 次/min，同时收缩压下降 < 20 mmHg（即排除直立性低血压）。

六、注意事项

（1）倾斜试验是一项相对安全的检查，但应持续监测心电图、无创动脉压。

（2）试验床应能迅速而平稳地倾斜和还原，试验开始时 10 s 至倾斜 70°，避免太快增加假阳性，太慢增加假阴性。试验阳性时能迅速放平（<3 s），以免意识丧失时间过长。

（3）血管迷走神经性晕厥诊断应主要依据全面的病史和体检，直立倾斜试验属于辅助性诊断手段。

（4）血管迷走神经性晕厥可与心脏病包括恶性心律失常合并存在，直立倾斜试验阳性并不能排除心脏性晕厥的存在。

（5）75 岁以上患者慎做。

（6）尽管试验的风险很低，仍建议准备好必要的抢救措施，包括除颤器及抢救药物。

七、护理配合

试验前做好患者的思想工作，晕厥发生或发生前期，患者因为迷走神经反射常会感觉非常痛苦，并伴有恐惧心理，这将影响检测的准确性，使试验难以继续进行。故须在试验前告知受试者检查过程和可能发生的反应，提前做好心理疏导。阳性反应发生时，注意安慰患者，让其知道检查的安全性及可控性。

试验中密切观察监护示波，必要时辅以手测血压，注意测量的频度。整个过程医护人员不能离开床边，因为阳性反应有时发生很快，患者很快丧失意识，须及时放平患者。

开始使用异丙肾上腺素后，患者常会有心慌、脸红等不适，应告知患者这是药物反应所致。试验结束后撤去异丙肾上腺素，须待其心率恢复正常再让患者起身。

保证静脉通道的通畅，在穿刺前选择稍粗静脉，以利于药液按要求输入且利于抢救时保持有效通道。为防止阳性反应时出现呕吐，检查前可禁食一段时间，如检查过程中仍有恶心、呕吐，可让患者的头侧向一边，以免误吸。老年人行此项检查时更应适当放缓试验程序，小心监护。

（刘　明）

附录 6-5　动态心电图及运动心电图

一、动态心电图

动态心电图（active electrocardiography，AECG）通常也称为 Holter，是以其研发者美国物理学家诺曼·霍尔特（Norman J. Holter）的名字所命名，于 1961 年投入临床应用。郭继鸿教授将此发明生动地比喻为"三级跳远"：第一级跳是生物磁学的发现，是 1933—1939 年的研究成果，证实了生物脉冲信号可以产生磁场，并可以发送和接收信号；第二级跳则是无线电心电图，这是 1947—1954 年的研究成果，开创了生物学遥测学理论；第三级跳就是动态心电图的问世，Holter 于 1954—1961 年完成研究并投入临床。1947 年无线心电图的发射器体积达 85 lb（1 lb＝0.454 kg，不久即减到 2 lb。随着技术的发展，现今的动态心电图记录器有的仅相当于火柴盒或口香糖的体积。它一次可以连续记录 24 h 至 72 h，甚至更长时间的全信息心电图，是心血管疾病诊断领域里一项高效、实用、准确、无创、可重复性高的重要检查方法。

（一）适应证

（1）对间歇性或阵发性的症状进行检测，并对患者有症状时相关的心律失常进行诊断，以及对运动时胸痛患者加以评估。

（2）对不明原因的晕厥或头晕、黑蒙现象，以及发作性心律失常患者进行定性和定量分析，并对心律失常患者给予危险性评估。

（3）协助鉴别冠心病心绞痛的类型，如变异型心绞痛、劳力性心绞痛、卧位型心绞痛，尤其是无症状性心绞痛。

（4）对已确诊的冠心病患者进行心肌缺血的定性、定量及相对定位分析。

（5）对心肌梗死或其他心脏病患者的评估，以及生活能力的评定。

（6）评定抗心律失常和抗心肌缺血药物的疗效。

（7）评定 ICD 和起搏器的起搏与感知功能，以及评估起搏器的参数和特殊功能对该患者适宜与否。

（8）用于医学科学研究和流行病学调查，如正常人心率的生理变动范围，宇航员、潜水员、驾驶员心脏功能的研究等。

（二）操作步骤

1. 检查前的准备

（1）了解相关临床资料：登记患者的年龄、性别、电话、住院号/门诊号等一般资料。了解患者的病史、症状及此次检查的目的。了解既往重要的心脏检查，如心电图、动态心电图、超声心动图、冠状动脉造影等。了解患者的药物及非药物治疗情况。对植入心脏起搏器者，尽可能了解植入时间、植入原因、电极植入位置、起搏器类型、有无开启特殊功能及设定相关参数。

（2）告知患者检查期间的注意事项：酌情介绍记录器事件按钮的正确使用方法，嘱其保护好导联线和电极等。指导患者详细记录日志，包括日常活动情况及时间，特别是出现症状时应详细记录症状起始、结束时间及诱因。指导患者采用正确的活动方式，减少上肢及胸廓的运动，不要在胸前放置其他物品或抱小孩，远离电磁辐射等干扰心电信号的环境。为减少静电干扰，建议穿全棉内衣。

2. 动态心电图导联体系

动态心电图的导联从 2 通道、3 通道已发展到 12 导联（18 导联）系统。12 导联系统有助于确定室性期前收缩、室性心动过速和旁路的定位，以及明确心肌缺血部位，但根据美国心脏协会和麻省理工学院的数据库信息及这些年的临床实践证明，12 导联系统动态心电图并没能取代 3 通道的系统（尤其在国外），两种记录方式和系统只是各有侧重，在临床应用上可互补。

目前，动态心电图记录器一般采用 3 通道和 12 导联系统同步记录。常用模拟导联解剖定位见附图 6-5-1，也可以采用各厂家建议的放置位置。

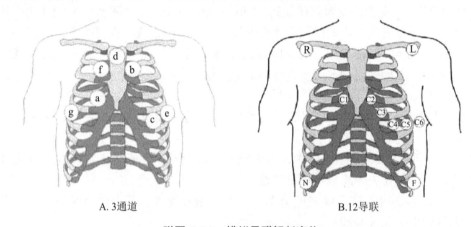

附图 6-5-1　模拟导联解剖定位

（1）模拟 3 通道采用双极导联（附图 6-5-1A）。

可根据需要选择模拟 V_1、V_3、V_4、V_5、aVF，一般建议选择模拟 V_1、V_5、V_3/aVF。

模拟 V_1（CM_1、MV_1）：正极位于 V_1 位置上（a），负极位于胸骨柄左侧（b），可记录出与 V_1 类似的心电图。

模拟 V_3/V_4（CM_3/CM_4、MV_3/MV_4）：正极位于 V_3/V_4 位置上（c），负极位于胸骨柄（d），可记录出与 V_3/V_4 类似的心电图。

模拟 V_5（CM_5、MV_5）：正极位于 V_5 位置上（e），负极位于胸骨柄右侧（f），可记录出与 V_5 类似的心电图。

模拟 aVF（CMF、MaVF）：正极位于左锁骨中线肋缘下，负极位于胸骨柄处，可记录出与 aVF 类似的心电图。

无关电极（接地电极）可置于任何位置，为了避免电极脱落及减少干扰，一般置于活动度较小、皮肤皱褶较少处。

（2）12 导联动态心电图电极连接（附图 6-5-1B）。

V_1—V_6（C_1—C_6）与常规心电图完全一致，LA（L）/RA（R）电极分别置于左/右锁骨下窝处，LL（F）置于左锁骨中线与肋弓交界处，无干电极（N）可置于任何位置，为了避免电极脱落及减少干扰，一般选择活动度较小、皮肤皱褶较少处。

3. 安装方法

（1）动态心电图记录仪的检查与准备：检查电池电源是否充足、导联线是否完好等。

（2）安装时暴露胸部，确定电极安置位置，清洁皮肤，胸毛多者应剃除局部胸毛，建议用砂片轻磨皮肤表面。选用一次性电极牢固粘贴在选定的导联位置上，适当处理好导联线的走行，并注意勿将导联线相互缠绕。

（3）开启动态记录仪，观察即时心电波形，各通道是否均平稳无干扰。

（4）记录仪放入小挎包挂在腰间或斜背肩上。

（三）注意事项

（1）进行动态心电图检查时避免胸部 X 线、CT、磁共振、心脏超声等检查。

（2）应远离强力电源和磁场。

（3）检查期间防止水等液体进入记录仪内，以免影响检查结果。

二、运动心电图

运动心电图试验（electrocardiogram exercise test）是一种心脏负荷试验，是一项对胸痛、冠心病、高血压、心律失常等心血管疾病进行确诊、评估的运动试验。它还可用于客观地确定患者劳动力、体育疗法的运动处方、运动员体力状态鉴定、飞行员体检等。因此，运动心电图已成为应用广泛的无创伤性心功能检查方法之一。

（一）适应证

1. 诊断目的

（1）帮助诊断不明原因的胸痛。

（2）早期检出高危患者中的隐性冠心病。

（3）了解各种和运动有关的症状。

（4）了解运动引起的心律失常。

（5）帮助检出无痛性缺血发作。

（6）检出早期不稳定性高血压。

2. 评价目的

（1）了解冠心病的预后，检出高危患者。

（2）了解心肌梗死患者的预后。

（3）了解冠心病药物治疗、介入治疗和外科治疗效果。

（4）了解冠心病的缺血阈值，冠状动脉储备及心功能情况。

3. 研究目的

（1）评估抗心律失常药物。

（2）了解各种心血管病变对运动的反应。

4. 康复治疗目的

（1）指导心肌梗死后患者运动处方的制订。

（2）指导心肌缺血患者选择运动方式和运动量。

(3) 指导其他心血管患者的康复治疗。

（二）禁忌证

1. 绝对禁忌证

(1) 急性心肌梗死（48 h 内）。

(2) 高危不稳定型心绞痛。

(3) 引起症状和血流动力学异常的、未控制的心律失常。

(4) 症状严重的主动脉狭窄。

(5) 未控制症状的心力衰竭。

(6) 急性肺栓塞或肺梗死。

(7) 急性心肌炎或心包炎。

(8) 急性主动脉夹层。

2. 相对禁忌证

(1) 左主冠状动脉狭窄。

(2) 中度狭窄的瓣膜性心脏病。

(3) 电解质异常。

(4) 严重高血压。

(5) 快速或缓慢性心律失常。

(6) 肥厚型心肌病和其他形式的流出道梗阻。

(7) 明显影响运动能力的精神或身体损害。

(8) 高度房室传导阻滞。

（三）终止运动的指征

1. 绝对指征

(1) 随运动负荷增加，收缩压较基础水平下降>10 mmHg，伴其他缺血证据。

(2) 中度到严重胸痛。

(3) 神经系统症状增加（如运动失调、头晕、接近晕厥）。

(4) 低灌注的体征（发绀、苍白）。

(5) 监测收缩压或心电图遇到技术困难。

(6) 受试者要求停止。

(7) 持续性室性心动过速。

(8) 在无心肌梗死性 Q 波导联（除 V_1 和 aVR 外）出现 ST 段抬高（≥1.0 mm）。

2. 相对指征

(1) 随运动负荷增加，收缩压较基础水平下降≥10 mmHg，不伴其他缺血证据。

(2) ST 段或 QRS 改变，如 ST 段过度压低（水平或下斜型压低>2 mm）或明显电轴偏转。

(3) 除持续性室性心动过速之外的其他心律失常，包括多源性室性期前收缩（PVCs）、PVCs 三联律、室上性心动过速、心脏传导阻滞或缓慢性心律失常。

(4) 疲乏、呼吸短促、喘息、下肢痉挛、跛行。

(5) 发生束支阻滞，或不能与室性心动过速鉴别的室内传导延迟。

(6) 胸痛程度加重。

(7) 高血压反应。

(四) 诊断标准

1. 阳性诊断标准

(1) 运动中出现典型的心绞痛。

(2) 运动中心电图出现 ST 段下斜型或水平下移≥0.1 mV，持续时间≥2 min。

(3) 若运动前心电图已有 ST 段下移，则运动后 ST 段在原水平再下移≥0.1 mV。

(4) 运动中或运动后在 R 波占优势的导联上 ST 段缺血性弓背向上型上移≥0.1 mV。

2. 可疑阳性诊断标准

(1) 运动中出现典型心绞痛。

(2) 运动中或运动后以 R 波占优势的导联 ST 段水平型或下斜型下移≥0.05 mV 且<0.1 mV，持续≥2 min。

(3) ST 段上斜型下移≥0.15 mV，持续≥2 min。

(4) U 波倒置。

(5) 出现严重的心律失常，如多源性室性期前收缩、室性心动过速、房室传导阻滞、窦房传导阻滞、心房颤动、心房扑动。

(6) 运动中收缩压比安静时或一级运动时下降≥10 mmHg。

3. 提示冠心病高危标准

(1) 低负荷量即诱发的心绞痛（心率 120 次/min，或 70%极量心率，或 6 METs）。

(2) 缺血型 ST 段压低≥0.2 mV，持续时间≥6 min。

(3) 超过 2 个不同对应区导联 ST 段显著压低。

(4) 除 aVR 导联外，其他导联出现 ST 段抬高。

(5) 缺血性 ST 段改变伴复杂心律失常。

(6) 最大 ST/HR≥6.0 μV/HR。

(7) 运动后诱发左心功能不全。

(8) 运动中血压不升，收缩压≤130 mmHg，或下降>10 mmHg，且可排除药物、血容量不足或伴其他器质性心脏病的影响。

(9) 最大运动耐量减少，因心脏原因运动时间<3 min。

(10) 出现持续性或有症状的室性心动过速。

4. 提示多支冠状动脉病变标准

(1) 症状限制性运动试验运动耐量<6 METs。

(2) 运动高峰收缩压不能达到 120 mmHg 或收缩压下降≥10 mmHg 或低于静息水平。

(3) ST 段压低≥0.2 mV，下斜型 ST 段压低，ST 段压低出现较早，尤其是于运动前 3 min 出现者。ST 段压低在恢复期持续 5 min 以上。ST 段压低导联超过 5 个。ST 段压低出现于运动负荷<6 METs 时。

(4) 除 aVR 导联外，其他导联出现运动诱发的 ST 段抬高。

(5) 运动中出现心绞痛。
(6) 出现持续或有症状的室性心动过速。

（五）操作前准备

(1) 试验前详细询问病史，进行体格检查及常规心电图检查，排除各种禁忌证。
(2) 试验前 3 h 内禁饮含咖啡因的饮料、禁烟酒。
(3) 为保证运动正常进行，着适合运动的衣物及鞋。
(4) 检查前向患者介绍检查目的、方法、安全性、活动过程中的感受及如何配合等，并告知风险，签订知情同意书。
(5) 仪器设备校准。
(6) 备有除颤、复苏的设备。

（六）操作步骤

(1) 将患者资料及运动方案按程序输入电脑。
(2) 用酒精、砂纸进行皮肤处理，按 Mason-Likar 导联体系连接心电监测导联，连接血压监测，记录不同体位静息心电图及静息血压。
(3) 按设置的程序运动，运动时嘱患者双手轻握扶把，目视前方或监护屏幕，每 1 min 描记一次心电图，直至运动后 6~8 min。
(4) 运动中严密观察患者症状、心电图、血压变化，出现终止指征时应立即终止运动。
(5) 患者不能耐受要求时，须终止检查。

（黄杏梅）

附录 6-6 经食管心房调搏术

经食管心房调搏术是指利用食管与左心房紧密相邻的解剖学特点，应用程序刺激的方法，在食管内间接起搏心脏，达到检查、治疗和研究心律失常的目的。经食管心房调搏术是临床心脏电生理学检查中最常用、安全无创、易操作的技术，我国应用已 40 多年，至今仍然方兴未艾。该技术的应用范围、经验积累、使用的普遍性，国内都远远超过了国外，形成了具有我国特色的无创性电生理检查技术。

一、适应证

(1) 严重的窦性心动过缓，原因不明的黑矇、晕厥患者，进行窦房结功能和房室结功能评估。
(2) 阵发性心悸，发作呈突发突止，脉律快而整齐，未能记录到发作时心电图的患者。
(3) 心电图记录到阵发性室上性心动过速，进行食管心房调搏检查以明确心动过速的类型与机制。
(4) 对显性预激综合征患者，了解旁路的电生理特性和诱发心动过速。
(5) 终止室上性心动过速、典型心房扑动及部分室性心动过速。

（6）复制某些心电现象，研究其形成机制。
（7）对复杂心律失常进行鉴别诊断。
（8）射频消融术前筛选及术后判断疗效等。

二、禁忌证

（1）食管疾病如食管癌、严重食管静脉曲张等。
（2）持续性心房颤动。
（3）有严重心脏扩大、重度心功能不全。
（4）心电图有心肌缺血改变、近期未控制的不稳定型心绞痛或心肌梗死。
（5）急性心肌炎、心内膜炎、心包炎，以及肥厚型梗阻性心肌病等。
（6）严重电解质紊乱、心电图 Q-T 间期明显延长、高度房室传导阻滞、频发多源性室性期前收缩、尖端扭转型室性心动过速。
（7）严重高血压患者等。

上述（3）—（6）因紧急治疗需要终止心动过速或需要鉴别心动过速类型时不在此限，根据条件权衡。

三、操作步骤

1. 患者准备

（1）检查前详细询问病史，体检和相关检查明确检查目的。
（2）检查前停用抗心律失常药物 48 h（应注意药物的半衰期），终止心动过速时，不受此限制。
（3）检查前向受试者介绍检查目的、方法、安全性、活动过程中的感受及如何配合等，以消除患者紧张、恐惧心理，使其密切配合检查，并将检查过程中的不适告知医护人员。

2. 检查设备的状态

（1）检查主机电脑系统功能是否正常；刺激仪与主机的连接线是否牢固，信号传输是否稳定；如使用单刺激仪方式还需要检查刺激仪电池是否充足，能否正常工作。
（2）食管电极提倡使用一次性电极，目前使用最广泛的为 5 极 7 F 电极，如须重复使用，推荐应用环氧乙烷灭菌，或 2% 戊二醛浸泡 10 min 以上消毒，并用生理盐水冲洗，使用前须测试电极导管有无短路及断路。

3. 插管方法

（1）插管时，受检者取仰卧位，也可取坐位。
（2）在导线前端 1~2 极的部位涂无菌液状石蜡。
（3）将电极导管前端弯曲成略有弧度，从鼻前孔送入，经鼻腔到上腭部的生理弯曲时，将鼻孔外的电极导管向头顶方向上抬，即可顺利通过。
（4）电极导管送至咽部时，有轻微的阻力，可让患者做吞咽动作，随阻力的消失迅速将电极导管送入食管。对咽部敏感的患者，可让患者口含水，电极导管经咽部出现阻力时，令患者吞水，检查者迅速将电极导管送入食管，到达与心脏最近的位置。或让患者用吸管连续喝水,同时送入食管电极导管。

4. 食管心电图的记录方法

(1) 双极食管心电图记录法:新式的食管调搏仪可直接将仪器输入端的夹子夹在导管任意2极上,即可在电脑上显示双极电图(在5极电极中通常连接2、4电极),因此成为目前主流的记录方式。老款仪器则须用2根两端为鳄鱼夹的连线与标准导联相连接才能实现,使用较少。

(2) 单极食管心电图记录法:记录时,用1根两端均为鳄鱼夹的连线,一端与食管电极导管连接,另一端接胸导联,并描记相应胸导联,即可记录单极食管心电图。该方式随着新款机器的推广也越来越少用。

5. 食管电极导管的定位方法

(1) 经验定位法:根据患者的身高粗略定位。电极导管从鼻孔插入食管,深度约为从鼻前孔算起,男性35~40 cm,女性34~38 cm;或按计算公式:(受检者身高+200)÷10=插管深度(cm)。到达相应深度后,同时须观察食管导联的心电图特征。

(2) 根据食管心电图定位:双极导联电极记录时只须记录到最大P电位即可。单级导联在导管送入食管后,不同的水平位置可以记录到形态不同的食管心电图。各区食管心电图的特点见附表6-6-1。根据食管心电图特点,找到心房区即可。

附表6-6-1 不同水平部位记录的食管心电图特点

记录电极的部位	P 波形态	记录电极的部位	P 波形态
心房上区	倒置	过渡区	正负双相,振幅低
心房区	正负双相,振幅高	心室区	直立,振幅低

(3) 起搏定位:用高于自身心率10~20次/min的起搏频率进行食管心脏起搏,稳定而有效夺获心房后,边起搏边降低起搏电压或在一定范围内移动起搏电极导管的位置,寻找稳定夺获心房的最低起搏电压的部位即为最佳起搏位置。

四、注意事项

(1) 检查前停服抗心律失常药物48 h。
(2) 备好体外除颤器和急救药品。
(3) 如须单用食管调搏刺激仪,应提前充好电,不能边充电边检查。新式仪器已设置为充电时不能使用。
(4) 插管时应注意:
① 插管中患者出现呛咳,可能是电极导管误入气管,应立即拔管并重插。
② 插管出现明显阻力时,不可用力过猛,应立即拔出重插。
③ 为减少反复刺激咽部引起患者紧张,最好一次插管成功。
④ 尽量使用可明显降低刺激阈值的一次性电极,改善患者耐受度。
(5) 病窦综合征患者发生晕厥时,诊断过程中应密切观察,如发现有较长间歇的窦性停搏,随时按起搏键,进行72次/min的保护性起搏,防止发生阿-斯综合征。

（6）检查过程中有可能诱发房颤，房室传导正常者不必处理，经数分钟可自行复律。持续时间较长时可静注药物复律。预激综合征患者电生理检查时可能诱发房颤。当心室率超过 180 次/min，QRS 波群宽大畸形，临床症状恶化时，应立即电复律。

（7）旁路电生理检查时，可检出多条旁路。偶诱发旁路与旁路之间的房室折返性心动过速，其血流动力学影响类似室性心动过速，应采取措施立即终止。

（8）偶尔心房调搏可诱发特发性室性心动过速，因此食管心房起搏时应备有必要的抗室性快速性心律失常药物。

五、护理配合

试验前协助医生做好病史询问工作，排除禁忌证，选好适应证。术前做好物品准备，检测电生理检测仪、食管电极、电除颤仪及常用抢救药物，使它们均处于备用状态。

部分患者不知检查会有什么痛苦，没有充分的思想准备。这类患者在检测一开始稍有不适就难以忍受，甚至自己将导管从口腔拔出，拒绝检查。对于这类患者，应详细向其解释检查目的、方法、步骤，还要告诉其具体的痛苦感觉，使其能有充分的思想准备。

术中鼻孔插管过程会使患者产生强烈的刺激感和恐惧心理，须同步做好安抚工作，指导患者配合吞咽，以利于插管进行。强烈刺激时易引起咳嗽反射，也须及时沟通，让患者放松身体，尽量控制咳嗽，以免电极移位，导致起搏失败。发放脉冲刺激时，部分患者胸骨后会有强烈跳动感觉，发放前就要把这种可能的不适讲明。同时调整脉冲发放频次，以患者接受为宜。

试验中应密切观察监护示波，当有恶性心律失常发生时及时复律。检查过程中患者发生呕吐时，可让患者的头侧向一边以免误吸。检查前也可禁食一段时间。老年人在行此项检查时更应适当放慢试验程序，小心监护。

（刘　明）

第七章 先天性心血管疾病及其护理

第一节 常见的先天性心血管疾病

先天性心血管疾病是指心脏及大血管在胎儿期发育异常引起的，在出生时病变已存在的疾病，简称先心病。我国先心病的发病率为 0.7%~0.8%。

一、房间隔缺损

（一）概述

房间隔缺损（atrial septal defect，ASD）是指在胚胎期由于房间隔发育异常，左右心房之间残留未闭的房间孔，造成左右心房之间异常分流的先天性心脏病。房间隔缺损是成人最常见的先天性心脏病之一，占成人先天性心脏病的 20%~30%，男女发病率比例约 1:（1.5~3）。房间隔缺损通常包括继发孔型和原发孔型缺损（部分性房室共同通道）两大类，分别反映了心脏胚胎房间隔发育畸形的不同形式和程度，以前者居多。通常临床所指的房间隔缺损即指继发孔型，又可分为以下四类。

1. 中央型缺损

此型是房间隔缺损最为常见的类型，缺损在房间隔的中央部位，约占房间隔缺损患者的 75%，多为单孔椭圆形，常有明确的边缘，位于冠状静脉窦的后上方。

2. 上腔型缺损

上腔型缺损为靠近上腔静脉入口的缺损，占房间隔缺损的 5%~10%。缺损位于房间隔上方，可达上腔静脉与右心房的接合部，常表现为上缘缺如，而与上腔静脉连通。

3. 下腔型缺损

下腔型缺损为靠近下腔静脉的缺损，占房间隔缺损的 10% 左右。缺损位于房间隔后下方，常表现为缺损下缘缺如，而同下腔静脉入口相延续。

4. 混合型缺损

缺损巨大，兼有上述两种以上房间隔缺损的特点。房间隔缺损引起心房水平的血液从左向右分流，分流量的大小取决于压力阶差和缺损的大小。分流量大者先出现动力性肺动脉高压，在高压的影响下，肺小动脉内膜逐渐增生，中层增厚，导致管腔狭窄和阻力增加，形成阻塞性肺动脉高压，右房室压力随之增高，分流量减少，甚至继而出现心房水平右向左分流，临床上可出现发绀，发展为艾森门格综合征，此时病变已属晚期。

（二）自然经过与预后

单纯房间隔缺损患者的疾病经过及预后与房间隔缺损的大小、左向右分流量的多少及合并产生肺血管床阻塞性病理改变出现的早晚有关。大部分患者 40~45 岁可因长期右心容量负荷过重产生右心形态、功能改变和肺血管阻力增加，而产生明显的临床症状、心律改变，生活、体能及耐受力下降，最终死于慢性右心衰竭、肺循环高压或全心衰竭。

(三) 临床表现

继发孔型缺损早年多无症状，一般到了青年期才开始出现。原发孔型缺损症状出现较早，早期即可出现明显肺动脉高压和右心衰竭。症状常与缺损处分流量的大小有关。

1. 症状

房间隔缺损小的患者可无症状。缺损较大者症状出现较早，最常见的症状是活动后气急、心悸和倦怠。成人约有20%的患者有房性心律失常引起的心悸；已伴有肺血管阻力明显增加的患者，可有发绀和肝大、腹水、双下肢水肿等右心功能不全的表现。分流量大的房间隔缺损患者可因体循环血量供应不足而影响生长发育，因肺循环淤血而易患呼吸道感染。

2. 体征

房间隔缺损产生的左向右分流，使通过肺动脉瓣的血流增加，右心室流出道相对狭窄，于是在胸骨左缘第2~3肋间可听到Ⅱ~Ⅳ级收缩期杂音，肺动脉瓣区听诊第二心音亢进、分裂。

3. 心电图

心电图的典型表现为P波增高，右心室肥厚，电轴右偏，多数伴有不完全性或完全性右束支传导阻滞，40岁以上的成人常有房性心律失常。

(四) 诊断

通过上述典型的临床表现，结合胸部X线检查（肺部充血，右心房、右心室增大）及超声心动图、右心导管检查等均可对房间隔缺损做出可靠的诊断。超声心动图有助于确诊。

(五) 治疗原则

房间隔缺损的治疗方法包括经皮房间隔缺损堵塞术和外科修补手术。

二、动脉导管未闭

(一) 概述

动脉导管未闭（patent ductus arteriosus，PDA）是指主动脉和肺动脉之间一种先天性的异常通道，多位于左锁骨下动脉远侧的降主动脉峡部和左肺动脉根部之间。动脉导管由胚胎第六对鳃弓形成，是胎儿期位于主动脉峡部和左肺动脉根部之间的血流经肺动脉至主动脉的正常通道。通常情况下，新生儿出生后10~20 h内动脉导管发生功能性关闭，4周后动脉导管发生组织学上的永久性关闭，形成动脉导管韧带。如1岁后仍未闭塞，即为动脉导管未闭。根据是否同时伴有其他心血管畸形，其又可分为单纯型及复杂型。单纯型动脉导管未闭指不伴有其他心血管畸形的动脉导管未闭。本部分仅介绍单纯型动脉导管未闭。

动脉导管未闭在先心病中较为常见。动脉导管未闭作为一种单发病变，约占全部先天性心脏病的12%~15%，多见于青少年，男女比例约为1:2。

(二) 病理生理

1. 病理

动脉导管粗细、长短不一，一般长 2~10 mm，直径 4~12 mm，最粗可达 20 mm。根据形态，未闭的动脉导管可分为以下几种类型。

(1) 管型。此类最为常见，导管近主、肺动脉两端口径均等。

(2) 漏斗型。此类也多见，近主动脉处粗大，近肺动脉处狭小，呈漏斗型。

(3) 窗型。此类较少见，导管几乎没有长度，肺动脉与主动脉紧贴相连，外观似主动脉、肺动脉窗样结构，管壁往往很薄，手术操作困难，危险性大。

(4) 动脉瘤型。此类较少见，导管两端细、中间粗，呈动脉瘤状膨大，管壁薄而脆，手术危险性大。

(5) 哑铃型。此类也较少见，导管中间细、两端粗，形成哑铃状。

2. 病理生理

在胎儿期间，动脉导管是正常生理所必需的，但如出生后动脉导管持续开放，构成了主动脉与肺动脉之间的异常通道，就会在肺动脉水平产生左向右分流，产生一系列的病理生理变化。主动脉压无论在收缩期或舒张期均高于肺动脉压，由于未闭动脉导管的存在，在肺动脉水平产生左向右分流，使体循环血量减少，左心室代偿性做功，左心逐渐肥大。肺循环血量的增加，使肺循环的压力增高，加重了右心室后负荷，引起右心室肥大，甚至右心衰竭。当肺动脉压力逐渐增高到接近或超过主动脉压时，即可形成双向或右向左分流，成为艾森门格综合征。

(三) 临床表现

1. 症状

动脉导管未闭的症状与导管的解剖形态及病理生理改变关系密切。分流量小的患者平时可无或仅有轻微的症状，分流量大的患者可产生运动性呼吸困难、发育不良等。绝大多数患者早期无明显症状，偶有劳累后呼吸困难、易出汗、乏力等表现，多在体检时偶然发现心脏杂音。这类患者的导管解剖直径在 1.0 cm 左右。如不手术治疗，可逐步产生心功能不全症状，或由于肺动脉压力过高产生右向左分流的差异性发绀（下半身发绀）。如并发细菌性心内膜炎，可有高热、大汗、心力衰竭及周围血管脓栓栓塞等症状。自然病程的寿命一般不超过 50 岁。

2. 体征

查体可在胸骨左缘第二肋间闻及连续性机器样粗糙杂音，收缩期增强，舒张期减弱，并常伴肺动脉第二心音亢进，常可扪及连续性震颤。舒张期主动脉-肺动脉的分流使主动脉舒张压降低，脉压增大，大口径导管脉压可达收缩压的一半以上，四肢动脉可触及水冲脉，股动脉表浅部听到枪击音，甲床及黏膜部可发现毛细血管搏动征。

3. X 线检查

胸部透视可见肺门舞蹈征、主动脉结及左心室搏动增强。X 线平片可见心尖下移、左心室增大，肺动脉高压时也可见右心室增大、肺动脉段隆起、肺门血管影加深、呈肺多血表现。

4. 心电图

中度以上的动脉导管未闭可在心电图上发现左心室肥大和左心房增大。但随着病程的进展，肺血管阻力和右心室压力的增高，心电图表现为左、右心室肥大，肢体导联可测得电轴右偏。

5. 超声心动图

超声心动图可探明主动脉及肺动脉的导管连接，明确动脉导管未闭，并可探明有无其他的心内畸形。

(四) 诊断

典型病例通过体检即可确诊，少数不典型的病例须进一步做心脏超声、右心导管和主动脉造影检查。

(五) 治疗原则

大多数的动脉导管未闭能通过内科介入治疗的方法治愈。

外科手术治疗：年龄在 1 岁以上者，一旦确诊，均应进行手术治疗。导管细、不影响发育者，理想的手术年龄为 3~7 岁。有反复心功能不全者，应在婴幼儿时期进行手术。随着手术的普及，病死率下降，可不计年龄进行手术。手术方法主要有结扎术、切断缝合术和体外循环下缝闭术。婴儿的动脉导管相对较粗但质地柔韧。30 岁以后导管部分可粥样硬化、质地变脆。左侧迷走神经自胸膜顶向下，经主动脉弓峡部分出左喉返神经，绕过主动脉弓动脉导管开口远端向上，沿食管、气管间上行。结扎动脉导管时须注意保护迷走神经。动脉导管未闭的外科治疗效果肯定，术后随访远期效果良好，无肺动脉高压的病例手术死亡率小于 1%。肺动脉高压严重者，呈双向分流或逆向分流，动脉导管已成为右心排血通道，不能阻断其血流。发绀型心脏病（如肺动脉闭锁、法洛四联症、大动脉转位等）所合并的动脉导管是低氧饱和度血进入肺内氧合的唯一或重要通路，除非同时行畸形矫治，否则不能单独阻断其血流。

三、室间隔缺损

(一) 概述

室间隔发育于胚胎第 4 周末，由漏斗部室间隔、肌部室间隔和膜部室间隔三部分组成，其将原始心室分隔成左、右心室。室间隔的各部分如果发育不全或相互融合不全，则导致不同部位的室间隔缺损 (ventricular septal defect, VSD)。它可以单独存在或同时并发其他心血管畸形，也可以作为复杂先天性心脏病的一个组成部分而存在。本部分仅介绍单独发生或作为主要病变的室间隔缺损。室间隔缺损是所有先天性心脏病中发病率最高的一种，约占 30%。

(二) 病理分型

室间隔缺损可分为漏斗部缺损、膜部缺损和肌部缺损三大类型及若干亚型。其中膜部缺损最多，漏斗部缺损次之，肌部缺损最少见。

(三) 病理生理

室间隔缺损直径从 0.2~3.0 cm 不等，一般在膜部的缺损较大，肌部的缺损较小。生理情况下，左心室血流进入主动脉，经体循环达右心房、右心室，通过肺循环回到左心房、左心室。左、右心血流呈串联关系，左、右心室之间没有交通通道，左心室收缩压高于右心室收缩压。存在室间隔缺损时，左心室血流一部分沿正常途径进入主动脉，另一部分则经室间隔缺损流向压力较低的右心室及肺动脉，经过肺循环进入左心房，再回到左心室，在心室水平形成左向右分流。分流量在室间隔缺损较小时取决于心内因素，即室间隔缺损程度和左、右心室间的压力阶差。当室间隔缺损较大时，缺损本身不再构成影响分流量的阻力，左右心室压力阶差减小，分流量取决于心外因素，即肺动脉阻力与体循环阻力之比。室间隔缺损可引起心室水平的血流从左向右分流。如果缺损较小，左向右的分流量不大，通常不会引起肺动脉高压；如果缺损较大，左向右的分流量大，则左心室负荷增加，逐渐形成左心室肥大；长期左向右分流可引起肺动脉高压，导致右心室负荷也增大，终致右心功能衰竭。肺动脉压升高极度严重时，可产生右向左分流，形成艾森门格综合征。

（四）临床表现

1. 症状

小的室间隔缺损可无明显的临床症状。缺损大且伴有较大分流者，症状出现较早，表现为活动后气促、乏力，反复呼吸道感染。严重者表现为体弱、多汗、发育不良，慢性充血性心力衰竭。疾病后期出现右向左分流者，有发绀或活动后发绀。

2. 体征

胸骨下段左侧有一响亮的全收缩期杂音，可扩散至整个心前区。小的膜周部室间隔缺损主要是在胸骨左缘3~4肋间闻及Ⅲ~Ⅳ级响亮的全收缩期杂音，多伴有震颤。缺损位于三尖瓣隔瓣后或肌部者，杂音位置可偏低；缺损位于漏斗部者，杂音位置可偏高。大的室间隔缺损，若分流量大可在心尖部闻及相对较轻的舒张期杂音。这是由于大量心室水平左向右分流的血流经过肺循环返回左心房，通过二尖瓣口进入左心室时产生相对性二尖瓣狭窄所致。出现肺循环压力和阻力增高时，心前区杂音变得柔和、短促，在肺动脉听诊区可闻及第二心音亢进。

3. X线检查

小室间隔缺损分流量小，心脏及大血管影可正常，两肺纹理轻到中度增粗。缺损较大者左心室增大，肺动脉段突出，两肺纹理明显增粗。出现肺循环高压时，右心室心影增大，肺动脉段明显突出。

4. 心电图

小室间隔缺损心电图表现可为正常或轻度左心室肥厚。室间隔缺损大且有大分流量时以左心室肥厚为主，出现肺动脉高压时则以右心室肥厚为主。

5. 超声心动图

一般情况下超声心动图对室间隔缺损的部位及大小可做出明确诊断。同时可对室间隔缺损患者的心功能进行评估。

（五）诊断

通过上述临床表现，结合胸部X线片、超声心动图及右心导管检查等可对室间隔缺损做出可靠的诊断。

（六）自然病程与转归

约半数室间隔缺损3岁以前有可能完全或部分自然闭合，绝大多数发生在1岁以内，最多见于膜部缺损。三尖瓣隔瓣是其闭合的材料。瓣叶、腱索与缺损边缘粘连、融合，将缺损完全遮盖，则杂音和分流消失；若未完全遮盖，瓣叶边缘留下一个或多个间隙，会有杂音和分流。部分肌部小缺损也会随着室间隔肌肉的发育或缺损缘的纤维化，因内膜增生而闭合。

1. 小室间隔缺损

一般只有轻度的心内血流动力学变化和临床改变，预后良好。

（1）自然闭合：75%~80%的小膜周部室间隔缺损有可能在5~6岁内自然闭合。闭合的机制可能与三尖瓣瓣叶组织覆盖缺损有关。三尖瓣瓣叶可逐渐与室间隔缺损的边缘附着、粘连，最终将缺损闭合。发生在小梁部的肌部室间隔缺损也有自然闭合的趋势，而位于流入部和漏斗部的缺损一般认为很少自然闭合。

（2）心内膜炎：常见于儿童或少年，多见于小室间隔缺损，可能与左、右心室压力阶差较大有关，其发生率在5%左右。心内膜炎可能导致三尖瓣损害引起关闭不全。

2. 大室间隔缺损

大室间隔缺损的自然转归主要受肺动脉压力变化的影响。

（1）充血性心力衰竭：多见于2岁以内，出生后6~12个月最显著。一般在2岁以后，由于缺损缩小，或肺循环阻力增加，或右心室流出道肥厚、左向右分流有所减少，心力衰竭症状相对好转。

（2）缺损缩小或闭合：大室间隔缺损仍有缩小的可能。这一方面是由于缺损自身的直径变化而缩小，另一方面是由于心脏在发育过程中增大而缺损直径不变，从而导致缺损相对缩小。室间隔缺损自然闭合可能主要由缺损的部位而不是缺损的大小决定。在新生儿出生后第1年，肌部缺损的自然闭合率是膜周部缺损的3.5倍，而漏斗部缺损几乎不发生闭合。因此，新生儿的肌部缺损，即使较大，也可观察数年，而不必急于手术。

（3）肺动脉阻力增加，肺血管出现梗阻性病变：长期的大量左向右分流，肺血管出现梗阻性病变，肺动脉阻力增加，心内左向右分流量逐渐减少，可发展为左右平衡分流，甚至以右向左分流为主。

（七）治疗原则

可行室间隔封堵介入治疗。

外科手术治疗：对缺损很小、无症状、房室无扩大者，可长期严密随访，不必急于手术。对缺损小、分流量小、肺血多、房室有扩大者，应在2岁左右或学龄前手术。对大型的室间隔缺损、分流量大、有肺动脉高压者，应尽早手术；肺动脉压正常或轻度升高者，一般在4~6岁手术。手术多在低温体外循环下进行，一般为直视单纯缝合术和补片修补术。单纯室间隔缺损的手术效果良好，在许多临床心脏中心，手术死亡率已接近零。室间隔缺损的部位和手术切口的选择对手术死亡率无明显影响。增加围手术期危险的因素包括患儿的年龄小、合并有其他心脏畸形及肺循环阻力升高。术后远期效果良好，患儿体格发育正常。

四、卵圆孔未闭

(一) 概述

卵圆孔是心脏房间隔在胚胎时期的一个生理性通道,正常情况下出生5~7个月融合,若未能融合则形成卵圆孔未闭(patent foramen ovale,PFO)。

(二) 病理解剖及生理

在胚胎发育至第6~7周时,心房间隔先后发出2个隔,先出现的隔为原发隔,后出现的隔为继发隔。卵圆窝处原发隔与继发隔未能粘连融合留下一小裂隙,称卵圆孔未闭。

卵圆孔未闭对心脏的血流动力学影响小,但与不明原因脑卒中之间存在密切联系。由卵圆孔未闭造成的"反常栓塞",可引起相应的临床症状。

(三) 临床表现

1. 症状

卵圆孔未闭在无分流或分流量小时,多无症状。当发生明显分流时,患者可能出现不明原因卒中或偏头痛,也可伴有晕厥、暂时性失语、睡眠呼吸暂停、平卧位时呼吸困难、斜卧呼吸-直立性低氧血症等症状。

2. 心电图及X线检查

一般无明显异常。

3. 超声心动图

可发现左向右分流或右向左分流的卵圆孔未闭。

4. 心导管检查

可直接证实卵圆孔未闭的存在。

(四) 诊断

通过上述临床表现,结合超声心动图及心导管检查等可对卵圆孔未闭做出可靠的诊断。

(五) 治疗原则

(1) 卵圆孔未闭合并不明原因脑卒中、一过性脑缺血发作或偏头痛等,应及时治疗。

(2) 药物治疗可采用抗凝药物或抗血小板聚集药物。

(3) 经导管封堵介入治疗。

(4) 外科手术。

五、法洛四联症

(一) 概述

法洛四联症(tetralogy of Fallot,TOF)是一种最常见的发绀型先天性心脏病,在先天性心脏病中占12%~14%,在发绀型心脏畸形中居首位,占50%~90%,是由胚胎5~6周时圆锥动脉干转向异常所致,属于大血管转位的发育畸形。法洛四联症包括肺动脉狭窄或右室流出道梗阻、室间隔缺损、升主动脉骑跨和右心室肥厚等四个病理生理改变。

(二) 病理解剖及生理

法洛四联症实际上是由特征性的肺动脉狭窄和室间隔缺损所组成的先天性心脏畸形，主动脉骑跨与室间隔缺损的位置有关，右心室肥厚是肺动脉狭窄的后果。

1. 肺动脉狭窄

肺动脉狭窄又称右室流出道梗阻（right ventricular outflow tract obstruction, RVOTO），可位于漏斗部，右心室体，肺动脉瓣、瓣环，主、肺动脉和左、右肺动脉等部位，常有两个以上狭窄存在。肺动脉狭窄的主要标志之一为漏斗部狭窄，其特点为肥厚的右心室前壁、隔束和壁束及室上嵴环抱而形成狭窄。除漏斗部狭窄外，还可有肺动脉瓣及其瓣环狭窄和闭锁，以及肺动脉干及其分支狭窄，甚至一侧肺动脉缺如和周围肺动脉发育不全。侧支循环到肺的血流对维持重症四联症或合并肺动脉闭锁的患者的生存起着重大作用。大的侧支循环血管是从主动脉、纵隔周围血管、支气管动脉和肋间动脉至肺动脉的。肺内侧支循环血管越多，则肺段以下周围肺动脉发育越差。

2. 室间隔缺损

四联症的室间隔缺损常为大缺损，直径 1.5~3.0 cm，可分为嵴下型和肺动脉瓣下型两种。嵴下型室间隔缺损最为多见，位于主动脉下，其上缘为圆锥隔及邻近主动脉右冠状瓣环旁的一段光滑的右心室前壁，后下缘为三尖瓣隔瓣环和窦部室间隔。肺动脉瓣下室间隔缺损亦位于主动脉下，此型缺损为真正的室间隔缺损，是圆锥室间隔部分或完全缺如所致，其特点是缺损前缘在肺动脉瓣环，或在缺损与肺动脉瓣环之间有一条纤维肌肉束。

法洛四联症的病理生理完全取决于它的特征性肺动脉狭窄和室间隔缺损两种畸形间的相互影响及其后果。其主要表现为两心室收缩压高峰相等，心内分流和肺部血流减少等，以及慢性低氧血症所致的继发性红细胞增多症和肺部侧支循环血管增多等。由于肺动脉狭窄，右心室血液进入肺动脉受阻，右心室压力升高，使左、右心室收缩压相等，一部分或大部分肺循环静脉血由右心室经室间隔缺损进入主动脉或左心室，形成右向左分流；由于主动脉骑跨在室间隔之上，更易接受来自右心室的血液，故主动脉接受的是来自左、右心室的混合血，以致临床上患者出现发绀。发绀的程度取决于右心室流出道梗阻的程度。重度梗阻，肺血少，大量右向左分流的血液进入体循环，血氧饱和度下降明显，发绀严重；中度梗阻，则右向左分流较少，发绀较轻；轻度梗阻，产生双向分流或左向右分流，发绀很轻或不明显。持久的低氧血症刺激骨髓造血系统，红细胞和血红蛋白增多，重症患者血红蛋白量可达 180 g/L 以上。

(三) 自然经过

法洛四联症未合并重大心脏畸形的患者，其自然经过主要取决于右心室流出道堵塞的严重程度，平均寿命为 12 岁。约 25% 的未手术法洛四联症患儿死于 1 岁以内，40% 死于 3 岁以内，70% 死于 10 岁以内，95% 死于 40 岁以内。患者 40~50 岁时，常因右心室压力超负荷、慢性缺氧产生继发性心脏肥大而导致心力衰竭而死亡，个别患者可活到 60 岁以上。

根据发绀出现的早晚，可估计四联症的自然病史。出生后即出现发绀者最为严重，常在4~5个月出现频繁缺氧发作，很少活到1岁。1岁以内出现发绀者，多数在半岁以后发生缺氧发作，但不频繁，有时可活到20~30岁。无发绀的患者，肺动脉狭窄较轻，自幼无缺氧发作，5~6岁时出现蹲踞姿态，多可活到20~40岁。

严重发绀和红细胞增多症的患者，可以发生脑血管血栓、肺动脉血栓、脑脓肿和感染性心内膜炎等并发症。

（四）临床表现

发绀、喜蹲踞和缺氧发作是法洛四联症的主要临床表现。

（1）发绀：口唇、眼结膜和指（趾）端发绀是法洛四联症的突出表现，出生后3~6个月出现，哭闹时加重，并随着年龄的增长而加重。

（2）呼吸困难，有的患儿存在明显的杵状指。

（3）不爱活动，有喜蹲踞现象。因为蹲踞姿势可增加躯干上部血流和体循环阻力，提高肺循环血流量，改善中枢神经系统缺氧状况，减轻发绀和呼吸困难，并可防止缺氧性发作。

（4）发育差，体力、耐力较同龄儿童低。

（5）听诊的特征为肺动脉压低所致的肺动脉区第二心音明显减弱，甚至消失；以及右心室流出道梗阻产生的收缩期杂音。第二心音肺动脉成分往往减弱，甚至听不清楚。肺动脉狭窄愈重，则第二心音肺动脉成分愈弱。肺动脉区第二心音增强呈单音者，是第二心音主动脉成分，在胸骨左缘第三肋间听得最响。

右心室流出道阻塞所引起的收缩期射血性杂音常在胸骨左缘第3、第4肋间最响。杂音的高低与狭窄的严重程度有关。狭窄愈重，则杂音愈低、愈短。平时杂音响，但活动后明显减弱或消失，多为单纯漏斗部狭窄。杂音向第2肋间和第1肋间传导，常为漏斗部和肺动脉瓣狭窄。如肺动脉闭锁，则无此杂音。如杂音在胸骨右缘最响，应疑为左侧肺动脉缺如。

（6）往往有血红蛋白、红细胞比容和红细胞计数升高。血红蛋白可高达250 g/L；红细胞比容可从正常到90%；体循环动脉血氧饱和度在40%~90%，大多数在65%~70%，少数活动后下降到25%。

（7）心电图示电轴右偏，右心室肥厚，常伴有右心房肥大。

（8）X线检查的典型表现为"靴形心"和肺纹理纤细。

（9）心导管检查显示右心室压力升高，血氧饱和度降低。右心室造影、心脏超声可显示畸形。

（五）诊断

通过上述临床表现，结合胸部X线片、超声心动图及右心导管检查等可对法洛四联症做出可靠的诊断。

（六）治疗原则

法洛四联症手术无年龄限制。法洛四联症的手术主要分为姑息性手术和矫正手术。肺动脉发育情况较好时，多主张1岁以内行一期矫治手术。无症状或症状较轻者，主张1~2岁时择期手术。对于肺动脉和左心室发育差的患者可先做姑息性手术即体-肺分流术，其目的是增加肺部血流，改善发绀等症状，促进肺动脉发育，术后严密随访，左心室或左、右肺动脉发育好后进行二期修复术。对肺动脉和左心室发育较好的法洛四联症患者，应行一期根治性矫正手术。根治性手术包括右心室流出道疏通、室间隔缺损修补、右心室流出道和肺动脉加宽成形术。矫正手术须在体外循环下进行，婴幼儿采用深低温体外循环，儿童（4岁以上）用中度低温（25~26℃）。手术死亡率低于5%，晚期手术死亡率为2%~6%，长期效果满意或良好者为80%~90%。

目前，介入治疗已成为先天性心脏病的重要治疗手段，导管介入与外科手术相结合镶嵌治疗法洛四联症，提高了患者的救治机会。

六、单纯肺动脉口狭窄

（一）概论

单纯肺动脉口狭窄是指右心室与肺动脉主干之间的通道因先天性畸形而产生狭窄，但室间隔完整。肺动脉狭窄主要分为肺动脉瓣膜狭窄（瓣膜型）、右心室漏斗部狭窄（瓣下型）、肺动脉主干及其分支狭窄（瓣上型），其中以肺动脉瓣膜狭窄最常见。肺动脉瓣狭窄占儿童先天性心脏病的7%~12%，占右心室流出道梗阻性病变的80%。该病几乎全是先天性的，偶见于风湿性多瓣膜病变合并肺动脉瓣狭窄。迄今肺动脉瓣狭窄的发病机制尚不十分清楚，多数研究者认为是由原始心脏分隔时动脉干隆起发育不良所致。

（二）病理分型

1. 肺动脉瓣膜狭窄（瓣膜型）

肺动脉瓣膜狭窄通常为瓣膜增厚交界融合，瓣口呈鱼嘴状凸向肺动脉，肺动脉主干呈狭窄后扩张，常有不同程度的肺动脉瓣环狭窄。

2. 右心室漏斗部狭窄（瓣下型）

右心室漏斗部狭窄可呈膜性狭窄和管状狭窄。膜性狭窄在右心室漏斗部下方形成环状纤维性隔膜，将右心室隔成两个大小不等的心室腔，其上方扩大的薄壁心室腔称为第三心室。管状狭窄是由肥厚的右心室前壁、室上嵴和异常粗大的隔束和壁束所致。

3. 肺动脉主干及其分支狭窄（瓣上型）

肺动脉主干及其分支狭窄可为一处或多处环形狭窄或发育不良。

（三）病理生理

肺动脉瓣狭窄而无室间隔缺损的患者，其主要病理生理改变在于右心室排血受阻引起心室内压升高，长期的压力升高将导致右心室肥厚。肥厚的程度与狭窄程度成正比。鲁道夫（Rudolph A. M.）研究报告指出，胎儿和新生儿肺动脉瓣狭窄的生理异常与成年人不同。在胎儿和新生儿期间，随着狭窄梗阻的发展，肌纤维增生及肥厚，右心室质量增加；而成人则表现为心肌细胞肥大、心肌纤维肥厚而不伴有心肌纤维增生。另外，胎儿和新生儿对心室后负荷增加的耐受能力较强，这是因为胎儿和新生儿心肌纤维增生的同时伴有毛细血管增多，且心脏代偿能力较好，在严重肺动脉狭窄所致后负荷增加时，心输出量仍能维持正常。然而，成年人心肌肥厚时毛细血管数量却不增多，处于相对缺血状态，所以心脏代偿能力较差。

因静脉回心血流受阻，心输出量减少，血液淤滞，患者可出现周围性发绀。约1/4

的患者伴有卵圆孔未闭或房间隔缺损，当右心房压力明显升高时，心房水平出现右向左分流，而发生中央型发绀。右心室长期负荷增加引起右心室向心性肥厚，加重右心室流出道狭窄，出现心力衰竭，甚至死亡。

（四）临床表现

临床表现与狭窄的程度、是否存在卵圆孔未闭、房间隔缺损和继发三尖瓣反流有关。轻度狭窄可无症状。约半数严重狭窄者在出生后即可有明显的发绀，并有心功能衰竭的征象。

（1）患者一般多表现为劳累后呼吸困难、心悸、乏力、胸闷，偶有头晕或晕厥。

（2）最主要的体征是肺动脉瓣区有Ⅱ~Ⅲ级粗糙的喷射性收缩期杂音，伴有收缩期震颤。瓣膜型病例，肺动脉瓣第二心音减弱或消失。

（3）心电图示右心室肥厚伴劳损。X线胸片示右心室扩大，肺血管纹理减少，肺野清晰。

（4）右心导管检查提示右心室与肺动脉的收缩期压力阶差大于9.75 mmHg。

（五）诊断

本病根据典型的临床表现、X线片、心电图、超声心动图即可做出正确诊断。必要时可做选择性右心导管及心血管造影检查以明确诊断。

（六）治疗原则

应在学龄前或右心室功能发生衰竭前手术，解除狭窄。

1. 手术适应证

轻度狭窄者预后良好，能够生活到古稀之年的并不少见，因此临床上无明显症状，右心室收缩压小于60 mmHg者一般不需要外科手术治疗。中度以上狭窄者症状轻微，胸部X线、心电图呈轻度变化，右心室与肺动脉之间跨瓣压差40~50 mmHg，手术应采取谨慎态度，可随访观察。如果临床症状明显，胸部X线示心脏扩大，心电图呈右心室肥大，心导管跨瓣压差大于50 mmHg，右心室收缩压大于75 mmHg均有手术指征。重度肺动脉瓣狭窄者病情发展较快，易引发右心衰竭和猝死，应采取积极的外科手术治疗。近年来婴幼儿及儿童中度肺动脉瓣膜狭窄，跨瓣压力阶差40~50 mmHg，多数应采用经皮球囊肺动脉瓣膜扩张成形术，少数积极采用外科手术治疗。

2. 手术方式

手术方式多采用体外循环方法实施肺动脉交界切开或切除狭窄环、肥厚心肌以疏通右室流出道。若疏通后的右室流出道仍狭窄，可用自体心包补片或聚四氟乙烯管片加宽流出道。

3. 手术效果

肺动脉瓣狭窄手术效果比较好，手术死亡率2%~3%，死亡原因主要为严重的右心室发育不良及慢性进展性充血性心力衰竭。新生儿肺动脉瓣狭窄手术危险性比较大。手术效果良好者术后心脏杂音及震颤减弱或显著减轻，肺动脉第二心音增强。临床上患者自觉症状改善，活动能力增强，生活质量提高。婴幼儿及儿童肺动脉瓣狭窄手术效果比成年人好，术后一年静息或活动后右室舒张末压明显降低，排血量增加，心功能改善。成年人由于心肌及心内膜纤维化，术后心功能改善不显著。因此，临床估计需要手术者，应争取尽早手术治疗。

七、完全性大动脉转位

(一) 概述

完全性大动脉转位是一种比较多见的复杂型先天性心脏病，其发病率甚高，在先天性心脏病中占 7%~8%，在发绀型先天性心脏畸形中仅次于法洛四联症。其定义为心房与心室连接一致，心室与大动脉连接不一致，从而主动脉在前起源于右心室，肺动脉靠后从左心室发出，结果体循环和肺循环完全隔离。此病中常与外科治疗有密切关系的合并畸形为室间隔缺损和左室流出道梗阻。患儿出生后病情危重，很早出现发绀，如不治疗多在出生后 1 周内死亡；生存则完全依赖于动脉导管未闭、房间隔缺损和室间隔缺损等心内外左到右分流畸形。1814 年，约翰·法瑞尔（John Farrer）用大动脉转位来命名本病。

1. 完全性大动脉转位伴室间隔完整

约有 75% 病例室间隔完整，无左室流出道梗阻，仅有小的房间隔缺损或动脉导管未闭。

2. 合并畸形

在完全性大动脉转位的病例中，合并室间隔缺损者约 25%，合并左室流出道梗阻者约 5%，合并其他畸形除常见的动脉导管未闭和房间隔缺损外，还有二尖瓣畸形、三尖瓣畸形、主动脉弓离断、主动脉缩窄、右或左心室发育不全和并列心耳等。

(二) 病理生理

患者体循环与肺循环为两个独立体系，如不合并动脉导管未闭、房间隔缺损或室间隔缺损，则难以生存。如果两循环间交通口径够大，血混合量大，动脉血氧分压尚可，患者的症状可能不重。如不合并肺动脉瓣狭窄，可产生严重的肺动脉高压和肺血管病变，出现肺血多的情况。当左心室流出道或肺动脉瓣严重狭窄，或肺血管病变存在时，氧合血少，会使患者出现严重的缺氧和发绀。

(三) 临床表现

由于大多数完全性大动脉转位病例，体循环和肺循环无足够的血流混合，所以在新生儿期就表现出明显的症状和体征。

1. 低氧血症

患儿出生后持续发绀是此畸形的突出体征，特别是室间隔完整的患儿，一半在出生后 1 h 内，90% 在 1 d 内出现发绀。一般 PaO_2 为 25~40 mmHg，吸入纯氧并不能增加 PaO_2。患儿在出生后 24~48 h 内动脉导管闭合后，病情很快恶化。如无或有小的房间隔缺损，又未进行治疗，新生儿则迅速产生进行性加重的酸中毒和死亡。

2. 心电图表现

患儿出生后心电图显示窦性心律，电轴右偏，多为右心室肥厚。

3. 胸部 X 线摄片

胸部 X 线摄片可因心内合并畸形而有不同的表现。如合并较大的室间隔缺损，表现为肺血流多和肺动脉高压；如合并左心室流出道狭窄，可见肺血流减少和心脏变小。

4. 超声心动图

超声心动图检查可发现主动脉、肺动脉与心室连接异常，也可发现所并存的心内畸形，如室间隔缺损、房间隔缺损，并可了解各心腔发育情况。

5. 心导管检查和造影

心导管检查和造影可进一步明确诊断和了解心血管形态改变，有助于制订手术方案。

（四）诊断

通过上述临床表现，结合胸部X线片、超声心动图、右心导管检查及心血管造影等可做出可靠的诊断。

（五）治疗原则

患儿出生后应维持动脉导管开放和扩大心房内交通。发绀严重者应行房间隔球囊造孔术，以减轻缺氧症状，并在2周内行解剖矫治术。如合并动脉导管未闭或室间隔缺损，可在出生后6个月左右同期矫治。

八、右位心

（一）概述

右位心是指心脏大部分位于脊柱中心的右侧，心脏轴线指向右下方。右位心可存在于内脏正常位、内脏反位或不定位中，分为右旋性右位心、镜像右位心、混合性右位心、外因性右位心。与左位心一样，右位心可以合并所有种类的先天性心血管畸形。单纯诊断右位心并不困难，重要的是查明是否合并心血管解剖畸形及血流动力学改变，从而确定手术适应证及手术方法。

（二）解剖分类

1. Ⅰ型：镜像右位心

此型右位心的特点是右位心伴内脏反位，即心脏房室和大血管的位置关系及胸腹腔主要脏器，左、右肺和肝、脾、胃的位置关系完全倒转，如正常左位心伴内脏正常位的镜面像。体静脉心房和腔静脉位于左侧。肺循环心室位于前方，体循环心室位于后方。主动脉弓通常位于右侧。右位心伴内脏反位的发病率为（1~2）/1 000，男女比例相近。除了心脏位置异常外，镜像右位心的心脏结构可以完全正常。一般认为，此类右位心合并心血管畸形的发生率不超过10%。右位心合并的常见畸形为：房间隔缺损、室间隔缺损、解剖右室流出道狭窄、法洛四联症和大动脉转位等。

2. Ⅱ型：右旋性右位心

此型右位心的形成是以心房作为支点，左侧心脏的心尖旋转至右侧所致。左心房与右心房在左、右的位置关系上不变，但往往右心房比正常靠后，而左心房比正常靠前。心室由于右旋，体循环心室靠前，而肺循环心室靠后。腹腔内脏位置多正常，故又称为孤立性右位心。肝静脉、腔静脉、升主动脉与右心房同在右侧，胃、脾、主动脉弓、降主动脉与左心房同在左侧。右旋性右位心并发其他心血管畸形的发生率高，可达80%左右。常见的合并畸形有大动脉转位、右心室双出口、肺动脉狭窄或闭锁、肺静脉异位引流、房室间隔缺损、三尖瓣闭锁、主动脉缩窄等，亦可并发无脾症、多脾症或其他器官的先天性发育异常。

3. Ⅲ型：混合性右位心

此型右位心类似于右旋性右位心，是以心房为轴点，心脏向右侧旋转所致。但不同之处是存在心房反位或心室反位。混合性右位心与右旋性右位心一样，多数病例合并其他心血管畸形。

4. Ⅳ型：外因性右位心

此型右位心并非由心脏自身发育障碍形成，而是由心脏周围结构的变化导致心脏机械性变位而形成。胸壁、膈肌、肺、纵隔组织的发育异常均可造成外因性右位心，如先天性肺叶气肿或占位性病变等。

(三) 临床表现和诊断

单纯右位心本身无症状，可因合并其他畸形而表现出相应症状。诊断右位心及其伴发的心血管畸形，通常对心脏各腔室与大血管的关系等予以查明，并按外科分型原则做出分型。体格检查、胸部X线、心电图、超声心动图及心导管和选择性心血管造影检查等可帮助做出准确诊断。心血管造影和超声心动图检查是两种最重要的诊断手段，有助于诊断复杂的心脏解剖畸形。确定了心房与内脏的位置后，要进一步确定房室连接关系（一致或不一致）、心室形态、各腔室位置、心室与大血管的连接关系、大血管间的关系、是否合并其他心血管畸形等。

(四) 治疗原则

右位心合并心血管畸形的外科治疗主要取决于右位心的类型及其合并心血管畸形的复杂性，低温体外循环下施行根治性手术、生理性矫治术或姑息性手术。

(陆敏霞)

第二节　先天性心血管疾病的护理

一、主要护理诊断/问题

1. 活动耐力下降

活动耐力下降与体循环血量减少或血氧饱和度下降有关。

2. 生长发育迟缓

生长发育迟缓与体循环血量减少或血氧饱和度下降影响生长发育有关。

二、其他相关护理诊断

1. 有感染的危险

有感染的危险与肺血流增多、心内缺损易致心内膜损伤有关。

2. 潜在并发症

脑血栓、心力衰竭、感染性心内膜炎。

3. 焦虑

焦虑与疾病的威胁、对手术担忧有关。

三、护理措施

1. 病情观察

观察患者心率、心律、呼吸、血压的变化,观察患者的面色、唇周、四肢是否发绀;观察有无心力衰竭的表现,如心率增快、呼吸困难、端坐呼吸、咳泡沫样痰、水肿、肝大等。如出现上述表现,立即置患者于半卧位,给予吸氧,按心力衰竭护理。

2. 休息与活动

建立合理的生活制度,安排患者作息时间,保证睡眠、休息。护理操作做到集中护理,避免患者情绪激动和大哭大闹。病情严重者应卧床休息。病情允许时适当安排活动量。介入术后病情稳定,穿刺部位局部制动或穿刺肢体制动,其他肢体可开始进行被动和/或主动肢体活动。制动结束,局部无出血倾向,逐步过渡到坐位、坐位双腿悬吊在床边、床旁站立、床旁行走、病室内步行及上1层楼梯或固定踏车训练。运动强度根据心率和/或 Borg 评分(12~13分为宜)确定。具体运动方案可参照冠心病患者护理部分。门诊和家庭运动锻炼亦可参照冠心病患者护理部分。

3. 饮食护理

注意营养搭配,供给充足能量、蛋白质和维生素,保证营养需要,增强体质,提高对手术的耐受性。对喂养困难的患儿耐心喂养,少量多餐,避免呛咳和呼吸困难。心功能不全有水钠潴留者,根据病情,给予无盐(低盐)饮食。有鼻塞、呼吸困难、缺氧、发绀等现象者,喂奶时做到少量多餐,防止呛咳。在喂奶过程中,有呼吸困难时,可给予间断吸氧,再给予喂奶。

4. 对症护理

(1)发生缺氧和呼吸困难者,立即给予卧床休息,吸氧。

(2)对于哭闹不安、无法安静而影响心功能的患者,可给予适量镇静药物如10%水合氯醛灌肠。法洛四联症患者经常由于哭闹、便秘、活动等引起缺氧发作。一旦发生,立即让患者置于膝胸卧位,以增加体循环阻力,使右向左分流减少;并给予吸氧,通知医生用药物抢救。

(3)法洛四联症患者血液黏度高,有发热、出汗、呕吐、腹泻时,体液量减少,加重血液浓缩形成血栓,注意供给充足液体,必要时可静脉输液。

5. 用药护理

(1)遵医嘱用药:儿童应用洋地黄类药物,由于剂量较小,要注意给药剂量的准确性,如服用地高辛,要用1 mL注射器抽取后,直接给患者喂服;静脉注射西地兰时,给予生理盐水稀释后,再予以注射。用水合氯醛灌肠镇静者,用注射器抽吸药液,接灌肠管注入。

(2)注意观察药物不良反应,观察有无洋地黄中毒反应,如胃肠道反应、黄绿视、心律失常。

6. 心理护理

对患者关心爱护,态度和蔼,建立良好的护患关系,消除紧张情绪。向患者家属讲解疾病有关知识、治疗方案、护理注意事项,使其了解与疾病有关的知识,减轻、消除其心理压力及焦虑情绪。

四、健康教育

1. 建立合理的生活制度

保持患者情绪稳定，避免哭吵，保证良好的休息和睡眠，以免加重心功能负担。给予富含钾、铁（如香蕉、红枣）、维生素和微量元素的食物，少量多餐，适当限制食盐摄入。

2. 预防感染

注意体温变化，根据气温变化及时增减衣服，避免受凉引起呼吸道感染。注意保护性隔离，以免交叉感染。做口腔小手术时给予抗生素预防感染，防止感染性心内膜炎的发生。避免去人群拥挤的地方，保持室内空气清新，防止呼吸道感染，以免加重病情。

3. 保持大便通畅

避免用力排便。有便秘者，可用开塞露通便。

4. 用药指导

嘱患者出院后按医嘱服药，不可擅自停药或增减药量，并注意监测药物不良反应。服药后发生呕吐者，要重新服用。

5. 定期复查

告知患者定期复查心脏超声、心电图等，使患者能安全到达手术年龄。

附录7-1　房间隔缺损（ASD）介入治疗

一、适应证

① 年龄通常≥2岁且体重≥10 kg的继发孔型ASD；② 缺损直径≥5 mm、伴右心室容量负荷增加，≤36 mm的继发孔型左向右分流ASD；③ 缺损边缘至冠状静脉窦、上下腔静脉及肺静脉的距离≥5 mm，至房室瓣的距离≥7 mm；④ 房间隔的直径大于所选用封堵伞左心房侧的直径；⑤ 不合并必须行外科手术的其他心脏畸形。

二、禁忌证

① 原发孔型ASD及静脉窦型ASD；② 合并心内膜炎及出血性疾患；③ 封堵器安置处有血栓存在，导管插入处有静脉血栓形成；④ 严重肺动脉高压导致右向左分流（肺循环与体循环分流比<0.7）；⑤ 伴有与ASD无关的严重心肌疾患或瓣膜疾病；⑥ 近1个月内患感染性疾病，或感染性疾病未能控制者；⑦ 合并出血性疾病，未治愈的胃、十二指肠溃疡；⑧ 左心房或左心耳血栓，部分或全部肺静脉异位引流，左心房内隔膜，左心房或左心室发育不良。

三、介入器材选择

目前，国际上有Amplatzer、CardioSEAL、STARFlex等多种房间隔封堵器。但在我国,临床上广泛使用 Amplatzer 双盘型封堵器。由美国 AGA 公司生产的 Amplatzer 房间隔封堵器具有自膨胀性的双盘及连接双盘的腰部三部分。双盘及腰部均系镍钛记忆合金编织成的密集网状结构,双盘内充填高分子聚合材料。根据 Amplatzer 封堵器腰部直径(4~40 mm)决定型号大小,且每一型号相差 2 mm,封堵器的左心房侧的边缘比腰部直径大 12~14 mm,右心房侧伞面比腰部直径大 10~12 mm。此种房间隔封堵器具有自膨胀性能,可多次回收再重新放置,输送鞘管细小,适用于小儿的 ASD 封堵。

四、术前检查及准备

术前检查包括胸部 X 线平片、心电图、超声心动图(包括经胸和经食管超声心动图)、血常规、肝肾功能、血电解质、出/凝血时间和传染病指标等。必要时根据病情增加相关项目。常规签写书面同意书,向患者及家属或监护人交代治疗中可能发生的并发症,取得同意后方可进行手术。成人局部麻醉可不禁食禁水,不能配合手术的儿童须全身麻醉,术前须禁食 6~8 h,禁水 4~6 h。术前建立外周静脉通路。

五、操作过程

1. 麻醉及穿刺

婴幼儿采用全身麻醉,同时给予一定比例添加钾、镁的等渗盐水和足够热量的葡萄糖静脉补液。成人和配合操作的大龄儿童可用局部麻醉。麻醉成功后,常规穿刺股静脉,送入 6 F/7 F 鞘管,静脉推注肝素 100 U/kg,此后每隔 1 h 追加负荷剂量的 1/4~1/3。

2. 常规右心导管检查

测量上、下腔静脉,肺动脉及左、右心房压力及血氧饱和度。

3. 建立轨道

将右心导管经 ASD 处引入左心房和左上肺静脉,交换 260 cm 长加硬导丝置于左上肺静脉内固定,退出导管及静脉鞘管。

4. 封堵器选择

多数通过心脏超声测量 ASD 直径,偶尔在超声图像欠清晰或多孔 ASD 难于准确判断时,可考虑应用球囊导管测量。封堵器腰部的直径原则上应比 ASD 伸展直径大(成人增加 4~6 mm、小儿增加 2~4 mm 选择封堵器)。将封堵器与输送杆连接好,先在体外释放几次观察封堵器恢复原形的能力,当成型满意后将封堵器完全浸入肝素水内,回拉输送杆,使封堵器收入短鞘内,并用生理盐水或肝素水排尽封堵器及短鞘内的气体备用。

5. 封堵器植入

根据封堵器大小,选择不同的输送鞘管,在加硬导丝导引下置于左心房内或左肺上静脉开口处。在 X 线照射和超声心动仪监测下沿鞘管送封堵器至左心房,在推送过程中严禁旋转输送杆,在左心房内打开左心房侧伞,回撤至房间隔的左心房侧,然后固定输送杆,继续回撤鞘管,打开封堵器的右心房侧伞。心脏造影及心脏超声核实封堵器形态、位置满意,无残余分流,未影响房室瓣活动及肺静脉回流时,即可旋转推送杆释放封堵器，撤出鞘管，局部加压包扎。

六、术后处理

（1）术后局部沙袋压迫 4~6 h，股静脉穿刺侧肢体制动 12 h，心电监护 6~12 h。

（2）术后 24 h 行心脏彩超检查及穿刺侧股静脉超声检查，以排除血栓形成。

（3）抗生素使用。术前半小时常规使用抗生素 1 次，术后无白细胞增高等特殊情况可不再使用。

（4）术后抗血小板治疗。术后 24 小时给予低分子量肝素（100 U/kg），皮下注射抗凝。术后第 1 天起口服阿司匹林 3~5 mg/(kg·d)，6 个月；术后反复头痛者可在口服阿司匹林 100 mg/d 的基础上，加服氯吡格雷 75 mg/d，抗血小板治疗 3 个月；术后出现房颤者，可使用新型抗凝药或华法林抗凝。

（5）术后 24 h，1、3、6、12 个月及每年复查心电图、超声心动图，必要时复查心脏 X 线片。

七、并发症及处理

1. 残余分流

术后早期封堵器内可出现星点状分流，一般封堵器内的残余分流不需要处理，封堵器内皮化后残余分流将会消失。在封堵器覆盖范围以外发现的残余分流，如分流<5 mm，建议暂时不处理；如分流≥5 mm，视具体解剖条件，建议再置入 1 枚封堵器，保证完全封堵。

2. 封堵器移位和脱落

封堵器移位和脱落的发生率为 0.20%~0.62%，属严重并发症，术中、术后均可发生。常见原因有推送杆与封堵器连接不良、选择封堵器偏小、ASD 边缘短或不规则，以及操作不当等。封堵器脱落后患者可出现心悸、胸闷或心律失常等表现。一旦发生，少数可经导管取出，大多数需要紧急外科手术取出并修补 ASD。

3. 心律失常

术中由于手术操作刺激心脏，通常会出现各种心动过速、期前收缩及房室传导阻滞等表现，暂停操作减少刺激心律多可恢复。因封堵器置入后，其对房室结及其周围组织摩擦会造成暂时性水肿，患者可能会出现窦性心动过缓、房室传导阻滞、房性期前收缩或室性期前收缩等心律失常。若术后出现二度Ⅱ型或三度房室传导阻滞，建议尽早行外科手术取出封堵器并修补 ASD；若术后新发一度或二度Ⅰ型房室传导阻滞，可以使用糖皮质激素治疗，一般观察期 7~10 d，如心律仍不能恢复，建议积极取出封堵器并修补 ASD。因此，ASD 介入治疗后 2 个月内应注意避免剧烈咳嗽和活动，减少封堵器对周围组织的刺激。

4. 头痛或偏头痛

头痛或偏头痛的发生率可达 15%，疼痛的表现因人而异，有的伴恶心、呕吐、耳鸣、听力下降或肢体麻木。除与个体差异有关外，疼痛多发生于封堵器选择过大致其表面不能完整内皮化，或为术后抗血小板治疗不够或存在阿司匹林抵抗，导致微小血栓形成并脱落阻塞脑血管所致，推荐可适当延长抗血小板治疗至 1 年，并酌情加用氯吡格雷治疗 3 个月。对于药物治疗无效且难以控制的剧烈头痛者，建议行外科手术取出封堵器并修补 ASD。

5. 封堵器磨蚀

封堵器磨蚀为 ASD 封堵术后严重并发症，包括主动脉-左心房/右心房瘘、二尖瓣穿孔/反流及心脏压塞等，发生率为 0.043%~0.3%。其原因可能为缺损残端较短而封堵器偏大，置入的封堵器与主动脉和心房壁摩擦。故应严格掌握适应证，对缺损较大、残端较短者应谨慎置入封堵器。术后定期复查超声心动图，一旦出现上述并发症，须行外科手术取出封堵器并修补 ASD 和瘘口。

6. 出血或血栓栓塞

出血或血栓栓塞的发生率约为 1%。为抗凝和抗栓相关并发症。出血包括胃肠道及颅内出血等。如封堵器左心房面形成血栓，可引起全身的血栓栓塞，包括外周动脉栓塞、视网膜动脉栓塞等。一旦发现血栓，应加强抗凝治疗，如血栓移动度较大，有发生脱落风险者，推荐外科手术取出封堵器并修补 ASD。

7. 心包积液/心脏压塞

心包积液/心脏压塞为 ASD 封堵术后严重并发症，发生率为 0.5%~1.5%。术后即刻发生的心包积液，多为导丝或导管穿破心房或肺静脉所致，如心包积液量少可以观察生命体征，中至大量心包积液会导致心脏压塞，须立即行心包穿刺引流，积极处理后心包积液无明显减少者须急诊行外科开胸探查。术后有部分患者会出现迟发心包积液，应该加强超声心动图随访，密切监测心包内积血情况。

8. 溶血

ASD 封堵后溶血罕见，可见于 ASD 封堵术后发生主动脉-左心房/右心房瘘或二尖瓣反流者，是由于高速血流撞击封堵器造成红细胞破坏。如发现尿液呈茶色或出现进行性贫血，应停用阿司匹林等抗血小板药物，促进封堵器表面血栓形成，给予糖皮质激素稳定细胞膜，减少细胞碎裂。若保守治疗无效，须外科取出封堵器并修补 ASD。

9. 空气栓塞

因输送鞘管内径较大，在低压的心房内工作时，空气容易经输送鞘尾部的止血阀进入左心房。空气栓塞引起的并发症包括急性心肌梗死、脑卒中或体循环栓塞等。严格操作规程，可避免空气栓塞的发生。对于高度怀疑空气栓塞的患者，应立即停止操作，快速评估气道稳定性、呼吸情况，及时对症支持治疗，包括高流量吸氧、提高心率、机械通气、输液、血管加压药甚至高级生命支持。

10. 二尖瓣关闭不全

术后即刻出现的二尖瓣关闭不全，可能与封堵器影响二尖瓣活动有关，封堵器释放前一定要多切面判断封堵器与二尖瓣距离，如二尖瓣直接接触封堵器，推荐放弃封堵治疗。封堵术后进展性二尖瓣关闭不全的发生率为 10%~37%，可能与封堵术后心脏形态重塑有关，介入封堵时患者年龄越大且 ASD 越大，发生二尖瓣关闭不全的可能性就越大。轻度或无明确血流动力学意义的二尖瓣关闭不全，可密切随诊观察；二尖瓣病变达手术指征者，应择期进行外科手术处理。

11. 其他

其他并发症包括穿刺部位血肿和动静脉瘘、主动脉至右心房和左心房瘘及感染性心内膜炎等。出现股动静脉瘘后应积极处理，瘘口小者可经手压迫或超声引导按压修复治疗，瘘口大且经压迫法无法治愈时，须及时行外科手术修补。预防术后感染可减少感染性心内膜炎的发生。主动脉至右心房和左心房瘘须通过外科手术治疗。

（陆敏霞　侯云英）

附录 7-2　室间隔缺损（VSD）介入治疗

一、适应证

（1）膜部 VSD：① 年龄通常≥3 岁；② 体重大于 10 kg；③ 有血流动力学指标异常的单纯性 VSD，直径>3 mm 并<14 mm；④ VSD 上缘距主动脉右冠瓣≥2 mm，无主动脉右冠瓣脱入 VSD 及主动脉瓣反流。

（2）肌部 VSD>3 mm。

（3）外科手术后残余分流。

（4）心肌梗死或外伤后 VSD。

二、禁忌证

（1）感染性心内膜炎，心内有赘生物，或存在其他感染性疾病。

（2）封堵器安置处有血栓存在，导管插入径路中有静脉血栓形成。

（3）巨大 VSD、缺损解剖位置不良，封堵器放置后可能影响主动脉瓣或房室瓣功能。

（4）重度肺动脉高压伴双向分流。

（5）合并出血性疾病和血小板减少。

（6）合并明显的肝肾功能异常。

（7）心功能不全，不能耐受操作。

三、封堵器的选择

膜部 VSD 患者封堵器的选择比较复杂，根据 VSD 的形态、缺损大小、缺损与主动脉瓣的距离来选择不同类型的封堵器。肌部 VSD 主要是使用肌部 VSD 封堵器，对于左室面大、右室面小的肌部 VSD，选择 PDA 封堵器可能更合理。漏斗部 VSD 选择偏心型封堵器，远离主动脉瓣，首选对称型 VSD 封堵器；VSD 靠近主动脉瓣时，选择偏心型封堵器为佳；多孔型缺损可选择左右两侧不对称的细腰型封堵器。选择的封堵器直径应比 VSD 的最小直径大 1~3 mm。

四、术前检查

同 ASD 介入治疗。

五、手术过程

1. 麻醉及穿刺

10 岁以下儿童选择全麻，≥10 岁儿童和成人在局麻下穿刺股静脉。

2. 左、右心导管检查和心血管造影检查

手术开始常规给予肝素 100 U/kg，先行右心导管检查，抽取各腔室血氧标本和测量压力，如合并肺动脉高压，应计算肺血管阻力和 Qp/Qs。左心室造影取左前斜 45°~60° 加头位 20°~25°，必要时增加右前斜位造影，以清晰显示缺损的形态和大小。同时应行升主动脉造影，观察有无主动脉瓣脱垂及反流。

3. 封堵过程

（1）膜周部 VSD 封堵方法。

① 建立动、静脉轨道：通常应用右冠状动脉造影导管或剪切的猪尾导管作为过隔导管。导管经主动脉逆行至左心室，在导引导丝帮助下，导管头端经 VSD 入右心室，将 260 mm 长的 0.032 泥鳅导丝或软头交换导丝经导管插入右心室并推送至肺动脉或上腔静脉，再由股静脉经端孔导管插入圈套导管和圈套器，套住位于肺动脉或上腔静脉的导丝，由股静脉拉出体外，建立"股静脉—右心房—右心室—VSD—左心室—主动脉—股动脉"轨道。

② 由股静脉端沿轨道插入合适的输送长鞘至右心房，与过室间隔的导管相接（对吻），钳夹导引导丝两端，牵拉右冠造影导管，同时推送输送长鞘及扩张管至主动脉弓部，缓缓后撤输送长鞘和内扩张管至主动脉瓣上方。从动脉侧推送导丝及过室间隔导管达左室心尖，此时缓慢回撤长鞘至主动脉瓣下，沿导引导丝顺势指向心尖，撤去导引导丝和扩张管。

③ 封堵器的选择：所选封堵器的直径较造影测量直径大 1~2 mm。缺损距主动脉窦 2 mm 以上者，选用对称型封堵器；不足 2 mm 者，选用偏心型封堵器；囊袋型多出口且拟放置封堵器的缺损孔距离主动脉窦 4 mm 以上者，选用细腰型封堵器。

④ 封堵器的放置：将封堵器与输送杆连接。经输送短鞘插入输送系统，将封堵器送达输送长鞘末端，在超声导引下结合 X 线透视，将左盘释放，回撤输送长鞘，使左盘与室间隔相贴，确定位置良好后，封堵器腰部嵌入 VSD，后撤输送长鞘，释放右盘。在经食管超声心动图（TEE）/经胸超声心动图（TTE）监视下观察封堵器位置、有无分流和瓣膜反流，随后重复上述体位左心室造影，确认封堵器位置是否恰当及分流情况，并做升主动脉造影，观察有无主动脉瓣反流。

⑤ 释放封堵器：在 X 线及超声检查效果满意后即可释放封堵器，撤去输送长鞘及导管后压迫止血。

（2）肌部 VSD 封堵方法。

① 建立经 VSD 的动静脉轨道：由于肌部 VSD 多位于室间隔中部或接近心尖，所以肌部 VSD 封堵术在技术上与膜部 VSD 封堵术不尽相同。通常建立"左股动脉—主动脉—左心室—右心室—右颈内静脉（或右股静脉）"的轨道。

② 封堵器的放置与释放：输送长鞘经颈内静脉（或股静脉）插入右心室，经 VSD

至左心室，封堵器的直径较造影直径大 2~3 mm，按常规放置封堵器。

（3）弹簧圈封堵法。

① 经静脉前向法：建立"股静脉—右心室—VSD—左心室—股动脉"轨道，选 4 F~5 F 输送导管，沿轨道将输送导管通过 VSD 送入左心室。选择弹簧圈的大小为弹簧圈中间直径至少比右室面 VSD 直径大 1~2 cm，而远端直径等于或略大于左心室面直径。再依"左心室—VSD—右心室"顺序释放弹簧圈。首先推送远端所有弹簧圈入左心室，然后略后撤，释放弹簧圈受阻于缺损处，弹簧圈部分骑跨在 VSD 上。随后后撤输送导管，使弹簧圈的其余部分释放于 VSD 内及右室面。如 VSD 呈囊袋型，宜大部分弹簧圈放在瘤体内。

② 经动脉逆向法：先将长导引导丝从左心室通过 VSD 引入右心室，交换 4 F~5 F 输送导管入右室，按"右心室—VSD—左心室"顺序释放弹簧圈。

4. 封堵效果判定

安置封堵器后，在心脏超声及左心室造影下观察，若封堵器放置位置恰当、无明显主动脉瓣及房室瓣反流或新出现的主动脉瓣和房室瓣反流，表明封堵治疗成功。如术中并发三度房室传导阻滞，应放弃封堵治疗。

六、术后处理及随访

（1）术后股静脉穿刺处沙袋压迫 4~6 h，股动脉穿刺处沙袋压迫 6~8 h，卧床休息 12 h。

（2）予心电监护，24 h 内复查超声心动图，术后观察 5~7 d，情况良好后出院并随访。

（3）抗生素使用。术前半小时常规使用抗生素 1 次，术后无白细胞增高等特殊情况可不再使用。

（4）术后抗血小板治疗。术后 24 h 给予低分子量肝素（100 U/kg）皮下注射抗凝。术后第 1 天起口服阿司匹林 3~5 mg/(kg·d)，6 个月。

（5）术后 24 h，1、3、6、12 个月及每年复查心电图、超声心动图，术后 48 h 和第 5 天加做心电图复查，必要时复查心脏 X 线片。

七、并发症及处理

1. 心导管术并发症

心导管术并发症包括穿刺部位血肿和股动脉瘘等。穿刺时做到动作准确，且小心谨慎。

2. 残余分流

残余分流是 VSD 封堵术后最常见的并发症，术后微量的残余分流在短时间内随着封堵器中聚酯膜上网孔被血液成分填塞后消失。超过 2 mm 的残余分流且分流速度 > 3 m/s 须行外科手术取出封堵器并修补 VSD。

3. 房室传导阻滞和左束支传导阻滞

封堵器对膜部缺损周围组织的压迫引起周围组织的水肿、炎症反应，继而发生纤维化是导致传导束功能障碍的主要原因。使用比缺损直径大 1~2 mm 的封堵器有利于减少术后传导阻滞的发生。术中若出现完全性左束支传导阻滞、二度或三度房室传导阻滞，应放弃封堵。术后早期若发生完全性左束支传导阻滞、二度或三度房室传导阻滞，须尽早行外科手术取出封堵器并修补 VSD；但若心率在 55 次/min 以上，心电图 QRS 宽度在 0.12 s 以内，可给予糖皮质激素及果糖二磷酸钠等营养心肌治疗，必要时安装临时起搏器，治疗 3~7 d 不恢复，再至外科取出封堵器并修补 VSD。术后迟发型三度房室传导阻滞，药物治疗效果通常欠佳，须安装永久起搏器治疗或外科取出封堵器并修补 VSD。

4. 封堵器移位或脱落

封堵器一般多脱落入肺动脉或主动脉，这与封堵器偏小，操作不当有关。脱落的封堵器可用圈套器捕获后取出，否则应行外科手术取出。

5. 三尖瓣反流

三尖瓣反流是由于手术操作过程中损伤了三尖瓣及其腱索，因此在建立动静脉轨道时要确认轨道不在三尖瓣腱索内穿过。释放封堵器前应经超声心动图了解是否影响三尖瓣，如有三尖瓣腱索附着异常，有可能是因为封堵器摩擦三尖瓣腱索，导致三尖瓣腱索断裂。术中应行超声监测，如发现明显的三尖瓣反流，应放弃封堵治疗。

6. 主动脉瓣反流

主动脉瓣反流与封堵器和操作有关，如边缘不良型的 VSD，选择的封堵器的边缘大于 VSD 至主动脉瓣的距离，封堵器的边缘直接接触主动脉瓣膜等。在封堵过程中，若操作不当，或主动脉瓣膜本身存在缺陷，导引导丝可直接穿过主动脉瓣的缺陷处。如果未能识别，继续通过导管和输送鞘管，可引起明显的主动脉瓣反流。在主动脉瓣上释放封堵器，如操作不当也可损伤主动脉瓣，引起主动脉瓣关闭不全。

7. 溶血

溶血发生率为 4.7%~7.1%，多发生在术后早期，尤其与存在残余分流有关，高速血流通过封堵器可引起溶血。大部分患者可通过使用糖皮质激素及充分水化、碱化尿液等治疗使溶血得到控制，否则应外科手术取出封堵器并修补 VSD。

（陆敏霞　侯云英）

附录 7-3　动脉导管未闭（PDA）介入治疗

一、适应证

① 所有适合外科手术治疗，且未闭导管的最窄直径为 2~12 mm 的左向右分流的 PDA；② 年龄≥6 个月，体重≥4 kg；③ 不合并其他必须行外科手术的复杂先天性心脏病；④ 外科术后有 PDA 残余分流。

二、禁忌证

① 感染性心内膜炎、心脏瓣膜和导管内有赘生物；② 严重肺动脉高压出现右向左分流；③ 合并需要外科手术矫治的心内畸形；④ 依赖 PDA 存活的患者；⑤ PDA 最窄

直径>12 mm（因 PDA 直径过粗时，尚无适用的封堵器，而且操作困难，成功率低，并发症多）；⑥ 合并其他不宜手术和介入治疗疾病的患者。

三、封堵器的选择

PDA 封堵器有以下几种，但应用最为广泛的是蘑菇伞形封堵器（Amplatzer PDA 封堵器及国产类似形状封堵器）。

1. 蘑菇伞形封堵器

封堵器由镍钛记忆合金编织，呈蘑菇形孔状结构，内有三层高分子聚酯纤维，具有自膨胀性能。Amplatzer 封堵器主动脉侧直径大于肺动脉侧 2 mm，长度有 5 mm、7 mm 和 8 mm 三种规格，肺动脉侧直径范围为 4~16 mm 共 7 种型号。国产封堵器与其相似，但直径范围加大。

2. 弹簧圈

弹簧圈包括不可控弹簧圈封堵器和可控弹簧圈封堵器，这种封堵术适用于年龄>6个月、体重≥4 kg、PDA 直径<2 mm 患者的封堵，或外科术后尚有残余分流者。

3. 其他封堵器

其他封堵器包括 Amplatzer Plug、成角型蘑菇伞封堵器、肌部和膜部室间隔缺损封堵器等。其中 Amplatzer Plug 多用于小型长管状 PDA，而后三种多用于大型 PDA。

四、术前准备

同 ASD 介入治疗。

五、操作过程

1. 麻醉及穿刺

婴幼儿采用全身麻醉，术前 5~6 h 禁食禁水，同时给予一定比例添加钾、镁的等渗盐水和足够热量的葡萄糖静脉补液。成人和配合操作的大龄儿童可采用局部麻醉。常规穿刺股动、静脉，送入动静脉鞘管。

2. 心导管检查和心血管造影

行心导管检查测量主动脉、肺动脉等部位的压力，合并有肺动脉高压者必须计算体、肺循环血流量和肺循环阻力等，判断肺动脉高压程度与性质，必要时行堵闭实验。行主动脉弓降部造影了解 PDA 形状、位置及大小。注入造影剂的总量≤5 mL/kg 体重。

3. 建立输送轨道

将端孔导管送入肺动脉经动脉导管至降主动脉。若 PDA 较细或异常而不能通过，可从主动脉侧直接将端孔导管或用导丝通过 PDA 送至肺动脉，采用动脉侧封堵法封堵；或者用网篮导管从肺动脉内套住交换导丝，拉出股静脉外建立输送轨道。经导管送入 260 cm 加硬交换导丝至降主动脉后撤出端孔导管。沿交换导丝送入相适应的传送器（导管或长鞘管）至降主动脉后撤出内芯及交换导丝。

4. 封堵器封堵法

（1）Amplatzer 法：选择比所测 PDA 最窄直径大 3~6 mm 的封堵器，将其安装于输送钢丝的顶端，透视下沿输送鞘管将其送至降主动脉。待封堵器的固定盘完全张开后，将输送鞘管及输送钢丝一起回撤至 PDA 的主动脉侧。然后固定输送钢丝，仅回撤输送鞘管至 PDA 的肺动脉侧，使封堵器的腰部完全卡于 PDA 内。10 min 后重复主动脉弓降部造影。若证实封堵器位置合适、形状满意，无残余分流或仅有微量残余分流，且听诊无心脏杂音，可操纵旋转柄将封堵器释放，重复右心导管检查后撤出鞘管压迫止血。

（2）弹簧圈法：① 经股静脉顺行法。穿刺右股静脉插入端孔导管经 PDA 进入降主动脉；选择适当直径的可控弹簧栓子经导管送入降主动脉，将 3~4 圈栓子置于 PDA 的主动脉侧，3/4~1 圈置于 PDA 的肺动脉侧。10 min 后重复主动脉弓降部造影，若证实弹簧栓子位置合适、形状满意、无残余分流，可操纵旋转柄将弹簧栓子释放。重复右心导管检查后撤出鞘管压迫止血。② 经股动脉逆行法。穿刺右股动脉插入端孔导管经 PDA 入肺主动脉；选择适当直径的可控弹簧栓子经导管送入肺动脉，将 3/4~1 圈置于 PDA 的肺动脉侧，其余几圈置于 PDA 的主动脉侧。若弹簧栓子位置、形状满意，可操纵旋转柄将弹簧栓子释放。10 min 后重复主动脉弓降部造影，成功后撤出导管，压迫止血。

六、术后处理及随访

（1）术后股静脉穿刺处沙袋压迫 4~6 h，股动脉穿刺处沙袋压迫 6~8 h，卧床休息 12 h，心电监护 6~12 h。

（2）抗生素使用。术前半小时常规使用抗生素 1 次，术后无白细胞增高等特殊情况可不再使用。

（3）术后 24 h，1、3、6、12 个月及每年复查心电图、超声心动图，必要时复查心脏 X 线片。

七、并发症及处理

应用弹簧圈和蘑菇伞形封堵器介入治疗 PDA 的并发症发生率很低，主要并发症如下。

1. 封堵器脱落

封堵器脱落发生率为 0.5%~1.5%，主要为封堵器选择不当，个别操作不规范造成，术中推送封堵器切忌旋转以免发生脱载。一旦发生弹簧圈或封堵器脱落，可酌情通过网篮或异物钳将其取出，难以取出时须行急诊外科手术并关闭 PDA。

2. 溶血

机械性溶血主要因为残余分流大、流速快，造成红细胞破坏，多发生在术后 24 h 内，是 PDA 介入治疗的严重并发症。部分患者可通过使用糖皮质激素得到控制，如果经保守治疗无效或溶血进行性加重，须行外科手术取出封堵器并关闭 PDA。

3. 残余分流

释放前若出现较明显残余分流，应更换封堵器。释放后若出现少量残余分流，可随访观察；若出现中量以上残余分流，应再次行封堵术或外科手术取出封堵器并关闭 PDA。

4. 降主动脉及左肺动脉狭窄

降主动脉及左肺动脉狭窄主要发生在婴幼儿中，系封堵器过多凸入降主动脉及左肺动脉造成。术中应对其形态有充分的了解，根据解剖形态选择合适的封堵器有助于避免此种并发症。对轻度狭窄，可严密观察；若狭窄较重，则须行外科手术取出封堵器并关闭 PDA。

5. 三尖瓣损伤

经股静脉途径可能对三尖瓣及其腱索造成一定的潜在损伤。导管通过过程中若遇到阻力，可能是导管被三尖瓣阻挡，此时应送入导丝，拉直导管后再尝试调整导管方向重新建立轨道。三尖瓣损伤轻度者，可随诊观察；严重者须尽早进行外科处理。

6. 一过性高血压

一过性高血压多见于大型 PDA 封堵术后，可能与术后动脉系统血容量突然增加、反射性动脉血管收缩有关。可使用硝酸甘油或硝普钠静脉滴注。

7. 血小板减少

血小板减少多发生于巨大 PDA 封堵术后，为消耗性血小板减少。可应用糖皮质激素、氨甲苯酸及升血小板药物，必要时输注血小板，多可恢复。

8. 血栓栓塞

如患者出现肢体末梢发绀、苍白、发凉等栓塞征象，立即给予肝素治疗或尿激酶溶栓，若治疗无效，可经导管法或外科手术取栓。

9. 其他

一般介入相关并发症同 ASD 封堵术。

（陆敏霞　侯云英）

附录 7-4　卵圆孔未闭（PFO）介入治疗

一、适应证

① 血栓栓塞性脑梗死伴 PFO 患者，未发现其他卒中发病机制；② 不明原因脑卒中或 TIA 合并 PFO，具有 PFO 的解剖学高危因素，如房间隔膨出瘤、大型 PFO（>4 mm）、长隧道型 PFO（长度≥8 mm），发泡试验显示中至大量右向左分流；③ 不明原因脑卒中或 TIA 合并 PFO，具有临床高危因素，如下肢静脉血栓、反复肺栓塞、睡眠呼吸暂停等，发泡试验显示中至大量右向左分流；④ PFO 伴发泡试验显示，中至大量右向左分流，长期（1 年以上）偏头痛病史。

二、封堵器的选择

PFO 封堵器一般根据右心房侧伞盘直径的不同分为 4 个型号，封堵时依据卵圆孔与上腔静脉口及主动脉根部后壁的距离来选择封堵器，要求封堵器右心房伞盘半径不得大于上述两距离中的最小距离。一般最小距离 9~12.4 mm 选 18 mm 伞，12.5~17.4 mm 选 25 mm 伞，17.5 mm 及以上（或合并房间隔膨出瘤）选 30 mm 或 35 mm 伞。

三、术前准备

同 ASD 介入治疗。

四、操作过程

（1）麻醉及穿刺。常规局麻下穿刺右股静脉。

（2）行右心导管检查。

（3）左前斜位。45°～60° X 线透视下，导丝、导管配合将 MPA2 导管探查通过 PFO，后前位 X 线透视下，将 MPA2 导管送入左上肺静脉，交换超硬导丝入左上肺静脉。

（4）选择配套输送鞘管（8～10 F，1 F=0.33 mm），沿超硬导丝将输送鞘管送入左心房。装载选择好的封堵器，沿鞘管送入左心房（鞘管尾端在水盘中操作注意排气），在左心房内释放左心房侧伞盘和细腰，将输送鞘和封堵器输送钢缆一同后撤至房间隔，然后在右心房侧释放右心房侧伞盘。

（5）经 X 线透视（左前斜位 45°～60°）及 TTE 监测观察封堵器形态、位置良好，无残余分流且不影响房室瓣活动，轻力推拉封堵器后形态、位置无变化时，逆时针旋转输送钢缆，释放封堵器。

五、术后处理及随访

（1）术后穿刺血管处理及抗生素使用同 ASD 介入治疗。

（2）术后抗血小板治疗。术后 24 h 给予低分子量肝素（100 U/kg）皮下注射抗凝，术后第 1 天开始口服阿司匹林 100 mg/d（共 6 个月）和氯吡格雷 75 mg/d（共 3 个月）；有房颤者推荐使用新型口服抗凝药或华法林抗凝。

（3）术后 24 h，1、3、6、12 个月及每年复查心电图、超声心动图，必要时做 TTE、右心声学造影或经颅多普勒超声造影检查，判断有无残余右向左分流。

六、并发症及处理

经皮 PFO 介入封堵术总体并发症发生率为 1%～3%，规范化操作可以减少并发症发生。

1. 心脏穿孔/心脏压塞

心脏穿孔发生率为 0.5%～1.0%。术中最常见的穿孔位置是左心耳。术后心脏穿孔一般与封堵器过磨蚀心房壁或主动脉壁有关。术中一旦发生心脏穿孔，最重要的是在发生心脏压塞前及时发现心包积液。术中患者一旦出现胸闷，须怀疑发生心包积液，立即行超声心动图检查。心包积液量少可观察生命体征，中至大量心包积液会导致心脏压塞，立即行心包穿刺引流处理，积极处理后心包积液无明显减少者须急诊开胸探查。

2. 空气栓塞

在右心导管测压及封堵过程中，由于心房压力低，如排气不充分，空气可经导管或输送鞘管进入右心房或左心房，导致空气栓塞。平躺时右冠状动脉开口较左冠状动脉开口高，因而右冠状动脉空气栓塞最为常见，表现为术中一过性 ST 段抬高或窦性心动过缓、房室传导阻滞等。患者或有轻度症状，包括胸闷、心率减慢；ST 段明显抬高者可出现胸闷、脸色苍白、出汗、恶心、呕吐伴窦性心动过缓等。空气栓塞处理措施同经皮 ASD 封堵术。

3. 心律失常/房颤

研究结果显示，PFO 封堵术后房颤发生率显著增加。围手术期的房颤、房扑的发生机制不明，可能与封堵器的选择有关。封堵器刺激局部心肌，增强了心肌细胞自律性；封堵器的机械牵拉张力也可能是导致房颤的原因之一。绝大多数房颤为一过性或阵发性，发生在手术后 30 d 内，予药物治疗后可维持窦性心律。

4. 残余分流

残余分流的原因可能包括：① 基于封堵器的设计，血流易从封堵器的间隙中穿过；此外，残余分流也与封堵器型号有关，封堵器越大，越可能产生残余分流；② 存在尚未发现的小型 ASD；③ 存在小的肺动静脉瘘。PFO 封堵术后 6 个月内症状复发或不缓解的患者，推荐复查发泡试验，及时发现残余分流，并通过经食管超声心动图确诊。

5. 其他相关并发症

其他相关并发症包括一般介入并发症、封堵器移位/脱落、出血或血栓栓塞、封堵器磨蚀等，处理同经皮 ASD 封堵术。

（陆敏霞　侯云英）

第八章 心脏瓣膜病及其护理

心脏瓣膜病（valvular heart disease）指由炎症、黏液样变性、退行性改变、先天性畸形、缺血性坏死、创伤等引起的单个或多个瓣膜结构（包括瓣叶、瓣环、腱索或乳头肌）的功能或结构异常，导致瓣口狭窄和/或关闭不全，最终导致心功能不全，引起全身血液循环障碍，是最常见的慢性心脏病之一。心室扩大及主、肺动脉根部严重扩张也可导致相对性关闭不全。两个以上瓣膜受累者称为联合瓣膜病。

由风湿炎症导致的瓣膜损害称为风湿性心脏病（rheumatic heart disease，RHD），简称风心病。近年来，随着生活及医疗条件的改善，风湿性心脏病的人群患病率正在降低，尽管黏液样变性及老年瓣膜钙化退行性改变所致的心脏瓣膜病日益增多，但在我国瓣膜性心脏病仍以风湿性心脏病最为常见。风湿性心脏病患者中二尖瓣受累者约占70%，二尖瓣合并主动脉瓣病变者占20%~30%，单纯主动脉瓣病变者占2%~5%，三尖瓣和肺动脉瓣病变者少见。风湿热（rheumatic fever，RF）由A组β溶血性链球菌感染所致（多为咽峡炎），其致病机制与继发于链球菌感染后的异常免疫反应有关。该细菌荚膜与人体关节、滑膜之间有共同抗原，即该细菌细胞壁外层中M蛋白及M相关蛋白、中层多糖中N-乙酰葡糖胺等与人体心肌和心瓣膜有共同抗原，细菌细胞膜的脂蛋白与人体心肌肌膜和丘脑下核、尾状核之间有共同抗原，从而产生相应的临床表现。急性风湿热发生前2~6周常有咽峡炎或扁桃体炎等上呼吸道链球菌感染的表现，多急性起病；亦可为隐匿性进程，多为中等程度不规则发热，伴食欲减退、多汗、疲倦、面色苍白等毒血症表现。关节炎具有主要累及大关节（膝、踝、腕及肘关节）、游走性、多发性、不遗留关节畸形等特点，一般在数周内消失。

随着生活方式的改变和人口老龄化进程的加速，老年退行性瓣膜病在我国逐年增加，而老年退行性瓣膜病以主动脉瓣膜病变最为常见，其次是二尖瓣病变。

第一节 常见心脏瓣膜病

一、二尖瓣狭窄

（一）概述

二尖瓣狭窄多由风湿热累及心脏所致，故称为风湿性心脏病二尖瓣狭窄。虽然约半数患者无急性风湿热病史，但多有链球菌扁桃体炎或咽峡炎反复发作史。急性风湿热发作后，至少需2年才形成明显的二尖瓣狭窄，多数患者的无症状期为10年以上，故风湿性二尖瓣狭窄一般在40~50岁发病，以女性患者居多，约占2/3。二尖瓣狭窄是我国最常见的心脏病之一，南方发病率略高于北方。二尖瓣狭窄的早期症状并不明显，患者通常可从事日常工作。随着瓣口面积的逐渐缩小，症状渐趋明显，病情也逐渐恶化。

(二) 病理解剖和病理生理

1. 病理解剖

风湿热使二尖瓣装置不同部位粘连、融合而导致二尖瓣狭窄,其好发部位有:① 瓣膜交界处;② 瓣叶游离缘;③ 腱索;④ 以上部位的结合处。单独交界处增厚粘连占30%,单独瓣叶游离缘增厚粘连占15%,单独腱索增厚粘连占10%,其余为1个以上的上述部位合并受累。早期病变往往是在瓣膜交界面和瓣膜底部发生水肿和渗出,后期在愈合过程中因纤维蛋白的沉积和变性,使瓣膜边缘相互粘连、融合,逐渐增厚而形成狭窄,上述病变导致二尖瓣开放受限,瓣口面积减小,狭窄的二尖瓣呈"漏斗"状,瓣口呈"鱼口"状。病变较重者,炎症可涉及瓣膜下的腱索和乳头肌,使其融合和缩短,瓣膜活动受到明显限制。

2. 病理生理

(1) 肺循环高压改变:正常人二尖瓣口的面积为 $4 \sim 6 \ cm^2$,当瓣口面积减小至一半即可出现狭窄的临床表现。根据瓣口狭窄的严重程度,二尖瓣狭窄可分为:① 轻度狭窄(瓣口面积 $1.5 \sim 2.0 \ cm^2$),肺小动脉长期处于痉挛和高压状态,管壁发生纤维组织增生,使管腔硬化而形成肺动脉高压。② 中度狭窄(瓣口面积 $1.0 \sim 1.5 \ cm^2$),左心房和肺静脉收缩压可上升至 $20 \sim 25 \ mmHg$,肺动脉收缩压可上升至 $40 \sim 50 \ mmHg$。③ 重度狭窄(瓣口面积 $<1.0 \ cm^2$),左心房和肺静脉收缩压上升至 $25 \ mmHg$ 以上,才能使血液通过狭窄的瓣口充盈左心室以维持正常的心输出量,此时患者极易出现急性肺水肿。二尖瓣狭窄患者的肺动脉高压产生于:升高的左心房压被动向后传递;左心房和肺静脉高压触发肺小动脉收缩;长期严重的二尖瓣狭窄可能导致肺血管床的器质性闭塞性改变。

(2) 左心房排血量减少:使体循环血流减少,血压相应下降,可有头昏、乏力等表现。

(3) 右心代偿功能失调:左房压与肺动脉压升高,引起肺小动脉反应性收缩,最终导致肺小动脉硬化,肺血管阻力增高,肺动脉压力升高,重者出现右心室肥厚和右心衰竭的表现,如肝脾肿大、下肢水肿和颈静脉怒张等。

(三) 临床表现

1. 症状

一般在二尖瓣中度狭窄时开始有明显症状。

(1) 呼吸困难:最常见的早期症状。运动、精神紧张、性生活、妊娠、感染或房颤等为常见诱因。一般先出现劳力性呼吸困难,随着瓣口面积的缩小,症状逐渐明显,出现静息时呼吸困难、端坐呼吸及夜间阵发性呼吸困难,甚至发生急性肺水肿。

(2) 咳嗽:较常见,冬春季尤为明显。有的患者平卧时干咳,与支气管黏膜淤血、水肿导致患者易患支气管炎,或与左心房增大压迫左支气管有关。

(3) 咯血:有以下几种情况。① 突然大咯血,血色鲜红。见于二尖瓣重度狭窄患者,可为首发症状,原因为支气管静脉血同时回流入体循环静脉和肺静脉,当肺静脉压力增高时,血管扩张、黏膜下淤血,而壁薄的支气管静脉破裂。② 血性痰或血丝痰,与支气管炎、肺部感染和肺充血或毛细血管破裂有关,常伴夜间阵发性呼吸困难。③ 急性肺水肿时咳大量粉红色泡沫痰。④ 二尖瓣狭窄晚期出现肺梗死时,亦可咯血痰,但较少见。

(4) 其他症状：胸痛、声音嘶哑、吞咽困难、食欲减退、腹胀、恶心、尿少等。

2. 体征

重度狭窄患者常有双颧绀红，又称"二尖瓣面容"。

(1) 心脏体征包括：① 心尖部闻及第一心音亢进和开瓣音，提示瓣膜前叶柔顺，活动度好。如瓣叶钙化僵硬，则第一心音减弱，开瓣音消失。② 心尖区可有低调的舒张中晚期隆隆样杂音，为二尖瓣狭窄特征性的杂音，局限、不传导。常可触及舒张期震颤。窦性心律时，由于舒张晚期心房收缩促使血液回流加速，故此时杂音增强。部分患者伴有房颤，则无杂音增强表现。

(2) 肺动脉高压和右心室扩大：右心室扩大时可见心前区心尖搏动弥散，肺动脉高压时肺动脉瓣区第二心音亢进或伴分裂。肺动脉扩张引起相对性肺动脉瓣关闭不全时，可在肺动脉瓣区闻及舒张早期吹风样杂音，称格斯（Graham-Steel）杂音。右心室肥大伴相对性三尖瓣关闭不全时，在三尖瓣区闻及全收缩期吹风样杂音，吸气时增强。

3. 并发症

(1) 房颤：较早出现的最常见并发症，可能为患者就诊的首发症状。房性期前收缩可为前奏，初期房颤发作可为阵发性，后转为慢性持续性。房颤发生率随左心房增大和年龄增长而增加。其可为呼吸困难发作的诱因，亦可能是体力活动受限的开始。房颤时，舒张晚期心房收缩功能丧失，左心室充盈减少，使心输出量减少20%。左心室充盈更加依赖舒张期的长短，而快心室率使舒张期缩短。故一旦发生房颤，原无症状的二尖瓣狭窄患者可突然出现严重的呼吸困难，甚至急性肺水肿。故尽快恢复窦性心律或控制快速心室率至关重要。

(2) 急性肺水肿：为重度二尖瓣狭窄的严重并发症，除呼吸困难和发绀外，咳粉红色泡沫痰，肺部布满干、湿啰音为患者的特征性表现。如不及时救治，可能致死。

(3) 血栓栓塞：20%以上的患者可伴体循环栓塞，偶尔为首发病症。栓子主要来源于扩大的左心房，房颤、左心房增大（直径>55 mm）、栓塞史或心输出量明显降低为体循环栓塞的危险因素。80%体循环栓塞患者伴房颤，以脑动脉栓塞最多见，其余为外周动脉和内脏动脉栓塞。1/4的栓塞为反复发作和多部位的栓塞。房颤和右心衰竭时，右心房可形成附壁血栓而导致肺栓塞。

(4) 心力衰竭：右心衰竭为晚期常见的并发症和主要死亡原因。并发三尖瓣关闭不全时，可有难治性腹水。右心衰竭时，右心输出量明显减少，肺循环血量减少，导致左心房压下降，加上肺泡和肺毛细血管壁增厚，呼吸困难可有所减轻，发生急性肺水肿和大咯血的危险减少，但此保护作用的代价是心输出量降低，可出现右心衰竭的临床表现。

(5) 感染性心内膜炎：单纯二尖瓣狭窄者较少见。

(6) 肺部感染：常见，常由肺静脉压力增高及肺淤血所致。

(四) 辅助检查

1. 超声心动图

超声心动图是明确和量化诊断二尖瓣狭窄的最敏感、最可靠的方法。它可显示二尖瓣狭窄的程度及二尖瓣的活动状态。M型超声最突出的表现是二尖瓣呈"城墙样"改变（EF斜率降低，A峰消失），后叶向前移动及瓣叶增厚。彩色多普勒血流显像可观察二尖瓣狭窄的射流。连续波或脉冲波多普勒可测量二尖瓣血流速度，可计算跨瓣压差和瓣口面积。食管超声有利于检出左心耳及左心房附壁血栓。

2. X线检查

X线检查后前位及侧位的胸片显示肺静脉压增高导致出现肺淤血的迹象，肺门增大，边缘模糊。血流均匀地分布在上叶，表现为上肺纹理增多；肺静脉压的增高（>10 mmHg），导致间质组织的液体渗漏，小叶间的液体聚集在基部产生线性条纹，位于双侧肋膈角区，延伸至胸膜，即小叶间隔线，称为Kerley B线；肺静脉压进一步增高（>30 mmHg），间质液进入肺泡腔，可出现肺泡水肿，中下肺野内带有片状模糊影，典型表现为蝶翼状。轻度狭窄者仅表现为后前位左心缘变直，右心缘有双心房影，左前斜位可见左心房使左支气管上抬，右前斜位可见增大的左心房压迫致食管下段后移。肺轻度淤血。中度以上狭窄者显示主动脉弓缩小、肺动脉段突出、左心房扩大、心脏呈梨形，右心室扩大及肺门阴影加深。

3. 食管造影

食管造影可见左心房明显扩大，压迫食管下段，使食管移向后侧，有利于左心耳及左心房附壁血栓的检出。

4. 心电图

心电图重度狭窄可见"二尖瓣型P波"，即P波宽度>0.12 s，伴切迹、$P\text{-}tfV_1$终末负向波增大、电轴右偏等右心室肥大的表现。

5. 右心导管检查

右心导管检查主要是测定右心室、肺动脉和肺毛细血管压力、肺循环阻力及计算心输出量等，从而判断病变的程度。

（五）诊断与鉴别诊断

1. 诊断

心尖区有舒张期隆隆样杂音伴X线或心电图示左心房增大，提示二尖瓣狭窄，超声心动图检查可确诊。

2. 鉴别诊断

心尖部闻及舒张期隆隆样杂音可见于以下情况，应注意鉴别。

（1）左心房黏液瘤：瘤体阻塞二尖瓣口，杂音随体位改变或时隐时现，其前可闻及肿瘤扑落音。

（2）Austin-Flint杂音：见于严重主动脉瓣关闭不全，系相对性二尖瓣狭窄所致。

（3）经二尖瓣口血流增加：严重二尖瓣反流，大量左向右分流的先天性心脏病及高动力循环，如甲状腺功能亢进症时，心尖区可伴短暂的隆隆样舒张中期杂音，紧随于第三心音后，为相对性二尖瓣狭窄的表现。

（六）治疗要点

1. 一般治疗

（1）有风湿活动者应予抗风湿治疗。无活动性病变者以预防为主，一般长期甚至须终身用药，常应用苄星青霉素120万U肌注，每月1次。轻度二尖瓣狭窄无症状者，无须特殊治疗，但应避免剧烈体力活动。窦性心律的二尖瓣狭窄患者，不宜使用地高辛。

（2）预防感染性心内膜炎，具体参见第九章相关内容。

（3）无症状者避免剧烈体力活动，每6个月~1年定期复查一次；呼吸困难者遵照慢性心力衰竭的治疗，如减少体力活动、限制钠盐摄入、口服利尿剂、避免和控制诱发急性肺水肿的因素。

2. 并发症的处理

（1）大量咯血：让患者取坐位，必要时应用镇静剂，静脉注射利尿剂，以降低肺静脉压。

（2）急性肺水肿：具体参见第十二章第三节相关内容。应选择扩张静脉系统的药物，如硝酸酯类，避免使用以扩张小动脉、减轻心肌后负荷为主的扩血管药物。正性肌力药对二尖瓣狭窄所致的肺水肿无益，但可应用于房颤伴快速心室率的患者。

（3）房颤：治疗目的是控制心室率，争取恢复和保持窦性心律，预防血栓栓塞。急性发作伴快速心室率，如血流动力学稳定，可先静脉注射西地兰，以减慢心室率。如不能满意控制心室率，可联合β受体阻滞剂和钙通道阻滞剂等；如血流动力学不稳定，出现肺水肿、休克、心绞痛或晕厥时，应立即电复律。

慢性房颤时，如病程<1年，左心房直径<60 mm，无窦房结和房室结功能障碍者，可行电复律或药物转复，恢复窦性心律后须长期口服抗心律失常药，以预防或减少复发。复律之前3周或成功复律之后4周须服华法林抗凝，预防栓塞。如果不宜复律或复律失败，则应口服β受体阻滞剂，将心室率控制在70次/min左右，日常活动的心率在90次/min左右。如心室率控制不满意，可加服小剂量洋地黄（每日地高辛0.125~0.25 mg）。如无禁忌证，应长期口服华法林。

（4）右心衰竭：限制钠盐摄入，必要时用利尿剂等。

3. 介入及手术治疗

（1）经皮球囊二尖瓣成形术（percutaneous balloon mitral valvuloplasty，PBMV）：仅适用于单纯的二尖瓣狭窄患者。中重度二尖瓣狭窄患者，出现症状或有肺动脉高压（静息时>50 mmHg，运动时>60 mmHg），如二尖瓣无钙化且活动度较好，且无左心房内血栓形成，也可考虑用该法进行干预。术后患者的症状和血流动力学改善明显，严重并发症少见。其禁忌证包括近期（3个月内）有血栓栓塞史，伴中重度二尖瓣关闭不全、右心房明显扩大及脊柱畸形等。

（2）二尖瓣分离术：分为闭式和直视式。闭式的适应证和效果与经皮球囊二尖瓣成形术相似，目前临床已很少使用。直视式分离术适用于瓣叶严重钙化、病变累及腱索和乳头肌、左心房内有血栓者。直视式分离术较闭式分离术解除瓣口狭窄的程度大，因而血流动力学改善更好，手术死亡率<2%。

（3）人工瓣膜置换术：详见第十七章。

（七）预后

未开展手术治疗时期，被确诊而无症状者10年存活率为84%，症状轻者为42%，中重度者为 15%。从出现症状至完全致残平均 7.3 年。主要死亡原因为心力衰竭，约占 62%；其次为血栓栓塞和感染性心内膜炎。抗凝治疗后的栓塞发生率降低，手术治疗也提高了患者的存活率和生活质量。

二、二尖瓣关闭不全

(一) 概述

二尖瓣关闭依赖二尖瓣装置，即瓣叶、瓣环、腱索、乳头肌及左心室的结构和功能完整，其中任何部位或多个部位出现异常或者功能失调，均可导致二尖瓣关闭不全（mitral incompetence 或 mitral regurgitation，MI 或 MR）。

(二) 病理解剖及病理生理

1. 主要病理改变

（1）瓣叶病变：风湿性损害是最常见病因，约占 1/3，女性多见。风湿病变使瓣膜僵硬、变性、瓣缘卷缩不能拢合。二尖瓣脱垂多为二尖瓣原发性黏液样变性所致，如马方综合征。感染性心内膜炎也可破坏瓣叶，肥厚型心肌病在收缩期二尖瓣前叶呈向前运动，先天性心脏病二尖瓣前叶裂等，均可导致二尖瓣关闭不全。

（2）瓣环扩大：任何病因所致的左心室增大或伴左心衰竭均可导致二尖瓣关闭不全。二尖瓣环退行性病变或瓣环钙化也可使瓣环扩大。

（3）腱索：先天性异常、自发性断裂或继发于感染性心内膜炎等均可使腱索延长、断裂。

（4）乳头肌：乳头肌的血液供应来自冠状动脉终末分支，对缺血很敏感。冠心病时，冠状动脉供血不足或阻塞可引起乳头肌功能不全或坏死，从而导致二尖瓣暂时或永久性关闭不全。其他如先天性乳头肌畸形也是二尖瓣关闭不全的原因。

2. 病理生理

二尖瓣关闭不全主要累及左心房、左心室，最终影响右心。其可分为急性和慢性二尖瓣关闭不全。

（1）急性二尖瓣关闭不全：左心室射出的部分血液在收缩期经关闭不全的二尖瓣口反流入左心房，与肺静脉流至左心房的血流汇总，在舒张期再流入左心室，使左心房和左心室的容量负荷骤增，而左心室急性扩张能力有限，如容量超过左心室的代偿能力，则左室舒张末压急剧上升。左心房压也急剧升高，导致肺淤血，甚至肺水肿，进一步发展则导致肺动脉高压和右心衰竭。由于左心室扩张能力有限，即使左心室总的心搏量增加也不足以代偿向左心房的反流，故患者前向心搏量和心输出量明显减少。

（2）慢性二尖瓣关闭不全：左心室对慢性容量负荷增加的代偿为左室舒张末压增大，根据 Frank-Starling 机制，左心室搏出量增加，加上部分血液反流入左心房，室壁应力下降快，利于左心室排空。故代偿期左心室总的心搏量明显增加，射血分数可完全正常，此期可维持正常心搏量多年。但如果二尖瓣关闭不全持续存在并逐渐加重，则左心室舒张末期容量进行性增加，左心室功能恶化，一旦心排量降低，即可出现症状。持续严重的过度容量负荷致左心衰竭，左心房压和左心室舒张末压明显上升，导致肺淤血、肺动脉高压和右心衰竭。

因此，二尖瓣关闭不全主要是使左心房负荷和左心室舒张期负荷加重，从而引起一系列血流动力学变化。

(三) 临床表现

1. 症状

(1) 急性二尖瓣关闭不全：二尖瓣轻度反流者症状较轻；严重者如乳头肌断裂，则很快出现急性左心衰竭，甚至出现急性肺水肿和心源性休克。

(2) 慢性二尖瓣关闭不全：轻度反流者可终身无症状；严重反流者则表现为心输出量减少的症状，首先出现的突出表现为疲乏无力，肺淤血症状则出现较晚。① 风心病：从首次风湿热后，至二尖瓣关闭不全出现症状常超过20年。一旦出现明显症状，进展非常迅速。② 二尖瓣脱垂：一般多无症状或症状较轻，如胸痛、心悸、乏力等。胸痛可能是脱垂的瓣叶使乳头肌及其周围左心室壁过度牵张，引起缺血和冠状动脉痉挛所致。患者还可有焦虑不安、过度换气等与自主神经功能紊乱有关的症状。严重的二尖瓣关闭不全晚期可出现右心衰竭。

2. 体征

(1) 急性二尖瓣关闭不全：心尖搏动为高动力型，肺动脉瓣第二心音亢进，可闻及未扩张的左心房强有力收缩所致的心尖区第四心音。由于收缩期末左心室与心房之间的压力差减小，心尖区反流性杂音于第二心音前终止，典型二尖瓣关闭不全的收缩期杂音不明显。严重反流者也可出现心尖区第三心音和短促舒张期隆隆样杂音。

(2) 慢性二尖瓣关闭不全：① 心浊音界向左侧扩大，心尖搏动增强，可见抬举性搏动。② 心尖部可闻及全收缩期吹风样高调一致型杂音，心尖区最响，并向左腋部或左肩胛下传导。③ 反流严重时常可闻及第三心音。④ 晚期可出现充血性右心衰竭体征，如颈静脉怒张、肝脏肿大、下肢水肿等。

3. 并发症

二尖瓣关闭不全的并发症与二尖瓣狭窄相似。房颤见于多数慢性重度二尖瓣关闭不全者；感染性心内膜炎较二尖瓣狭窄多见，体循环栓塞主要见于左心房扩大、慢性房颤的患者，但较二尖瓣狭窄少见；急性患者在早期出现心力衰竭，慢性者则在晚期发生；二尖瓣脱垂的并发症包括感染性心内膜炎、脑梗死、腱索断裂、猝死、严重二尖瓣关闭不全和心力衰竭。

(四) 辅助检查

1. X 线检查

急性者心影正常或左心房轻度增大伴明显肺淤血，甚至肺水肿征。慢性重度反流者常见左心房、左心室增大，左心衰竭时可见肺淤血和间质性肺水肿征。二尖瓣环钙化为致密粗糙的"C"形阴影，在左侧位或右前斜位可见。

2. 心电图

急性者心电图一般正常，有时可见窦性心动过速。轻度二尖瓣关闭不全者心电图可正常。严重者可有左心室肥厚和劳损。慢性二尖瓣关闭不全伴左心房增大者大多伴有房颤，如为窦性心律则可见 P 波增宽且呈双峰状（二尖瓣型 P 波），提示左心房增大。

3. 超声心动图

脉冲式多普勒超声和彩色多普勒血流显像可于二尖瓣心房侧和左心房内探及收缩期反流束，诊断二尖瓣关闭不全敏感度几乎为100%，并可半定量反流的程度。后者测定的左心房内最大反流束面积<4 cm^2 为轻度，4~8 cm^2 为中度，>8 cm^2 为重度。二维超声可显示二尖瓣装置形态结构的改变，如瓣叶和瓣下结构增厚、融合、缩短、钙化、有赘生物，左心室扩大和室壁矛盾运动等，有助于明确病因。超声心动图还可提供心腔大小、心功能和合并其他瓣膜损害方面的信息。

4. 其他

放射性核素、心室造影可测定左心室收缩与舒张末期容积、静息和运动时的射血分数，以判断左心室收缩功能，并可通过左、右心室心搏量的比值来评估反流程度，该比值>2.5时提示严重反流。

（五）诊断与鉴别诊断

1. 诊断

如突然出现呼吸困难，心尖区有收缩期杂音，X线心影不大而肺淤血明显，并有病因可寻者，如感染性心内膜炎、急性心肌梗死、创伤和人工瓣膜置换术后等，要考虑急性二尖瓣关闭不全。慢性患者有心尖区典型杂音伴左心房增大，诊断成立。确诊有赖于超声心动图。

2. 鉴别诊断

由于二尖瓣关闭不全时，心尖区杂音可向胸骨左缘传导，故应注意与三尖瓣关闭不全、室间隔缺损、主动脉瓣狭窄等相鉴别。超声心动图有助于鉴别诊断。

（六）治疗要点

1. 急性二尖瓣关闭不全

治疗目的是增加心输出量、降低肺静脉压及纠正病因。内科治疗一般为术前过渡措施，尽可能在床旁Swan-Ganz导管血流动力学监测指导下进行。外科治疗为根本措施，视病因、病变性质、反流程度和对药物治疗的反应，采取紧急或择期手术。部分患者经药物治疗后症状基本得到控制，进入慢性代偿期。

2. 慢性二尖瓣关闭不全

（1）内科治疗：① 风心病伴风湿活动者须行抗风湿治疗，并预防风湿热复发。② 预防和治疗感染性心内膜炎。③ 无症状、心功能正常者无须特殊治疗，但应定期随访。④ 房颤的处理同二尖瓣狭窄，但维持窦性心律没有二尖瓣狭窄时重要。除因房颤导致心功能恶化时须恢复窦性心律外，多数只须控制心室率即可。慢性房颤伴体循环栓塞史，超声检查见左心房血栓者，应长期抗凝治疗。⑤ 心力衰竭者应限制钠盐的摄入，使用利尿剂、β受体阻滞剂、ACEI类制剂和洋地黄。

（2）外科治疗：外科治疗为纠正瓣膜关闭完全的根本措施，应在发生不可逆的左心室功能不全之前施行手术，否则会影响术后预后。可行瓣膜修补术或人工瓣膜置换术。具体见第十七章。

（七）预后

急性严重反流伴血流动力学不稳定者，如不及时进行手术干预，病死率极高。单纯二尖瓣脱垂无明显反流、无收缩期杂音者大多预后良好；年龄大于50岁、有明显收缩期杂音和二尖瓣反流、瓣叶冗长增厚、左心房和左心室增大者预后较差。

三、主动脉瓣狭窄

(一) 概述

主动脉瓣狭窄（aortic stenosis，AS）时，左心室向升主动脉射血时常会发生梗阻。风湿性炎症引起的单纯性主动脉瓣狭窄少见，大多伴有不同程度的主动脉瓣关闭不全和二尖瓣狭窄。已诊断为本病的患者，除无症状、病变较轻者外，多数需要手术治疗。出现充血性心力衰竭、晕厥和心绞痛等症状的患者自然生存期较短。

(二) 病理解剖及病理生理

1. 病理解剖

风湿性炎症导致瓣膜交界处粘连、融合，瓣叶纤维化、僵硬、钙化和挛缩畸形，导致主动脉瓣狭窄，多伴主动脉瓣关闭不全和二尖瓣病变。先天性二叶瓣畸形和主动脉瓣畸形也是导致主动脉瓣狭窄的原因。目前与年龄相关的退行性主动脉瓣狭窄已成为成人最常见的主动脉瓣狭窄的原因。钙质沉积于瓣膜基底使瓣尖活动受限，瓣叶活动受限，引起主动脉瓣口狭窄。

2. 病理生理

主动脉瓣狭窄的病理生理特征主要是左心室流出道梗阻和排血障碍。正常成人主动脉瓣口面积 $3 \sim 4 \text{ cm}^2$，当瓣口面积减小一半时，收缩期仍无明显跨瓣压差。当瓣口面积 $\leq 1.0 \text{ cm}^2$ 时，左心室与主动脉之间收缩期的压力阶差显著升高。

(1) 左心室肥厚、扩张：对慢性主动脉瓣狭窄所致的压力负荷增加，左心室通过进行性室壁向心性肥厚，维持正常收缩期室壁应力和左室心输出量。而左心室肥厚导致其顺应性降低，引起左室舒张末压进行性升高，致左心房后负荷增加，左心房代偿性肥厚。肥厚的左心房在舒张末期的强有力收缩则利于僵硬的左心室充盈，使左心室舒张末压增加，达到左心室有效收缩时所需水平，以维持心搏量正常。左心房的有力收缩也使肺静脉和肺毛细血管内压力免于持续升高，左心室舒张末期容量直到失代偿的病程晚期才增加。最终，由于室壁压力增高、心肌缺血和纤维化等，左心室功能衰竭。

(2) 冠状动脉供血不足：严重的主动脉瓣狭窄引起冠状动脉的绝对供血不足和相对供血不足。① 绝对供血不足的原因：主动脉瓣狭窄，一方面致左心室射入主动脉血流减少，冠状动脉灌注压低；另一方面左心室收缩时间延长，舒张期缩短，使冠状动脉供血时间缩短，收缩期心室内压力增高，压迫心内膜下冠状动脉。② 相对供血不足的原因：心肌肥厚使需氧量增加，心肌为克服增加的后负荷收缩增强，耗氧量增加。

(三) 临床表现

1. 症状

症状出现较晚，呼吸困难、心绞痛和晕厥为典型主动脉瓣狭窄常见的三联征。

(1) 呼吸困难：劳力性呼吸困难为晚期肺淤血的首发症状，见于95%的有症状的患者。继而可发生阵发性夜间呼吸困难、端坐呼吸和急性肺水肿。

(2) 心绞痛：是重度主动脉狭窄患者最早出现的常见症状，常由运动诱发，休息及含服硝酸甘油后可缓解，见于60%的有症状患者。其主要由心肌缺血所致，极少数由瓣膜钙质栓塞冠状动脉引起。部分患者同时伴冠心病，进一步加重心肌缺血。

（3）晕厥或近似晕厥：多发生于直立、运动中或运动后即刻，由脑缺血引起，见于15%~30%有症状的患者。其机制为：①运动时周围血管扩张，而狭窄的主动脉瓣口限制心输出量的相应增加。②运动使心肌缺血加重，左心室收缩功能降低，心输出量减少。③运动时左心室收缩压急剧上升，过度激活室内压力感受器，通过迷走神经传入纤维兴奋血管减压反应，导致外周血管阻力降低。④运动后即刻发生者多为体循环静脉回流突然减少，影响心室充盈，左心室心搏量进一步减少。⑤休息时的晕厥可由房颤、房室传导阻滞等心律失常使心输出量骤减所致。

2. 体征

（1）心音：第一心音正常，如为主动脉瓣钙化僵硬所致，则第二心音主动脉瓣成分减弱或消失。因左心室射血时间延长可致第二心音中的主动脉瓣成分延迟，严重狭窄者可呈逆分裂。肥厚的左心房强有力收缩可产生第四心音。先天性主动脉瓣狭窄或瓣叶活动度尚属正常者，可在胸骨左缘和右缘及心尖区闻及主动脉瓣喷射音，不随呼吸而改变。如瓣叶钙化僵硬，则喷射音消失。

（2）杂音：典型的杂音为第一心音后收缩期喷射性杂音，止于第二心音前，性质为吹风样、粗糙、递增-递减型，在胸骨右缘第1~2肋间听诊最清楚，可向颈动脉传导，亦可向胸骨左下缘传导，常伴震颤。老年人钙化性主动脉瓣狭窄者，杂音在心底部、粗糙，高调成分可传导至心尖区，为钙化的瓣叶振动所致。狭窄越重，杂音持续时间越长。左心室衰竭或心输出量减少时，杂音消失或减弱。杂音强度随每搏间的心搏量不同而改变，如长舒张期后（期前收缩后的长代偿间期后或房颤的长心动周期时）心搏量增加，杂音增强。

（3）其他：动脉脉搏上升缓慢、细小而持续，晚期收缩压和脉压均下降，形成细迟脉。在晚期，收缩压和脉压均下降，但在轻度主动脉瓣狭窄合并关闭不全时，以及顺应性差的老年患者中，收缩压和脉压可正常，甚至升高和增大。严重主动脉瓣狭窄的患者，可在心尖部和颈动脉处同时触及搏动征明显延迟。

3. 并发症

（1）心律失常：10%的患者可发生房颤，使左心房压力升高和心输出量明显减少，临床症状迅速恶化，导致严重低血压、晕厥或肺水肿。病变侵及传导系统可致房室传导阻滞，左心室肥厚及心内膜下心肌缺血可致室性心律失常，以上心律失常均可导致晕厥，甚至猝死。

（2）其他：可并发心源性猝死，一般见于有症状者。少数患者并发感染性心内膜炎、体循环栓塞等。心力衰竭常为左心衰竭，因左心衰竭发生后自然病程明显缩短，故终末期右心衰竭少见。

（四）辅助检查

1. X线检查

早期心影可正常或左心室稍大，后期增大明显；升主动脉根部常见狭窄后扩张；晚期肺淤血及左心房增大。

2. 心电图

重度狭窄者心电图常有左心室肥厚伴 ST-T 继发性改变和左心房肥大。可有房室传导阻滞、室内阻滞、心房颤动或室性心律失常。

3. 超声心动图

超声心动图是明确诊断和判定狭窄程度的重要方法。M 型超声诊断本病不敏感，且缺乏特异性。二维超声心动图探测主动脉瓣异常十分敏感，有助于显示瓣膜结构和确定狭窄的病因，但不能准确定量狭窄程度。多普勒血流显像可测出最大血流速度，计算出平均和最大跨瓣压力阶差及瓣口面积，所得结果与心导管检查相关性良好。超声心动图还可提供心腔大小、左心室肥厚及功能等多种指标。

4. 心导管检查

当超声心动图不能确定狭窄程度并考虑人工瓣膜置换时，应行心导管检查。可通过计算左心室-主动脉收缩期峰值压差，计算出瓣口面积。瓣口面积>1.0 cm^2 为轻度狭窄，0.75~1.0 cm^2 为中度狭窄，<0.75 cm^2 为重度狭窄。如以压差判断，平均压差>50 mmHg 或峰压差达 70 mmHg 为重度狭窄。

（五）诊断与鉴别诊断

1. 诊断

根据病史、临床表现、心尖区收缩期杂音及辅助检查结果，即可明确诊断。有典型主动脉瓣狭窄杂音时较易诊断。如合并主动脉瓣关闭不全和二尖瓣损害，常为风心病。单纯主动脉瓣狭窄，年龄≤15 岁者以单叶瓣畸形多见；16~65 岁者以先天性二叶瓣钙化可能性大；年龄>65 岁者，以退行性老年钙化者多见。确诊有赖于超声心动图检查。

2. 鉴别诊断

当主动脉瓣狭窄的杂音传导至胸骨左下缘或心尖区时，须与二尖瓣和三尖瓣关闭不全、室间隔缺损相鉴别。主动脉狭窄还应与其他左心室流出道梗阻性疾病，如先天性主动脉瓣上狭窄、瓣下狭窄和梗阻性肥厚型心肌病相鉴别。超声心动图有助于鉴别。

（六）治疗要点

1. 内科治疗

主要目的是观察狭窄程度及进展情况，为择期手术做准备。

（1）预防感染性心内膜炎，如为风心病伴风湿活动者，须预防风湿热复发。

（2）无症状者无须治疗；轻度狭窄患者每 2 年复查一次，体力活动不受限；中、重度狭窄者应避免剧烈体力活动，每 6~12 个月复查一次。一旦出现症状，即须手术治疗。

（3）预防房颤：如并发房性期前收缩，应予抗心律失常治疗，以预防心房颤动，因主动脉狭窄患者常不能耐受心房颤动。一旦出现，及时采用直流同步电复律，并积极治疗其他可能导致症状或血流动力学改变的心律失常。

（4）心绞痛者可应用硝酸酯类药物。

（5）心力衰竭患者应限制水、钠摄入，可使用利尿剂及洋地黄类药物。不可使用作用于小动脉的血管扩张剂，如酚妥拉明，以防血压过低。

2. 手术治疗

患者一旦出现临床症状,均应考虑手术治疗。若未行主动脉瓣置换术,3年死亡率可达75%。主动脉瓣置换后,存活率接近正常。

(1) 人工瓣膜置换术:为治疗成人主动脉瓣狭窄的主要方法。重度狭窄(瓣口面积<0.75 cm^{2}或平均跨瓣压>50 mmHg)伴心绞痛、晕厥或心力衰竭为主要手术指征。手术死亡率≤5%,远期预后优于二尖瓣疾病和主动脉瓣关闭不全的换瓣患者。具体见第十七章。

(2) 经皮主动脉瓣球囊成形术:经股动脉逆行将球囊导管推送至主动脉瓣,伸展主动脉瓣环和瓣叶,解除瓣叶和分离融合交界处,减轻狭窄和症状。其优点是无须开胸,创伤小、费用低。但该治疗不能降低远期死亡率,临床上主要治疗对象为高龄、有心力衰竭等手术高危患者,用于改善左心室功能和症状,应用范围局限。

(3) 直视下主动脉瓣分离术:适用于儿童和青少年的非钙化性先天性主动脉瓣严重狭窄者,甚至包括无症状者。

(4) 经皮主动脉瓣置换术(TAVI):2002年研究人员开展了首例经皮主动脉瓣置换术,该手术方式风险较高且成功率低。目前,经皮主动脉瓣置换术还不是治疗主动脉瓣狭窄的首选方法,主要用于不适合外科手术的高危患者,如极高龄、慢性肺部疾病、肾衰竭、贫血、肿瘤等。具体见本章附录。

(七) 预后

患者经治疗后可多年无症状,无症状者的存活率与正常群体相似。但多数患者的瓣膜损害呈进行性加重,三联征出现提示预后不良,若不行手术治疗,有心绞痛者约50%于5年内死亡。死亡原因为左心衰竭(70%)、猝死(15%)和感染性心内膜炎(5%)。退行性钙化性病变较先天性或风湿性病变发展迅速。人工瓣膜置换术后预后明显改善,手术存活者的生活质量和远期存活率显著优于内科治疗者,能使1年死亡率从50%降到30%。

四、主动脉瓣关闭不全

(一) 概述

主动脉瓣关闭不全(aortic incompetence,AI)主要由主动脉瓣本身和/或主动脉根部疾病所致。

(二) 病理解剖及病理生理

1. 病理解剖

主动脉瓣关闭不全分为急性和慢性主动脉瓣关闭不全。

(1) 慢性:① 风心病所致主动脉瓣疾病。约2/3的主动脉瓣关闭不全为风心病所致。风湿性病变使瓣叶缩短变形、增厚、钙化和活动受限,影响舒张期瓣叶边缘对合,导致主动脉瓣关闭不全。但风心病时单纯主动脉瓣关闭不全少见,常因瓣膜交界处融合而伴不同程度狭窄,常合并主动脉瓣狭窄和二尖瓣病变。② 感染性心内膜炎所致主动脉瓣疾病。感染性赘生物导致瓣叶破损或穿孔,瓣叶因支撑结构损害而脱垂,或赘生物介于瓣叶间妨碍其闭合。即使感染被控制,但瓣叶纤维化和挛缩仍可继续。视损害进展速度的不同，患者可表现为急性、亚急性或慢性关闭不全，为单纯性主动脉瓣关闭不全的常见原因。③ 先天性畸形所致主动脉瓣疾病。二叶式主动脉瓣占临床单纯性主动脉瓣关闭不全的1/4。由于一叶边缘有缺口或大而长的一叶瓣脱入左心室，故儿童期即出现关闭不全；成人此型关闭不全多由进行性瓣叶纤维化挛缩或继发于感染性心内膜炎引起。室间隔缺损时，瓣叶因缺乏支持引起的主动脉瓣关闭不全，约为室间隔缺损的15%。④ 其他原因。主动脉瓣黏液样变性致瓣叶舒张期脱入左心室，偶尔合并主动脉根部中层囊性坏死。强直性脊柱炎患者的瓣叶基底部和远端边缘增厚伴瓣叶缩短。⑤ 主动脉根部扩张，引起瓣环扩大，瓣叶舒张期不能对合。例如，梅毒性心肌炎患者的主动脉根部扩张，可导致30%该类患者发生主动脉瓣关闭不全；马方综合征患者的升主动脉呈梭形瘤样扩张，常伴二尖瓣脱垂。

（2）急性：① 感染性心内膜炎导致瓣叶损毁和穿孔。② 胸部穿透或钝挫伤致升主动脉根部、瓣叶支撑结构和瓣叶破损或瓣叶急性脱垂。③ 主动脉夹层动脉瘤导致主动脉扩张、瓣环扩大；一个瓣叶被夹层血肿压迫向下；瓣环或瓣叶被夹层血肿撕裂。④ 人工瓣膜撕裂造成短期内瓣膜装置的损坏。

2. 病理生理

（1）慢性：左心室对慢性容量负荷过大的代偿反应为左心室扩张，扩张在Frank-Starling曲线上升段，可以增强心肌收缩力，总心搏量增加。同时舒张期血液反流，主动脉内压力下降，更有利于收缩期左心室泵血功能。由于左室舒张末压不增加，左心房和肺静脉压也保持正常，故肺循环障碍可多年不发生。随病情进展，反流量增多，左心室进一步扩张，左心室舒张末容积和压力显著增加，最终导致心肌收缩力减弱；心输出量减少，左心室功能降低，最终导致左心功能不全。左心室心肌肥厚使心肌耗氧量增加，同时主动脉反流致舒张压降低而使冠状动脉灌流减少，引起心肌缺血，也加速了心功能恶化。

（2）急性：舒张期部分血流从主动脉反流入左心室，后者同时接纳左心房的血液，导致左室舒张末压迅速升高。如反流量大，收缩期左心室难以将左心房回血及主动脉反流的血液充分排空，心输出量减少；舒张期，因舒张压迅速上升，致使二尖瓣提前关闭，保护性防止左心室压过度升高，但导致左心房排空受限而压力增高，引起肺淤血、肺水肿。代偿性心率加快可使左心室收缩压和主动脉收缩压不致发生明显变化，但对于急性主动脉瓣关闭不全的患者，血压常明显下降，甚至发生心源性休克。

（三）临床表现

1. 症状

慢性者，轻度或中度关闭不全患者临床可长时间无明显症状，甚至可耐受运动。随着反流量增大，最先出现的主诉为心悸、心前区不适及头颈部动脉的强烈搏动感等。少数患者可有心前区疼痛，部分患者伴有心绞痛，可能是由于左心室射血时引起升主动脉过分牵张或心脏明显增大。患者常有体位性头昏，晕厥较罕见，晚期可出现左心衰竭的表现。急性者，轻者可无症状，重者出现急性左心衰竭和低血压，患者出现呼吸困难、不能平卧、全身大汗，并咳白色或粉红色泡沫样痰，甚至神志不清、意识模糊和昏迷。

2. 体征

(1) 慢性：① 患者面色苍白，心尖搏动向左下移位，范围较广，且头随心搏摆动。心底部、胸骨柄切迹、颈动脉可触及收缩期震颤。② 周围血管征。收缩压升高，舒张压降低，脉压增大。周围血管征常见，包括随心脏搏动的点头征（De Musset 征）、颈动脉和桡动脉触及水冲脉、毛细血管搏动征、股动脉枪击音（Traube 征）及听诊器轻压股动脉时闻及的双期杂音（Duroziez 双重音）等。③ 第一心音减弱，由收缩期前二尖瓣部分关闭引起。第二心音主动脉瓣成分减弱或缺如。由于舒张早期左心室快速充盈，心尖区常有第三心音。④ 心脏杂音。主动脉瓣第二听诊区可闻及高调叹气样递减型舒张早期杂音，以吸气及端坐前倾时明显。轻度反流时，杂音限于舒张早期，音调高；中度或重度反流时，杂音粗糙，为全舒张期。杂音为乐音性时提示瓣叶脱垂、撕裂或穿孔。由主动脉损害所致者，杂音在胸骨左中下缘明显；由升主动脉扩张引起者，杂音在胸骨右上缘更清晰，向胸骨左缘传导。老年性的杂音可在心尖区最响。重度反流者常在心尖区听到舒张中晚期"隆隆"样杂音（即 Austin-Flint 杂音），可能与严重主动脉瓣反流使左心室舒张压快速升高，导致二尖瓣处于半关闭状态，使快速前向血流跨越二尖瓣口时遇到阻力有关。与器质性二尖瓣狭窄所致的杂音的鉴别点为：主动脉瓣关闭不全的 Austin-Flint 杂音不伴有开瓣音、第一心音亢进和心尖区舒张震颤。

(2) 急性：收缩压、舒张压和脉压正常或舒张压稍低。无明显周围血管征。心尖搏动正常。常见心动过速。二尖瓣舒张期提前部分关闭，致第一心音减低；第二心音肺动脉瓣成分增强；常有第三心音；主动脉瓣舒张期杂音较慢性者短且音调低，主要与左心室舒张压上升，使主动脉与左心室间的压差很快下降有关。如出现 Austin-Flint 杂音，多见于心尖区舒张中期。

3. 并发症

并发症以感染性心内膜炎最常见，室性心律失常较常见，心脏性猝死较少见；心力衰竭在急性者中出现早，在慢性者中常于晚期出现。

(四) 辅助检查

1. X 线检查

慢性者，早期心影可正常或稍大，后期左心室明显增大，向左下增大，心腰加深，升主动脉结扩张，呈"主动脉型"心脏，即靴形心。严重的主动脉瘤样扩张提示为马方综合征或中层囊性坏死。急性者，心脏大小正常，除原有的主动脉根部扩大或有主动脉夹层外，无主动脉扩张，常伴肺淤血和肺水肿征。左心衰竭时有肺淤血或肺水肿征。

2. 超声心动图

多普勒血流显像可探及全舒张期反流束，为最敏感和准确的诊断主动脉瓣反流的方法，并可通过计算反流血量与搏出血量的比例来判断其严重程度。M 型超声显示舒张期二尖瓣前叶或室间隔纤细扑动，为主动脉瓣关闭不全的可靠诊断征象，但敏感度只有 43%。二维超声可显示瓣膜关闭时不能合拢，有助于确诊病因。经食管超声检查有助于主动脉夹层和感染性心内膜炎的诊断。

3. 其他放射性核素检查

心室造影可测定左心室舒张期、收缩末期容量和静息、运动时的射血分数，以判断左心室功能。

(五) 诊断与鉴别诊断

1. 诊断

根据典型的主动脉瓣关闭不全的舒张期杂音伴周围血管征可以做出诊断。确诊有赖于超声心动图检查。

2. 鉴别诊断

当主动脉瓣舒张早期杂音传导于胸骨左下缘明显时，须与 Graham-Steel 杂音鉴别。后者见于严重肺动脉高压伴肺动脉扩张所致的相对性肺动脉瓣关闭不全，常有肺动脉高压体征，如肺动脉瓣区第二心音增强等。Austin-Flint 杂音应与二尖瓣狭窄的心尖区舒张中晚期杂音鉴别，前者常紧随第三心音后，第一心音减弱，后者紧随开瓣音后，第一心音常亢进。

(六) 治疗要点

1. 慢性

(1) 内科治疗：预防感染性心内膜炎，如为风湿活动者，应预防风湿热。舒张压>90 mmHg 者应降压治疗；无症状且左心室功能正常者不需要内科治疗，但须随访，限制体力活动，每 1~2 年随访一次，随访内容包括临床症状、超声检查左心室大小和左室射血分数。伴严重主动脉瓣关闭不全和左心室扩张者，即使无症状，也可使用血管扩张剂（如肼屈嗪、尼群地平、ACEI 等），必要时加服洋地黄类药物，以延长无症状和心功能正常时间，推迟手术时间。心绞痛患者可用硝酸酯类药物；积极纠正心房颤动和心律失常（主动脉瓣关闭不全患者耐受力极差）；尽早控制感染。

(2) 外科治疗：慢性者若无症状且左心室功能正常，可暂缓手术，但要定期随访。人工瓣膜置换术为治疗成人严重主动脉瓣关闭不全的主要方法，中度以上的主动脉瓣反流，易导致左心室扩大，心律失常，即使心功能正常，也应该尽早手术，且手术应在左心室功能不全发生之前进行。具体参见第十七章。

2. 急性

外科治疗为根本措施，应尽早考虑外科治疗，具体参见第十七章。内科治疗一般为术前准备的过渡措施，其目的为降低肺静脉压，增加心输出量，治疗应尽量在 Swan-Ganz 导管床旁血流动力学监测下进行。用硝普钠降低前后负荷、改善肺淤血、减少反流量和增加排血量。酌情经静脉使用利尿剂和正性肌力药。血流动力学不稳定者应立即手术治疗。主动脉夹层即使伴轻或中度反流也应立即手术。活动性感染性心内膜炎患者争取在完成强有力的抗生素治疗 7~10 d 后手术。创伤性或人工瓣膜功能障碍者，酌情选择手术时间。真菌性心内膜炎所致患者，无论反流轻重，均须尽早手术。

(七) 预后

急性重度主动脉瓣关闭不全者如未及时手术治疗，常死于左心室衰竭。慢性者可长期无症状，但症状一旦出现，病情进展较快。数据统计显示，心绞痛者 5 年内死亡率 50%，严重左心衰竭者 2 年内死亡率 50%，重度者经确诊后内科治疗 5 年存活率为 75%，10 年存活率为 50%。手术治疗可明显改善临床症状，左心室功能有所恢复，但恢复程度和术后远期存活率低于主动脉瓣狭窄者。

第二节 心脏瓣膜病的护理

一、主要护理诊断/问题

(1) 体温过高：与风湿活动、并发感染有关。
(2) 潜在并发症：心力衰竭、栓塞。

二、其他相关护理诊断

(1) 活动耐力下降：与心输出量下降有关。
(2) 潜在并发症：心律失常、感染性心内膜炎、猝死。
(3) 有感染的危险：与肺淤血及风湿活动有关。
(4) 无效性家庭应对：与患者长期患病，家属体力、精力及经济不支有关。
(5) 焦虑：与担心疾病预后等有关。
(6) 知识缺乏：缺乏疾病相关知识。

三、护理措施

1. 一般护理

(1) 生活护理：保持病房适宜的温度、湿度，减少探视，保持环境安静。风湿热活动期或病情加重患者卧床休息，限制活动量，保证睡眠充足，以减少机体消耗。出汗多者及时更换衣裤、被褥，防止受凉。积极预防和控制感染，纠正心律失常，避免劳累和情绪激动等诱因，以免心力衰竭。

(2) 运动锻炼：接受介入手术的患者可在术后立即进行上半身和下半身的阻力锻炼，但在术后4 d内应避免体力活动，之后可进行缓慢递进的体力活动，直至达到每周进行3次中等强度的运动锻炼。如存在心力衰竭、心肌梗死等其他并存问题，则进行相应的运动锻炼，具体方法参见相应章节。行心脏外科瓣膜置换术的患者，运动锻炼方法参见心脏瓣膜置换术围手术期护理部分；未进行瓣膜修复或置换的患者，应注意如下运动锻炼禁忌证或相对禁忌证。

① 主动脉瓣狭窄：严重的主动脉瓣狭窄为运动锻炼禁忌证，狭窄程度相对轻的患者可以运动，但可能引起心绞痛、呼吸困难或晕厥，锻炼强度应保持在诱发上述症状的阈值以下。

② 主动脉瓣或二尖瓣关闭不全：严重的反流是体力活动的禁忌证。

③ 二尖瓣狭窄：运动时出现呼吸困难是二尖瓣狭窄患者对运动不耐受的最常见症状，因此运动强度应限定在预计运动能力的75%以下。

④ 其他症状：马方综合征是进行抗阻运动的绝对禁忌证，合并主动脉疾病的患者如主动脉瘤，无论是否进行手术修复，均应避免抗阻运动和高强度有氧运动锻炼。

(3) 饮食护理：给予高热量、高蛋白、富含维生素的清淡、易消化饮食，促进机体恢复。已发生心力衰竭的患者应给予低热量、易消化饮食，宜少量多餐，心力衰竭缓解后可适量补充营养，提高机体抵抗力。服用抗凝药物的患者应避免食用含大量维生素K的食物（如苜蓿、菠菜、生菜、猪肝、卷心菜、番茄等），以免影响抗凝效果。而大蒜、芒果及木瓜等则会增加抗凝药的作用，大量饮酒可以增强华法林的抗凝效果，使出血的发生率增加，因此应严格控制患者饮酒量。服用排钾利尿药的患者应多食富含钾的食物，如海产类、豆类、菌菇类、水果类等，食物不宜太咸。

2. 病情观察

（1）体温及风湿活动的监测：定时监测体温，注意热型，超过38.5 ℃时给予物理降温。观察有无风湿活动表现，如皮肤红斑、皮下结节、关节红肿疼痛等。

（2）心功能监测：监测有无心力衰竭征象，如呼吸困难、咳嗽咳痰、食欲减退、少尿等，观察痰液的性质，检查有无肺部湿啰音、肝大、下肢水肿等体征，以及湿啰音的演变情况。一旦发生则按心力衰竭进行护理。

（3）评估有无栓塞发生：观察瞳孔、神志及肢体活动等。当患者出现头晕、失语、肢体功能障碍、瞳孔大小不对称，甚至抽搐或昏迷征象时，警惕脑血管栓塞的可能；当出现肢体突发剧烈疼痛、局部皮肤温度下降、动脉搏动减弱或消失时，应考虑外周动脉栓塞的可能；当患者突然出现胸痛、气急、发绀和咯血等症状时，要考虑肺栓塞的可能；若出现腰痛、血尿等，考虑肾栓塞的可能；若突发剧烈腹痛，应警惕肠系膜动脉栓塞。

3. 对症护理

（1）风湿活动：注意保暖，避免潮湿和受寒。根据患者的全身情况和受累关节的病变性质、部位、数量及范围，选择不同的休息方式与体位。急性期伴发热、倦怠等症状时，应卧床休息，待体温正常、心动过速被控制、心电图改善，继续卧床休息3～4周后恢复活动。急性关节炎早期亦应卧床休息，至红细胞沉降率、体温正常后开始活动。对于关节疼痛或活动受限者，帮助其采取舒适体位，尽可能保持关节的功能位置，必要时给予石膏托、小夹板固定。合理应用非药物性止痛措施如松弛术、皮肤刺激疗法（冷敷、热敷、加压、震动等）、分散注意力等，也可按摩肌肉、活动关节，防治肌肉挛缩和关节活动障碍。

（2）呼吸困难：评估患者呼吸困难的严重程度，保持呼吸道通畅，有条件的可监测血氧饱和度。胸闷气急时给予半卧位，必要时取端坐位，下肢下垂，以减少回心血量，减轻心脏负担。血压下降的患者可采取中凹位，有利于下肢静脉回流增加回心血量，从而维持动脉压，保证重要脏器的血液灌注。合理进行吸氧或机械通气，以缓解呼吸困难的症状。

（3）栓塞护理：进行血栓风险评估。目前较为成熟的血栓风险评估工具主要包括Caprini评估表、Autar评估表、Padua评估表等，可采用Caprini评估表对外科患者进行血栓风险评估，采用Padua评估表对内科患者进行血栓风险评估。① 预防血栓形成注意事项：鼓励卧床患者早期活动和腿部锻炼，避免长时间蹲、坐位，勤换体位，经常按摩，用温水泡足，以防发生下肢静脉血栓形成；② 心脏超声已见巨大赘生物的患者，为防止血栓脱落，应绝对卧床休息，避免剧烈运动或体位突然改变，防止赘生物脱落。

4. 用药护理

遵医嘱使用抗生素、抗风湿药物、抗凝药物等，观察药物疗效及副作用。使用苄星青霉素前，询问青霉素过敏史，进行常规青霉素皮试，注射后注意观察过敏反应和注射局部的疼痛、压痛反应。应用抗凝药期间，应严密监测出血征兆，如牙龈出血、皮下瘀斑、血尿、黑便、月经量增多等，如有应及时就诊。阿司匹林宜饭后服用，并注意有无胃肠道反应。注意观察与预防口腔及肺部感染。

5. 心理护理

由于缺乏有关心脏瓣膜病治疗和康复的基本知识，加上疾病长期反复发作，多数患者会产生悲观、焦虑等心理状态，构成强烈的心理刺激因素，引起心理障碍，直接影响患者治疗的效果。应多安慰、关心、帮助患者，通过反复宣教帮助其消除焦虑等负性情绪，避免情绪激动，保持心态平和，以减轻心脏负荷。长期随访，及时发现患者的不良心理状态和行为，促进患者的身心健康。

四、健康教育

1. 知识宣教

告知患者及其家属本病的病因和病程进展特点，鼓励其做好长期与疾病做斗争的准备，严格遵医嘱服药，并定期门诊复查。有手术适应证时，及早择期手术，提高生活质量，以免错过最佳手术时机。

2. 生活指导

尽可能改善患者居住环境，避免潮湿、阴暗等，保证室内空气流通、阳光充足。日常生活中适当锻炼，加强营养，提高机体抵抗力。注意防寒保暖，避免呼吸道感染，避免与上呼吸道感染的患者接触，一旦发生感染，应立即用药治疗。合理安排休息和活动，避免重体力劳动和剧烈运动，指导家属应理解患者并给予支持。若需要进行拔牙、导尿、内窥镜检查、人工流产等手术，应提前告诉医生自身病情，以便于预防性应用抗生素。对于反复扁桃体炎发作的患者，可指导其在风湿活动控制后2~4个月摘除扁桃体。育龄妇女要根据心功能情况在医生指导下控制好妊娠和分娩时机，病情较重者不适宜妊娠和分娩，并做好家属的思想工作。

3. 用药指导

指导患者遵医嘱按时口服抗凝药物，尽量不要漏服，服用剂量视凝血酶原时间及活动度决定，每次服用后记录在保健手册上，以便复查时作为参考。日常生活中需要留意相关出血情况。应使用软毛牙刷、电动剃须刀。如摔倒或身体受伤（尤其撞到头部），应立即告知医生。如出现腹泻、感染、胃部不适、尿呈粉色或红色、红色或柏油样大便、异常出血（经血量过多）或瘀斑，应及时告知医生。应用华法林治疗的过程中，如发生衰弱、寒战、发热、咽痛、白细胞减少、皮疹或出现坏疽，需要停药并及时联系医生。避免过度劳累和易致损伤的活动。患者需要每天在同一时间服用抗凝药，如果错过时间，应尽快在当天补服，不能一次吃双倍剂量。

（邬　青　侯云英）

附录 8-1 经导管主动脉瓣置换术

经导管主动脉瓣置换术（transcatheter aortic valve replacement, TAVR），又称经导管主动脉瓣植入术（transcatheter aortic valve implantation, TAVI），是指将组装完备的人工主动脉瓣经导管植入病变的主动脉瓣处，在功能上完成主动脉瓣的置换。自2002年法国医生克里比耶（Cribier）实施的首例手术成功以来，TAVR已成为老年主动脉瓣狭窄（AS）患者的一线治疗手段。

一、适应证

（1）重度 AS：超声心动图示跨主动脉瓣血流速度 ≥ 4.0 m/s，或跨主动脉瓣平均压力差 ≥ 40 mmHg，或主动脉瓣口面积 < 1.0 cm^2，或有效主动脉瓣口面积指数 < 0.5 cm^2/m^2。

（2）患者症状：如有气促、胸痛、晕厥，NYHA 心功能分级 Ⅱ 级以上，且该症状明确为 AS 所致。

（3）解剖学上适合 TAVR：包括瓣膜钙化程度、主动脉瓣环内径及高度、冠状动脉开口高度、入径血管内径等。

（4）纠治 AS 后的预期寿命超过 12 个月。

（5）外科手术极高危（无年龄要求），或中、高危且年龄 ≥ 70 岁。

（6）外科术后人工生物瓣退化。

二、禁忌证

左心室内血栓、左心室流出道梗阻、入径或主动脉根部解剖形态上不适合 TAVR（如冠状动脉堵塞风险高）、纠治 AS 后的预期寿命小于 12 个月。

三、手术过程

（一）术前准备

1. 物品准备

血管穿刺针鞘套件、TAVR 输送系统引导鞘、造影导管、主动脉瓣膜、输送系统、瓣膜球囊扩张导管，除颤仪，临时起搏器及起搏电极，ACT 监测仪、有创压力监测仪、微量注射泵，食管超声仪，电动吸引器、体外循环仪、5 kg 的冰块等体外循环时须使用的物品，不同型号的无菌导丝、导管、鞘管、扩张器、球囊，无菌注射器，消毒包，无菌纱布、绷带。

2. 药物准备

（1）与 TAVR 相关的药物：对比剂、肝素、500 mL 生理盐水数瓶。

（2）与 TAVR 相关的抢救药物：硝酸甘油、阿托品、1% 利多卡因、肾上腺素、多巴胺、5% 碳酸氢钠、低分子右旋糖酐、呋塞米、地塞米松或氢化可的松等。

3. 患者准备

(1) 积极改善心功能，遵医嘱予利尿、强心等药物，准确记录出入量。

(2) 完善相关术前检查，如肝肾功能、血型、血常规、出凝血时间，大动脉 CTA、冠状动脉 CTA，评估从股动脉到腹主动脉、胸主动脉、主动脉弓、升主动脉，以及颈动脉和锁骨下动脉，还有冠状动脉有无病变、开口的位置等。

(3) TAVR 的知识宣教：根据患者的文化程度、社会经济状况采取适当的宣教方式，向患者和家属简要讲解 TAVR 治疗目的、意义及手术大致过程，术前、术中、术后注意事项以及配合要点。

(4) 术前清洁手术相关部位皮肤。

(5) 术前一晚保证患者充分休息，必要时给予药物。

(6) 术前禁食 6~8 h，禁水 4~6 h。

(7) 建立静脉通路，术前 30 min 给予抗生素静脉滴注。

(二) 操作步骤

TAVR 入路途径包括经股动脉 TAVR 和经心尖 TAVR。下文主要介绍经股动脉 TAVR。

(1) 消毒铺巾：用安尔碘常规消毒腹股沟，上至脐部，下至大腿中部，然后铺洞巾及心导管特制大单，暴露腹股沟。

(2) 血管入径的建立：经静脉入径放置临时起搏器导管于右心室心尖部。在瓣膜入径血管对侧穿刺股动脉，置入动脉鞘，放置猪尾导管至主动脉根部，供测压与造影。从对侧股动脉（辅路）置入造影导管至腹主动脉或主路分支对入径股动脉（主路）进行血管造影，在 DSA 引导下穿刺入径股动脉，穿刺针进入点应在股动脉前壁的中间且股动脉分支以上。血管穿刺成功后，可预先放置动脉缝合装置，随后置入动脉鞘管。

(3) 导丝进入左心室：跨瓣导丝及指引导管进入左心室后，将指引导管交换为猪尾导管，退出导丝进行左心室内压力测定，再由猪尾导管导入塑形后的超硬导丝至左心室内。

(4) 球囊扩张：球囊扩张应在右心室快速起搏下进行，起搏的频率应以动脉收缩压低于 60 mmHg、动脉压差低于 20 mmHg 为宜，一般为 180~220 次/min。当起搏后血压达到目标血压时，快速充分地扩张球囊，再快速抽瘪球囊，随后停止起搏。球囊充盈、排空应快速，总起搏时间应小于 15 s，以免长时间低灌注造成严重的并发症。

(5) 释放瓣膜：瓣膜释放前，应将由辅路送入的猪尾导管放置在无冠窦的最低点作为参考。瓣膜释放后最佳深度为 0~6 mm。瓣膜释放过程应缓慢、瓣膜支架从竖直状态逐渐展开到锚定状态时瓣膜容易发生移位，此过程中可辅以快速起搏（一般频率 120~150 次/min，起搏时间 10~20 s），降低瓣膜移位的可能。瓣膜完全释放后，进行影像学、心电、血流动力学评估（主要包括瓣膜深度、瓣膜形态、跨瓣压差、瓣周漏、冠状动脉阻塞、心脏传导阻滞等）。对于瓣膜膨胀不全或瓣周漏严重者，可采取球囊后扩张。

(6) 入径处理：在手术结束前应常规地从辅路股动脉行血管造影，以排除入径血管并发症。瓣膜贴壁佳、功能良好时，拔除鞘管，使用预放的动脉穿刺闭合装置缝合

18 F 鞘管处动脉穿刺点，保留临时起搏器导线，于穿刺点加压包扎。静脉使用抗生素 3 d。

（三）术中监护

（1）患者进入导管室进行全身麻醉气管插管后，注意观察心律、心率的变化。术中特别注意 2 个时间段：一是经导丝输送球囊扩张式支架型生物瓣系统后，采用右心室快速起搏方法（180 次/min）快速充盈和抽空球囊，球囊完全充盈时停止快速起搏的过程。应注意此时有无非窦性快速性心律失常的发生，停止起搏时能否恢复正常频率的窦性心律。二是支架型瓣膜安置后，与腔内术前比较，有无 ST-T 段变化。支架型瓣膜安置后可能因支架瓣膜定位过高、过大的原瓣叶经支架瓣膜挤压等发生急性心肌梗死。

（2）主动脉根部解剖复杂、手术操作困难、瓣膜支架定位不准确和固定操作等，均可引起心脏压塞等严重并发症，故观察血压变化非常重要，既要防止心脏压塞引起低血压，也要注意血压过高引起穿刺部位出血。

（3）患者术中经股静脉穿刺植入临时起搏电极行临时心脏起搏时，电极固定不良会导致临时起搏无效，从而直接影响手术。因此，术中须稳定固定起搏电极，密切观察患者颈内静脉穿刺处有无渗血、渗液，必要时用透明敷贴固定。

（4）患者术中留置桡动脉和股动脉鞘管，桡动脉鞘管用于监测动脉血压的变化，股动脉鞘管用于腔内手术的需要，术中须保持动脉鞘管固定良好。

四、术后并发症的防治

1. 心脏传导阻滞

心脏传导阻滞是目前 TAVR 最常见的并发症，主要包括新发的左束支传导阻滞和导致永久起搏器植入的房室传导阻滞。TAVR 导致须植入起搏器的房室传导阻滞发生率为 13%，且大多发生于 TAVR 术中；有 30% 发生在术后 48 h 后；有些发生在术后 1 个月至 6 个月内。研究发现，术后发生房室传导阻滞的危险因素包括术前存在右束支传导阻滞、植入自膨式瓣膜、瓣膜植入过深、选择直径过大的瓣膜、过大的球囊、室间隔膜部长度、无冠瓣钙化容积等解剖因素。避免将瓣膜支架放得太深（>6 mm）、避免选择直径过大的瓣膜、对已存在 RBBB 的患者选用球扩式瓣膜、选择内径较小的扩张球囊等措施，可减少这一并发症的发生。对于术前存在右束支传导阻滞或者术后有心电图改变的患者，需要留置临时起搏电极 24 h，并进一步评估；对于术中或术后出现高度或者完全性房室传导阻滞且在术后 48 h 内未恢复的患者，应植入永久性起搏器。

2. 瓣周漏

在第一代瓣膜中，瓣周漏是常见并发症。中度以上瓣周漏，自膨式瓣膜（core valve）可达 16%，球扩式瓣膜（sapient）为 9.1%。大多数患者瓣周漏为轻微至轻度。研究显示，中度以上瓣周漏和患者远期死亡率相关。瓣膜选择过小、钙化过于严重或巨大钙化团块、瓣膜植入过浅或过深是瓣周漏发生的危险因素。瓣膜植入后应对瓣周漏的进展程度、发生部位、血流动力学的影响进行综合评估。对于中度以上瓣周漏应尽量积极干预，可使用球囊后扩张（瓣膜膨胀不全或贴合欠佳时）、再次植入瓣膜支架（瓣膜位置过高或过低时）、封堵器封堵瓣周漏等技术。严重患者须外科干预。避免选择瓣膜过度钙化患者、选择合适型号的瓣膜、瓣膜深度的准确定位，可以降低瓣周漏的发生。

3. 冠状动脉阻塞

冠状动脉阻塞是 TAVR 少见（0.66%）却致命的并发症，也是术前影像学筛选重点及患者被排除行 TAVR 的主要原因之一。TAVR 冠状动脉阻塞的主要机制是自体瓣膜上翻堵住冠状动脉开口。此外，瓣膜支架放置过高，裙边挡住冠状动脉开口，也可致冠状动脉阻塞。术前 CT 评估应从瓣叶情况、主动脉窦解剖及拟植入的瓣膜特性三个方面综合考虑。对于解剖结构不适合的患者应避免行 TAVR。冠状动脉阻塞高风险患者防治策略如下。

（1）允许的情况下，选小一号瓣膜、植入适度深一些，可降低冠状动脉堵塞的风险，但瓣周漏的发生可能会增多。

（2）可行冠状动脉保护策略，包括在冠状动脉预置导丝、球囊或支架。

（3）若发生冠状动脉急性或延迟性闭塞，可行急诊冠状动脉介入或外科开胸手术行冠状动脉旁路移植术进行补救。

4. 卒中

TAVR 相关的卒中可能与导管操作过程中致主动脉瓣上钙化物质脱落相关。临床有症状的卒中发生率为 2%~3%，头颅磁共振成像显示，TAVR 术后缺血性脑损伤较为常见（80%~90%）。TAVR 相关的卒中危险因素除了患者本身特性外，还包括球囊预扩张、输送系统在体内时间、快速起搏、瓣膜回收重置等手术因素。术中应避免反复操作，减少操作次数，可能会减少卒中的发生。高危患者可考虑使用脑保护装置。若发生卒中，应请神经专科医师协同处理。

5. 局部血管并发症

此类并发症主要是由于入径血管，如股动脉、髂动脉、腹主动脉出现夹层、闭塞、破裂出血等。老年患者，特别是合并症多如有高血压、慢性肾功能不全、糖尿病、遗传性高胆固醇血症的患者，易发生血管狭窄、粥样斑块、钙化、过度扭曲等，可致血管并发症。术前应全面仔细评估血管入径，选择血管条件较好的入径，避免选择内径过小、过于扭曲的入径血管，避免粗暴操作。一旦出现血管并发症，可采用外周血管球囊、外周覆膜支架，必要时进行血管外科手术处理。

6. 心脏压塞

心脏压塞发生率为 1%~2%。TAVR 手术对象均是老年患者，心脏壁较脆弱，容易引起穿孔。术中应密切观察有无血压下降、心率增快、面色苍白、出冷汗、烦躁不安、呼吸急促等心脏压塞征象，及时发现，及早处理。备好心包穿刺针及抢救药物，必要时进行胸外科手术治疗。

7. 主动脉夹层、撕裂

主动脉夹层、撕裂是 TAVR 的致命并发症。准确地测量主动脉瓣瓣环的大小、勿使用过大的扩张球囊可减少这一并发症的发生。

（陆敏霞）

第九章 感染性心内膜炎及其护理

感染性心内膜炎（infective endocarditis，IE）为心脏内膜表面的微生物感染，包括细菌、真菌或其他特殊微生物，多伴有赘生物形成。赘生物由大小不等、形状不一的血小板及纤维素团块组成，内含大量微生物和少量炎症细胞，常见受累部位为心脏瓣膜，也可发生在间隔缺损部位、腱索或心壁内膜。本病的临床特点是发热、心脏杂音、脾肿大、血尿、贫血、皮肤黏膜瘀点和血栓现象，多数患者原有器质性心脏病。

根据病程，感染性心内膜炎可分为急性和亚急性；根据获得途径，可分为卫生保健相关性、社区获得性、文身性、静脉药物滥用性等；根据瓣膜材质，又可分为自体瓣膜心内膜炎和人工瓣膜心内膜炎。

第一节 感染性心内膜炎

一、自体瓣膜心内膜炎

（一）病因

链球菌和葡萄球菌是引起感染性心内膜炎的主要病原微生物。急性者主要由金黄色葡萄球菌引起，少数由肺炎链球菌、淋球菌、A族链球菌和流感嗜血杆菌等所致。亚急性者以草绿色链球菌最常见，其次为D族链球菌、表皮葡萄球菌，其他细菌少见，真菌、立克次体和衣原体较少见。

（二）病理生理与病理

1. 病理生理

（1）亚急性感染性心内膜炎。

① 血流动力学因素：亚急性者主要发生于器质性心脏病患者，首先为心脏瓣膜病，尤其是二尖瓣和主动脉瓣病变；其次为先天性心血管疾病，如室间隔缺损、动脉导管未闭、法洛四联症和主动脉狭窄。赘生物常位于血流从高压腔流经病变瓣膜口或先天缺损至低压腔而产生的高速射流和湍流的下游，如二尖瓣关闭不全的瓣叶心房面、主动脉瓣膜关闭不全的瓣叶心室面和室间隔缺损的间隔右心室侧，可能与这些处于湍流下部位的压力下降、内膜灌注减少有利于微生物沉积和生长有关。高速射流冲击心脏或大血管内膜处可致局部损伤，如二尖瓣反流面对的左心房壁，主动脉反流面对的二尖瓣前叶和乳头肌，未闭动脉导管射流面对的肺动脉壁的内皮损伤，故破损处易于感染。本病在压差小的部位，如房间隔缺损和大室间隔缺损，或血流缓慢如心房颤动和心力衰竭时少见，瓣膜狭窄较瓣膜关闭不全少见。

约3/4的感染性心内膜炎患者有基础心脏病。随着风湿性心脏病的发病率下降，由风湿性瓣膜病引起的心内膜炎的发生率也随之下降，由非风湿性瓣膜病引起的心内膜炎的发病率有所升高。由于超声心动图诊断技术的普遍应用，主动脉瓣二叶瓣畸形、二尖瓣脱垂和老年性退行性瓣膜病的诊断率提高。

② 非细菌性血栓性心内膜炎：实验研究证实，当心内膜内皮受损，暴露其下结缔组织的胶原纤维时，血小板在该处聚集，形成血小板血栓和纤维蛋白沉着，成为结节样无菌性赘生物，称非细菌性血栓性心内膜炎，这是细菌定居瓣膜表面的重要因素。无菌性赘生物偶见于正常瓣膜，最常见于湍流区、瘢痕处（如感染性心内膜炎后）和心外因素所致内膜受损区。

③ 短暂性菌血症：各种感染或细菌寄居的皮肤黏膜损伤（如手术、器械操作等）常导致暂时性菌血症，口腔组织创伤常导致草绿色链球菌菌血症，消化道和泌尿生殖道创伤和感染常引起肠球菌和革兰氏阴性杆菌菌血症，葡萄球菌菌血症见于皮肤和远离心脏部位的感染。循环中的细菌如定居在无菌性赘生物上，感染性心内膜炎即可发生。

细菌定居后，迅速繁殖，促使血小板进一步聚集和纤维蛋白沉积，感染性赘生物增大，增厚的纤维蛋白层覆盖在赘生物外，阻止吞噬细胞进入，为其内的细菌生存繁殖提供良好的庇护所。

(2) 急性感染性心内膜炎。

急性感染性心内膜炎发病机制尚不清楚，常累及正常心脏瓣膜。病原菌来自皮肤、肌肉、骨骼和肺等部位的活动性感染灶，循环中细菌量大，细菌毒力强，具有高度的侵袭性和较强的黏附于内膜的能力，主动脉瓣常受累。

2. 病理

(1) 心内感染和局部扩散：① 赘生物可导致瓣叶破损、穿孔或腱索断裂，引起瓣膜关闭不全，大的赘生物甚至可阻塞瓣口。② 感染的局部扩散产生瓣环或心肌脓肿、传导阻滞、乳头肌断裂或室间隔穿孔和化脓性心包炎。

(2) 赘生物碎片脱落致栓塞：动脉栓塞导致组织器官梗死，偶可形成脓肿；脓毒性栓子栓塞动脉管壁的滋养血管，引起动脉管壁的坏死，或栓塞动脉管腔，细菌直接破坏动脉壁。这两种情况均可形成动脉瘤。

(3) 血源性播散：菌血症的持续性存在，在机体的其他部位播种化脓性病灶，形成迁移性脓肿。

(4) 免疫系统激活：持续性菌血症的存在刺激细胞和体液介导的免疫反应，引起以下疾病。

① 脾肿大，肾小球肾炎（循环中免疫复合物沉积于肾小球基底膜）。
② 关节炎、心包炎和微血管炎。
③ 皮肤、黏膜体征和心肌炎。

(三) 临床表现

从短暂性菌血症的发生至症状出现的时间间隔长短不一，多在 2 周以内，但患者无明确的菌血症进入途径可寻。

1. 症状

发热是感染性心内膜炎最常见的症状，除有些老年或心、肾衰竭等重症患者外，其余患者几乎均有发热。亚急性者起病隐匿，可有全身不适、乏力、食欲不振和体重减轻等非特异性症状。可有弛张热，一般低于 39 ℃，午后和晚上体温较高。头痛、背痛和肌肉关节痛常见。急性者呈暴发性败血症过程，有高热寒战。突发心力衰竭者较常见。

2. 体征

（1）心脏杂音：80%~85%的患者可有心脏杂音，为基础心脏病和/或心内膜炎引起瓣膜损害所致。急性者要比亚急性者更易出现杂音强度和性质的变化，或出现新的杂音。瓣膜损害所致的、新的或增强的杂音主要为关闭不全性杂音，尤以主动脉瓣关闭不全多见。金黄色葡萄球菌引起的急性感染性心内膜炎起病时仅有30%~45%的患者有杂音，随着瓣膜发生损害，75%~80%的患者可出现杂音。

（2）周围体征：多为非特异性，近年已不多见。其主要包括：① 瘀点，可出现在任何部位，以锁骨以上皮肤、口腔黏膜和睑结膜常见，病程长者较多见；② 指/趾甲下出现线状出血；③ Roth 斑，为视网膜的卵圆形出血斑，其中心呈白色，多见于亚急性感染；④ Osler 结节，为指甲和趾垫出现豌豆大的红或紫色的痛性结节，较常见于亚急性者；⑤ Janeway 损害，为手掌和足底处直径 1~4 mm 的无痛性出血红斑，主要见于急性患者。引起这些周围体征的原因可能与微血管炎或微栓塞有关。

（3）动脉栓塞：赘生物引起的动脉栓塞占 20%~40%，尸检检出的亚临床型栓塞更多。栓塞可发生在机体的任何部位，脑、心脏、脾、肾、肠系膜和四肢为临床所见的体循环动脉栓塞部位。脑栓塞的发生率为 15%~20%。在由左向右分流的先天性心血管病或右心内膜炎发生时，肺循环栓塞常见。例如，三尖瓣赘生物脱落引起肺栓塞，可突然出现咳嗽、呼吸困难、咯血或胸痛。肺梗死可发展为肺坏死、空洞，甚至脓气胸。

（4）感染性非特异性症状：① 脾大。10%~40%病程超过 6 周的患者会出现脾大，急性者少见。② 贫血。贫血较为常见，尤其多见于亚急性者，表现为苍白无力和多汗，主要由感染抑制骨髓所致。程度多为轻、中度贫血，晚期患者多有重度贫血。

3. 并发症

（1）心脏疾病。

① 心力衰竭：为最常见的并发症，主要由瓣膜关闭不全所致。主动脉瓣受损者最常发生心力衰竭，其次为二尖瓣和三尖瓣。瓣膜穿孔或腱索断裂导致急性瓣膜关闭不全时可诱发急性左心衰竭。

② 心肌脓肿：常见于急性者，可发生于心脏任何部位，以瓣周组织特别是主动脉环多见，可致房室和室内传导阻滞，心肌脓肿偶可穿破导致化脓性心包炎。

③ 急性心肌梗死：大多由急性冠脉栓塞引起，在主动脉瓣感染时多见，冠状动脉细菌性动脉瘤时偶见。

④ 化脓性心包炎：不多见，主要发生于急性感染性心内膜炎患者。

⑤ 心肌炎。

（2）细菌性动脉瘤：占并发症的 3%~5%，受累动脉依次为近端主动脉、脑、内脏和四肢。细菌性动脉瘤一般见于病程晚期，多无症状，为可扪及的搏动性肿块，发生于周围血管时，易诊断。细菌性动脉瘤如发生在脑、肠系膜动脉或其他深部组织的动脉中，往往直至动脉瘤破裂时方可确诊。

（3）迁移性脓肿：多见于急性患者，亚急性者少见，多发生于肝、脾、骨髓和神经系统。

（4）脑及神经系统损害：15%～30%的患者有神经系统受累的表现。① 脑栓塞占其中的1/2，大脑中动脉及其分支最常受累；② 脑细菌性动脉瘤，除非破裂出血，多无症状；③ 脑出血，由脑栓塞或细菌性动脉瘤破裂所致；④ 中毒性脑病，可有脑膜刺激征；⑤ 脑脓肿；⑥ 化脓性脑膜炎，但不常见。后三种情况主要见于急性者，尤其是金黄色葡萄球菌性心内膜炎。

（5）肾脏疾病：大多数患者有肾损害，包括肾动脉栓塞和肾梗死，多见于急性者；免疫复合物所致局灶性和弥漫性肾小球肾炎，常见于亚急性者；肾脓肿不多见。

（四）辅助检查

1. 血培养

75%～85%的患者血培养为阳性，它是诊断本病的最直接证据，而且还可以随访菌血症是否持续。急性者应在入院后 3 h 内，每隔 1 h 抽 1 次血，共抽取 3 次血标本后开始治疗。未经治疗的亚急性者应在第 1 天间隔 1 h 采血 1 次，共 3 次。使用过抗生素治疗的患者应在停药 2～7 d 后抽血培养，以提高阳性率。本病的菌血症为持续性，无须在体温升高时采血。每次抽取静脉血 10～20 mL，并更换静脉穿刺部位，皮肤严格消毒，常规做厌氧菌及需氧菌培养。如血培养为阴性，应加做抗真菌培养，阳性者应同时做药敏试验。

2. 常规检查

红细胞和血红蛋白含量降低，偶可有溶血现象，白细胞计数可正常或轻度升高，有时可见核左移，红细胞沉降率大多增快。半数以上患者可出现蛋白尿和镜下血尿。并发急性肾梗死时可肉眼发现血尿，并发弥漫性肾小球肾炎时可出现红细胞管型和大量蛋白尿。

3. 超声心动图检查

如超声心动图检查发现赘生物或瓣周并发症等支持心内膜炎的证据，可帮助明确诊断。经胸超声检查可发现 50%～75% 的赘生物，经食管超声可发现小于 5 mm 的赘生物，敏感度高达 95%。因此，当临床诊断或怀疑感染性心内膜炎时，主张行经食管超声检查，超声心动图未发现赘生物时不能排除感染性心内膜炎，必须结合临床特点。超声心动图和多普勒超声还可以明确基础心脏病（如瓣膜病、先天性心脏病）和感染性心内膜炎的并发症（如瓣膜关闭不全和穿孔、腱索断裂、瓣周脓肿、心包积液等）。

4. 免疫学检查

25%的患者有高丙种球蛋白血症，80%的患者循环系统中出现免疫复合物，病程 6 周以上的亚急性患者中，50%的患者类风湿因子试验阳性。血清补体降低见于弥漫性肾小球肾炎。上述异常常在感染控制后消失。

（五）诊断与鉴别诊断

血培养对本病的诊断有重要价值。凡结果提示有细菌性心内膜炎的临床表现，如发热伴有心脏杂音（尤其是主动脉关闭不全的杂音）、贫血、血尿、脾大、白细胞增高和伴或不伴栓塞，血培养呈阳性，可诊断本病。亚急性感染性心内膜炎常发生在原有心脏瓣膜病变或其他心脏病基础之上，如这些患者发现周围血管征，则提示本病的存在，超声心动图检出赘生物对明确诊断有重要价值。具体感染性心内膜炎诊断见表 9-1-1。

表 9-1-1　感染性心内膜炎 Duke 诊断标准（2015 修订版）

分类	具体内容
主要标准	（一）血培养阳性（符合下列至少一项标准） Ⅰ．2 次不同时间的血培养检出同一典型感染性心内膜炎致病微生物（如草绿色链球菌、链球菌、金黄色葡萄球菌、社区获得性肠球菌） Ⅱ．多次血培养检出同一感染性心内膜炎致病微生物 2 次至少间隔 12 h 的血培养为阳性 3 次血培养均为阳性或超过 4 次的多数血培养为阳性（第一次与最后一次抽血时间≥1 h） Ⅲ．Q 热病原体 1 次血培养为阳性或 IgG 抗体滴度>1：800 （二）影像学阳性证据（符合下列至少一项标准） Ⅰ．超声心动图异常 （1）赘生物 （2）脓肿、假性动脉瘤、心脏内瘘 （3）瓣膜穿孔或动脉瘤 （4）新发生的人工瓣膜部分破裂 Ⅱ．通过 ^{18}F-FDG PET/CT（仅在假体植入>3 个月时）放射标记的白细胞 SPECT/CT 检测人工瓣膜植入部位周围组织异常活性 Ⅲ．由心脏 CT 确定的瓣周病灶
次要标准	（1）易患因素：心脏本身存在易患因素，或静脉药物成瘾者 （2）发热，体温≥38 ℃ （3）血管征象（包括仅通过影像学发现的）：主要为动脉栓塞、感染性肺梗死、细菌性动脉瘤、颅内出血、结膜出血及 Janeway 损害 （4）免疫性征象：肾小球肾炎、Olser 结节、Roth 斑、类风湿因子阳性等 （5）致病微生物感染证据：不符合主要标准的血培养阳性，或与感染性心内膜炎一致的活动性致病微生物感染的血清学证据

（六）治疗要点

1. 抗微生物药物治疗

抗微生物药物治疗为最重要的治疗措施，用药原则为：① 早期应用，在连续 3~5 次血培养后即可开始治疗。② 足量用药，选用杀菌性抗生素，大剂量和长疗程，旨在完全消灭藏于赘生物内的致病菌。③ 以静脉用药为主，以保持高而稳定的血药浓度。④ 病原微生物不明时，急性者选用针对金黄色葡萄球菌、链球菌和革兰氏阴性杆菌均有效的广谱抗生素，亚急性者选用针对大多数链球菌（包括肠球菌）的抗生素。⑤ 已分离出病原微生物时，应根据药敏结果选择有效抗生素。

（1）经验治疗。

抗生素选用的基本原则：① 杀菌剂；② 联合应用，包括至少 2 种具协同作用的抗菌药物；③ 大剂量；④ 静脉给药；⑤ 长疗程，一般为 4~6 周，人工瓣膜心内膜炎需 6~8 周或更长，以降低复发率。

在血培养结果尚未出时，自体瓣膜感染性心内膜炎轻症患者可选用青霉素、阿莫西林或氨苄西林联合庆大霉素。青霉素过敏者可使用头孢曲松。人工瓣膜感染性心内膜炎未确诊且病情稳定者，建议停用所有抗生素，复查血培养。病原体可能为葡萄球菌者，宜选用万古霉素+庆大霉素+利福平。万古霉素无效、不耐受或耐药株感染者，可用达托霉素代替。

（2）已知病原微生物时的治疗。

① 葡萄球菌心内膜炎：根据是否为甲氧西林耐药株确定治疗方案。甲氧西林敏感葡萄球菌者首选苯唑西林；青霉素过敏者可选用头孢唑林；耐甲氧西林葡萄球菌者可选用万古霉素联合利福平；万古霉素治疗无效、不能耐受或耐药葡萄球菌感染者，选用达托霉素。

② 链球菌心内膜炎：敏感株感染者首选青霉素，1 200 万~1 600 万 U/d。对青霉素敏感性差者须增加青霉素剂量至 2 400 万 U/d，或选用头孢曲松联合庆大霉素。耐药株所致感染性心内膜炎按肠球菌心内膜炎方案治疗，给予万古霉素或替考拉宁联合庆大霉素。

③ 肠球菌心内膜炎：青霉素联合阿莫西林或氨苄西林，均为 24 h 内持续或分 6 次静脉滴注，并联合氨基糖苷类抗生素。耐青霉素和万古霉素的肠球菌可选用达托霉素或利奈唑烷。

④ 需氧革兰氏阴性杆菌心内膜炎：应选用哌拉西林联合庆大霉素或妥布霉素，或头孢他啶联合氨基糖苷类抗生素。

2. 外科治疗

尽管有种类繁多的抗生素治疗，自体瓣膜心内膜炎的死亡率仍与患者年龄的增长、基础心脏病有关，且感染性心内膜炎的心脏和神经系统并发症对死亡率也有较大影响。有些威胁生命的心脏并发症对抗生素无反应，手术治疗可以改善患者的预后。因此，有严重心脏并发症或抗生素治疗无效的患者应及时考虑手术治疗。

自体瓣膜心内膜炎手术适应证如下：

紧急手术（<24 h）适应证：主动脉瓣或二尖瓣伴有急性重度反流、阻塞或瓣周瘘导致难治性肺水肿、心源性休克。

外科手术（<7 d）适应证：① 主动脉瓣或二尖瓣伴有急性重度反流、阻塞引起伴有症状的心力衰竭，或超声心动图提示血流动力学异常；② 未能控制的局灶性感染灶（脓肿、假性动脉瘤、瘘、不断增大的赘生物）；③ 真菌或多重耐药菌造成的感染；④ 规范抗感染、控制脓毒血症转移灶治疗措施情况下仍存在血培养阳性；⑤ 二尖瓣或主动脉瓣的感染性心内膜炎在正确抗感染治疗下出现过≥1 次栓塞事件，且赘生物>10 mm；⑥ 二尖瓣或主动脉瓣的赘生物>10 mm，严重瓣膜狭窄或反流；⑦ 二尖瓣或主动脉瓣的感染性心内膜炎伴有单个巨大赘生物（>15 mm）。

（七）预后

感染性心内膜炎患者院内死亡率为 15%~30%，其中患者本身特征、是否存在心源性/非心源性并发症、感染的病原体及心脏超声表现是影响预后的主要因素。死亡原因多为心力衰竭、肾衰竭、栓塞、细菌性动脉瘤破裂和严重感染。除耐药的革兰氏阴性杆菌和真菌所致的心内膜炎外，大多数患者可获细菌学治愈。2%~6% 的患者治疗后可能复发，须警惕再次出现发热、寒战或其他感染征象。

二、人工瓣膜心内膜炎

人工瓣膜心内膜炎是一种累及人工心脏瓣膜（机械瓣或生物瓣、外科植入或经导管植入）及其周围组织的病原微生物的感染性疾病，是感染性心内膜炎最严重的形式。人工瓣膜患者患感染性心内膜炎的风险是普通人群的 50 倍。发生于瓣膜置换术后 1 年内者为早期人工瓣膜心内膜炎，1 年以后者为晚期人工瓣膜心内膜炎。早期者的主要致病菌为葡萄球菌、革兰氏阴性杆菌和真菌，晚期者最常见的致病菌是葡萄球菌、链球菌和肠球菌。除赘生物形成外，该病常致人工瓣膜部分破裂、瓣周漏、瓣环周围组织和心肌脓肿，最常累及主动脉瓣。

人工瓣膜心内膜炎诊断较为困难，临床表现常不典型，但对于持续发热的患者应该怀疑人工瓣膜心内膜炎的可能。对于怀疑感染性心内膜炎的人工瓣膜患者同样也可以应用 Duke 诊断标准（2015 修订版）来评估。感染的临床征象和经胸超声心动图所见人工瓣膜结构和功能异常是确诊的重要依据。

人工瓣膜心内膜炎的抗生素治疗与自体瓣膜心内膜炎相似，但应在自体瓣膜心内膜炎用药的基础上将疗程延长为 6~8 周或更长。所有治疗方案均应加庆大霉素和利福平。根据有无血培养结果及药敏试验来选择联合万古霉素、氟氯西林或达托霉素。

人工瓣膜心内膜炎的手术应遵循自体瓣膜心内膜炎的一般原则，需要去除所有感染异物，包括最初植入的人工瓣膜及既往手术残留的钙化组织。有瓣膜再置换术适应证的患者，应尽早手术。明确适应证为：① 因瓣周漏、瓣膜关闭不全致中至重度心力衰竭；② 真菌感染；③ 充分抗生素治疗后持续有菌血症；④ 急性瓣膜阻塞；⑤ X 线透视发现人工瓣膜不稳定；⑥ 新发生的心脏传导阻滞。

该病患者住院死亡率可达 20%~40%，多种因素与其不良预后相关，如高龄、糖尿病、医疗相关感染、葡萄球菌或真菌感染、早期人工瓣膜心内膜炎、心力衰竭、卒中和心内脓肿等。其中，有合并症的人工瓣膜心内膜炎和葡萄球菌感染是不良预后的主要预测因素。

三、静脉药瘾者心内膜炎

静脉药瘾者心内膜炎是指发生在静脉注射毒品患者，尤其是同时伴有人类免疫缺陷病毒（HIV）抗体阳性或免疫功能不全患者中的一种主要累及右心系统的感染性心内膜炎。致病菌最常来源于皮肤，药物所致者少见。主要致病菌为金黄色葡萄球菌，其次为链球菌、革兰氏阴性杆菌和真菌。该病大多累及正常心脏瓣膜，三尖瓣最常受累，其次为肺动脉瓣，左心瓣膜较少累及。急性发病者多见，常伴有迁移性感染灶，X 线检查可见肺部多处小片状浸润阴影，为三尖瓣或肺动脉瓣赘生物所致的脓毒性肺栓塞。亚急性者多见于曾有感染性心内膜炎病史者。主要临床表现是持续发热、菌血症和多发性感染性肺栓塞。一般三尖瓣受累时无心脏杂音。

抗生素的选择取决于感染的微生物种类、成瘾者使用的药物和溶剂类型及心内感染的部位。多数单纯三尖瓣感染性心内膜炎患者可使用苯唑西林（或氯唑西林）治疗 2 周，而不联合庆大霉素。如出现抗生素治疗后临床反应缓慢（>96 h）、右心系统感染性心内膜炎合并右心衰竭、急性呼吸衰竭、赘生物>20 mm、左心系统感染性心内膜炎等情况中的任意一种，必须使用4~6周的标准治疗方案（参照自体瓣膜心内膜炎的治疗）。

静脉药瘾者中的心内膜炎患者通常应避免外科手术，但当出现严重的由三尖瓣反流导致的右心衰竭且对利尿剂反应不佳、难以根除的病原菌感染、三尖瓣赘生物>20 mm致反复的肺动脉栓塞等情况时，可考虑外科手术。

（陆敏霞）

第二节　感染性心内膜炎的护理

一、主要护理诊断/问题

（1）体温过高与微生物感染引起的心内膜炎有关。
（2）焦虑与发热、病情反复、疗程长、出现并发症有关。
（3）潜在并发症：栓塞、心力衰竭。

二、护理措施

1. 病情观察

（1）体温：动态监测体温变化，每4~6 h测量1次，并准确绘制体温曲线，判断病情进展及治疗效果。

（2）皮肤：观察患者皮肤情况，检查有无皮肤瘀点、指/趾甲下线状出血、Olser结节和Janeway损害及消退情况。

（3）心脏杂音：观察心脏杂音的部位、强度、性质有无变化，新杂音的出现或杂音性质的改变往往与赘生物导致瓣叶破损、穿孔或腱索断裂有关。

（4）栓塞：注意观察有无脑、肾、冠状动脉、肠系膜动脉及肢体动脉栓塞征象。若患者突然出现胸痛、气急、发绀和咯血等表现，要考虑肺栓塞的可能；若出现腰痛、血尿等表现，考虑肾栓塞的可能；若出现神志改变、失语、吞咽困难、瞳孔大小改变，应警惕脑栓塞的可能；若肢体皮肤温度下降，动脉搏动减弱或消失，要考虑外周动脉栓塞的可能；若出现腹胀、腹痛，要考虑肠系膜动脉栓塞的可能。如出现可疑征象，应及时报告医生并协助处理。

2. 休息与活动

（1）保持病室内环境清洁整齐，定时开窗通风，保持空气新鲜，注意防寒保暖。

（2）急性期患者应卧床休息，采取舒适体位，限制活动；亚急性者可适当活动，避免剧烈运动。心脏超声见巨大赘生物的患者，应绝对卧床休息，防止赘生物脱落，减少发生栓塞的机会。

（3）饮食护理：给予高热量、高蛋白、高维生素、低胆固醇、清淡易消化饮食，鼓励患者多饮水，多食新鲜蔬菜、水果，变换膳食花样和口味，促进食欲，补充营养。如患者有心力衰竭征象，应进低钠饮食，限制水分。脑栓塞不能进食者可给予鼻饲。

3. 对症护理

（1）发热：高热患者给予物理降温，如温水擦浴、冰袋冰敷等，及时记录降温后体温变化。及时补充水分，必要时补充电解质，保证水、电解质平衡。及时更换汗湿的床单、衣被。对于出汗较多的患者，可在衣服与皮肤之间衬以柔软毛巾，便于及时更换，增加患者舒适感，同时避免因频繁更换衣服而受凉。

（2）栓塞：① 对易发生动脉栓塞的部位，进行严密的观察，及时发现动脉栓塞的早期表现，并做好紧急处理的必要准备。② 出现肢体动脉栓塞时，评估动脉搏动情况，将栓塞部位稍放低以增加供血，局部保暖，但忌热敷，必要时予药物止痛。③ 出现胸闷、胸痛时，取半卧位，给予吸氧，评估胸痛的性质、部位、程度，观察呼吸、指脉氧及血气分析等指标。④ 出现腹痛、腹胀时，评估腹痛的程度、持续时间，饮食宜清淡易消化，必要时禁食，监测腹围。

（3）呼吸困难：患者取半卧位，给予吸氧。注意输液的量和速度，避免加重心脏负荷，监测出入量。

（4）心源性休克：严密观察生命体征、意识、尿量、皮肤黏膜颜色及温度，补充血容量、升压。

4. 用药护理

（1）遵医嘱给予抗生素治疗，观察药物疗效、可能产生的不良反应，并及时报告医生。由于抗生素用量大、疗程长，常联合 2 种或 3 种药物进行治疗，应合理安排给药时间、静脉给药速度，严格按时间、剂量准确用药，确保维持有效的血药浓度。

（2）用药过程中，注意观察药物疗效，重点注意体温变化，监测是否有新的栓塞出现。

（3）注意保护患者静脉，有计划地选择血管，以保证长时间的药物治疗，可使用静脉留置针，避免多次穿刺增加患者痛苦。

5. 心理护理

鼓励患者说出内心感受，倾听患者主诉，并给予理解。向家属做好解释工作，争取他们的配合，共同为患者提供有效的心理支持。当患者接受检查，尤其是在留取血培养标本时，应解释每项检查的目的及注意事项。耐心解答患者提出的问题，解除患者的顾虑。及时反馈积极有效的治疗信息，增强患者的治病信心。

6. 其他

正确采集血培养标本。告诉患者及家属为提高血培养结果的准确率，须多次采血，且采血量较多，必要时须暂停抗生素，以取得理解和配合。急性者应在入院后 3 h 内，每隔 1 h 抽 1 次血，共抽取 3 次血标本后开始治疗。未经治疗的亚急性者应在第 1 天每隔 1 h 采血 1 次，共 3 次。使用过抗生素治疗的患者应在停药 2~7 d 后抽血培养，以提高阳性率。本病的菌血症是持续性的，无须在体温升高时采血。每次抽取静脉血 10~20 mL，并更换静脉穿刺部位，皮肤严格消毒，常规做厌氧菌及需氧菌培养。

三、健康教育

1. 知识宣教

向患者及家属讲解感染性心内膜炎的相关知识，包括病因、发病机制、临床表现、致病菌侵入途径和足够疗程抗生素治疗的重要性。患者在进行拔牙、扁桃体摘除术或其他侵入性诊治及外科手术治疗前，应说明自己患有心内膜炎病史，以预防性使用抗生素。应保持口腔及皮肤清洁，勿挤压痤疮、疖、痈等感染病灶，减少病原体侵入的机会。

2. 休息与活动

嘱患者平时注意防寒保暖，避免感冒，少去公共场所。合理安排作息时间，避免劳累。

3. 饮食

指导患者进食高热量、高蛋白、高维生素、低胆固醇、易消化的半流食或软食，多食新鲜蔬菜、水果，鼓励患者多饮水，戒烟戒酒。心力衰竭时进低盐饮食，控制液体入量。

4. 病情监测

教会患者自我监测体温变化，观察有无栓塞表现。

5. 定期随访

定期门诊随访，若出现栓塞表现或发热，应及时就医。

（陆敏霞）

第十章 心肌疾病及其护理

心肌病是一组具有明显异质性的、排除常见继发原因（如高血压、先天性心脏病、冠心病及瓣膜病等）后诊断的心肌疾病，包括肥厚型心肌病、扩张型心肌病、限制型心肌病、致心律失常性右室心肌病及未定型心肌病。每种类型的心肌病的病因构成有所区别，如肥厚型心肌病和致心律失常性右室心肌病的病因基本是遗传因素，而扩张型心肌病和限制型心肌病的病因则是遗传性及获得性混合因素。近些年，病因治疗（如针对Fabry病的酶替代治疗等）成为心肌病领域的探索热点并获得显著进展。

心肌炎是指由各种原因（如感染、自身免疫性疾病及毒物或药物等）引起的心肌炎性损伤，临床表现多样，可从无明显症状到暴发性心肌炎甚至猝死。而近些年，炎症性心肌病的概念也被越来越多的人知晓，这是一类心肌炎症性病变合并心功能不全和心室重塑的疾病，一般指慢性炎症性心肌病。

本章重点论述心肌病、心肌炎的诊治及护理要点。

第一节 心肌病

一、肥厚型心肌病

肥厚型心肌病（hypertrophic cardiomyopathy，HCM）是一种不能用异常负荷（瓣膜病或者高血压等）解释的表现为心室肥厚的心肌病。心肌肥厚常常为非对称性，且主要累及室间隔，是青少年运动猝死的一个重要原因。HCM的患病率为0.2%~0.5%。

（一）病因

60%的HCM由心肌肌节蛋白突变所致，一般为常染色体显性遗传。最常见的突变为β-肌球蛋白重链及肌球蛋白结合蛋白C突变，而肌钙蛋白I或T突变等突变类型较为少见。10%左右的HCM由代谢贮积性疾病（如Danon病、Fabry病及Pompe病等）、神经肌肉疾患（如Freidreich's共济失调）及淀粉样变性所致（图10-1-1），但仍有接近30%的散发性HCM病因不明。

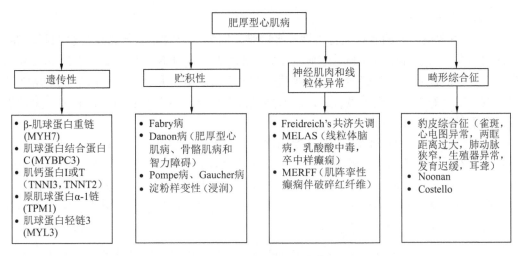

图 10-1-1　肥厚型心肌病病因

(二) 病理生理

HCM 大体病理可见心脏肥大、心室不规则增厚且心腔狭小（图 10-1-2），绝大多数为非对称性肥厚。组织病理可见心肌纤维排列紊乱、心肌细胞肥大、间质纤维化及小血管病变等。

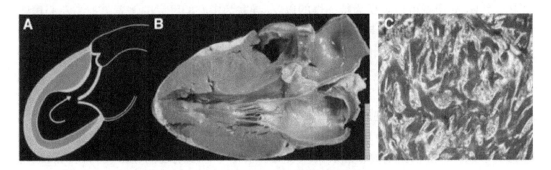

图 10-1-2　肥厚型心肌病病理

A. 主动脉瓣下非对称的室间隔肥厚（长轴示意图）；B. 心脏大体标本（长轴切面）；C. 排列紊乱的心肌细胞（Azan 染色）。

HCM 根据左心室流出道与主动脉峰值压力阶差（left ventricular outflow tract gradient，LVOTG）是否超过 30 mmHg，分为梗阻性（静息时 LVOTG≥30 mmHg）、隐匿性梗阻性（静息时<30 mmHg，运动负荷时≥30 mmHg）和非梗阻性（静息和运动负荷时均<30 mmHg）。梗阻性 HCM 患者在心室收缩时，加快的血流通过狭窄的流出道因文丘里效应而产生负压，引起二尖瓣前叶前向运动而加重梗阻，即为心脏超声检查时的 SAM 征。

左室流出道的梗阻和左室舒张功能障碍（因间质纤维化及增厚的心室壁僵硬度增加）会引起左室舒张末压增加，从而导致左心房压力增加、左心房增大，进而引起心房颤动和心力衰竭。

(三) 临床表现

HCM 患者最常见的症状是劳力性呼吸困难，因为劳力时左室舒张末压会明显增加，从而增加左心房、肺静脉及肺毛细血管压力。部分患者会出现胸痛症状，有时和心绞痛难以区分，此症状系血管壁增厚、管腔狭窄的血管供血减少和肥厚的心肌需氧量增加共同导致。部分患者会出现晕厥，且运动时多见，发生机制和室性心律失常有关，少数患者系严重的流出道梗阻所致。

体格检查方面，触诊时，心前区搏动增强，心界可向左扩大。听诊时，可闻及第四心音，在有左室流出道狭窄的患者中，可在胸骨左缘第 3~4 肋间闻及收缩期粗糙的喷射样杂音，且心尖可闻及收缩期吹风样杂音（二尖瓣反流所致）。流出道的狭窄程度会因心肌收缩力及左心室前后负荷的不同而产生明显变化：增加心脏收缩力、减少左心室前后负荷的药物或者动作会使得杂音增强，如强心药物、Valsalva 动作、利尿剂或者硝酸甘油等；反之，减低心脏收缩力、增加左心室后负荷则可以使杂音变弱，如使用倍他乐克、蹲位等。

(四) 实验室及影像学检查

1. 心电图检查

在绝大多数的 HCM 患者中，心电图都有异常表现。最常见的表现为左心室高电压（继发 ST-T 改变）、异常 Q 波（可能系增厚的室间隔心肌除极引起心电向量改变）。心尖肥厚型 HCM 患者可以表现为特征性的以 V_4 导联为中心的巨大的倒置 T 波。左心房增大的心电图表现在 HCM 患者中不少见。部分患者会伴有房颤、室内传导阻滞等。值得一提的是，对于左室高电压伴有预激心电图的患者需要考虑 Fabry 病、糖原贮积症等遗传性疾病。

2. 心脏超声检查

考虑到 HCM 的患者均应接受心脏超声检查，成年人 HCM 诊断标准为心脏任何节段或者多个节段的室壁厚度≥15 mm，且不能由高血压、瓣膜病等负荷异常解释。而儿童 HCM 的诊断标准应根据年龄、性别及体表面积校正（一般超过同年龄、同性别及相同体表面积儿童左心室壁厚度平均值加 2 个标准差）。对于静息状态时 LVOTG < 50 mmHg 且有症状的患者，建议在站立、坐和半仰卧位的运动过程中行二维和多普勒超声心动图检查，检测左心室流出道梗阻和运动诱导的二尖瓣反流，也可以进行运动负荷实验（Bruce 方案、Valsalva 动作或者多巴酚丁胺等药物）来评估隐匿性梗阻。对于怀疑伴有心尖室壁瘤的 HCM 患者，可行左心室声学造影检查来评估。

3. 动态心电图检查

HCM 有较高的心律失常风险，动态心电图检查可能有助于明确 HCM 患者心律失常情况及明确晕厥的病因。

4. 心脏磁共振检查

心脏磁共振（cardiac magnetic resonance, CMR）检查近些年越来越广泛地应用于 HCM 的检查，用来补充心脏超声检查不能提供的信息。CMR 显示的钆对比剂延迟强化（late gadolinium enhancement, LGE）能够反映心肌内的纤维化，对于 HCM 的心源性猝死（sudden cardiac death, SCD）具有一定预测意义，且已被写入新近的指南中以用于

HCM 的 SCD 危险分层。此外，CMR 对非缺血性心尖室壁瘤、侧壁心肌肥厚及鉴别其他引起 HCM 的疾病（如淀粉样变性）具有重要的价值。

5. 心内导管及心肌活检

大多数 HCM 患者，并不需要心内导管检查及心肌活检，但是对于诊断不明或存疑的 HCM，需要鉴别限制型心肌病和缩窄性心包炎等，有时需要用到这两项检查。

6. 基因诊断

对临床上诊断为 HCM 的患者（通常为先证者，即家族中第一个确诊为 HCM 的患者）均应推荐做基因检测。如果先证者筛查出明确的致病突变，其直系亲属无论是否具有临床表现，均推荐 Sanger 法一代测序检测此致病突变。同时对所有直系亲属（尤其是携带该突变的亲属）进行仔细的临床检查及随访工作。

（五）诊断与鉴别诊断

根据病史（有时仅是体检发现）、体征及心脏影像学检查（任何心脏节段室壁厚度≥15 mm，且不能被负荷异常所解释的病症，如高血压、瓣膜病等）结果可做出 HCM 的诊断，此外，还应进行基因检测明确遗传异常。对 HCM 患者应根据详细的病史回顾（有无晕厥、室性心律失常证据及一级亲属猝死家族史等）、左室壁厚度（≥30 mm）、CMR 结果（显著的 LGE）等评估 SCD 风险。

鉴别诊断：首先需要仔细评估心室负荷增加引起的心室肥厚，如高血压性心脏病、瓣膜性心脏病、运动员性心脏病及先天性心脏病等。此外，尽可能对 HCM 做出病因诊断，除经典的心肌肌节蛋白突变外，还需要考虑一些浸润性心肌病（如淀粉样变性）、贮积性心肌病（如 Fabry 病、糖原贮积症）、其他一些遗传性疾病（如畸形综合征）及药物（如羟氯喹、他克莫司等）引起的心肌肥厚，因为明确的病因诊断对于患者的预后判断、治疗选择具有重要的意义。特别是近些年来对于一些疾病的治疗获得了重要进展，比如 Fabry 病的酶替代治疗、甲状腺转运蛋白相关心肌病的一些药物治疗，都使得这类患者的预后获得明显的改善。

（六）治疗和预后

HCM 的治疗需要个体化，总体目标是通过减轻流出道梗阻减轻症状、减少并发症（栓塞）及降低猝死。

1. 药物治疗

减轻流出道梗阻的药物治疗以 β 受体阻滞剂和非二氢吡啶类钙通道阻滞剂为代表，两者可以通过负性肌力和负性变时的效应减轻流出道梗阻、改善左室舒张功能及增加舒张期充盈时间而改善临床症状。丙吡胺能减轻左心室流出道梗阻，但口干、眼干和便秘等心脏外副作用相对多见，在国内使用较少。此外，一些新的药物（如肌球蛋白可逆性抑制剂 Mavacamten）的临床研究已显示其可以改善一些临床指标（如肌钙蛋白、脑钠肽前体），相信会有更多有效的药物出现来改善这类患者的症状和结局。

HCM 后期可出现类似于扩张型心肌病的改变，表现为左心室扩大、LVEF 下降，这时候的治疗和射血分数减低型的心力衰竭基本一致。

HCM 出现房颤的比例较高，这类患者无论 CHA_2DS_2-VASc 评分如何，均应予抗凝治疗，华法林和新型口服抗凝药物均可。节律控制方面可选择房颤射频消融术或者胺碘酮，若房颤无法维持窦律，可选择β受体阻滞剂等控制心室率。

对于左室流出道梗阻的患者应尽量避免使用扩张动、静脉的药物（如硝酸酯类药物）、强心药物（多巴酚丁胺、米力农等）及过量的利尿剂，合并心力衰竭症状时，可谨慎小剂量使用利尿剂改善心力衰竭症状。

2. 非药物治疗

对于药物治疗效果不佳的患者可选择酒精室间隔消融术及外科室间隔心肌切除术减轻梗阻，但因手术涉及风险，须在有经验的中心进行。外科室间隔心肌切除术分经典 Morrow 手术和目前临床应用较多的改良扩大 Morrow 手术。

适应证：① 同时满足以下 2 个条件。其一为药物治疗效果不佳，经最大耐受剂量药物治疗仍存在呼吸困难或胸痛（NYHA 心功能 Ⅲ 或 Ⅳ 级）或其他症状（如晕厥、先兆晕厥）；其二为静息或运动激发后，由室间隔肥厚和 SAM 所致 LVOTG ≥ 50 mmHg。② 对于部分症状较轻（NYHA 心功能 Ⅱ 级）、LVOTG ≥ 50 mmHg，但是出现中重度二尖瓣关闭不全、房颤或左心房明显增大等情况的患者，也应考虑外科手术治疗，以预防不可逆的合并症。对于有双腔起搏器植入指征的患者，植入右心室心尖起搏电极并选择合适的房室起搏间期可能会改善流出道梗阻。

临床工作中对 HCM 患者进行 SCD 的风险评估是很重要的，目前 ICD 是唯一证实能够预防 SCD 的可靠的治疗措施。预测 SCD 高风险的因素主要包括：一级亲属猝死家族史、显著的左心室肥厚（室壁厚度 ≥ 30 mm）、不明原因的晕厥、多个突变位点、显著的 LGE、非持续性室性心动过速、运动负荷时出现低血压等。

二、扩张型心肌病

扩张型心肌病（dilated cardiomyopathy，DCM）是一类以左心室或者双心室扩张伴有收缩功能障碍、不能用缺血性心肌病或心室负荷异常解释的心肌病。DCM 并不罕见，我国的患病率为（19~84）/10 万。DCM 的病因多样，即使在详尽的检查后，仍有接近 1/3 的患者病因不明。本病的预后较差，我国 2014 年的一项随访研究显示 5 年的生存率约 50%，而发达国家新近的研究数据显示每 100 位患者 1 年的死亡数为 2.3 至 3.6。

（一）病因

DCM 是一类病因繁杂的心肌病，由环境因素和遗传易感性交互作用引起。图 10-1-3 列举了 DCM 的部分病因。最新的研究显示有接近 30% 的 DCM 和炎症性心肌病相关，病因为病毒等微生物、自身免疫性疾病（如系统性血管炎和多发性肌炎）、结节病、巨细胞心肌炎及嗜酸粒细胞性心肌炎等；约 20% 的 DCM 和自身或者外在环境因素相关，如儿茶酚胺性心肌病（嗜铬细胞瘤相关）、心动过速性心肌病、围生期心肌病、营养元素缺乏、酒精性心肌病、铁过载性心肌病等；还有 20%~30% 的 DCM 系家族性疾病，目前发现有大于 50 个 DCM 的致病基因，其中很多和其他遗传性心肌病有重合；剩下 20%~30% 的 DCM 病因不明。

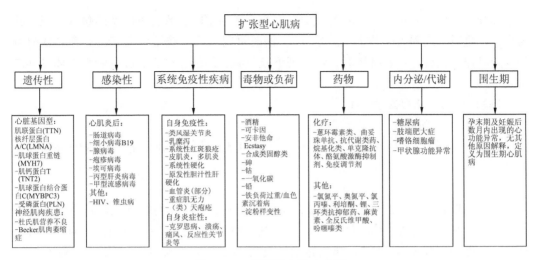

图 10-1-3　扩张型心肌病病因

(二) 病理生理

大体病理为心室扩张且室壁变薄，瓣膜和冠状动脉多为正常。组织病理可见异常变性的心肌细胞伴有纤维化，若有炎症机制参与，常有炎性细胞的浸润（图 10-1-4）。

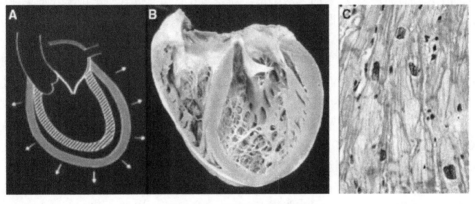

图 10-1-4　扩张型心肌病病理

A. 阴影部分代表正常心室，实心部分代表扩张心室（示意图）；B. 扩心移植患者的四腔心切面；C. 异常细胞核的心肌细胞且无炎症细胞浸润（HE 染色）。

DCM 的患者病理生理学特点和经典的射血分数减低型心力衰竭类似，早期通过神经-体液机制的激活使得心率增快、水钠潴留及外周血管收缩来代偿，晚期进入失代偿阶段。

(三) 临床表现

症状：多数患者起病隐匿，早期可无症状，出现症状时，常以劳力时呼吸困难和乏力就诊。随着病情的进展，活动耐量进行性下降，某些诱因（如呼吸道感染、情绪激动、突发房颤等）常导致急性心力衰竭发作。当出现右心衰竭时，则有水肿、颈静脉怒张及肝大等表现。部分患者由于心室内血流速度减慢可形成血栓而发生栓塞或因恶性心律失常而猝死。

体征：主要为心脏扩大、心音减弱。左心衰竭为主时，双肺可闻及湿啰音（双下肺为主，严重时可表现为满肺干、湿啰音），同时可闻及第三或第四心音，心率增快时可闻及奔马律；当合并右心衰竭时，可出现下肢浮肿、颈静脉怒张及肝脏肿大等体循环淤血表现。

（四）实验室及影像学检查

1. 胸部 X 线检查

心脏向左侧或者两侧扩大，心胸比常大于 0.5，常伴有肺淤血、肺水肿及胸腔积液等。

2. 心电图检查

常有多导联非特异性的 ST-T 改变，少数患者可因为广泛的纤维化出现肢体导联低电压、R 波递增不良或者病理性 Q 波，常可见到期前收缩、房颤及室内传导阻滞等心电异常。动态心电图对于评估心律失常有一定帮助，常可见到频发室早、室性心动过速等。

3. 心脏超声检查

所有考虑 DCM 的患者都应行心脏超声检查。早期 DCM 仅表现为左心室的扩大，后期为所有心腔扩大，心室收缩力减弱且以左心室为主。二尖瓣、三尖瓣膜虽然结构正常，却常因心室腔的明显扩大而关闭不全。详尽的心脏超声检查对于排除异常负荷相关的心脏扩大、瓣膜病及缺血性心肌病具有重要的意义。

4. 心脏磁共振检查

CMR 对于 DCM 的病因具有重要的提示价值。比如，淀粉样变性表现为弥漫的透壁或心内膜下的 LGE，结节性心脏病表现为基底段间隔多见的斑片状分布的 LGE，铁过载性心肌病有 T2 或 T2* 缩短的特征性表现，而致心律失常性右室心肌病患者可见右心室流出道的扩张、室壁的变薄及脂肪的浸润。目前的研究证实，CMR 的一些特征及参数，如 LGE 和 T1 mapping 等对 DCM 的预后有重要的预测价值。因此，有条件的单位应该对 DCM 患者进行常规的 CMR 检查。

5. 血清学检查

脑钠肽（BNP）或 N 末端脑钠肽前体（NT-proBNP）会升高，部分患者也可出现心肌肌钙蛋白的轻度升高，但缺乏诊断特异性。对于怀疑特定疾病的患者，甲状腺功能、自身免疫性指标、代谢（如儿茶酚胺及代谢产物、铁蛋白）等也应进行筛查。

6. 冠脉 CTA 或者冠脉造影

DCM 患者应该进行常规冠脉评估，对于排除缺血性心肌病具有重要价值。

7. 心肌活检

对于快速进展的心力衰竭、药物治疗反应差或临床考虑存在特殊类型心肌病的患者建议行心肌活检。早期诊断心脏结节病、巨细胞心肌炎等心肌病并及时调整治疗方案对改善患者的预后有重要意义。对于不明原因的 DCM 患者，心肌活检可以为 1/3 的患者提供重要的诊断信息。近些年，慢性炎症性心肌病的概念的普及，使得心肌活检在不明原因的 DCM 患者中的价值更显突出。

8. 基因诊断

对于考虑存在遗传机制参与的 DCM 患者应进行基因学检测，特别对目前可治疗的一些遗传性疾病（如血色病相关的铁过载性心肌病、突变型甲状腺激素转运蛋白相关心肌病等）更有价值。

（五）诊断与鉴别诊断

对于心力衰竭的患者，心脏超声显示心室扩大伴有射血分数减低，应考虑 DCM 诊断。诊断时需要仔细评估高血压性心脏病、瓣膜性心脏病、先天性心脏病及缺血性心肌病，通过详细的病史问诊、心脏超声检查、CMR 及冠脉 CTA 或者冠脉造影等进行综合评估。

对于诊断为 DCM 的患者，应尽可能地明确 DCM 病因，常见的如炎症性心肌病、家族遗传性（包括先证者在内的 2 个以上的一级亲属有 DCM 病史）、自身免疫性（系统性红斑狼疮、心脏结节病等）、毒物、药物、营养元素、内分泌性及围生期心肌病等，需要详尽的病史问诊、血清学检查、心脏超声及 CMR 检查，必要时行心肌活检及基因检测。

（六）治疗和预后

1. 病因治疗

对于能够明确病因的 DCM 进行病因治疗，如对心脏结节病的患者予免疫抑制剂治疗、嗜铬细胞瘤所致的儿茶酚胺性心肌病患者行外科肿瘤切除、铁过载性心肌病患者予放血及祛铁治疗、Chagas 心肌病患者予抗锥虫治疗等。

2. 一般治疗和药物治疗

应该避免心力衰竭急性加重的诱因，如感染、劳累、心律失常等，急性加重时按急性心力衰竭进行处理。对于慢性稳定的 DCM 患者，应按慢性心力衰竭指南进行管理，使用包括 β 受体阻滞剂、ACEI 或者 ARB、ARNI、醛固酮受体拮抗剂（MRA）及伊伐布雷定等抑制心室重塑的药物以减缓疾病进展。对于合并房颤或者心室内血栓的患者，应进行规范抗凝治疗。

3. 非药物治疗

按慢性心力衰竭管理指南的推荐给予合适的器械辅助治疗，如 CRT 及 ICD 治疗，以减轻患者症状、延缓疾病进展及延长生存期限。对于终末期心力衰竭患者，应考虑左心室辅助装置及心脏移植，但是目前在我国尚未普遍开展。

4. 特殊类型心肌病

（1）酒精性心肌病。

长期大量饮酒（WHO 标准：女性>40 g/d，男性>80 g/d，饮酒 5 年以上）可以引起类似 DCM 的心肌改变，诊断酒精性心肌病须仔细评估其他原因引起的 DCM，早期戒酒后大多数患者的心脏情况能够得到改善。

（2）围生期心肌病。

围生期心肌病指妊娠最后 1 个月至产后 5 个月内发生心力衰竭，心脏类似 DCM 表现，再次妊娠时有复发可能。此病的预后报道集中于 6 个月的随访，死亡率波动于 2.0% 至 12.6% 之间，一项 2 年的随访显示该病死亡率为 24%。治疗基本同急、慢性心力衰竭管理指南中所述，近年来溴隐亭在此病的治疗中取得了一些令人欣喜的效果。

（3）心动过速性心肌病。

快速性心律失常（通常以房颤和室上性心动过速多见）可导致心脏扩大及射血分数减低。有研究显示其病理和 DCM 有显著的区别，其中重要的鉴别点是线粒体的分布异常和以巨噬细胞为主的心肌炎症。此病患者在控制心室率或者纠正心律失常后心功能大多能逆转。

（4）炎症性心肌病。

心肌炎合并心肌重构和功能不全，通常指慢性炎症性心肌炎（发病时间在 1 个月以上），不同于急性心肌炎，炎症性心肌病的病理主要为较少的炎症细胞浸润伴有显著的纤维化，无明显的心肌细胞坏死，CMR 显示无明显的水肿而常有 LGE，肌钙蛋白一般正常或者轻度增高，此病的诊断往往需要心肌活检，且治疗须根据心肌病理是否有病毒复制、病毒类型及炎性细胞类型等制订治疗方案。

（5）心脏结节病。

心脏结节病是一种病因不明的多系统受累的非干酪性坏死性肉芽肿性疾病，累及心脏时可表现为传导阻滞、室性心律失常及心脏 DCM 样改变，少数报道亦有 HCM 样改变。据研究显示，约 1/4 的高度房室传导阻滞的青年患者为心脏结节病所致，该病的诊断需要依据影像学（主要是 CMR 和心脏 PET-CT）及病理（心肌病理或者心肌外病理），且存在大量漏诊的可能。此病的心肌受累多见于基底段，且以室间隔多见，CMR 的 LGE 模式无特征性，常为局灶片状分布，一般不累及心内膜，单次心肌活检的敏感性不高，重复心肌活检或在影像学指导下的心肌活检可提高敏感性。此病的治疗主要用免疫抑制剂治疗，对于传导阻滞需要植入起搏器的患者建议行 ICD 植入（因为较高的室性心律失常风险）。

（6）应激性心肌病。

应激性心肌病由日本学者提出，其有多个命名，2018 年欧洲心脏病协会（ESC）建议将其称为"Takotsubo syndrome"。2/3 的应激性心肌病可找到情绪、躯体等诱因，常表现为心尖球样（apical 类型）改变，但也有心尖保留而基底段球样改变（inverted 类型）、全心（global 类型）及局灶（regional 类型）收缩减弱等类型，大多数患者的心脏功能可在应激因素去除后恢复。该病可表现为典型的缺血性胸痛及 ST 段抬高型心肌梗死样心电图改变，需要行冠脉造影检查来和心肌梗死进行鉴别。此外，在临床工作中，须仔细评估继发性应激性心肌病病因（继发于其他疾病），比较多见的如内分泌系统疾患（嗜铬细胞瘤）、神经系统疾患、麻醉、感染及药物等因素。

（7）巨细胞心肌炎。

该病较为罕见，诊断常具挑战性，常表现为快速进展的心力衰竭伴有室性心律失常和房室传导阻滞。该病的诊断依赖心肌病理，表现为弥漫性或多灶性炎性细胞浸润，主要为淋巴细胞和多个细胞核的巨细胞。治疗方面往往需要联合免疫抑制剂治疗。

三、限制型心肌病

限制型心肌病（restrictive cardiomyopathy，RCM）是因心室舒张功能障碍、充盈受限引起心力衰竭的一类疾病。RCM 患者心室腔大小一般正常，室壁厚度多正常也可增加，心室射血分数保留或者轻度下降，心房扩大明显，随着病情的进展，也可进展为 DCM 样改变。RCM 较为少见，且预后较差，总体五年生存率不到 50%，其中某些类型的 RCM（如轻链型淀粉样变性累及心脏）的预后更差。

（一）病因

RCM 同样也是一类具有明显异质性的心肌病，且有一部分无病因可寻，定义为特发性 RCM。病因明确的 RCM，根据发病机制分类，可分为浸润性、非浸润性、贮积性及心内膜疾患（图 10-1-5）；根据左心室肥厚与否，可分为伴有室壁增厚和不伴有室壁增厚的 RCM（图 10-1-6）。浸润性 RCM 中最常见的是淀粉样变性，其中主要为轻链和甲状腺激素转运蛋白相关的淀粉样变性；非浸润性 RCM 的病因主要有特发性、遗传性（如肌节蛋白突变）和系统性硬化；贮积性 RCM 主要由溶酶体、糖原及铁等贮积异常引起；心内膜疾患主要有心内膜纤维化、心内膜弹力纤维增生症等。

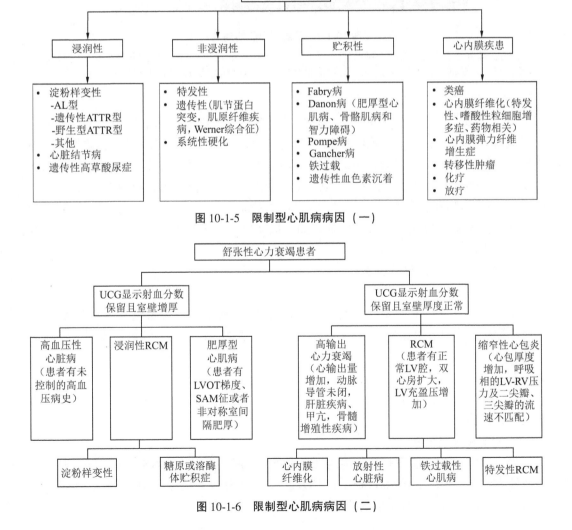

图 10-1-5　限制型心肌病病因（一）

图 10-1-6　限制型心肌病病因（二）

（二）病理生理

RCM 的大体病理表现为心室腔变小或者正常，双心房增大，室壁厚度正常或者增厚；组织病理改变为心肌纤维化、炎症细胞浸润和心内膜面瘢痕形成，导致心室僵硬度增加、舒张功能显著减退引起肺循环及体循环压力增加，从而导致肺循环及体循环淤血相关的一系列症状及体征（图 10-1-7）。

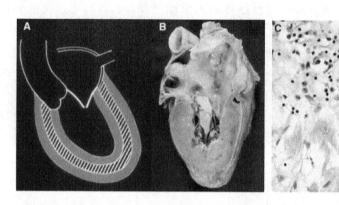

图 10-1-7　限制型心肌病病理

A. 阴影部分代表正常心室，实心部分代表增厚的心室（示意图）；B. 弹性纤维增生心内膜炎患者的心脏样本，心室腔减小；C. 心内膜活检病理显示嗜酸性粒细胞浸润（HE 染色）。

（三）临床表现

RCM 主要表现为活动耐量下降、乏力及呼吸困难，随着疾病的发展，出现以体循环淤血为主的临床表现（如下肢水肿、颈静脉怒张、肝脏肿大及腹水等）。此外，RCM 可出现传导阻滞、房颤及室性心律失常等相关临床表现，且伴有病因相关的一系列临床表现：如轻链型淀粉样变性的患者可出现体位性低血压、外周/植物神经受累及巨舌等；Fabry 病患者可出现上半身出汗障碍、四肢末端疼痛、特征性皮疹及 P-R 间期缩短等。

体征：体循环淤血的一系列体征，如下肢水肿、颈静脉怒张、肝淤血肿大、腹水等，心脏听诊可闻及奔马律等。

（四）实验室及影像学检查

1. 心电图检查

常有多导联非特异性的 ST-T 改变，心肌淀粉样变性的患者可出现肢体导联低电压，某些糖原贮积症患者可出现预激心电图，Fabry 病患者的 P-R 间期缩短而无明显预激心电图。

2. 心脏超声检查

双心房扩大而心室腔正常或缩小，室壁厚度正常或者增厚，舒张功能评估常表现为限制型舒张功能障碍。

3. 心脏磁共振检查

CMR 对于评估心肌病和心包疾病具有重要的价值，RCM 在 CMR 上除了和心脏超声类似的表现外，还可以显示纤维化（LGE）、水肿/炎症（T2 相关成像序列），尤其是对淀粉样变性、铁过载性心肌病的诊断具有非常重要的价值。

4. X 线检查或 CT 检查

心包增厚、钙化是缩窄性心包炎的典型表现，对 RCM 鉴别具有重要的价值。

5. 血清学检查

脑钠肽（BNP）或 N 末端脑钠肽前体（NT-proBNP）升高，尤其是在淀粉样变性的患者中，两者增高的程度往往和临床表现不平行；浸润性心肌病患者往往可出现心肌肌钙蛋白升高。对于淀粉样变性患者，血清游离轻链和免疫固定电泳具有重要诊断意义；对于怀疑 Fabry 病患者，α-Gal A 活性检测、血浆 Lyso-GL-3 水平具有重要的筛查价值；怀疑铁过载性心肌病患者，铁蛋白、转铁蛋白饱和度测定具有重要提示价值。

6. 心导管检查

RCM 和缩窄性心包炎的鉴别有时需要借助心导管检查。RCM 的特点包括：肺动脉收缩期压力增高明显（常高于 50 mmHg）；舒张压变化比较大；右心室舒张压相对较低（小于 1/3 收缩压峰值，而缩窄性心包炎相反）。

7. 心肌活检

对于淀粉样变性、嗜酸性粒细胞性心内膜炎、Fabry 病及糖原贮积症等疾病相关的 RCM 具有重要的诊断价值。

8. 基因诊断

对于考虑存在遗传机制参与的 RCM 患者应进行基因学诊断。

（五）诊断与鉴别诊断

伴有心力衰竭症状、体循环淤血明显且心脏超声提示双心房增大、心室腔基本正常且舒张功能障碍显著的患者须考虑 RCM 的诊断。RCM 诊断时需要和缩窄性心包炎鉴别，因为两者的血流动力学及临床表现类似。缩窄性心包炎患者相比于 RCM 患者可出现奇脉、心包叩击音，CT 检查时可见心包增厚、钙化，心脏超声检查时可见心室壁厚度正常、心包增厚、室间隔抖动征、组织多普勒显示二尖瓣环速度（E'）增快（RCM 为减慢），心导管检查显示左、右室充盈压力接近（而 RCM 左侧>右侧），右室舒张末压较高（大于 1/3 收缩压峰值，RCM 则相反）。

诊断 RCM 后，尽量进行病因探索并做出诊断，有必要时可借助 CMR、心肌活检及基因检测等手段。

（六）治疗和预后

特发性 RCM 往往缺少特效治疗，常规心力衰竭的药物治疗效果欠佳，主要治疗手段为尽量减少急性加重的诱因，出现症状加重时予药物支持对症治疗。对于部分可明确病因的继发性 RCM 患者，可针对病因进行特异性治疗。

四、致心律失常性右室心肌病

致心律失常性右室心肌病（arrhythmogenic right ventricular cardiomyopathy，ARVC）是一种遗传性心肌病，表现为心肌细胞被纤维脂肪组织替代。右心室是常见的也是主要的受累部位，但是左心室受累也并不少见。ARVC 的主要临床表现为室性心律失常、猝死和右心衰竭。

（一）病因

至今已经发现有 16 个基因和 ARVC 相关，大多数为编码桥粒蛋白的基因，遗传方式主要是常染色体显性遗传，但是仍有 40%~50% 的 AVRC 患者突变基因不明。

（二）病理生理

ARVC 主要的病理表现为心肌细胞被纤维脂肪组织替代，且以右心室游离壁多见，病变从心外膜向心内膜进展，右心室受累的部位多见于发育不良三角（流出道、心尖及三尖瓣下组成的三角），病变常是节段性的，而且一般不累及室间隔。组织病理上可见脂肪细胞或纤维组织替代心肌、淋巴细胞浸润、局灶性坏死和凋亡（图 10-1-8）。

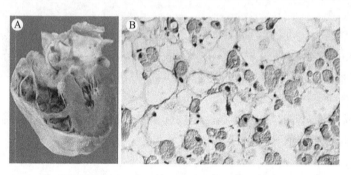

图 10-1-8　致心律失常性右室心肌病病理

A. ARVC 患者的心脏标本，四腔心切面显示右心室游离壁被纤维、脂肪组织替代；B. 活检病理显示心肌细胞被脂肪替换。

（三）临床表现

正如该病的命名，ARVC 首先是一种表现为室性心律失常的疾病，常以心悸、晕厥起病，当然也可以表现为心源性猝死（SCD）。发病年龄一般为 20~40 岁，而且不同于其他类型的遗传性心肌病，晚发病并不代表预后较好。该病常常是持续进展性的，可在心律失常的基础上出现右心衰竭。

（四）实验室及影像学检查

心电图可见复极异常，表现为右侧胸导联（V_1—V_3）T 波倒置或在患者大于 14 岁且无完全性右束支传导阻滞的前提下 QRS 波时限≥120 ms，也可见到除极和传导异常，表现为 Epsilon 波（V_1—V_3 导联 QRS 波终末与 T 波起点之间的低振幅波折）、终末激动（S 波的最低点到全部除极结束）时限延长（V_1—V_3 任一导联时限≥55 ms）。超声心动图可用于定性定量评估心室功能和心室腔大小，CMR 可以提供补充，心脏影像学上可见局部右室活动异常及右室容积增加、右室射血分数降低、钆增强延迟强化（LGE）及脂肪浸润。心内膜活检在 ARVC 诊断中敏感性和特异性较差，因此较少应用。对于怀疑 ARVC 的患者，应推荐基因检测。

（五）诊断与鉴别诊断

根据修订的国际特别工作组关于 ARVC 的诊断标准进行诊断，具有较高的准确性，诊断标准中有 6 个方面：由心脏超声或 CMR 或右心室造影确定的整体或节段性功能障碍或结构改变、室壁组织特征、心电图显示复极异常、心电图显示除极/传导异常、心律失常、家族史。每个方面有主要标准和次要标准之分，若符合 2 条主要标准或者 1 条主要标准+2条次要标准或4条次要标准即可以诊断ARVC，具体的诊断标准可参见相关指南共识。

需要和ARVC鉴别的疾病包括：心肌病、心脏结节病、特发性右室漏斗部室早或室速、先天性右心室心肌萎缩（也称Uhl's病，是一种罕见的右心室心肌细胞完全丢失的发育异常）等。

（六）治疗和预后

SCD是ARVC最严重的临床表现，SCD发生率约为16%。ARVC的患者应该避免剧烈活动，因为竞技性或者高强度耐力运动会加速ARVC进展及增加室性心律失常的风险。目前，ICD是预防ARVC猝死的最重要的治疗方法，对于明确有室性心动过速致血流动力学不稳定或者室性心律失常导致SCD的患者建议ICD植入，对于疑似室性心律失常所致晕厥及血流动力学稳定的持续性室速患者，植入ICD是合理的，对于合并多个危险因素的患者，植入ICD亦是合理的。室性心律失常的治疗，可以在常规心力衰竭改善重构的药物基础上使用胺碘酮、氟卡尼等药物；对于部分反复发作的患者，可以选择射频导管消融术，且心内膜/心外膜联合消融治疗是合理的。

（戴允浪）

第二节　心肌病的护理

一、主要护理诊断和问题

（1）活动耐力下降与心功能下降不能满足外周组织器官代谢需要有关。

（2）胸痛在HCM患者中与血管壁增厚、管腔狭窄的血管供血减少及肥厚的心肌需氧量增加等有关。

（3）呼吸困难与心力衰竭所致肺淤血有关。

（4）焦虑与疾病呈慢性过程、病情逐渐加重、生活方式被迫改变有关。

（5）潜在并发症：心律失常、栓塞、晕厥甚至猝死。

二、护理措施

1. 病情观察

（1）住院患者常为急性加重患者，须监测患者血压、心率、心律及无创脉氧饱和度等变化。密切观察患者心力衰竭症状（主要为呼吸困难、胸闷、气短等）、出入量变化（特别是针对心力衰竭急性加重使用利尿剂的患者），若出现病情变化，及时通知医生。在调整心力衰竭优化药物（ACEI、ARB、ARNI及β受体阻滞剂）剂量时，须密切监测血压、心率。对有严重心律失常、心绞痛及晕厥症状的患者，应加强心电监护及巡视。

（2）对于伴有房颤、左心室血栓等易栓塞的临床情形，须密切观察有无脑、四肢和肾等器官栓塞的症状及体征。对于长期慢性心力衰竭的患者，重点观察肢体的温度、色泽、感觉和运动障碍，皮肤瘀点、瘀斑等。

（3）注意有无心输出量减少引起的心、脑供血不足表现。患者出现头晕、黑蒙时应立即下蹲或平卧，防止发生跌倒等意外。

（4）对于在院期间植入器械治疗（如 ICD、CRT-P/D）的患者，须注意植入部位渗血、血肿及疼痛等不适主诉，若有异常及时通知医生。

2. 休息与活动

（1）保持病室环境安静，减少探视。保持病室整洁，注意通风，温湿度适宜。

（2）合并严重心力衰竭、室性心律失常及反复晕厥的患者应卧床休息，减少氧耗及晕厥摔伤的风险。DCM 患者应避免呼吸道感染、过度劳累、大量饮水及情绪激动；HCM 患者应避免剧烈运动、突然用力或提取重物等。长期卧床及水肿患者应注意皮肤护理，防止压力性损伤。

3. 饮食护理

给予低盐、低脂、高蛋白和高维生素易消化饮食，避免刺激性食物，少食多餐。指导患者多食白菜、海带等富含纤维素的食物，少食葱、薯类等易产气食物。

4. 对症护理

（1）心悸、呼吸困难：嘱患者停止活动，卧床休息，采用半卧位，必要时予以氧气吸入，根据缺氧程度、心功能状态调节氧流量。

（2）胸痛：嘱患者立即停止活动，卧床休息。安慰患者，解除紧张情绪。遵医嘱使用药物，持续吸氧。指导患者避免剧烈运动、屏气、持重、情绪激动、饱餐、寒冷等诱发因素，戒烟酒。

（3）晕厥：立即让患者平卧，保持气道通畅；检查患者有无呼吸和脉搏，若无脉搏，立即进行心肺复苏并通知医生。

（4）栓塞：合并栓塞的患者，必须长期抗凝治疗，在此期间应密切观察凝血功能的改变，注意有无皮肤及黏膜出血、黑便、血尿等，发现异常应及时通知医生。

5. 用药护理

遵医嘱用药，观察药物疗效及副作用。应用利尿剂时，除注意出入量外，还应注意适量补钾，注意复查电解质，防止发生低血钾。应用 β 受体阻滞剂、ACEI 等药物时，应观察心功能的变化，注意有无心动过缓、血压过低等副作用。严格控制输液量及输液速度，以免发生急性肺水肿。

6. 心理护理

经常与患者沟通，倾听患者的心理感受，给予鼓励和安慰；耐心做好解释工作，介绍疾病相关知识、治疗方案及心理因素与康复的关系，帮助患者消除悲观情绪，增强治疗信心，使其积极配合治疗。

三、健康教育

1. 知识宣教

向患者讲解心肌病相关知识，包括临床表现、诱发因素、治疗原则等，如需进一步专业知识讲解，可请医生和患者沟通。

2. 休息与活动

无明显症状的早期患者，可从事轻体力工作，且循序渐进增加活动量，但要避免劳累。

3. 饮食

选择高蛋白、高维生素、易消化的食物，心力衰竭时进低盐饮食，戒烟、戒酒。

4. 病情监测

教会患者及家属准确记录24 h尿量，或每天测量体重，并教会患者自测脉搏和心率，以及测量血压。

5. 用药指导

指导患者坚持遵医嘱服药，讲解药物名称、剂量、用法，教会患者及家属观察药物疗效及不良反应，门诊随访根据在家监测的血压、心率及相关复查指标调整药物剂量。对于长期服用利尿剂的患者，应宣教回家后如何根据体重、症状及出入量等调整利尿剂用量，并定期复查电解质、肾功能等。

6. 定期随访

嘱患者定期门诊随访，尽量避免病情加重的诱因（如过于劳累、上呼吸道感染、自行停药减药等），症状加重时立即就诊，以防病情进展、恶化。

（戴允浪）

第三节 心肌炎

心肌炎（myocarditis）是由心肌炎症性损伤导致心脏功能受损（收缩功能减退、心律失常等）引起的一系列临床表现。该病根据病因可分为感染性、自身免疫性及药物/毒物性心肌炎，根据病程可分为急性期、亚急性期和慢性期心肌炎，根据侵袭心脏的免疫细胞不同可分为淋巴细胞性、巨细胞性、心脏结节病性、其他肉芽肿性、嗜酸性粒细胞性及中性粒细胞性（化脓性）心肌炎。淋巴细胞性心肌炎是临床上最多见的类型，多见于病毒感染，本节重点介绍病毒性心肌炎。病毒性心肌炎起病急缓不定，可无明显临床症状，亦可发生暴发性心肌炎迅速出现泵功能衰竭甚至猝死。病毒性心肌炎病程多为自限性，也可逐渐进展为扩张型心肌病。

一、病因

感染是心肌炎最常见的病因，其中以病毒感染（肠道病毒尤其是柯萨奇B病毒、腺病毒、EB病毒、流感病毒、人类疱疹病毒-6、巴尔病毒、巨细胞病毒、丙型肝炎病毒及细小病毒B19等）最多见，细菌、螺旋体、真菌、寄生虫及立克次体亦可引起心肌炎。免疫也会导致心肌炎，包括过敏性药物、移植排斥、自身免疫性疾病等。最后是药物、毒物引起的心肌炎，除了一些传统的药物如蒽环类药物、安非他命、环磷酰胺等外，近些年出现的嵌合抗原受体T细胞免疫疗法（CAR-T）、免疫检查点抑制剂等新的治疗手段也会引起心肌炎。

二、病理生理

病毒性心肌炎的发病机制主要包括病毒直接造成心肌破坏及免疫反应攻击心肌细胞。病理上可见以淋巴细胞为主的浸润，伴有巨核细胞、嗜酸性粒细胞等，常伴有心肌细胞的水肿、结构破坏及坏死。这些变化损害心肌结构和功能，导致心脏收缩、舒张功能障碍及各种心律失常（包括传导阻滞及室上性、室性心律失常）。

三、临床表现

心肌炎的临床表现多样，从无明显的症状到呼吸困难、心悸、胸痛，再到危及生命的心源性休克及室性心律失常。此病任何年龄都可发病，但是好发于年轻患者。大多数患者发病前1至3周有前驱病毒感染症状，以上呼吸道感染、全身疲乏、肌肉酸痛及发热多见，亦可为恶心、腹泻等消化道症状。

查体方面，合并心力衰竭时，可见呼吸增快、坐位呼吸及颈静脉怒张等心力衰竭症状和体征，听诊可闻及双肺湿啰音、心率增快，合并心律失常时可出现心率明显增快、心律不齐，可闻及第三、四心音或舒张期奔马律，病情严重时可出现血压下降、外周湿冷等休克体征。

四、实验室及影像学检查

1. 心电图检查

常有多导联非特异性的ST-T改变，合并心包炎时可出现除aVR导联外的其余导联PR段压低、ST段弓背向下型抬高，少数患者可出现典型心肌梗死的心电图表现。对于心肌水肿明显的患者，可出现肢体导联低电压。心肌炎可合并多种心律失常，如出现传导阻滞、室早、室速等心律失常。

2. 心脏超声检查

心肌损伤不明显时心脏超声可无明显异常，损伤较重时可见弥漫性心室收缩活动减弱、心室扩大，部分患者可出现心室壁增厚（心肌水肿），合并心包炎时可出现心包积液。

3. CMR检查

CMR检查可见T2信号增强，钆延迟增强可见心外膜下及心肌中层片状延迟强化，这对心肌炎的诊断具有重要的价值。

4. X线检查或CT检查

X线检查或CT检查可见心影增大，可因心包积液出现烧瓶心。

5. 血清学检查

血清学检查可见肌钙蛋白、肌酸激酶同工酶（CK-MB）等增高，脑钠肽（BNP）或N末端脑钠肽前体（NT-proBNP）升高。一些非特异性炎性指标如红细胞沉降率、超敏C反应蛋白可增高。

6. 病毒学检测

病毒学检测不作为常规推荐，对心内膜、心肌内的病毒抗原、基因片段及病毒蛋白进行检测可作为确诊依据。

7. 心肌活检

心肌活检不作为常规推荐,病情急重、进展快、治疗效果差及原因不明时,可推荐心肌活检。

五、诊断与鉴别诊断

一般情况下为临床诊断,有病毒感染前驱及胸闷气促症状,结合心电图、肌钙蛋白及心脏超声、CMR 等可做出诊断。确诊需要行心肌活检。

对于急性发病且有心电图异常改变的患者,注意完善冠脉造影评估是否为急性心肌梗死;此外,还须注意与应激性心肌病、高血压急症相关心肌损伤、甲亢危象等引起的心肌损伤进行鉴别。行心肌活检可对心肌炎的类型进行鉴别,但是存在创伤、操作风险及敏感性(心肌炎局灶性分布)等问题。

六、治疗和预后

患者应卧床休息,急性期治疗主要是支持对症治疗,如伴有心力衰竭的患者,应酌情给予利尿剂;若有左心室收缩功能不全,在能耐受的前提下予 ACEI/ARB、β 受体阻滞剂等改善心室重塑;若有心律失常,如室速、房颤等,可予抗心律失常药物;出现高度房室传导阻滞或窦房结严重功能障碍伴晕厥时,可予临时起搏器过渡,其中一部分持续不能恢复的患者,可建议行永久起搏器植入。

轻症的患者予支持治疗;对于重症的患者,可予抗病毒、腺苷三磷酸、大剂量维生素 C、丙种球蛋白等治疗,虽然疗效尚不肯定。对于暴发性心肌炎患者,尽早给予大剂量糖皮质激素治疗。我国学者近些年在暴发性心肌炎患者急性期使用大剂量激素的治疗上积累了一些经验,在 2018 年版的《成人暴发性心肌炎诊断与治疗中国专家共识》中有详细描述。

暴发性心肌炎患者死亡率高、病情进展快,在药物等支持的基础上,应积极予器械辅助治疗,如主动脉内球囊反搏(IABP)、体外膜肺氧合(ECMO)等。

对于诊断存疑、病情进展快的患者,可行心肌活检,尽快明确病因,针对不同的病因给予治疗。

(戴允浪)

第四节 心肌炎的护理

一、主要护理诊断/问题

(1)气体交换受损与心肌炎导致心室收缩功能减退有关。

(2)焦虑与担心疾病预后有关。

(3)潜在并发症心律失常、心力衰竭、心源性休克、猝死。

二、护理措施

1. 病情观察

（1）观察患者的血压、脉搏、呼吸及心电图的变化。

（2）对于重症心肌炎患者，急性期应严密进行心电监护，注意血压、心率、心律、心电图变化，密切观察意识、尿量、皮肤黏膜颜色，注意有无呼吸困难、咳嗽、奔马律、水肿、肺部湿啰音等表现；同时准备好抢救物品和药品，一旦发生心律失常、心源性休克或心力衰竭，立即配合抢救处理。

2. 休息与活动

（1）保持病室内环境安静整洁，温度和湿度适宜，定时开窗通风，保持空气新鲜。

（2）急性期患者应绝对卧床休息，采取舒适体位，限制陪探人员，保证患者充足的休息和睡眠时间。病情稳定后根据患者情况逐渐增加活动量，以不出现任何不适为度。

3. 饮食护理

指导患者进食高蛋白、高维生素、易消化的食物，多吃蔬菜和水果，戒烟酒及刺激性食物，合并心功能不全的患者应采取低盐饮食，避免过多饮水。

4. 对症护理

（1）心悸、胸闷：指导患者卧床休息，取半卧位，遵医嘱予氧气吸入，根据缺氧程度、心功能状态调节氧流量，并及时通知医生。

（2）心律失常：严密进行心电监护，注意血压、心率、心律、心电图变化，遵医嘱使用抗心律失常药物，并注意观察药物疗效及副作用。同时准备好抢救物品和药品，包括除颤仪和临时起搏器，发现异常及时汇报医生，并配合抢救。

（3）心源性休克：严密观察患者生命体征的变化，注意患者意识、尿量、皮肤黏膜颜色及温度，遵医嘱予补充血容量、升压等处理，并密切观察药物疗效。

（4）用药护理：遵医嘱及时、准确用药，并观察药物疗效。对于应用糖皮质激素治疗的患者，应做好解释工作，讲解激素治疗的目的及重要性，让患者充分理解和配合。

（5）心理护理：经常与患者交流，倾听心理感受，给予必要的解释与安慰，耐心做好解释工作，介绍疾病相关知识、治疗方案及心理因素与康复的关系，帮助患者消除不良情绪、增强治疗信心，使其积极配合治疗。

三、健康教育

1. 知识宣教

向患者讲解病毒性心肌炎的病因、诱因及防治知识，如患者有更专业的问题可请医生解答。

2. 休息与活动

适当进行体育锻炼，增强机体抵抗力。急性病毒性心肌炎患者出院后须继续休息3~6个月，无并发症者可考虑恢复学习或轻体力工作，6个月至1年内避免剧烈运动或重体力劳动、妊娠等。

3. 饮食

患者应进高蛋白、高维生素、易消化的饮食，尤其要补充富含维生素 C 的食物如新鲜蔬菜、水果，以促进心肌代谢与修复。戒烟酒及刺激性食物。

4. 病情监测

教会患者及家属测脉搏和心率。

5. 用药指导

指导患者遵医嘱坚持服药，讲解药物名称、剂量、用法，教会患者及家属观察药物疗效及不良反应。

6. 定期随访

嘱患者定期门诊随访，定期复查心电图或心脏多普勒超声，发现异常或有胸闷、心悸等不适时及时就诊。

（戴允浪）

附录 10-1　心内膜心肌活检术

心内膜心肌活检术（endomyocardial biopsy，EMB）是指经外周静脉送入心内膜活检钳，夹取心肌组织进行病理组织学化验，从而对心肌疾病的诊断、治疗、预后及科研提供重要依据的一种有创性检查方法。

一、适应证

（1）各类心肌疾病的病因诊断。
（2）急、慢性心肌炎的诊断、严重程度判断和疗效监测。
（3）心脏同种异体移植术后观察患者排斥反应的早期征象。
（4）心脏肿瘤的诊断。
（5）其他可能引起心肌病变的全身性疾病。

二、禁忌证

（1）出血性疾病、严重血小板减少症及正在接受抗凝治疗者。
（2）急性心肌梗死、有心室内附壁血栓或室壁瘤形成者，禁做左心室活检。
（3）心脏显著扩大伴发严重左心功能不全者。
（4）近期有急性感染者。
（5）不能很好配合的患者。
（6）分流缺损是相对禁忌证，应避免做右心室活检，以免引起矛盾性体循环栓塞。

三、术前准备

1. 物品准备

心内膜心肌活检钳（Caves-Schultz 活检钳用于心脏移植后排异的监测，King 活检钳用于右心组织的活检)、盛有95%乙醇或甲醛固定液的容器；穿刺针、注射器、导引导丝、7 F 鞘管、针筒、纱布、洞巾；治疗盘内须有皮肤消毒液、局麻药、棉签、胶布、无菌手套；另外，须准备一些抢救药品，如肾上腺素、阿托品、利多卡因等。

2. 患者准备

患者被穿刺前常规检查血常规、出凝血时间、肝功能、乙型肝炎病毒表面抗原（HBsAg）、心电图、普鲁卡因皮试等。必要时予心电监护，精神紧张的患者可适当给予镇静剂。告知患者检查目的，简要介绍检查过程及术中可能出现的不适，如有不适及时报告医护人员，使其积极配合检查。签署手术知情同意书。

四、操作步骤

1. 导管进入途径

右心内膜心肌活检可选颈内静脉或股静脉，左心内膜心肌活检可选肱动脉或股动脉，这主要取决于基础疾病和所使用的活检钳。

2. 右心内膜心肌活检

（1）颈内静脉路径：一般选用 Scholten 和 Caves 活检钳。操作步骤如下。

① 患者平卧于导管床上，连接心电监测。

② 穿刺右侧颈内静脉，植入与活检钳相配套的鞘管。

③ 检查活检钳的完整性，并用肝素盐水冲洗活检钳。闭合钳口，在 X 线监视下将活检钳经鞘管送入上腔静脉、右心房达右心室。逆时针方向旋转活检钳手柄，使其指向后方，此时钳尖指向室间隔。保持钳尖指向室间隔的位置，向前送活检钳至右室心尖部。钳尖与室间隔接触时术者可感觉到心脏搏动，出现室性期前收缩提示活检钳位于右心室内，而不在冠状窦。前后位 X 线透视可见钳头端位于脊柱左缘 4~7 cm 左横膈处，左前斜位可见钳头端指向胸骨柄。必要时可用超声心动图证实活检钳所处的位置。

④ 当活检钳头端位置恰当后，可开始钳取标本。回撤活检钳 1~2 cm，张开钳口；再前送活检钳，不做任何旋转，抵住室间隔；将活检钳轻轻压在室间隔上，合上钳柄，使钳尖咬切口闭合，钳取心肌组织。

⑤ 轻拽活检钳使其脱离心室内壁，如轻拽 2~3 次仍不能使之脱离，则可能是钳咬的组织块过大，应开放钳柄，松开钳口，重新操作。一旦活检钳脱离心室内壁，应使标本保存在闭合的钳口内，顺时针方向旋转活检钳将其撤回至右心房，然后撤出鞘管。

⑥ 张开钳口，取出标本，不要挤压，立即放入适当的固定液中。用无菌肝素盐水冲洗活检钳，以清除钳口内的组织和血凝块，重复上述操作 2~4 次，通常至少取 3 块标本。

（2）股静脉路径：选用 King 活检钳。操作步骤如下。

① 用 Seldinger 法穿刺股静脉，将套有长鞘管的右心导管经股静脉送至右室心尖部并指向室间隔。

② 将长鞘管沿导管送入右心室，撤出导管，抽吸并冲洗长鞘管，透视下观察鞘管的位置，可注入少量造影剂以更加清晰显示鞘管的位置。

③ 经鞘管送入活检钳，在透视下送至距离管尖 1 cm 处，使鞘管和活检钳保持顺时

针方向旋转，且不使鞘管前后移动，轻轻将活检钳送出鞘管，接触室间隔右室面。

④ 回撤活检钳 0.5~1.0 cm，张开钳口，前送活检钳，直到重新接触到室间隔，然后闭合钳口；轻拽活检钳使之脱离室间隔，先从右心室回撤到鞘管中，再经鞘管撤出体外。

⑤ 抽吸并冲洗鞘管，保持鞘管位置不动，同时由助手自活检钳中取出标本。可将鞘管移至室间隔不同部位钳取多个标本。

3. 左心内膜心肌活检

常选用附有长鞘管的 King 活检钳。

（1）用 Seldinger 法穿刺股动脉，注入肝素 5 000 U，送入带有长鞘管的左室造影导管至左心室腔，撤出造影导管，抽吸并冲洗鞘管。可注入少量造影剂以确定鞘管顶端在心室腔而未抵住心室壁。

（2）送入活检钳，通过鞘管将其送至左室心尖或左室外侧壁。透视检查活检钳位置，也可用超声心动图定位活检钳。

（3）回撤活检钳 1.0 cm，张开钳口，重新将活检钳送至左室心尖，快速闭合钳口，平稳回拽活检钳使其脱离左室壁。

（4）经鞘管回撤活检钳，取出活检标本放入适当的固定液中。在完全撤离鞘管前，即使没有取到标本，也不宜张开钳口。

（5）两次活检操作间期必须用肝素盐水冲洗鞘管。操作结束后，撤出鞘管，局部止血并观察病情变化。

五、术后监护

术后床旁持续心电、血压、脉氧监护 6 h，并持续低流量吸氧，观察心率、心律、血压及血氧变化；术后保持卧位 4~6 h，注意观察伤口处有无渗血、血肿及出血量，一经发现立即通知手术医生。

床旁准备好抢救物品及药品，主动询问患者有无不适主诉，判断出现的不适症状是否为术后并发症，并及时通知医生准备抢救。

六、常见并发症及其处理

1. 急性心脏压塞

急性心脏压塞多因术中操作用力过猛，取材部位不当或过多引发，多发生在手术过程中，主要表现为患者突然出现气促、呼吸困难、胸痛、心率变慢、血压下降等征象。一旦发生，应立即行心包穿刺引流，以解决心脏压塞。

2. 血栓栓塞

血栓栓塞多由手术操作导致血栓脱落，可发生肺栓塞或体循环栓塞。术后监测血气变化，预防性应用低分子量肝素。一旦发生血栓脱落，要积极给予抗凝治疗，必要时进行溶栓治疗。因此，术前行经食管心脏超声检查是必要的。

3. 感染

心肌活检术是有创性操作，可能导致感染。一旦发生感染，应根据血常规、血培养、药敏试验结果选择抗生素。

4. 心律失常

心律失常可由术中损伤心脏传导系统所致，可能出现室性期前收缩或房室传导阻滞。活检结束后室性期前收缩可自行停止，若出现频发室早可给予药物干预，必要时电复律。出现房室传导阻滞时，可给予阿托品类药物提升心率。

5. 损伤三尖瓣

因活检术是经右房室口操作的，故易导致三尖瓣受损。损伤较轻时，可不需特殊处理，严重时须行外科手术。

七、注意事项

（1）整个活检过程应在 X 线透视及持续心电监护下进行。

（2）活检钳的定位除用 X 线透视外，还可借助腔内心电图或超声心动图，以免误损乳头肌和腱索等组织。

（3）右心室活检应在室间隔或右室心尖部，避免在右室前壁钳夹，以免发生心肌穿孔或心脏压塞；左心室活检多在左室心尖部。钳咬过程应在 1~2 个心动周期内完成，只须紧紧咬合，切勿用力牵拉，钳夹组织块不宜过大，一般为 1~3 mm。

（4）活检术后在导管室观察患者 5~10 min，注意有无胸痛、低血压、呼吸困难等心脏压塞征象，并透视检查排除气胸或胸腔积液，然后可将患者送回病房，继续严密观察。

（戴允浪）

第十一章 心包疾病及其护理

第一节 心包疾病

心包炎（pericarditis）是指心包脏层和壁层的急、慢性炎症，它常是某种疾病临床表现的一部分或并发症，故常被原发病所掩盖。心包炎按病因可分为原发感染性和非感染性心包炎两大类。前者包括病毒、细菌、寄生虫等病原体感染所致心包炎，后者主要包括肿瘤、代谢性疾病、自身免疫性疾病、尿毒症、外伤等所致心包炎。按病情进展，病程在6周内为急性心包炎，6周~3个月为亚急性心包炎，超过3个月为慢性心包炎。急性心包炎常伴有心包渗液，而慢性心包炎常引起心包缩窄。临床上以急性心包炎和慢性缩窄性心包炎最为常见。心包炎可单独存在，也可与心肌炎、心内膜炎并存。

一、急性心包炎

急性心包炎（acute pericarditis）是指心包脏层与壁层的急性炎症性疾病。

（一）病因

急性心包炎最常见的病因为病毒感染，其他病因包括细菌感染、自身免疫病、肿瘤、尿毒症、急性心肌梗死后心包炎、主动脉夹层、外伤及心脏手术后。有些病因不明的心包炎称为特发性心包炎或非特异性心包炎。国外资料表明，非特异性心包炎已成为成年人心包炎的主要类型；国内则以结核性心包炎居多，其次为非特异性心包炎。除系统性红斑狼疮性心包炎外，男性发病率明显高于女性。

（二）病理

心包炎依据病理变化分为以下两个阶段。

1. **纤维蛋白性心包炎（干性心包炎）**

纤维蛋白性心包炎为急性心包炎的初期阶段，心包的脏层出现纤维蛋白、白细胞及少量内皮细胞组成的炎性渗出物，造成心包壁绒毛状、不光滑，尚无渗液，心脏的收缩和舒张不受限。

2. **渗出性心包炎（湿性心包炎）**

随着病程发展，心包腔渗出液增多，主要为浆液性纤维蛋白渗液，液体量可由100 mL至2 000~3 000 mL不等。由于病因不同，渗出液可呈黄色透明、血性或化脓性。积液一般在数周至数月内吸收，但也可发生壁层与脏层的粘连、增厚及缩窄。渗液也可在短时间内大量增多引起心脏压塞。急性心包炎也可累及心外膜下心肌和邻近的纵隔、横膈、胸膜等。

（三）临床表现

1. 纤维蛋白性（干性）心包炎

（1）症状。

① 心前区、胸骨后疼痛为急性心包炎的特征。炎症波及第 5 或第 6 肋间水平以下的心包壁层时，表现为心前区疼痛；累及胸膜时，表现为胸部剧痛，且与呼吸运动、体位变动、吞咽运动等有关。心包炎疼痛的性质为剧烈的刀割样胸骨后疼痛，或为沉重的压榨性疼痛。坐位或身体前倾时疼痛减轻。随着心脏跳动而发生的疼痛多位于心脏左缘和左肩部，可放射到背部、上腹部、左臂和手部。右侧斜方肌嵴的疼痛系心包炎的特有症状，但并不常见。结核性及尿毒症性心包炎患者疼痛稍轻。

② 全身症状：多由原发疾病或心包炎本身引起，如感染则表现为发冷或发热、出汗、乏力等中毒症状。非感染性心包炎患者的毒血症症状相对较轻，肿瘤性心包炎患者可无发热。

（2）体征。

心包摩擦音是急性纤维蛋白性（干性）心包炎的典型体征。位于胸骨左缘第 3~4 肋间的摩擦音最清楚，呈刮抓样、粗糙的、收缩期和舒张期均存在的高音调，身体前倾并将听诊器胸件紧压胸壁时摩擦音增强。摩擦音持续时间很短，从数小时到数天，少数可达数周。部分患者即使有心包积液，也可听到心包摩擦音，因此，不能以听到心包摩擦音来推断有无心包积液。

2. 渗出性心包炎

（1）症状。

除全身症状外，心前区疼痛减轻。

① 心脏压塞症状：表现为心悸、头晕、呼吸困难、面色苍白、烦躁、发绀、乏力、上腹痛、水肿，甚至休克、晕厥。

② 邻近器官受压迫症状：压迫气管引起咳嗽，常为干咳；压迫喉返神经引起声音嘶哑；压迫食管引起吞咽困难。

（2）体征。

① 心包积液征：心尖搏动减弱或消失，搏动部位可出现于心浊音界左侧内缘处；心浊音界向两侧扩大并可随体位变换而改变，由坐位变卧位时 3~4 肋间的心浊音界增宽；心音遥远，心率增快；少数患者在胸骨左缘第 3~4 肋间可听到心包叩击音。

② 心脏压塞体征：由于心包积液回心血量减少，静脉系统产生淤血，表现为颈静脉怒张，吸气时尤为明显（Kussmaul 征阳性），肝肿大伴压痛、腹水和皮下水肿；心输出量下降引起收缩压下降，脉搏细弱，心率增快，若心输出量显著下降可引起休克；奇脉。

③ 肺体征：大量心包积液时，心脏向后移位，压迫左侧肺部，引起左肺下叶不张，左肩胛角下区叩诊呈浊音区，语颤增强，并可听到支气管呼吸音（Ewart 征）。

（四）辅助检查

1. X 线检查

当积液量达 300 mL 以上时，心影可向两侧普遍性增大，并且有上腔静脉影增宽及右心膈角呈锐角,心缘的正常轮廓消失,呈水滴状或烧瓶状,各心缘弓的正常界限消失,心脏随体位而移动。短期内随访 X 线检查出现心影迅速扩大或缩小,有助于早期诊断。肺野清晰,无充血现象。透视可显示心脏搏动减弱或消失。

2. 心电图检查

(1) 典型演变分四期:① ST 段呈弓背向下抬高,T 波高,出现在除 aVR 和 V_1 导联外的所有导联,持续 2 d 至 2 周。V_6 导联的 ST/T 比值 ≥ 0.25。② 随着疾病的进展,各导联 ST 段逐渐恢复到基线,T 波降低、变平。③ T 波呈对称性倒置并达最大深度,无对应导联呈相反的改变(除 aVR 和 V_1 导联直立外),可持续数周,数月或长期存在。④ 一般在 3 个月内 T 波恢复直立。

(2) ST 段移位:因炎症累及和心包渗液压迫心外膜下心肌,心肌产生损伤和缺血。

(3) PR 段移位:除 aVR 和 V_1 导联外,PR 段压低,提示心包膜下心房肌受损,PR 段偏移方向与 ST 段向量相反,PR 段抬高导联则 ST 段压低,aVR 导联尤为明显。

(4) QRS 波低电压:与电短路作用,或心包炎纤维素的绝缘作用及周围组织水肿有关。

(5) 电交替:P、QRS、T 波全部电交替为大量心包积液的特征性表现,但不是唯一的,肺气肿、冠心病等也可出现电交替,应注意鉴别。

(6) 心律失常:急性心包炎患者一般保持窦性心律或窦性心动过速。目前研究认为,心包炎本身不引起心律失常。一旦发生,应考虑由基础疾病引起。

3. 超声心动图检查

超声心动图检查是简便、安全、灵敏和正确的无创性诊断心包积液的方法。

(1) M 超声心动图:当心包积液量>50 mL 时即可显示,在心室收缩时,左室后壁与心包壁层间有液性暗区;如在舒张期也可看见,则表明积液量可达 400~500 mL。心包膜与心外膜之间在最大舒张期液性暗区<10 mm 为少量积液,10~19 mm 为中等量积液,≥ 20 mm 为大量积液。

(2) 二维超声心动图:心包积液出现在房室瓣环下,或轻度向下延伸,但未达心尖,则为少量积液;若积液延伸到心尖,并达左室侧壁、后壁及右室前壁,则为大量积液;介于上述二者之间,则为中等量积液。

4. 放射性核素检查

用 ^{113m}In 或 ^{99m}Tc 静脉注射后进行血池扫描检查,显示心腔周围有空白区为渗液,心脏可缩小,也可正常,心脏外缘不规整(尤以右缘多见),扫描心影横径与 X 线心影横径比值小于 0.75。

5. 磁共振显像(MRI)

MRI 能清晰显示心包积液的容量和分布情况,并可分辨积液的性质,如出血性渗液大多是低信号强度;尿毒症、外伤、结核性液体内含蛋白质和细胞较多,可见中或高信号强度。

6. 心包穿刺

心包穿刺抽取渗液做涂片、培养和找病理细胞,有助于确定病因。心包积液测定腺苷脱氨酶(ADA),活性≥ 30 U/L,对诊断结核性心包炎具有高度特异性。抽液后再注入空气（100~150 mL）进行 X 线摄片，可了解心包的厚度、心包面是否规则、心脏大小和形态。

7. 心包检查

凡有心包积液须手术引流时，可先行心包检查，以直接观察心包，在可疑区域做心包活检，以提高病因诊断的准确性。

8. 其他检查

行血常规、红细胞沉降率、血清转氨酶、乳酸脱氢酶、肌酸酶测定，有助于判断化脓性、结核性、风湿性病变，以及是否并存心肌炎。

（五）诊断

1. 纤维蛋白性心包炎

根据胸痛、发热和/或心包摩擦音可以确诊。非特异性心包炎的疼痛酷似急性心肌梗死，故应根据病史、心电图、心肌酶谱等进行鉴别。

2. 渗出性心包炎

根据心包积液征、心脏压塞征和/或超声心动图可以确诊。临床上，如出现不明原因的体循环淤血、心动过速、心影扩大，应考虑渗出性心包炎。

（六）治疗

1. 病因治疗

如为结核性心包炎应给予抗结核治疗，细菌性应给予抗生素，风湿性给予肾上腺皮质激素和水杨酸制剂。非特异性心包炎一般对症治疗，症状重者可给予激素治疗。

2. 对症治疗

阿司匹林或其他非甾体抗炎药可有效缓解疼痛，无效者可加用秋水仙碱，后者能预防心包炎复发。以上治疗均无效者考虑使用激素治疗。呼吸困难者则给予半卧位和氧气吸入。纤维蛋白性心包炎忌用抗凝剂，以免导致心包出血。

3. 心包穿刺术或手术治疗

心包积液量多，或疑有心脏压塞者可行心包穿刺术。化脓性心包炎可施行心包穿刺排脓，必要时行心包切开排脓。对反复发作的急性创伤性心包炎致残者，可行心包切除术。

二、慢性缩窄性心包炎

慢性缩窄性心包炎（chronic constrictive pericarditis）是心包炎致心包脏层和壁层广泛粘连、增厚和钙化，心包腔闭塞成一个纤维瘢痕组织的外壳，限制心室正常充盈，回心血量减少，引起心输出量减低和静脉压明显增高的临床综合征。一般由急性心包炎演变而来，是创伤性心包炎中较严重的类型。

（一）病因

慢性缩窄性心包炎可继发于各种急性心包炎。国内最常见的病因为结核性和化脓性心包炎。此外，创伤性心包炎的心包积血、心包肿瘤、放射性心包炎、特发性心包炎、类风湿性心包炎、尿毒症等均可引起慢性缩窄性心包炎。临床上，仅可观察到少数患者由急性心包炎转变为缩窄性心包炎的发展过程，多数患者起病隐匿，急性期症状不明显。因而，有时慢性缩窄性心包炎的病因很难确定。

（二）病理和病理生理

心包脏层和壁层广泛粘连、增厚和钙化，心包增厚程度不一，一般在 0.3~0.5 cm，厚者达 1 cm 以上。心包腔闭塞成为一个纤维瘢痕组织外壳，紧紧地包住和压迫整个心脏及大血管根部，也可以仅局限在心脏表面的某些部位，从而影响心肌的正常代谢，导致心肌萎缩、纤维变性、脂肪浸润和钙化。心脏本身大小仍可正常或缩小。由于心脏舒张充盈受限，左心室充盈减少，心输出量降低，动脉系统供血不足。心包的粘连缩窄、心肌萎缩将进一步影响心脏收缩功能，同时静脉回流受阻，静脉系统出现淤血。

（三）临床表现

1. 症状

患者存在不同程度的乏力、头晕、咳嗽、劳累后呼吸困难，以及腹胀、纳差、肝区疼痛、水肿等。

2. 体征

（1）心脏体征：心尖搏动减弱或消失，心浊音界正常或稍增大，心音弱而远，第二心音的肺动脉瓣成分可增强，心率增快；部分患者胸骨左缘第 3~4 肋间于第二心音后 0.1 s 左右的舒张早期可听到心包叩击音。可有期前收缩、心房颤动、心房扑动等心律失常。

（2）心包腔缩窄、闭塞体征：颈静脉怒张、肝肿大、腹水、胸腔积液、下肢水肿、奇脉、收缩压下降及脉压变小、脉搏快速细弱，静脉压一般均显著升高。少数患者出现 Kussmaul 征、Friedreich 征。

（四）辅助检查

1. X 线检查

心影大小正常或轻度增大，心尖搏动减弱或消失，心缘平直僵硬，主动脉弓缩小。上腔静脉影增宽，肺门阴影增大。50%~70% 患者可见心包钙化影，呈不完整的环状。CT 对心包增厚具有相当高的特异性分辨率，MRI 可分辨有无心包增厚或缩窄的存在。

2. 心电图

各导联 QRS 波呈低电压，T 波平坦或倒置，倒置的深度与心肌受累的程度有关，心电轴不偏。部分患者有 P 波增高、切迹、右心室肥厚、不完全性右束支传导阻滞、心房纤颤等。

3. 超声心动图

超声心动图显示心室腔容量小，心房扩大，可见舒张期室间隔切迹，其发生时相与心包叩击音一致，室壁增厚及活动减弱，心包钙化者可见反光增强。

4. 心导管检查

肺毛细血管压、肺动脉舒张压、右室舒张末压、右心房平均压和腔静脉压均显著增高，且几乎相等，一般差异<6 mmHg。右心房压力曲线呈 M/W 型，a 波与 v 波几乎是同等高度。右心室压力曲线呈现舒张早期下陷和舒张期的高原波。心输出量减低。

5. 肘静脉压测定

肘静脉压增高达 200~400 mmH_2O。

6. 其他

可有轻度贫血、肝和肾功能受损、低白蛋白血症、轻度蛋白尿，胸腔积液和腹水为漏出液。

（五）诊断

既往可有心包炎病史，于数月或数年后出现静脉受阻、心输出量减少体征，应考虑到结核性心包炎可能。有心包腔缩窄、闭塞引起的症状和体征。辅助检查呈阳性结果，如 X 线、超声心动图、心电图、静脉压增高。须与门脉性肝硬化、限制性心肌病相鉴别。

（六）治疗

1. 应及早行心包剥离术

只要临床表现为心脏进行性受压，就不能用单纯心包渗液解释，或心包渗液吸收过程中心脏受压征象越来越明显，或在进行心包腔注气术时发现壁层心包显著增厚，MRI 示心包增厚和缩窄，如感染基本控制应及早手术。结核性心包炎可在结核活动控制后考虑手术治疗，但心脏受压明显加剧时，可在抗结核治疗下进行手术，术后继续抗结核治疗 3~6 个月，甚至 1~2 年。

2. 一般治疗

休息、低盐饮食，使用利尿剂。心力衰竭或心房颤动者可适当应用洋地黄等药物。

三、急性心脏压塞

急性心脏压塞是指由于大量心包积液或迅速增长的少量心包积液，使心室舒张受阻，心输出量降低，临床表现为急性循环衰竭，如血压下降、心率增快、呼吸困难、发绀、面色苍白、出汗、颈静脉怒张等。心包腔的顺应性是非线性的，有的患者心包积液量虽多，但心包腔内压增加不明显，若此时液体量再稍增加，则可引起压力迅速上升，从而导致急性心脏压塞。

（一）病因

各种恶性肿瘤、胸部外伤、主动脉夹层动脉瘤破入心包、急性心肌梗死致游离壁破裂、特发性心包炎、细菌性心包炎、结核性心包炎、尿毒症、抗凝或溶栓治疗、放射治疗、心包切开术后、红斑狼疮、心肌病、黏液水肿等均可致急性心脏压塞。近年来，随着心脏介入性治疗的广泛开展，导管及器械常导致心肌或冠状动脉穿孔，引起急性心脏压塞等严重并发症。

（二）临床表现

急性心脏压塞可有三大特征：① 静脉压升高；② 动脉压下降；③ 心脏大小正常，脉搏减弱或消失。

1. 症状

突发胸闷、气急、恶心、胸部压迫感、呼吸困难，另有上腹痛、烦躁不安、谵妄，甚至四肢抽搐，意识丧失。

2. 体征

患者端坐呼吸、呼吸加速、躯体前倾、面色苍白、皮肤湿冷、口唇及四肢发绀。静脉压升高>200 mmH$_2$O，表现为颈静脉怒张，可出现 Kussmaul 征。心浊音界扩大，心音减弱或消失，心动过速，心包摩擦音。肝肿大、肝区触痛明显及腹水。低血压伴吸气时收缩压下降>10 mmHg（即奇脉）。

（三）辅助检查

1. X 线检查

心影正常或呈烧瓶状扩大，肺野清晰。

2. 心电图

心电图可正常或低电压，P、QRS、T 波全部电交替，窦性心动过速，ST 段正面向上抬高，心前区导联 T 波高尖。

3. 超声心动图

舒张期右房、左室游离壁受压塌陷，二尖瓣前叶 EF 斜率减小，二尖瓣运动幅度降低。吸气时，右室内径增加而左室内径减少；呼气时，情况则相反，呼气末右室内径<10 mm。心包腔可见积液，心脏在积液内摆动。

4. 静脉压测定

肘静脉压显著增高，常>200 mmH$_2$O。

（四）诊断

有引起急性心脏压塞的病因，并有心脏压塞三大特征，应想到急性心脏压塞。如有以下特征，结合辅助检查等可以进一步确诊：① 奇脉；② 超声心动图可见心包腔积液，并有心脏压塞征象；③ 心包穿刺抽液后，症状明显好转。

（五）治疗

1. 病因治疗及对症处理

吸氧、补液、抗休克，慎用气管扩张剂。

2. 心包穿刺

迅速心包穿刺抽液，以降低心包腔压力，缓解心脏压塞。超声引导下行心包穿刺是目前较为安全可靠的方法。

3. 手术引流减压

对穿刺术无效、反复再发心脏压塞、外伤性心包充血性心包积液者，可行手术引流。

4. 心包切除术

对心包肥厚、可转为缩窄性心包炎者应行心包切除术。

（卢冰清）

第二节 心包疾病的护理

一、主要护理诊断/问题

1. 气体交换受损

气体交换受损与肺或支气管受压、肺淤血、心脏受压、心包积液有关。

2. 疼痛

疼痛与心包炎性渗出有关。

3. 体温过高

体温过高与心包炎症有关。

二、其他护理诊断/问题

1. 体液过多

体液过多与渗出性、缩窄性心包炎有关。

2. 营养失调：低于机体需要量

体重明显降低，与结核、肿瘤等病因有关。

3. 活动耐力下降

活动耐力下降与心输出量减少有关。

4. 焦虑

焦虑与病情重、病因诊断不明及疗效不佳等有关。

三、护理措施

1. 病情观察

观察患者的生命体征、意识状态，胸痛的部位、性质，呼吸困难的程度，以及有无心脏压塞的表现。

2. 休息与活动

（1）保持病室内环境安静、整洁，温度及湿度适宜，定时开窗通风，保持空气新鲜，禁止探视人员在室内吸烟。

（2）心包疾病患者机体抵抗力减弱，应注意充分休息。急性心包炎出现胸痛、发热及心包摩擦音时应卧床休息，待症状消失后，帮助患者逐渐增加活动量。根据病情协助患者满足生活自理需要。

3. 饮食护理

食物宜含高热量、高蛋白、高维生素，以易消化的半流质、软食或流质为主。有水肿时，应限制钠盐摄入，个别有严重腹水而利尿效果不佳者应给予钠盐 0.5~2.0 g/d 或无盐饮食，另给予钾盐（代盐），供调味之用。呼吸困难时，应少食易产气的食物，如薯类、葱及笋等，多食海带等富含纤维素的食物，以防止肠内产气过多引起腹胀及便秘而导致膈肌上抬。嘱患者饭前漱口，以免口臭等影响食欲，保证营养，增强抵抗力。

4. 对症护理

（1）呼吸困难：① 患者衣着宽松，禁止穿紧身衣服，以免妨碍胸廓运动。② 协助患者取舒适卧位，如半坐位或坐位，使膈肌下降，呼吸面积扩大，利于呼吸。出现心脏压塞的患者往往采取强迫前倾坐位，给患者提供可依靠的床上小桌，并加床栏以保护患者，防止坠床。③ 胸闷、气急严重者给予氧气吸入，疼痛明显者给予止痛剂，以减轻疼痛对呼吸功能的影响。当病情稳定时，帮助患者学习及训练膈肌呼吸。④ 必要时行心包穿刺或切开引流术，以缓解压迫症状，改善呼吸与循环功能。

（2）疼痛：① 评估疼痛情况，如患者疼痛的部位、性质及其变化情况，以及是否可闻及心包摩擦音。② 指导患者卧床休息，勿用力咳嗽、深呼吸或突然改变体位，以免疼痛加重。③ 对患者疼痛的描述予以肯定，否则易加重患者的心理负担。适时向患者解释疼痛的原因及应对方式，以缓解患者的紧张情绪。对于轻、中度疼痛患者，可根据其爱好选择合适的音乐、影片或电视节目来欣赏，以分散其注意力。也可局部按摩以松弛肌肉，改善血液循环。④ 遵医嘱给予解热镇痛剂，注意观察患者有无胃肠道反应、出血等不良反应。若疼痛加重，可应用吗啡类药物缓解。

（3）发热：① 遵医嘱使用抗生素及抗病毒等药物，并观察药物的疗效及不良反应。② 采取物理降温，定时测量体温并记录，观察热型。结核病引起的心包炎多表现为稽留热，患者常在午后或劳动后体温升高，入睡后出汗（盗汗），可进一步行结核菌培养。化脓性感染引起的心包炎多见弛张热，可行血液检查，感染者常有白细胞计数增加及红细胞沉降率加快等炎症反应。③ 为患者行心包穿刺术时严格执行无菌操作，防止感染加重或二重感染。

5. 用药护理

嘱患者遵医嘱用药，观察药物疗效及副作用。应用利尿剂时，除注意观察利尿效果外，应经常观察有无低钠、低钾的临床表现，如恶心、呕吐、乏力、腹胀、痉挛性肌痛等。一般不应用洋地黄类药物，除非患者合并有心房颤动，且心室率明显加快。应用解热镇痛剂时，注意观察患者有无胃肠道反应、出血等不良反应。应用糖皮质激素、抗生素、抗结核药、抗肿瘤药等治疗时做好相应的观察与护理。严格控制输液量及速度，防止加重心脏负荷。

6. 心理护理

向患者讲解监测血培养及行心包穿刺的目的，以及抗结核治疗的疗程、联合用药的特点，使其积极配合治疗；与患者多交流，了解患者及家属的心理状态，向患者简要介绍病情和进行必要的解释，告知急性心包炎经积极治疗大多数可以痊愈，仅少数会演变成慢性缩窄性心包炎，给予患者及家属心理安慰，使患者产生安全感。

四、健康教育

1. 知识宣教

向患者讲解心包疾病相关知识，包括临床表现、诱发因素、治疗手段等。提醒患者加强个人卫生，以预防各种感染。

2. 休息与活动

嘱患者注意休息，待急性症状消失后可逐渐增加活动量。行心包切除术的患者术后仍应坚持休息半年左右。

3. 饮食

选择高蛋白、高维生素、高热量、易消化的食物，限制钠盐摄入。

4. 病情监测

教会患者自我监测体温变化，观察有无呼吸困难、胸痛及心脏压塞的表现。

5. 用药指导

告知患者坚持足够疗程药物治疗（如抗结核治疗）的重要性，不可擅自停药，以防复发；注意药物不良反应，定期随访；结核性心包炎在院外行抗结核治疗时，应定期随访检查肝、肾功能。

6. 心理护理

对缩窄性心包炎患者讲明行心包切除术的重要性，解除其思想顾虑，使其尽早接受手术治疗。

（卢冰清）

附录 11-1　心包穿刺术及其护理

心包穿刺术（pericardiocentesis）是指用心包穿刺针经体表穿入心包腔内的一项技术。经心包穿刺后，可抽出一定量的心包积液进行化验，以明确积液的性质；或对急、慢性心脏压塞的患者进行穿刺抽液，以缓解压塞症状；或对慢性化脓性心包炎进行治疗，抽出脓液，注入抗生素等。

一、适应证

1. 诊断性穿刺

诊断性穿刺用于确定心包积液的性质及病原体，从而明确病因诊断与病理诊断。

2. 治疗性穿刺

（1）减压性穿刺：发生急性心脏压塞时，穿刺抽取积液以缓解临床症状。

（2）化脓性心包炎时，穿刺抽取积脓，并可向心包腔内用药辅助治疗。

二、禁忌证

（1）近期接受抗凝治疗，血小板<$50×10^9$/L或有出血倾向者；烦躁不安、配合不良者。

（2）原有心肺功能减退，年龄>50岁的患者，应待心肺功能改善后再行穿刺（紧急情况例外）。

（3）少量心包积液或心包积液诊断未经证实；慢性缩窄性心包炎。

三、术前准备

1. 物品准备

治疗盘内备有棉签、胶布、注射器、皮肤消毒液、无菌手套；心包穿刺包内含12号和16号穿刺针（带橡胶管或三通活栓）、5 mL针筒、50 mL针筒、小纱布、试管、洞巾。

2. 药物准备

（1）局麻药：2%利多卡因。

（2）与心包穿刺术并发症相关的抢救药物：阿托品、肾上腺素、多巴胺、5%碳酸氢钠、低分子右旋糖酐、呋塞米、地塞米松或氢化可的松等。

3. 患者准备

（1）心包穿刺术的知识宣教：根据患者文化程度、社会经济状况，采取适当的宣教方式。向患者及其家属简要讲解以下知识：心包疾病的发病机制；心包穿刺术治疗的目的、意义和大致过程；术中、术后注意事项及配合要点，如穿刺时不可咳嗽及深呼吸，并嘱咐患者在穿刺过程中如有任何不适应尽快告知医护人员；告知术中出现的不可避免的不适，如注射局麻药时的疼痛，使患者心中有数，以消除患者紧张、恐惧心理，客观接受与配合手术。

（2）辅助检查：心电图、血型、血常规、出血和凝血时间等。

（3）术前心脏超声定位，确定液平面大小及穿刺部位，一般选液平面最大、距体表最近点作为穿刺点，并用龙胆紫做好标记。

（4）测量基础血压，必要时进行心电监护、给氧，精神紧张的患者可适当给予镇静剂，如穿刺前肌肉注射地西泮 10 mg；为了防止迷走反射，可给予阿托品 1 mg 肌肉注射。另外，穿刺前应询问患者是否咳嗽，必要时给予可待因 0.03 g 镇咳。

4. 环境准备

择期手术，应在无菌室内进行，紧急穿刺可在病床边进行。

四、操作步骤

（1）建立静脉通道，以备抢救之用。

（2）选取合适的卧位：如穿刺点在心尖部者（一般在左侧第 5 肋间或第 6 肋间心浊音界内 2.0 cm 左右），可取坐位或半卧位；如穿刺点在剑突与左肋弓缘夹角处者，则可取半卧位，上半身抬高 30°~40°。前者适用于大量心包积液及原有肺动脉高压、右心室增大者，优点是操作方便、耐受性好、成功率高、安全性高，不易撕裂左室壁及损伤冠状动脉；缺点是针头经胸腔刺入，可并发气胸及增加胸膜腔肺部感染的机会。而后一穿刺部位的优点是穿刺针不进入胸膜腔，不会使感染扩散，不易损伤冠状动脉，易抽得积液；缺点是操作难度较大，穿刺角度与深度不易掌握，且心外膜不易麻醉，有撕裂右心房、右心室的危险。

（3）定位：仔细叩诊心浊音界，复查超声定位是否准确。

（4）消毒穿刺局部皮肤，戴上无菌手套、铺洞巾，用 2% 利多卡因进行局部全层浸润麻醉达心包壁层，并进入心包腔，吸取少量积液以探明穿刺针进入的角度和深度。

（5）穿刺者持针穿刺，助手以血管钳夹持与其连接的导液橡皮管。在心尖部进针时，应使针自下而上，向脊柱方向缓慢刺入，进针深度为 3~5 cm；剑突下进针时，应使针尖与腹壁成 30°~40°，向上、后并稍向左刺入心包腔后下部，进针深度为 4~8 cm。待针锋抵抗感突然消失，提示针已穿过心包壁层，同时感到心脏搏动，此时应稍退针，以免划伤心脏。助手立即用血管钳夹住针梗固定深度，术者将注射器接于橡皮管上，而后放松橡皮管上止血钳（三通活栓将活栓转到胸膜打开），缓慢抽吸，记录液量，留标本送检。

（6）术毕拔出针后，盖消毒纱布，压迫数分钟，用胶布固定。

五、术中监护

（1）穿刺时应密切观察有无心包及胸膜反应、心律失常、心脏损伤、心源性休克等异常情况，严重者可出现猝死。

（2）密切观察患者的反应，如面色、呼吸、血压、脉搏、心电等变化，如有异常，及时协助医生处理。

（3）根据病情酌情考虑抽液量，每次抽液量不超过 300 mL，以防急性右心室扩张，一般第一次抽液量不宜超过 100 mL。同时，抽液速度要慢，以免回心血量急剧增多而导致肺水肿。

（4）如抽出鲜血，应立即停止抽吸，并严密观察有无心脏压塞出现。

（5）心电监护：连接心电图肢体导联，穿刺针用消毒导线与 V_1 导联相连，操作中若出现 ST 段抬高、室性期前收缩、室性心动过速，提示穿刺针损伤心肌，应立即回退针头。

六、术后并发症的防治及护理

1. 肺损伤、肝损伤

最好有超声心动图定位，选择合适的进针部位及方向，避免损伤周围脏器。

2. 心肌损伤及冠状动脉损伤引起出血

选择积液量多的部位，并尽可能地使穿刺部位离心包最近。术前用超声心动图定位，测量从穿刺部位至心包的距离，以决定进针深度，同时缓慢进针。

3. 心律失常

穿刺针损伤心肌时，可以出现心律失常。术中应缓慢进针，注意进针的深度。一旦出现心律失常，立即后退穿刺针少许，观察心律变化。

4. 感染

严格遵守无菌操作，穿刺部位充分消毒，避免感染，持续心包引流的患者可酌情使用抗生素。

（卢冰清）

第十二章 心力衰竭及其护理

心力衰竭（heart failure，HF）简称心衰，是各种心脏结构或功能性疾病导致心室充盈和/或射血能力受损，心输出量降低而不能满足机体代谢需要，致组织、器官灌注不足，有肺循环和/或体循环淤血的表现，主要表现为呼吸困难、体力活动受限和体液潴留等的一组临床综合征。心衰和心功能不全的概念基本上是一致的，但后者的含义更为广泛，包括已有心输出量减少但尚未出现临床症状的这一阶段，伴有临床症状的心功能不全称为心衰。

一、类型

1. 根据左室射血分数分类

左室射血分数（LVEF）<40%者为射血分数降低性心衰（HF with reduced EF，HFrEF），即传统概念中的收缩性心衰；LVEF≥50%者称为射血分数保留性心衰（HF with preserved EF，HFpEF），通常存在左心室肥厚或左心房增大等而使充盈压升高，为舒张功能受损的表现，以前称为舒张性心衰。大多HFrEF患者同时存在舒张功能不全，而HFpEF患者也可能同时存在非常轻微的收缩功能异常。LVEF在40%~49%之间称为射血分数中间值的心衰（HF with mid-range EF，HFmrEF），此类患者通常表现为以轻度收缩功能障碍为主，同时伴有舒张功能不全的特点。

2. 根据发生时间、速度分类

根据发生时间、速度，心衰可分为急性心衰和慢性心衰，以慢性居多。多数急性心衰患者经住院治疗后症状部分缓解，而转入慢性心衰；慢性心衰患者常因各种诱因急性加重而须住院治疗。

3. 根据发生部位分类

根据发生部位，心衰可分为左心衰竭、右心衰竭和全心衰竭。

二、病因与诱因

（一）基本病因

几乎所有类型的心脏、大血管疾病均可引起心衰。心衰主要反映心脏的泵血功能障碍，原因主要为原发性心肌损害、长期容量和/或压力负荷过重导致心肌功能由代偿发展为失代偿。

1. 原发性心肌损害

（1）缺血性心肌损害：冠心病心肌缺血、心肌梗死是引起心衰的最常见原因之一。

（2）心肌炎、心肌病：各种类型的心肌炎及心肌病均可导致心衰，以病毒性心肌炎和扩张型心肌病最为常见。代谢性心肌病以糖尿病性心肌病最为常见。其他病因包括甲状腺功能亢进或甲状腺功能减退的心肌病、心肌淀粉样变性等。

2. 心脏负荷过重

（1）容量负荷（前负荷）过重：见于心脏瓣膜关闭不全、分流性先天性心血管病。此外，伴有全身血容量增多或循环血量增多的疾病如慢性贫血、甲状腺功能亢进症等，其容量负荷也必然增加。在容量负荷早期，心室腔代偿性扩大，心肌收缩功能尚能维持正常，但超过一定限度后心肌结构和功能发生改变即出现失代偿的表现。

（2）压力负荷（后负荷）过重：见于高血压、主动脉瓣狭窄、肺动脉高压、肺动脉瓣狭窄及肺栓塞等左、右心室收缩期射血阻力增加的疾病。为克服增高的阻力，心室肌代偿性肥厚以保证足够的射血量。若有持久性的负荷过重，心肌最终发生结构和功能改变而出现心输出量下降的失代偿表现。

（二）诱因

有基础心脏病的患者，如存在增加心脏负荷的因素可诱发心衰的症状出现。常见的诱因有以下几点。

1. 感染

心衰最常见和最重要的诱因是呼吸系统感染，感染性心内膜炎也不少见，常因其发病隐匿而漏诊。

2. 心律失常

各种类型的快速性心律失常和严重的缓慢性心律失常均可诱发心衰。房颤是器质性心脏病中最常见的心律失常情况之一，也是心衰最重要的诱因。

3. 血容量增加

引起血容量增加的情况有静脉输液过多、过快，患者摄入钠盐或饮水过多等。

4. 过度劳累或情绪激动

过度劳累或情绪激动包括剧烈运动、暴怒、过度紧张等。

5. 妊娠和分娩

妊娠和分娩可加重心脏负荷，诱发心衰。

6. 治疗不当

治疗不当包括洋地黄类药物过量或不足、某些扩血管药物或抗心律失常药物使用不当、利尿不充分等。

7. 其他

患者原有心脏病变加重或并发其他疾病，如冠心病并发心肌梗死、风湿性心脏病引发风湿活动、合并贫血或出血等。

三、病理生理

心衰是一种慢性、自发进展性疾病，一旦发生心衰，即使心脏没有新的损害，在各种病理生理因素的作用下，心功能不全仍将不断恶化进展。神经内分泌系统激活导致心肌重构是引起心衰发生和发展的关键因素。当基础心脏病累及心功能时，机体首先进行代偿，后者使心功能在一段时间内维持在相对正常的水平，但这些代偿机制也均有其负性效应。当心功能处于失代偿时，心衰的病理生理变化则变得更为复杂。其中最重要的几个方面归纳如下。

(一) 代偿机制

当心肌收缩力减弱时，为了保证正常的心输出量，机体通过以下机制进行代偿。

1. Frank-Starling 机制

Frank-Starling 机制即回心血量增多使心脏的前负荷增加，心室舒张末期容积增加，从而增加心输出量并提高心脏做功量。而在心衰时，这一代偿机制的能力降低，心室舒张末期容积增加，心室腔扩张，舒张末压也增高，相应地心房压和静脉压也随之升高，到一定程度时即出现肺循环淤血或体循环淤血。

2. 心肌肥厚

心脏后负荷增加时的主要代偿机制为心肌肥厚。心肌肥厚时，心肌收缩力增强，可以克服后负荷阻力，使心输出量在相当长的时间内维持正常，患者可无心衰症状，但这并不意味着心功能正常，心肌往往由于肥厚而出现顺应性变差，舒张功能降低，客观上已存在心功能障碍。

3. 神经体液的代偿机制

当心脏排血量下降，心腔内压力增高时，机体即启动神经-体液机制进行代偿。

(1) 交感神经兴奋性增强：心衰时，患者血中去甲肾上腺素 (NE) 水平增高，作用于心肌细胞 β_1 肾上腺素受体，使心肌收缩力增强，心率增快，以保证心输出量。与此同时，周围血管也收缩，血压增高，增加心脏后负荷，加之心率增快，这些均可使心肌耗氧量增加。此外，NE 对心肌细胞有直接毒性作用，即使心肌细胞凋亡，因而参与心肌重塑的病理生理过程。NE 还有促进心律失常的作用。

(2) 肾素-血管紧张素-醛固酮系统 (RAAS) 的激活：心衰时，心输出量减少，肾血流量随之减少，RAAS 被激活，有利于增强心肌收缩力，收缩周围血管以维持血压，并使血液发生重分配，从而保证重要脏器的供血。醛固酮分泌增多，导致水、钠潴留，增加总体液量而增加心脏前负荷，起到代偿作用。不利之处是血管紧张素 II (Ang II) 及醛固酮分泌增加，使心肌、血管平滑肌和血管内皮细胞等发生一系列的变化，如心肌上的 Ang II 通过各种途径使新的收缩蛋白合成增加；醛固酮刺激成纤维细胞转变为胶原纤维，促使心肌间质纤维化。血管中，血管壁平滑肌细胞增生而致管腔变窄；同时降低血管内皮细胞分泌 NO 的能力，影响血管舒张。上述不利因素都可导致心肌损伤和心功能恶化，后者又进而激活神经-体液机制，如此形成恶性循环。

(二) 心衰时各种体液因子的改变

1. 心钠素 (ANP) 和脑钠肽 (BNP)

正常情况下，前者主要储存于心房，后者主要储存于心室。当房室压力增高时，房室壁受牵引，ANP 和 BNP 分泌增加，两者的生理作用是扩血管、增加排钠，对抗肾上腺素及 RAAS 等引起的水钠潴留。心衰时，ANP 和 BNP 尤其是后者分泌增加，其增高程度与心衰的严重程度呈正相关。为此，血浆的 BNP 水平可作为判断心衰的进程和预后的指标。心衰状态下，血中的 ANP 和 BNP 降解很快，其生理效应也明显减弱，故用 ANP 也难以达到其排钠、利尿、扩血管的作用。

2. 内皮素

内皮素具有强烈的缩血管作用。心衰时，受血管活性物质如 NE、血管紧张素、血栓素等影响，血浆内皮素水平升高，且与肺动脉压力升高有关。内皮素还使细胞肥大增生，参与心肌重塑过程。临床应用内皮素受体拮抗剂已初步显示可改善心衰患者的血流动力学指标。

（三）舒张功能不全

舒张功能不全可分为主动舒张功能障碍和心室顺应性减退及充盈障碍。前者与胞浆中的 Ca^{2+} 不能及时复位有关，因为 Ca^{2+} 及时复位需要耗能，当机体能量供应不足时，心室主动舒张功能即受影响，如冠心病有明显心肌缺血时，在出现收缩功能障碍前即可出现舒张功能障碍。后者是由于心室肌的顺应性减退而发生充盈障碍，主要见于心室肥厚时。此时心室的收缩功能尚保持良好，射血分数正常，临床上可见于高血压和冠心病，而目前这两种病属多发病，故此类心功能不全日益受到重视。需要指出的是，当容量负荷增加致心室扩大时，心室顺应性增加，此时即使伴心室肥厚也不致出现单纯的舒张性心功能不全。

（四）心肌损害与心室重塑

心力衰竭发生发展的基本机制是心室重塑。原发性心肌损害与心脏负荷过重使心脏功能受损，导致心室肥厚或扩大。在心腔扩大和心室肥厚的过程中，心肌细胞、胞外基质、胶原纤维网等均有相应变化，此即心室重塑过程。由于基础心脏病的性质不同，心室重塑速度也不同，以及各种代偿机制的复杂作用，心室扩大及肥厚的程度与心功能状况并不平行，有些患者心脏扩大或肥厚已十分明显，而临床上尚无心衰表现。但如基础病变不能解除，或即使没有新的心肌损害，随着时间的推移，心室重塑仍可不断发展，心衰必然会出现。从代偿到失代偿的原因除了心脏代偿能力有一定限度外，还与各种代偿机制的负面影响、心肌能量供应不足或利用障碍导致心肌坏死、纤维化有关。心肌细胞减少使整体心肌收缩力下降，心肌纤维化又使心室顺应性下降，重塑更趋明显，心肌收缩力不能发挥其应有的射血效应，从而形成恶性循环，最终出现不可逆的终末阶段。

四、心功能分级、分期与分度

（1）目前通用的分级方案是美国纽约心脏病协会（NYHA）于1928年提出的分级方案，主要根据患者自觉的活动能力划分为4级。

Ⅰ级：患者患有心脏病，但日常活动量不受限制，一般活动不引起乏力、呼吸困难等心衰症状。

Ⅱ级：体力活动轻度受限，休息时无自觉症状，一般日常活动出现心衰症状（疲乏、心悸、呼吸困难或心绞痛），休息后很快缓解。

Ⅲ级：体力活动明显受限，低于一般日常活动即出现心衰症状，休息较长时间方可缓解。

Ⅳ级：休息状态下出现心衰的症状，体力活动后加重，患者不能从事任何体力活动。

这种分级方案的优点是简便易行，为此，其几十年来仍被应用。其缺点是仅凭患者的主观陈述，有时症状与客观检查结果有很大差距，同时患者之间的个体差异也较大。

（2）美国心脏病学会（ACC）和美国心脏协会（AHA）推出2001年版《心力衰竭

的评估及处理指南》。该指南提出慢性心衰分期的概念，重点锁定在心衰的预防，从源头上减少和延缓心衰的发生。

A 期：心衰高危期，尚无器质性心脏病或心衰症状，但存在发展为心脏病的高危因素。

B 期：已有器质性心脏病变，但无心衰症状。

C 期：有器质性心脏病，既往或目前有心衰症状。

D 期：需要特殊干预治疗的难治性心衰。

（3）6 min 步行试验是一种安全、简单易行的评定心衰严重程度的方法，要求患者在平直走廊内尽可能快地行走，测定 6 min 内的步行距离。若步行距离<150 m 为重度心衰，150~425 m 为中度心衰，426~550 m 为轻度心衰。本试验除用于评价患者运动耐力及心脏储备功能外，还可用来评价心衰治疗的效果。

第一节 慢性心力衰竭

一、流行病学

慢性心力衰竭（chronic heart failure，CHF）是大多数心血管疾病的最终归宿，也是该类患者最主要的死亡原因。发达国家的心衰患病率为 1.5%~2.0%，70 岁及以上人群患病率≥10%。我国 2003 年流行病学调查显示，35~74 岁成年人中约有 400 万心衰患者，患病率达 0.9%。随着人口老龄化加剧，冠心病、高血压、糖尿病、肥胖等慢性病的发病呈上升趋势，而医疗水平的提高使心脏疾病患者生存期延长，导致我国心衰患病率呈持续升高趋势，据推算我国目前心衰的患者约 890 万。心衰患者在诊断后的 5 年内，病死率可达 50%。引起 CHF 的基础心脏病的构成比中，我国曾以风湿性心脏病为主，但近年来，高血压、冠心病的比例明显上升。1980 年上海市的一项统计表明，风湿性心脏病所致 CHF 者占 46.8%，该病居 CHF 病因首位；2000 年该病退居第三位，占 8.9%，冠心病和高血压分别位居第一、二位。

二、临床表现

临床上左心衰竭最为常见，单纯右心衰竭较少见。左心衰竭后继发右心衰竭而致全心衰竭者，以及由于严重而广泛的心肌疾病，同时波及左、右心而发生全心衰竭者临床更为多见。

（一）左心衰竭

1. 症状

（1）程度不同的呼吸困难：这是左心衰竭最主要的症状。因肺淤血程度有差异，其表现形式也不同，可为劳力性呼吸困难、夜间阵发性呼吸困难或端坐呼吸，严重者出现急性肺水肿。

（2）咳嗽、咳痰、咯血：咳嗽和咳痰是肺泡和支气管黏膜淤血所致，开始常于夜间发生，坐位或立位时咳嗽症状可减轻，咳痰主要为白色浆液性泡沫样痰。偶见痰中带血丝。长期慢性肺静脉压力升高,导致肺循环和支气管血液循环之间形成侧支,在支气管黏膜下形成扩张的血管,后者一旦破裂可引起大咯血。

(3) 低心输出量症状:由心输出量不足和器官、组织灌注不足及代偿性心率加快所致。患者可有疲倦、乏力、头昏、心慌等。

(4) 少尿及肾功能损害症状:严重左心衰竭时血液再分配,首先是肾血流量明显减少,患者可出现少尿。长期慢性的肾血流量减少可出现血尿素氮、肌酐升高并可有肾功能不全的相应症状。

2. 体征

(1) 肺部湿啰音:两侧肺底对称性细湿啰音是左心衰竭最重要的体征之一,由肺毛细血管压增高,液体渗出到肺泡所致。湿啰音可随体位发生改变,侧卧位时低位肺叶啰音较多。阵发性夜间呼吸困难或急性肺水肿时可有粗大湿啰音,满布两肺,并伴有哮鸣音。

(2) 心脏体征:除基础心脏病的固有体征外,慢性左心衰竭患者一般均有心脏扩大(单纯舒张性心衰除外)、心率增快、心尖部舒张期奔马律、肺动脉瓣区第二心音亢进。其中,心尖部舒张期奔马律最有诊断价值,在患者心率增快或左侧卧位并做深呼气时最容易听到。

(3) 其他体征:如交替脉,即脉搏强弱交替;陈-施呼吸(Cheyne-Stoke),见于难治性心衰晚期。

(二) 右心衰竭

右心衰竭以体静脉淤血的表现为主。

1. 症状

(1) 消化道症状:胃肠道及肝淤血引起腹胀、食欲不振、恶心、呕吐等,是右心衰竭最常见的症状。

(2) 劳力性呼吸困难:继发于左心衰竭的右心衰竭,呼吸困难已经存在。单纯性右心衰竭为分流性先天性心脏病或肺疾患所致,也有明显呼吸困难。

2. 体征

(1) 颈静脉征:颈静脉搏动增强、充盈、怒张,是右心衰竭早期的主要体征,提示体循环静脉压增高。肝颈静脉反流征阳性则更具特征性。

(2) 肝脏肿大:肝脏因淤血而肿大,常伴压痛,持续慢性右心衰竭可致心源性肝硬化,晚期可出现黄疸及大量腹水。

(3) 水肿:早期水肿不明显,多在颈静脉充盈和肝大较明显后才出现。先有皮下组织水分聚集,体重增加,到一定程度才出现水肿。其特征为首先出现在身体最低垂部位,呈对称性及压陷性。严重者全身水肿。胸腔积液多见于全心衰竭时,也是体静脉压力增高所致,以双侧多见;如为单侧,则以右侧更为多见,可能与右膈下肝淤血有关。

(4) 发绀:长期严重右心衰竭时可出现发绀,为血供不足而组织摄取血氧相对增多,静脉血氧低下所致,常见于肢体末端或下垂部分。

(5) 心脏体征:除基础心脏病的相应体征之外,右心衰竭时可因右心室显著扩大而出现三尖瓣关闭不全杂音。

（三）全心衰竭

右心衰竭常继发于左心衰竭而形成全心衰竭。右心衰竭出现之后，右心输出量减少，因此阵发性呼吸困难等肺淤血症状反而有所减轻。所患扩张型心肌病等表现为左、右心室同时衰竭者，肺淤血体征往往不是很严重。

三、辅助检查

1. 实验室检查

BNP 和 NT-proBNP 是心衰诊断、患者管理、临床事件风险评估中的重要指标。未经治疗的患者若 BNP 水平正常可基本排除心衰诊断，已接受治疗者 BNP 水平高则提示预后差。但很多疾病如肾功能不全、缺氧、严重全身性疾病等，亦会导致利钠肽水平增高，因此须结合患者的病史进行分析。其他检查包括肌钙蛋白、血常规、肝肾功能、电解质、血糖、血脂等亦很重要。

2. X 线检查

X 线检查能了解心脏大小及外形，有无肺淤血及其程度。心衰时可出现左心室或右心室增大或心脏向两侧增大。早期肺静脉压增高时，主要表现为肺门血管影增强。出现间质性肺水肿时，可有肺野模糊和 Kerley B 线，后者为肺野外侧清晰可见的水平线状影，为慢性肺淤血的特征性表现。在急性肺泡性肺水肿中，肺门影呈蝴蝶状，肺野可见大片融合的阴影。

3. 超声心动图

超声心动图能比 X 线更准确地提供各心腔大小变化及心脏瓣膜结构和功能情况，正常人 LVEF>50%，心衰患者 EF 值下降。正常人 E/A 值不应小于 1.2；舒张功能不全时，E 峰下降，A 峰增高，E/A 值降低。如同时记录心音图则可测定心室等容舒张期时间（C-D 值），它反映心室主动舒张功能。

4. 放射性核素检查

该项检查有助于判断心室腔大小，计算 EF 值和左心室最大充盈速率。

5. 有创性血流动力学检查

该项检查用于指导心功能严重损害的危重患者的抢救和治疗。经静脉漂浮导管插管至肺小动脉，测定各部位的压力、心输出量及血液含氧量，计算心脏指数（cardiac index，CI）及肺毛细血管楔压（pulmonary capillary wedge pressure，PCWP），可直接反映左心功能。正常时 CI>2.5 L/(min·m^2)，PCWP<12 mmHg。

6. 心-肺吸氧运动试验

本试验仅适用于慢性稳定性心衰患者。运动时耗氧量增高，心输出量也相应增高。正常人每增加 100 mL/(min·m^2) 的耗氧量，心输出量需增加 600 mL/(min·m^2)。当患者心输出量不能满足运动的需要时，肌肉组织就须从流经它的单位容积的血液中获取更多的氧，导致动-静脉氧差增大。当氧供应绝对不足时，机体出现无氧代谢，乳酸增加，呼气中 CO_2 含量增加。进行此项试验时，应获得最大耗氧量和无氧阈值。

（1）最大耗氧量 [mL/(min·kg)]：即运动量虽继续增加，但耗氧量不再增加的值（峰值），表明心输出量已不能按需要继续增加。心功能正常时此值应大于 20，16～

20 为轻至中度心功能不全，10~15 为中至重度心功能损害，小于 10 为极重度损害。

（2）无氧阈值：即呼气中 CO_2 的增长超过了氧耗量的增加，标志着机体出现无氧代谢。以开始出现两者不成比例时的氧耗量为代表值，此值越低提示心功能越差。

四、诊断和鉴别诊断

慢性心衰的诊断是综合病因、病史、症状、体征及客观检查而做出的。首先应有明确的器质性心脏病的诊断，心衰的症状是诊断心衰的重要依据。左心衰竭的肺淤血引起不同程度的呼吸困难，右心衰竭的体循环淤血引起的颈静脉怒张、肝大、水肿等是诊断心衰的重要依据。做出诊断的同时要对心功能进行分级。

但心衰要与支气管哮喘、心包积液、肝硬化腹水等进行鉴别。

1. 支气管哮喘

左心衰竭夜间阵发性呼吸困难常被称为心源性哮喘，其与支气管哮喘的区别见表 12-1-1。

表 12-1-1　心源性哮喘与支气管哮喘的区别

	心源性哮喘	支气管哮喘
病史	高血压、冠心病、风心病等病史	过敏史、家族史
年龄	中老年人	婴幼儿
季节性	不明显	多有季节性发病特点
诱因	感染、劳累、输液过多过快	接触过敏原、上呼吸道感染、剧烈运动等
症状	混合性呼吸困难、白色或粉红色泡沫痰	呼气性呼吸困难、间歇发作
体征	水泡音、哮鸣音、心脏增大、奔马律	哮鸣音、过度充气征，无心脏异常体征
影像学	以肺门为中心的蝶状或片状模糊阴影	清晰，透亮度增加
BNP	增高	正常

2. 其他

心包积液或发生缩窄性心包炎时，由于腔静脉回流受阻，可出现体循环淤血如颈静脉怒张、肝大、下肢水肿等的症状，可根据病史、心脏及周围血管征进行鉴别，超声心动图可帮助确诊。

五、治疗要点

（一）治疗原则及目标

从建立心衰分期的观念出发，心衰的治疗应包括防止和延缓心衰的发生；缓解临床心衰症状，改善其长期预后，降低病死率。采取的综合治疗措施包括：早期治疗导致心功能不全的危险因素如冠心病、高血压等；调整心衰的代偿机制，减少其负面效应如应用拮抗剂以对抗神经体液因子的过度激活，阻止心肌重塑的进展。对于临床心衰患者，一方面应缓解症状，另一方面设法提高患者运动耐量，改善生活质量，以阻止或延缓心肌损害的进一步加重，降低病死率。

（二）一般治疗方法

1. 病因治疗

（1）基本病因治疗：积极控制引起心衰的原发病，如控制高血压、治疗冠心病和瓣膜病，在尚未造成心脏器质性改变前应尽早进行有效的治疗。少数病因未明的疾病如原发性心肌病等亦应早期干预，从病理生理层面延缓心室重塑过程。病因治疗的最大障碍是发现和治疗过晚，许多患者常满足于短期治疗以缓解症状，直至病情发展为严重的心衰而错过了治疗时机。

（2）消除诱因：积极控制感染特别是呼吸道感染，应积极选用适当的抗生素治疗。如发热持续1周以上应考虑感染性心内膜炎发生的可能。心律失常特别是房颤也是心衰的常见诱因，故积极治疗房颤的快心室率，必要时及时进行复律治疗。还应及时纠正甲状腺功能亢进、贫血等可引起心衰加重的疾病。

2. 药物治疗

（1）利尿剂：利尿剂是心衰治疗中最常用的药物，其排钠排水的作用对缓解淤血症状、消除水肿、减轻心脏前负荷有十分显著的效果。所有伴有或曾有液体潴留的心衰患者，均应给予利尿剂。通常从小剂量开始，逐渐增加剂量直至尿量增加、体重减轻0.5~1.0 kg/d。一旦病情控制（水肿消退、肺部啰音消失、体重稳定），就改用最小有效剂量长期维持。每日体重的变化是最可靠的监测利尿剂效果和调整剂量的指标。常用利尿剂的用法及副作用见表12-1-2。

表12-1-2 常用利尿剂的用法及副作用

种类	药名	用法	副作用
排钾类	氢氯噻嗪	轻度心衰：首选，25 mg，1次/d，逐渐加量； 较重心衰：75~100 mg/d，分2~3次服，同时补钾	低血钾；抑制尿酸排出；长期应用干扰糖及胆固醇代谢
	呋塞米（速尿）	轻度心衰：20 mg，1~2次/d，口服； 重度心衰：100 mg，2次/d，口服或静注	低血钾
保钾类	螺内酯（安体舒通）	20 mg，3次/d，口服	高血钾
	氨苯蝶啶	50~100 mg，2次/d，口服	—
	阿米洛利	5~10 mg，2次/d，口服	
血管升压素V_2受体拮抗剂	托伐普坦	7.5~15 mg，1次/d	口渴；高钠血症；偶有肝损伤

合理使用利尿剂是有效控制心衰的基础，但利尿剂可激活神经内分泌系统，特别是RAAS，因此不宜单一应用，应与AECI及β受体阻滞剂联合应用。

长期使用利尿剂后患者容易出现电解质紊乱，特别是高血钾或低血钾均可导致严重后果，应注意监测。ACEI等有较强的保钾作用，与利尿剂合用时应注意血钾的监测。血钠过低者应注意是体内钠缺乏还是血液稀释之故。后者为难治性水肿，患者存在水钠潴留，但水潴留更明显，尿少且比重低，严重者可有水中毒。过度利尿常可导致钠不足，患者血容量低，尿少且比重高，可用高渗盐水治疗。

(2) RAAS抑制剂。

① ACEI：其主要作用机制是扩张血管，抑制醛固酮分泌，抑制交感神经兴奋，改善心室及小血管的重构，作用于激肽酶Ⅱ，抑制缓激肽的降解，提高缓激肽的水平。目前主张有心血管危险因素的A期患者即可开始使用，有助于预防心衰。ACEI应用的基本原则是从小剂量开始，逐渐递增，直至达到目标剂量或最大耐受剂量，一般每隔3~7 d剂量倍增1次。剂量调整的快慢取决于患者的临床状况。长效制剂每日1次可提高患者的服药依从性。

② ARB：阻断RAAS效应与ACEI相同，因血管性水肿或顽固性咳嗽不能耐受ACEI者可用ARB代替。

③ ARNI：兼有ARB和脑啡肽酶抑制剂的作用，后者可升高利钠肽、缓激肽和肾上腺髓质素及其他内源性血管活性肽的水平。ARNI的代表药物为沙库巴曲缬沙坦钠。对于NYHA心功能Ⅱ~Ⅲ级、有症状的HFrEF患者，若能够耐受ACEI/ARB，推荐以ARNI替代ACEI/ARB，以进一步减少心衰的发病率及死亡率。患者由服用ACEI/ARB转为ARNI前血压须稳定，并停用ACEI 36 h，因为脑啡肽酶抑制剂和ACEI联用会增加血管神经性水肿的风险。从小剂量开始，每2~4周剂量加倍，逐渐滴定至目标剂量。其不良反应主要是低血压、肾功能恶化、高钾血症和血管神经性水肿。

(3) β受体阻滞剂：β受体阻滞剂可对抗代偿机制中交感神经兴奋性增强的效应，阻断其不利影响。除患者有禁忌证或不能耐受以外，所有心功能不全且病情稳定的心力衰竭患者均应尽早使用。应用本类药的主要目的并不在于短时间内缓解症状，而是长期应用达到延缓病变进展、减少复发和降低猝死率。用药原则亦是从小剂量开始，逐渐递增，达到目标剂量或最大耐受量后长期维持。临床疗效在用药后2~3个月才出现。由于β受体阻滞剂确实具有负性肌力作用，临床应用仍十分慎重，应待心衰病情稳定、无液体潴留后以小剂量开始使用。一般用美托洛尔12.5 mg/d、比索洛尔1.25 mg/d或卡维地洛6.25 mg/d，逐渐增量，长期维持。临床作用2~3个月才出现。禁忌证有支气管哮喘、心动过缓、高度房室传导阻滞。

(4) 醛固酮受体拮抗剂：长期应用ACEI时，常出现"醛固酮逃逸"现象，即醛固酮水平不能保持稳定、持续地降低，因此在ACEI的基础上加用醛固酮受体拮抗剂，能进一步抑制醛固酮的有害作用。NYHA心功能Ⅳ级的患者，使用地高辛、利尿剂、ACEI、β受体阻滞剂后症状不能缓解，可加用小剂量的螺内酯。目前新型选择性醛固酮拮抗剂依普利酮已在临床应用，可减少男性乳腺增生的副作用。

(5) 伊伐布雷定：通过特异性抑制心脏窦房结起搏电流（I_f）来减慢心率。适应证为NYHA心功能Ⅱ~Ⅳ级、LVEF≤35%的窦性心律患者。合并以下情况之一可加用伊伐布雷定：① 已使用ACEI/ARB/ARNI、β受体阻滞剂、醛固酮受体拮抗剂，并且β受体阻滞剂已达到目标剂量或最大耐受剂量，心率仍≥70次/min；② 心率≥70次/min，对

β 受体阻滞剂禁忌或不能耐受者。起始剂量 2.5 mg，2 次/d，治疗 2 周后，根据静息心率调整剂量，每次剂量增加 2.5 mg，使患者的静息心率控制在 60 次/min 左右，最大剂量 7.5 mg，2 次/d。最常见不良反应为光幻症和心动过缓。

（6）正性肌力药：通过增加心肌收缩力而增加心输出量，达到改善症状、提高运动耐力的作用。

① 洋地黄类药物：为传统的正性肌力药，至今已有 200 多年的历史。但只有近 20 年才有多达 7 788 例的大样本、以死亡为观察终点的 DIG 研究。其结果证实：与对照组相比，加用地高辛可明显改善患者的症状，减少住院率，提高运动耐量，增加心输出量，但观察终期的生存率组间无差异。而不同病因所致的心力衰竭对洋地黄的治疗反应不完全相同：对于心腔扩大、舒张期容积明显增加的慢性充血性心衰患者，洋地黄的治疗效果较好，如同时伴房颤则更是应用洋地黄的指征；对于代谢异常伴高心输出量性心衰如贫血性心脏病等患者，应用效果欠佳。肺源性心脏病导致的右心衰竭常伴低氧血症，故洋地黄效果不好且易于中毒，应慎用。肥厚型心肌病禁用洋地黄。临床常用的制剂有地高辛、西地兰、毒毛花苷 K，前两种为临床常用药。

地高辛：适用于中度心衰的维持治疗，应与利尿剂、ACEI 和 β 受体阻滞剂联合应用。目前维持用量 0.25 mg/d，连续口服 7 d 后血浆浓度可达稳态。口服后经小肠吸收 2～3 h 血药浓度达高峰，4～8 h 获最大效应，此药 85% 由肾脏排出，10%～15% 由肝胆系统排入肠道，半衰期为 1.6 d。对于 70 岁以上或肾功能受损者，地高辛宜用小剂量（0.125 mg）每日 1 次或隔日 1 次，同时监测血清地高辛浓度，以便调整剂量。

西地兰：适用于急性心衰或慢性心衰加重时，特别适用于心衰伴快速房颤者。每次 0.2～0.4 mg 稀释后静注，10 min 起效，1～2 h 达高峰，24 h 总量 0.8～1.2 mg。

毒毛花苷 K：用于急性心衰。每次 0.25 mg 稀释后静注，24 h 总量 0.5～0.75 mg，5 min 起效。

洋地黄的适应证：应用利尿剂、ACEI（或 ARB）和 β 受体阻滞剂治疗过程中持续有心衰症状的患者。

② 非洋地黄类正性肌力药：为 cAMP 依赖性正性肌力药。

肾上腺素受体激动剂：如多巴胺及多巴酚丁胺。小剂量应用可增强心肌收缩力，扩张肾小动脉，使尿量增多。对难治性心衰伴有低血压者可短期使用。须静脉用药，由小剂量开始逐渐增量，以不引起心率加快及血压升高为度。

磷酸二酯酶抑制剂：如氨力农、米力农，短期的血流动力学效应如增加心输出量，降低左室充盈压效果明显。长期应用增加心衰患者病死率和室性心律失常的发生率。难治性心衰或心脏移植前的终末期心衰患者可考虑短期使用。

左西孟旦：是一种钙离子增敏剂，其正性肌力作用独立于 β 肾上腺素能刺激，可应用于正接受 β 受体阻滞剂治疗的患者。该药在缓解症状和改善预后等方面有作用，可使 BNP 水平明显下降。

3. 其他治疗

① 心脏再同步化治疗（CRT），即通过植入双腔起搏器，用同步化方式刺激右心室和左心室，来纠正慢性心衰患者的心脏失同步化。该治疗不仅可以缓解症状，提高生活

质量，而且可以显著降低心衰病死率和再住院率。② 运动疗法是一种辅助治疗手段，可减少神经激素系统的激活，减慢心室重塑，对延缓心衰患者的自然进程有利。所有有稳定的慢性心衰且能够参加体力活动计划的患者，都应考虑运动疗法。③ 埋藏式 ICD，中度心衰且 EF<30%的患者在常规治疗的基础上加用 ICD，可有效降低猝死率。④ 心脏移植是病因无法纠正的不可逆性心衰患者终末状态的唯一措施。

(三) 慢性收缩性心衰的治疗

1. 按心衰分级

Ⅰ级：控制危险因素，使用 ACEI 制剂。Ⅱ级：使用 ACEI 制剂、利尿剂、β 受体阻滞剂，用或不用地高辛。Ⅲ级：使用 ACEI 制剂、利尿剂、β 受体阻滞剂、地高辛。Ⅳ级：ACEI 制剂、利尿剂、醛固酮受体拮抗剂、地高辛，病情稳定后谨慎使用 β 受体阻滞剂。

2. 按心衰分期

A 期：积极治疗高血压、糖尿病、脂质紊乱等高危因素。B 期：除 A 期中的措施外，有适应证的患者使用 ACEI 或 β 受体阻滞剂。C 期和 D 期：按 NYHA 分级进行相应治疗。

(四) 舒张性心衰的治疗

心室舒张功能不良使左室舒张末压升高而致肺淤血，多见于肥厚型心肌病、高血压和冠心病。治疗原则为寻找和治疗基本病因、降低肺静脉压、改善舒张功能。主要治疗药物有 β 受体阻滞剂、钙通道阻滞剂、ACEI、利尿剂、硝酸酯类。除有房颤的患者以外，一般应尽量慎用洋地黄类药物。

(五) 难治性心衰的治疗

难治性心衰指经各种治疗，心衰不见好转，甚至还有进展的心衰，但并非指心脏情况已至终末期不可逆转者。对这类患者应努力寻找潜在的原因，并设法纠正；同时短期静脉联合应用强效利尿剂、血管扩张剂（硝酸甘油或硝普钠）及非洋地黄类正性肌力药。对高度顽固性水肿者也可试用血液超滤。对 QRS 波时限>120 ms 的心衰患者可尝试安置三腔起搏器，使左、右心室恢复同步收缩。

(卢冰清)

第二节 慢性心力衰竭的护理

一、主要护理诊断/问题

(1) 气体交换受损与左心功能不全致肺循环淤血有关。

(2) 焦虑/恐惧与慢性心衰反复发作、疾病带来的不适感、意识到自己的病情较重及不适应监护室气氛等有关。

(3) 体液过多与右心衰竭导致体循环淤血、水钠潴留、低蛋白血症有关。

(4) 活动耐力下降与心衰导致心输出量减少有关。

(5) 潜在并发症：洋地黄中毒。

(6) 有皮肤完整性受损的危险：与长期卧床或强迫体位、水肿、营养不良有关。

二、护理措施

（一）病情观察

(1) 观察呼吸困难有无改善，发绀是否减轻，听诊肺部湿啰音是否减少，监测血氧饱和度、血气分析结果是否正常等。

(2) 观察患者下肢水肿、颈静脉怒张、肝肿大等情况，尿量、体重等变化，治疗及护理后病情有否好转，以及有无新的病理征象，并及时与医生联系。准确记录出入量，并将其重要性告诉患者及家属，以取得配合。

(3) 关注用药效果及药物不良反应。

(4) 必要时进行心电监护，密切观察血压、脉搏、心电图情况。

（二）休息与活动

血流动力学指标不稳定、心衰症状严重的患者应注意卧床休息，以减少心肌耗氧量。长期卧床易发生静脉血栓形成甚至肺栓塞，同时也会导致消化功能降低、肌肉萎缩等。因此，对需要静卧的患者，应帮助其进行四肢被动活动和腹部按摩。对病情稳定的患者，可结合心功能分级、超声或LVEF值、年龄等与患者及家属共同制订个体化活动方案。活动过程中，应密切观察患者有无呼吸困难、胸痛、心悸、头晕、疲劳、面色苍白、大汗等，出现以上症状时应立即停止活动，如患者经休息后症状仍不缓解，应及时通知医生。对病情符合要求的患者，应指导患者合理运动锻炼，以改善运动耐力，提高生活质量。

1. 运动锻炼的适应证和禁忌证

(1) 适应证。

NYHA心功能Ⅰ～Ⅲ级的稳定性心衰患者均应考虑进行运动锻炼，对符合运动锻炼标准的患者进行危险分层，据此确定患者是否须在医疗监督下运动。

危险级别A：① NYHA心功能Ⅰ级；② 运动能力>6MET；③ 无症状。无须进行监管及心电图、血压监护。MET是以安静、坐位时的能量消耗为基础，表达各种活动时相对能量代谢水平的常用指标。1 MET = 耗氧量3.5 mL/(kg·min)，人在静坐时MET约为1.0。

危险级别B：① NYHA心功能Ⅰ或Ⅱ级；② 运动能力>6 MET；③临床特征包括无心衰表现，静息状态或运动试验≤6 MET时无心肌缺血或心绞痛，运动试验时收缩压适度升高，静息或运动时出现阵发性或持续性室性心动过速；④ 具有自我调节运动强度的能力。只须在运动初期进行监管及心电图、血压监护。

危险级别C：① NYHA心功能Ⅲ或Ⅳ级；② 运动能力<6 MET；③ 临床特征包括运动负荷<6 MET时发生心绞痛或缺血性ST段压低，运动时收缩压低于静息状态，运动时出现非持续性室性心动过速，有心脏骤停史，有可能危及生命。整个运动过程需要医疗监督指导及心电图、血压监护，直至确立安全性。

危险级别D：① NYHA心功能Ⅲ或Ⅳ级；② 运动能力<6 MET；③ 临床特征包括失代偿心衰，未控制的心律失常，病情可因运动而加剧。不推荐以增强适应为目的的运

动，应重点恢复到 C 级或更高级，日常活动根据患者具体情况确定。

（2）禁忌证。

① 运动试验与训练禁忌证：急性冠状动脉综合征早期（2 d 内）；致命性心律失常；急性心衰（血流动力学不稳定）；未控制的高血压；高度房室传导阻滞；急性心肌炎和心包炎；有症状的主动脉狭窄；严重梗阻性肥厚型心肌病；急性全身性疾病；心内血栓。

② 运动训练禁忌证：近 3~5 d 静息状态进行性呼吸困难加重或运动耐力减退；低功率运动负荷（<2 MET 或<50 W）出现严重的心肌缺血；未控制的糖尿病；近期栓塞史；血栓性静脉炎；新发心房颤动或心房扑动。

③ 运动训练可以增加风险：过去 1~3 d 内体重增加>1.8 kg；正接受间断或持续的多巴酚丁胺治疗；运动时收缩压降低；NYHA 心功能Ⅳ级；休息或活动时出现复杂性室性心律失常；仰卧位时静息心率≥100 次/min；先前存在合并症而限制运动耐力。

2. 运动试验

慢性心衰患者运动锻炼前应常规进行运动试验，临床症状稳定 2 周以上可进行心肺运动试验（cardiopulmonary exercise testing，CPET），常选用踏车或平板运动，采用运动功率逐渐增加的方案，运动试验总时长为 8~12 min。6 min 步行试验可作为 CPET 试验的补充或在无条件进行 CPET 试验时使用。

3. 运动方案

（1）有氧运动。

有氧运动种类：有氧运动是慢性心衰患者运动的主要形式，包括走路、踏车、游泳、骑自行车、爬楼梯、打太极拳等。

有氧运动强度：是制订运动方案的重要内容，直接关系到运动的安全性和效果，可参照心率、peakVO$_2$、AT、Borg 自感劳累分级评分等确定。① 以心率为标准确定运动强度：传统运动强度以运动目标心率确定，为 65%~75% HR$_{max}$，HR$_{max}$ 为运动试验测得的最大心律，也可以 220-年龄（岁）估算，但 β 受体阻滞剂的使用使心率应用存在很大局限性。以储备心率（HRR）的百分数（%HRR）确定运动强度较合理，从 40% HRR 开始，逐步递增至 60%~70% HRR。以 60% HRR 为例，运动目标心率 = 静息心率 +（HR$_{max}$-静息心率）×0.6。② 以 peakVO$_2$ 为标准确定运动强度：从 50% peakVO$_2$ 开始，逐步递增至 70%~80% peakVO$_2$。③ 以 AT 为标准确定运动强度：根据 AT 或 peakVO$_2$ 制订运动强度的方法，按照 1 MET=3.5 mL/(kg·min) 的方法可将运动试验结果与生活中的各种活动定量联系起来，为患者制订合适的运动方案，如以 3 km/h 的速度行走，运动强度为 2 MET，日常活动、娱乐及工作的代谢当量见冠心病患者的护理部分。④ 以 Borg 自感劳累分级评分为标准确定运动强度：运动强度以 RPE 10~14 分（20 级评分表）为宜。

有氧运动时间：30~60 min，包括 5~10 min 的热身和整理运动。体力衰弱者可将热身运动时间延长至 10~15 min，按照运动强度施行的运动时间为 20~30 min。

有氧运动频率：每周最少 3 d，最好 1 周大部分时间进行。

（2）抗阻运动。

抗阻运动可作为有氧运动的补充，危险级别 B 级和 C 级的慢性心衰患者经 3~4 周有氧运动训练后可进行肌力测试，据此制订抗阻运动方案。上肢从 40% 1-RM 至 70% 1-RM，下肢从 50% 1-RM 至 70% 1-RM，8~15 次重复为 1 组，每次 20~30 min，每组休息 30~120 s，每周 2~3 次。

4. 运动方案的实施

分 3 阶段实施运动方案：第 1 阶段，在心电图、血压等监护下进行，在医院完成或远程监护；第 2 阶段，在医护人员指导下进行，可在医院进行；第 3 阶段，家庭运动计划，电话或门诊随访。

（三）饮食护理

食物宜清淡、低脂、富含纤维素及含钾丰富，少食多餐，避免饱食。伴严重营养不良者给予营养支持。

1. 限水、钠和盐

NYHA 心功能 Ⅲ~Ⅳ 级的心衰患者摄入的钠<3 g/d；心衰急性发作伴容量负荷过重的患者，应限制钠<2 g/d；限制含钠和盐多的食物（详见书末附录）；轻度或稳定期心衰患者不主张严格限制钠摄入。严重低钠血症（血钠<130 mmol/L）的患者应限制液体摄入量<2 L/d，而轻中度症状患者无须常规限制液体摄入。

2. 补充钾

使用利尿剂期间，鼓励进食含钾丰富的食物（详见书末附录），避免低血钾诱发的心律失常或洋地黄中毒。

3. 补充纤维素

鼓励患者适当选食含纤维素丰富的食物（如红薯、芹菜等），以保持大便通畅。避免食用刺激性强的食物。

（四）对症护理

1. 呼吸困难

（1）休息：劳力性呼吸困难的患者应减少活动量，以不引起症状为度；夜间阵发性呼吸困难者，应加强夜间巡视，帮助抬高床头；呼吸困难明显者应卧床休息；端坐呼吸的患者须加强生活护理，协助大小便。保持病房安静、整洁，适当开窗通风，每次 15~30 min，注意不要让风直接吹向患者。患者衣着应宽大，盖被松软，以减轻憋闷感。

（2）体位：半卧位和端坐位可使横膈下移，增加肺活量，双腿下垂可减少回心血量，有利于改善呼吸困难。故应根据呼吸困难的程度采取适当的体位。轻度症状患者可适当抬高床头；严重患者应取端坐位，放置床上小桌，让其倚桌休息，必要时双腿下垂。注意患者体位的舒适与安全，必要时略抬高膝部，避免下滑。骨隆突受压处可予减压敷料保护，必要时加床栏防止意外坠床。

（3）氧疗：有低氧血症的患者，应给予中等浓度（2~4 L/min）的鼻导管或面罩给氧，必要时采用无创正压通气。

（4）输液护理：控制输注液体的总量及输液速度，滴速在 20~30 滴/min，以免加重心脏负担，诱发急性肺水肿。

(5) 心理护理：呼吸困难症状常显著影响患者的睡眠等日常生活，患者常出现焦虑、痛苦及烦躁情绪，应与家属一起给予患者精神支持，消除其不良情绪，以减少交感神经兴奋，减轻呼吸困难。必要时请精神科会诊，使用抗焦虑或抗抑郁药物。

(6) 病情监测：密切监测呼吸困难的程度、体征及实验室检查指标。经常关心并询问患者的主观感受，观察其呼吸频率和深度、发绀等情况，并结合血氧饱和度、血气分析等结果，综合判断患者缺氧严重程度。若病情加重或血氧饱和度低于93%应报告医生。

2. 体液过多

(1) 休息与体位：轻度水肿者应限制活动，重度者应卧床休息，伴胸腔积液和腹水者应取半卧位。其机制是休息利于增加肾血流量，提高肾小球滤过率，促进水钠排出，减轻水肿。

(2) 维持液体平衡：根据患者心功能分级、体液潴留、尿量等情况，控制钠盐及水摄入，见饮食护理部分。

(3) 用药护理：应用利尿剂的护理详见用药护理。

(4) 病情监测：体重的增减是判定患者水肿消长的敏感指标，使用利尿剂的前后称量体重还可以了解患者对利尿剂的反应。应每日监测体重，穿相同重量的衣服、在同一时间、用同一体重计称量，最好于早晨起床排尿后测量。监测下肢水肿的程度、部位。有腹水者每天测腹围。严格记录24 h出入量，若尿量<30 mL/h或<400 mL/d，应报告医生。还应关注患者的主诉，如有无恶心、腹部不适，注意颈静脉的充盈程度、肝脏大小、水肿消退情况等，以判断病情进展情况及疗效。

(五) 用药护理

1. 洋地黄类

(1) 观察并告知患者洋地黄中毒的表现，中毒主要表现在以下几个方面。① 胃肠道反应：一般较轻，常见纳差、恶心、呕吐、腹泻、腹痛等。② 心律失常：是洋地黄中毒最重要的反应，可见各类心律失常，最常见者为室性期前收缩。室上性心动过速伴房室传导阻滞是洋地黄中毒的特征性表现。③ 神经系统表现：可有头痛、失眠、忧郁、眩晕；出现黄视、绿视或复视。

(2) 预防洋地黄中毒。① 明确影响洋地黄中毒的因素：老年人、心肌缺血缺氧、重度心衰、低钾或低镁血症、肾功能减退等情况对洋地黄较敏感，使用时应注意询问和倾听患者的不适主诉，并及时发现患者心电图上的异常情况，及时处理。洋地黄与奎尼丁、胺碘酮、维拉帕米、阿司匹林等药物合用，可增加中毒机会，给药前应询问有无上述药物用药史。② 正确用药：指导患者严格按时间、按剂量服用。服用地高辛时，若上一次药漏服，则下次服药时无须补服，以免剂量增加而致中毒。静脉用药必须稀释后缓慢静注，推注时间不得短于10~15 min。同时监测心率、心律及心电图变化。洋地黄发挥效应时，心电图最先出现的改变为ST-T改变，即特征性的鱼钩状的ST-T改变，以Ⅰ、Ⅲ、aVF及左胸导联最为明显。心率减慢也是洋地黄起效表现。③ 监测脉搏：使用洋地黄之前，应先测基础脉搏，若脉搏<60次/min，应禁止给药。服用洋地黄过程中，脉搏突然变化如显著减慢或加速，或由规则转为有特殊规律的不规则，如室性期前

收缩二联律或三联律,是判断洋地黄中毒的重要依据,应及时告知医生处理。④ 必要时监测地高辛的血药浓度。

(3) 洋地黄中毒的处理。① 立即停药,并停止使用排钾利尿剂。一般停药后胃肠道反应和神经系统反应可随时间的延长而逐渐好转。② 纠正心律失常:快速性心律失常可静脉缓慢推注(微量泵)或口服氯化钾。钾可阻止洋地黄与心肌进一步结合,防止中毒继续加重。但同时伴有房室传导阻滞及高钾血症者应慎用。补钾的同时还可以补镁。选用苯妥英钠或利多卡因等抗心律失常药物。一般禁用电复律,以免引发室颤。严重缓慢性心律失常者,如重度房室传导阻滞、窦性心动过缓可给予阿托品静脉注射或异丙肾上腺素静脉滴注,必要时可予临时心脏起搏治疗。③ 应用洋地黄特异性抗体:能使强心苷从与 Na^+-K^+-ATP 酶结合的部位迅速解离出来,并与该抗体结合,起灭活解毒作用。

2. 利尿剂

非紧急情况下,利尿剂的应用时间选择早晨或日间为宜,避免夜间排尿过频影响休息。

(1) 疗效判断:使用利尿剂期间,每日监测体重以检验利尿剂效果。利尿剂足量的情况下,患者表现为水肿消退、肺部啰音消失、体重稳定,说明病情得到控制。有部分患者可出现利尿剂抵抗,严格限制钠盐摄入量,能减轻此效应。

(2) 不良反应:① 电解质丢失。慢性心衰常用袢利尿剂和噻嗪类,如呋塞米和氢氯噻嗪,最主要的不良反应是低钾血症,易诱发心律失常或洋地黄中毒,应注意监测血钾及有无低钾血症表现,如乏力、腹胀、肠鸣音减弱等。合用 ACEI 或给予保钾利尿剂能一定程度地预防钾丢失,但应严格监测血电解质,防止出现高钾血症。补充含钾丰富的食物。必要时补充钾盐,口服补钾宜在饭后或将水剂与果汁同饮,以减轻胃肠道不适;外周静脉补钾时应注意用药浓度。② 低血压和氮质血症。若出现低血压和氮质血症而患者已无液体潴留,则可能是利尿过度、血容量减少所致,应告知医生减少利尿剂的用量。

3. 血管扩张剂

(1) ACEI 类药物的不良反应包括咳嗽、低血压和头晕、肾损害、高钾血症、血管神经性水肿。用药期间需要监测血压,避免体位的突然改变,监测血钾水平和肾功能。

(2) β 受体阻滞剂的主要不良反应为心衰加重、疲乏、心动过缓、低血压等,应监测心率和血压。当心率低于 50 次/min 时,暂停给药。

(六) 心理护理

经常与患者交流,倾听患者心理感受,给予必要的解释与安慰,加强巡视。鼓励家属安慰患者,酌情增加家属探视时间。心衰急性加重患者出现焦虑与恐惧时,可适当使用吗啡,但应注意观察患者有无呼吸抑制或心动过缓。观察患者有无缺氧所致的思维紊乱、意识障碍。尽量多陪伴患者,以消除其恐惧不安情绪。

三、健康教育

1. 知识宣教

向患者讲解慢性心衰的病因、诱因及防治知识，遵医嘱规律服药的重要性及常用药物的不良反应。

2. 休息与活动

注意休息，劳逸结合，制订合理的活动计划，防止增加心脏负担。

3. 饮食

参见护理措施相关内容。

4. 病情监测

教会患者及家属如何检查水肿、每日关注体重变化、自测脉搏和心律、判断有无乏力和气促。

5. 其他

积极治疗原发病，定期门诊复查等。

（卢冰清　侯云英）

第三节　急性心力衰竭及其护理

急性心力衰竭（acute heart failure，AHF）是指急性心脏病变引起心输出量显著、急骤降低，导致组织器官灌注不足和急性肺淤血的一组临床综合征。临床上以急性左心衰竭较为常见，表现为急性肺水肿或心源性休克等；急性右心衰竭即急性肺源性心脏病，相对少见，主要以大面积肺梗死或心源性休克为主要表现，为内科急危重症，须及时抢救。

一、病因

心脏解剖或功能的突发异常，使心输出量急剧降低，肺静脉压骤然升高而发生急性左心衰竭。AHF 的主要病因有：① 与冠心病有关的急性广泛前壁心肌梗死、乳头肌断裂、室间隔破损穿孔等。② 感染性心内膜炎引起瓣膜穿孔等导致急性反流。③ 其他，如高血压性心脏病血压急剧升高，在原有心脏病的基础上出现快速性心律失常或严重缓慢性心律失常，输液过多过快等。

二、病理生理

心脏收缩力突然严重减弱，心输出量急剧减少；或左室瓣膜急性反流，使左室舒张末压迅速升高，肺静脉回流受阻而压力快速升高，引起肺毛细血管压升高而使血管内液体渗到肺间质和肺泡内形成急性肺水肿。急性肺水肿患者早期因交感神经激活，血压可一度升高，随着病情进展，血压常下降，严重者可出现心源性休克。

三、临床表现

急性肺水肿为急性左心衰竭的最常见表现。主要表现为突发严重呼吸困难，呼吸频率常达 30~40 次/min，频繁咳嗽，咳大量白色或粉红色泡沫状痰。患者常极度烦躁不安，面色灰白，取坐位，两腿下垂，大汗淋漓，皮肤湿冷，极重者可因脑缺氧而致神志模糊。听诊时两肺满布湿啰音和哮鸣音，心尖部第一心音减弱，心率增快，同时有舒张早期奔马律，肺动脉瓣区第二心音亢进。胸部 X 线显示：早期间质水肿时，上肺静脉充盈、肺门血管影模糊、小叶间隔增厚；肺水肿时表现为蝶形肺门；严重肺水肿时，有弥漫于满肺的大片阴影。重症患者采用漂浮导管行床边血流动力学监测，PCWP 随病情加重而增高，CI 则降低。

根据是否存在淤血（分为"湿"和"干"）和外周组织低灌注情况（分为"暖"和"冷"）的临床表现，可将 AHF 患者分为四型：干暖、干冷、湿暖和湿冷。其中，湿暖型最常见，湿冷型为最危重状态。

AHF 的临床严重程度常用 Killip 分级：Ⅰ级，无 AHF；Ⅱ级，AHF，中下肺野湿啰音，心脏奔马律，胸片见肺淤血；Ⅲ级，严重 AHF，严重肺水肿，双肺布满湿啰音；Ⅳ级，心源性休克。

四、诊断要点

根据患者的典型症状与体征，如突发极度呼吸困难、咳粉红色泡沫痰，两肺满布湿啰音和哮鸣音等，一般即可诊断。

五、抢救配合与护理

1. 体位

立即协助患者取坐位，双腿下垂，以减少静脉血回流。患者常烦躁不安，须谨防其跌倒受伤。

2. 吸氧

无低氧血症患者无须常规吸氧，若患者 SpO_2<90%或 PaO_2<60 mmHg，应给予氧疗，从低流量（1~2 L/min）开始，若无二氧化碳潴留，可采用高流量（6~8 L/min）鼻导管或面罩给氧，湿化瓶中加入 20%~30%的乙醇湿化，使肺泡内泡沫的表面张力降低而破裂，有利于改善肺泡通气。对于病情特别严重者应给予无创呼吸机正压通气（non-invasive positive pressure ventilation，NIPPV）加压面罩给氧。上述措施无效时采取气管插管。

3. 药物治疗

迅速建立静脉通路，遵医嘱正确用药，观察疗效及不良反应。

（1）减少肺血容量，降低肺循环压力。

① 吗啡：起镇静作用，可减轻患者焦虑、躁动所带来的额外心脏负担，还可扩张小静脉和小动脉，减轻心脏前、后负荷。可用 3~5 mg 静推，于 3 min 内推完，必要时每间隔 15 min 重复一次。年老体弱者应酌情减量或改为皮下或肌肉注射。同时严密观

察生命体征。

②快速利尿：呋塞米 20~40 mg 静脉推注，于 2 min 内推完，4 h 可重复 1 次。本药除利尿作用外，还有扩张静脉作用，有利于缓解肺水肿。

③血管扩张剂：根据病情选择硝普钠、硝酸甘油或酚妥拉明静脉滴注，并监测血压。应用硝普钠或硝酸甘油血管扩张剂时，须每 5~10 min 监测血压一次，根据血压逐步增加剂量至目标剂量，使收缩压维持在 100 mmHg 左右，病情控制后逐步减量、停药。不可突然停药，以免引起病情反跳。硝普钠含有氰化物，连续用药时间不宜超过 24 h。

(2) 增加心肌收缩力。

①西地兰：最适用于肺水肿伴有快速心房颤动，并已知有心室扩大伴左心室收缩功能不全者。首剂 0.4~0.8 mg，稀释后缓慢静注，2 h 后酌情再给 0.2~0.4 mg。急性心肌梗死发病 24 h 内患者不宜用洋地黄类药物。

②氨茶碱：具有平喘、强心、扩血管、利尿作用。常用 250 mg 稀释后缓慢静注，1~2 h 可重复一次。

③多巴胺：小剂量 [<2 μg/(kg·min)，静滴] 可降低外周阻力，扩张肾、冠状动脉和脑血管；较大剂量 [≥2 μg/(kg·min)，静滴] 可增加心肌收缩力和心输出量，两者均利于改善 AHF 的病情。多巴酚丁胺也可增加心输出量，但应根据血流动力学监测结果调整用量；肺水肿伴有低血压、组织器官灌注不足时可选用。

4. 其他治疗

激素可降低肺毛细血管通透性，减少渗出，常用地塞米松。仔细寻找并消除诱因，加强基本病因治疗。对于心源性休克，尤其是急性心肌梗死合并肺水肿者，可采取主动脉内球囊反搏增加心输出量来改善肺水肿，具体见本章附录 12-1。

(卢冰清)

附录 12-1 主动脉内球囊反搏

主动脉内球囊反搏（intra-aortic balloon pump，IABP）是目前心脑血管疾病临床应用比较广泛而有效的机械性循环辅助方法，其装置由动脉系统植入一根带气囊的导管，近端至降主动脉内左锁骨下动脉开口，远端位于肾动脉上方，进行与心动周期相应的充盈扩张和排空，使血液在主动脉内发生时相性变化，从而起到机械辅助循环的作用。IABP 的基本装置包括球囊导管、气源和反搏控制装置（反搏泵）。1967 年，该项技术首次在临床应用并获得成功，现在已成为救治重症心脏疾病的必备技术。

一、基本原理

IABP 的原理是通过升高主动脉舒张压增加冠状动脉灌注、改善心肌缺血。当心室舒张时，气囊快速充盈、膨胀使主动脉内舒张压增加，从而达到提高冠状动脉舒张期灌注的目的。当心脏收缩时，主动脉内气囊快速排空，使心室射血不受阻碍，以减少心肌耗氧（附图 12-1-1）。利用 IABP 可使主动脉舒张压最高升达 100 mmHg，故可增加冠状动脉血流，改善心肌供血供氧，提高心输出量。

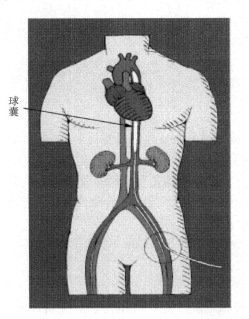

附图 12-1-1　主动脉内球囊反搏示意图

二、适应证

（1）急性心肌梗死并发心源性休克，经药物治疗无效，血压继续下降者。

（2）急性心肌梗死并发心室间隔穿孔、乳头肌功能不全、急性室壁瘤伴有明显血流动力学障碍。

（3）高危因素患者的预防性应用，用于术前心功能Ⅳ级、LVEF<30%的患者。

（4）手术过程中发生的低心排综合征。

（5）心脏手术后低心排综合征有下列表现者：① 收缩压<90 mmHg；② CVP>15 mmHg；③ 左房压>20 mmHg；④ 尿量<0.5 mL/（kg·h）；⑤ 应用大剂量辅助心功能药物无效；⑥ 末梢循环不良。

（6）危重患者的冠状动脉造影及介入治疗。

（7）心脏移植后的循环辅助。

三、禁忌证

主动脉瓣严重关闭不全；主动脉病变，如夹层动脉瘤、主动脉瘤或主动脉损伤等；严重凝血机制障碍；脑出血或不可逆的脑损伤；心脏畸形矫治不满意；终末期心脏病。

四、术前准备

1. 物品准备

IABP机及导管、压力传感器、静切包、无菌手套、无菌纱布（10包以上）、消毒液、护理包、注射器（20 mL，50 mL）、加压输液袋、透明贴膜、约束带、软尺及胶布。

2. 药物准备

(1) 与 IABP 相关的药物：500 mL 的生理盐水数瓶、质量分数为 1% 的利多卡因、肝素。

(2) 相关的抢救药物：肾上腺素、阿托品、多巴胺、碳酸氢钠、低分子右旋糖酐等。

3. 患者准备

(1) IABP 前的知识宣教：根据病情向患者及家属交代施行 IABP 的必要性和重要性，介绍手术的大致过程及可能出现的并发症，并让家属在手术通知书上签字。

(2) 术前 1 d 股动脉穿刺术区备皮，检查双侧足背动脉、股动脉搏动情况并做标记，训练床上排尿，术前常规遵医嘱给予抗血小板聚集药物与地西泮等镇静药物。必要时做青霉素皮试，并将结果记录于病历卡上。

(3) 辅助检查：血常规及血型、出凝血时间、心电图、乙肝五项、超声心动图等。

五、操作步骤

(1) 首先将腹股沟区皮肤消毒后铺无菌巾，然后将 18 号动脉穿刺针刺入股动脉，将导引钢丝通过穿刺针置于股动脉内，退出穿刺针。

(2) 在钢丝导引下，将扩张器送入股动脉，再送入扩张导管，套管远端 2~3 cm 留在体外，以控制出血。

(3) 取球囊导管，球囊导管部分暂留在保护套内以免损坏。球囊导管远端连接三通开关及注射器，用 50 mL 注射器抽净囊内气体。

(4) 测量股动脉穿刺点到胸骨角的长度作为导管插入深度并做好标记，以生理盐水浸湿球囊导管。

(5) 将钢丝和扩张器拔除，通过保留的鞘管将球囊导管插到标记处，将鞘管退出只留少许在体内。

(6) 逆时针方向旋转缠绕柄，以卷紧球囊，使球囊全长完全、均匀地缠绕在导管上。

(7) 将球囊导管接上压力控制器，开始反搏。

六、术中配合

(1) 记录 IABP 前患者生命体征、心律、心输出量、心脏指数等相关指标，以利于术后评价效果。

(2) 术中严密监护患者的意识、血压、心律、心率、呼吸等变化，一旦出现紧急情况，积极配合医生进行抢救。

七、术后并发症的防治及护理

1. 导管植入动脉夹层造成动脉撕裂或穿孔的预防

置管操作应准确轻柔，遇阻力时旋转导管方向，不可用力强行插入；穿刺置管时注意穿刺针回抽血液通畅，以确保穿刺针在血管腔内。

2. 下肢缺血

下肢缺血的原因主要有：IABP 导管留置时间过长阻塞下肢动脉供血；抗凝不足引起栓塞；冠状动脉搭桥术后，取大隐静脉的下肢用弹力绷带包扎过紧。预防措施：选择合适口径的球囊导管；停用球囊反搏时间不宜超过 30 min；有效抗凝；严密观察下肢血运情况。

3. 动脉栓塞

血栓或粥样硬化斑块栓子脱离可阻塞全身各脏器的动脉，以下肢动脉栓塞最常见。预防措施：进行有效的抗凝治疗；保持球囊在体内的搏动；IABP 不应超过 1 h；注意观察动脉栓塞的各种临床症状。

4. 感染

无菌操作不严或导管留置时间过长可造成局部感染，多表现为插管处局部及全身反应如发热、菌血症等。预防措施：严格无菌操作，加强局部消毒，及时更换敷贴，必要时预防性应用抗生素。

5. 气囊破裂

置管不顺利或球囊壁被动脉壁粥样硬化斑块刺破，表现为顽固性低反搏压及充氦气的管腔内出现血液。预防措施：经皮穿刺前检查球囊有无漏气，避免球囊与尖锐物接触。一旦确认球囊破裂，应立即停止反搏并拔除导管。

6. 血小板减少症

实施 IABP 的患者，为防止血栓形成需要肝素化，肝素应用及球囊工作时对血小板的机械性损伤可造成血小板减少，增加出血的危险。预防措施：采用静脉留置针，避免反复静脉穿刺，穿刺静脉、动脉后必须延长压迫血管时间，避免在穿刺侧反复测量血压，以免造成血管渗血，甚至造成骨筋膜室综合征。

八、撤除方法

1. 撤除反搏的指征

① 收缩压>100 mmHg；② PCWP 下降 5 mmHg；③ 心输出量正常；④ 每小时尿量>1 mL/kg；⑤ 微循环障碍纠正，不用升压药或用量很小。

2. 撤除方法及注意事项

（1）IABP 停用时可通过减少充气频率或减少充气容量两种方法来完成。新的充气频率或充气容量一般需 1~2 h 才能达到稳定状态。

（2）撤除前先逐步递减反搏频率，若血压及病情稳定，则可停止反搏，留管观察一段时间后方可拔管。

（3）在气囊导管移出之前 2 h 停用肝素，检测凝血酶时间和凝血酶原时间是否在正常范围内。

（4）气囊导管移出时应先将气囊内的气体完全抽尽，将气囊导管和鞘管同时拔除。

（5）压迫股动脉穿刺点 30 min，然后加压包扎，患肢限制屈曲活动 24 h。

（6）术后继续应用抗生素 3~5 d，以预防感染。

九、监测及护理要点

1. 加强心理支持

由于应用 IABP 的患者病情危重，大多存在忧虑、恐惧心理，故使用前要反复向患者及家属解释其必要性、有效性和安全性，给患者以安慰、鼓励，增强患者战胜疾病的信心，同时术后应保持病室环境安静、整洁，温度适宜，使患者感到舒适，避免强光照射，确保患者充足的休息和睡眠。

2. 保持正确的体位

应用 IABP 时患者应绝对卧床，取平卧位，穿刺侧下肢伸直，避免弯曲，并向患者解释清楚保持下肢伸直的重要性，以取得配合。对长期应用 IABP 的患者，为防止压力性损伤发生及其他不适，可每 2 h 向穿刺侧侧卧，但须保持穿刺侧下肢伸直。翻身幅度不宜过大，下肢与躯体成一直线，避免穿刺侧屈曲受压。术前准备循环充气气垫，可促进患者局部的血液循环，有效防止压力性损伤的发生。

3. 保持管道通畅，避免导管打折

IABP 治疗中应将球囊导管用胶布、绷带固定，防止患者在变换体位时造成导管打折、移位和脱落。各班护士认真交接管道反搏压力情况，观察各管道连接处有无松动、血液反流现象，冲管 1 次/h，每次肝素盐水 3~5 mL，以免形成血栓。

4. 加强起搏过程的监测，熟知各种理论及数据

球囊反搏泵可同时监测心率、心律、血压、反搏压、反搏压力曲线，对电源、触发方式、漏气、导管位置等报警系统要熟知。在球囊反搏过程中出现系统报警时，要及时查找原因，并同时报告医生。以免因 IABP 停搏过久而出现血流动力学改变或血栓形成。

（1）选择 R 波向上的最佳心电图导联：IABP 主要是依据心电图的 QRS 综合波中的 R 波触发球囊周期性启动，要确保 QRS 波幅>0.5 mV（R 波的波幅<0.5 mV 不能正确有效触发）。因此，应固定好心电图电极片，避免因患者躁动、搬抬患者和患者出汗过多而使心电图电极片脱落，造成 IABP 终止启动。应注意观察心电图的异常变化和 IABP 工作是否正常，以确保 IABP 的有效触发。

（2）严密监测心率、心律变化，及时发现心律失常：IABP 最有效的心律是窦性心律，心率 80~110 次/min，IABP 反搏效果有赖于 QRS 波的波幅、心跳的节律和频率。严重心动过速（心率>150 次/min）、心动过缓和 QRS 波幅多变及室颤均可影响球囊反搏效果甚至停搏，护理观察中要特别注意患者心律、心率及 QRS 波群的动态变化。

（3）注意监测主动脉反搏图形的变化（附图 12-1-2）：当发现有异常的充放气情况时，应及时向医生汇报。常见的异常波形主要有以下四种。① 充气过早：充气在主动脉瓣关闭前，使主动脉根部收缩压增加，左室后负荷和做功增加。② 充气过晚：充气于主动脉排空期，左心室搏出的血液已进入主动脉，限制了血液反流入冠状动脉，影响冠状动脉供血。③ 放气过早：主动脉内压力降低，冠状血管压力升高，减少了冠状动脉的血液充盈。④ 放气过晚：使左心室射血时间缩短，血压下降，心输出量下降，冠状血管血流减少，耗氧量增加。

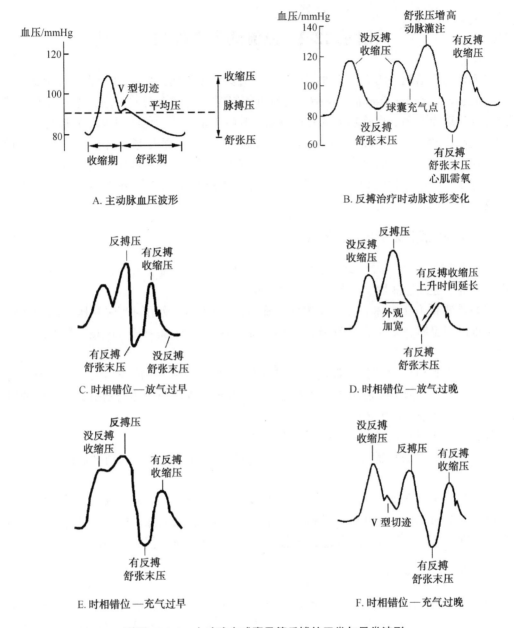

附图 12-1-2 主动脉内球囊导管反搏的正常与异常波形

（4）如血流动力学指标稳定改善，可逐渐减少升压药和正性肌力药物剂量。情况继续好转，则逐渐降低反搏频率，缩短舒张期球囊充盈时间，并逐渐减少球囊充盈容积。

（5）正确应用抗凝治疗：在应用肝素抗凝治疗过程中，每 2~4 h 监测 ACT，使 ACT 维持在 200~500 s，保持 ACT 时间为正常的 1.5~2.5 倍。肝素 100 mg 加入 50 mL 生理盐水中用微泵匀速缓慢推注，速度为 2~4 mL/h。根据病情，遵医嘱及时调整肝素用量，达到既抗凝又不出血的目的。

附录 12-2　血流动力学监测

血流动力学监测分为无创伤性和创伤性两大类。无创伤性血流动力学监测（non-invasive hemodynamic monitoring）是指应用对机体组织无机械损伤的方法，经皮肤或黏膜等途径间接取得有关心血管功能的各项参数，其特点是安全，无或很少发生并发症。创伤性血流动力学监测（invasive hemodynamic monitoring）通常是指经体表插入各种导管或监测探头到心腔或血管腔内，利用各种监测仪或监测装置直接测定各项生理学参数如周围动脉压、中心静脉压和肺动脉压等。本部分重点介绍创伤性周围动脉压测定的方法、操作步骤和临床价值。

一、创伤性周围动脉压监测的指征

（1）各类危重病、循环功能不全、体外循环下心内直视手术、大血管外科手术及颅内手术等须连续监测周围动脉内压力的患者。

（2）严重低血压、休克和须反复测量血压的患者，以及用间接法测压有困难或脉压过小难以测出时，采用直接动脉内测压，即使压力低至 30~40 mmHg，亦可准确地测量。

（3）术中血流动力学指标波动大，患者须用血管收缩药或扩张药治疗时，连续监测动脉内压力，不但可保证测压的准确性，且可及早发现使用上述药物引起的血压的突然变化，如嗜铬细胞瘤手术。

（4）术中须进行血液稀释、控制性降压的患者。

（5）染料稀释法测量心输出量时，由周围动脉内插管连续采取动脉血样分析染料的浓度。

（6）须反复采取动脉血样做血气分析和 pH 测量的患者，为减少采取动脉血样的困难，以及频繁的动脉穿刺引起的不适和损伤，一般也主张做动脉内插管，既可对循环动力学指标进行监测，又可在患者稳定状态下采样，提高测量数据的准确性。

二、周围动脉插管途径

桡动脉常为首选，左侧桡动脉最常用。在腕部桡侧腕屈肌腱的外侧可清楚摸到桡动脉搏动。由于此动脉位置浅表，相对固定，因此穿刺插管比较容易。桡动脉与尺动脉在掌部形成平行的血流灌注，只要尺动脉平行循环良好，手部血流灌注不会发生障碍。此外，肱、股、足背和腋动脉均可采用，周围浅表动脉只要内径够大、可扪到搏动，均可供插管。原则上应该选择即使由于插管引起局部动脉阻塞，其远端也不会发生缺血性损害的动脉。

桡动脉插管前可测试尺动脉供血是否畅通。意识清醒患者可用改良 Allen 试验法测试。操作步骤如下：测试者用手指压迫桡动脉，终止血流；嘱患者将手举过头部并做握拳、放松动作数次，然后紧紧握拳；保持对桡动脉的压迫，嘱患者将手下垂，并自然伸开；记录手指、掌部颜色由苍白转红的时间。若尺动脉畅通和掌浅弓完好，转红时间多在 3 s 左右，最长不超过 6 s。颜色恢复延迟至 7~15 s 为可疑，说明尺动脉充盈延迟、不畅。当手部颜色在 15 s 以上仍未变红，说明尺动脉血供有障碍。可采用超声来判断手掌部的血流供应及平行循环供血情况，特别适于不能配合的患者如幼儿、意识不清和全麻后患者。

三、插管技术

常选用左侧桡动脉，成人用 20 G 的 Teflon 或 Vialon 外套管穿刺针，长 3.2~4.5 cm。穿刺时患者仰卧，左上肢外展于托手架上，腕部垫高使腕背伸，拇指保持外展，消毒铺巾，保持无菌。穿刺针于腕横线桡骨茎突旁桡动脉搏动最清楚处进皮，与皮肤呈 30°~45°，有鲜红的血液喷射至针蒂，表明内针已进入动脉。再进针约 2 mm，将外套管送入动脉腔内。拔除内针，有搏动性血流自导管喷出，证实导管位置良好，即可连接测压装置。

四、测压装置

血压是属于流体力学的物理量，在测量时可通过换能器使机械能变换成在数量上与它一致的电信号，经放大后即可显示和记录。

1. 换能器

目前多采用电阻式换能器。

2. 连接管道

测压时用高频效应的换能器，内径为 2.0~3.0 mm、长约 60 cm 的硬质连接管为宜，一般不应超过 120 cm，并保证测压系统内不能有气泡。

3. 连续冲洗

连续冲洗可有效地防止血凝阻管，含肝素液的塑料输液袋外加压至 300 mmHg，经调节器调节滴速后连接自动冲洗装置，以每分钟 2~4 滴（或每小时 2~4 mL）的速度连续冲洗管道。若无连续冲洗设备，以肝素液间断冲洗，也能达到同样的效果。测压过程中发现压力波形减幅、失真时，按快速冲洗杠杆（或拉橡皮活塞），就可提供 1.5 mL/s 的冲洗液，进行快速冲洗。

五、注意事项

1. 不同部位的压差

在周围动脉不同部位测压，要考虑到不同部位的动脉压差。决定血流的平均动脉压从主动脉至周围小动脉逐渐降低。人仰卧，测定主动脉、大动脉及其分支和周围动脉压力时，收缩压依次升高，而舒张压逐渐降低，脉压相应增宽。

2. 零点

采用换能器测压时，换能器固定的高度应与心脏在同一水平高度，当患者体位改变时应随时调整高度；监测脑部血压时，换能器的高度应与脑的水平高度一致，避免造成测压误差。

3. 导管口方向

通常测定动脉压的导管口是迎向血流方向的，因此测出的压力是血管内侧压强与血液流动的动压强之和。不过当血流速度不大时，管口方向的影响可以忽略。但在心率增快、血流速度增加，以及动脉管腔由于导管插入而遭阻塞形成"终端"动脉时，动脉压力波可出现反响、共振，就会使测得的压力数值显著高于实际数值。

4. 直接测压和间接测压的比较

收缩压在 100~150 mmHg，直接测压和间接测压相仿；超过或低于此范围就有差别。一般直接测得的动脉压比间接法略高，收缩压常常会高出 5~20 mmHg，在休克、低血压和低体温患者中，由于血管收缩，此种差别还会增加。

六、常见并发症及其预防

1. 出血

穿刺时损伤、出血均可引起血肿，一般加压包扎均可止血。拔管后若处理不当，也可在发生血肿的基础上引起感染。拔除桡动脉测压管后应局部压迫并高举上肢 10 min，然后加压包扎以防血肿，通常在 30 min 后便可放松加压包扎。

2. 血栓

血栓多由导管的存在而引起。随着导管留置时间的延长，血栓形成的发生率增加。用 18 G 导管，留置 20 h 血栓发生率为 25%，20~40 h 则达 50%。导管粗大、反复动脉穿刺时，血栓形成率高。拔管后局部包扎注意松紧，既要防止血肿形成，也要防止长时间过度压迫促使血栓形成。一旦桡动脉血栓形成，只要尺动脉血供良好，一般不会引起严重后果，桡动脉血栓形成有 70% 发生在拔管后的 24 h 以内，血栓形成后绝大多数可以再通。

3. 栓塞

栓子多来自围绕在导管尖端的小血块、冲洗时误入的气泡或混入测压系统的颗粒状物质。用连续冲洗法可减少血栓栓塞的机会。间断冲洗时血凝块要抽吸出而不能注入。腋动脉插管后最好采用连续冲洗，若进行间断冲洗，只能用少量肝素溶液轻轻冲洗，避免大量血凝块或气泡逆入动脉进入脑血流而引起脑栓塞。

4. 感染

导管留置时间越长，感染机会越多。一般导管留置不要超过 3~4 d。当局部出现感染或有任何炎症征象时，即应立即拔除导管。

七、临床意义

临床上血流动力学监测除动脉血压监测外，还须配合静脉压如中心静脉压、左房压的监测。左房压（LAP）与中心静脉压（CVP）、血压（BP）三者之间的关系见附表 12-2-1。

附表 12-2-1 左房压 (LAP) 与中心静脉压 (CVP)、血压 (BP) 三者之间的关系

LAP	CVP	BP	循环问题	处理方法
下降	下降	下降	循环血量不足	迅速补充血容量
升高	升高	正常	血容量过多或心功能低下	强心、利尿
正常	升高	正常	血容量过多或右心衰竭	控制入量、利尿
进行性升高	进行性升高	下降	低心输出量，心脏压塞或严重的心衰	强心、利尿、心包引流
正常	正常	下降	心肌收缩力下降	儿茶酚胺类药物、洋地黄及钙通道阻滞剂

(卢冰清)

第十三章 主动脉夹层及其护理

第一节 主动脉夹层

主动脉夹层（aortic dissection）是一种致命性疾病，未经治疗的急性夹层患者 6 h 内病死率超过 22.7%，24 h 内超过 50%，1 周内超过 68%。本病发生率为（0.5～2.95）/（10 万人·年），男性高于女性，中老年人居多，但近年来发病有年轻化趋势。

一、常见病因与发病机制

主动脉夹层的确切病因尚不明确，常与以下情况有关：高血压、遗传性结缔组织病（如马方综合征、Turner 综合征、Ehlers-Danlos 综合征）、主动脉炎性疾病、动脉粥样硬化及其溃疡、动脉瘤、主动脉缩窄、先天性主动脉瓣膜病、多囊肾、高龄、妊娠、钝性或医源性创伤等。

发病机制：各种病因引起含有弹力纤维的主动脉中层破坏或坏死，由血压波动引起血管壁横向切应力的增大导致内膜撕裂，血流逆行或顺行冲击导致壁间血肿蔓延，形成动脉壁间假腔，并通过一个或数个破口与主动脉真腔（原有的主动脉腔）相通，形成"夹层"。主动脉中层的结构异常为发病基础，内膜撕裂形成"内膜片"，代表真腔与假腔间内、中层隔膜，是急性主动脉夹层最典型的病理特点。内膜片/撕裂起于升主动脉（承受应力最大处）者占 65%，起于降主动脉者占 25%，起于主动脉弓和腹主动脉者占 10%，其中降主动脉的内膜撕裂（典型者）起源于左锁骨下动脉数厘米内，因为这一段的主动脉承受着最大的压力波动。随之是血流顺行（典型者）或逆行冲击以及主动脉壁内层和中层间沿长轴不同程度地裂开，血液进入形成假腔，假腔顺行或逆行蔓延可累及升弓部、主动脉全段，引起主动脉破裂并造成重要脏器供血障碍，夹层累及主动脉瓣结构与冠状动脉开口可致主动脉瓣脱垂、关闭不全和缺血性心肌损伤。临床研究发现，急性主动脉夹层伴有血白细胞、炎症介质、C 反应蛋白升高等全身炎症反应，甚至导致多器官功能障碍综合征。主动脉夹层破裂可造成急性心脏压塞、胸腹腔积血、纵隔和腹膜后血肿。

二、分类

按照时间分类，从出现症状到诊断在 2 周以内的夹层称为急性期夹层，2 周至 2 个月的夹层称为亚急性期夹层，2 个月以后的夹层称为慢性期夹层。慢性主动脉夹层纤维增生时，外膜增厚粘连，腔内多有附壁血栓和血栓机化，往往形成夹层动脉瘤。

主动脉夹层的解剖分类依据是内膜撕裂的位置和夹层沿主动脉延展的范围。最初由 DeBakey 等提出的分类如下：Ⅰ型，夹层起于升主动脉，并累及主动脉弓，延伸至胸降主动脉或腹主动脉（或二者均被累及）；Ⅱ型，夹层起于并局限于升主动脉；Ⅲa 型，夹层起于并局限于胸降主动脉；Ⅲb 型，夹层累及胸降主动脉和不同程度的腹主动脉。Stanford 分型简化了解剖分类标准，只依据第一破口的起始部位来分类：Stanford A 型夹层起于升主动脉，因此包括 DeBakey Ⅰ型和Ⅱ型夹层；Stanford B 型夹层起于左锁骨下动脉以远的胸降主动脉，包括 DeBakey Ⅲa 型和Ⅲb 型。

三、临床表现

1. 疼痛

疼痛是本病最主要和突出的特征。约 90% 的疼痛呈突发胸背部持续刀割样或撕裂样疼痛，疼痛可沿大动脉走行方向传导和转移至腹部或下腹部，患者多烦躁不安、大汗淋漓，须与心绞痛、肺栓塞、心肌梗死相鉴别。

2. 高血压

约 1/3~1/2 患者有面色苍白、出冷汗及四肢发冷、心率加速、神志改变等休克样表现；但与一般休克不同，血压常常较高，即使血压一度下降，若能度过急性期后血压仍要升高，这可能与弓降部中动脉阻塞或肾脏缺血有关。血压下降多见于夹层血肿破溃于空腔脏器，如胸腔、腹腔，患者可突然死亡。

3. 心血管系统

约半数患者发生主动脉瓣关闭不全，为近端型主动脉夹层的严重并发症，重度主动脉瓣关闭不全可发生心衰。近端夹层累及头臂动脉或远端夹层累及降主动脉并延伸到髂动脉及其分支动脉，均可导致肢体无脉或脉搏减弱。

4. 神经系统

夹层累及颈动脉、无名动脉造成动脉缺血，患者可有头晕、暂时性晕厥昏迷、精神失常，甚至发生缺血性脑卒中，夹层压迫上颈交感神经节感受器常出现 Horner 综合征，压迫喉神经引起声带麻痹、声音嘶哑。远端夹层向下延伸到第二腰椎水平，累及脊髓前根动脉，出现截瘫、二便失禁。

5. 呼吸系统

近段夹层血肿可压迫支气管导致支气管痉挛、呼吸困难，夹层破裂到胸腔引起胸腔积血甚至死亡。

6. 消化系统

此多见于远端夹层。由于夹层血肿延伸到肠系膜上动脉开口，夹层血肿压迫或假腔堵塞动脉开口，导致肠系膜动脉缺血，出现上腹痛、恶心呕吐等症状，类似急腹症。

7. 泌尿系统

夹层波及肾动脉可出现腰痛或肾区叩痛，部分患者可有血尿。肾动脉急性阻塞可引起急性肾衰或肾血管性高血压，若有原发性高血压，血压可更高。

四、诊断

一旦疑诊主动脉夹层，须尽快通过影像学检查，了解夹层类型、受累范围、破口位置、假腔内血栓、分支血管和主动脉瓣受累情况，以及是否有心包积液等，在此基础上决定治疗措施。全主动脉 CTA 是主动脉夹层的诊断首选和治疗后随访评价的主要技术。

MRA 也可作为诊断主动脉夹层的有效手段，但对于不能耐受较长检查时间的急性期病例，其应用受到一定限制。超声对近端主动脉夹层诊断率较高，探查降主动脉明显受限。DSA 属于有创性检查，不再作为主动脉夹层的初始检查，是实施覆膜支架腔内修复术的重要技术。通常在急性夹层发生时，D-二聚体会升高，这有助于初步诊断。

五、治疗

主动脉夹层急性期应迅速给予镇静、止痛、持续心电监护和支持治疗。使用药物控制血压、心率，以减少主动脉壁所受压力，防止夹层继续扩展和主动脉破裂。Stanford A 型主动脉夹层一旦确诊，原则上应按急诊手术治疗，开胸并在体外循环支持下行病损段血管的置换。急性 Stanford B 型主动脉夹层，应在药物控制血压、心率稳定后，限期行血管腔内修复术。如果内科治疗下高血压难以控制，疼痛无法缓解，出现主动脉破裂征象或急性下肢、肾脏缺血等情况，应急诊行血管腔内修复术。累及弓部的 Stanford B 型主动脉夹层在有经验的心血管/血管外科，可考虑在分支支架、开窗技术、平行支架等辅助技术下行血管腔内修复术。血管腔内修复术临床成功的标准为完全封闭破口且无明显内漏和严重并发症，假腔消失或假腔内血栓形成，血管腔内修复术较外科手术具有创伤小、成功率高、恢复快、并发症少等优点。

（凌 珑 洪 璐）

第二节 主动脉夹层的护理

一、主要护理诊断/问题

1. 疼痛

疼痛与动脉内膜撕裂、动脉管壁剥离和血肿在动脉壁中蔓延扩大至动脉全层有关。

2. 焦虑与恐惧

焦虑与恐惧与突发的撕裂样疼痛、害怕急性主动脉夹层动脉瘤导致死亡有关。与病情凶险及对疾病预后的不确定性有关。

3. 恶心、呕吐

恶心、呕吐与胃肠道及肠系膜供血不足有关。

4. 潜在并发症

夹层破裂、猝死、感染、出血、急性心脏压塞、肾功能不全、脑功能障碍等。

二、其他相关护理诊断

1. 知识缺乏

缺乏疾病发作时如何自我应对的知识。

2. 有皮肤完整性受损的危险

皮肤完整性受损的危险与活动受限、长期卧床有关。

三、护理措施

1. 病情观察

（1）安排患者入住 ICU 病房，常规心电监护，密切监测生命体征，尤其注意血压的变化，急性胸痛患者应进行四肢血压测量，对于急性严重胸、背痛患者，四肢血压差异对主动脉夹层诊断具有较大价值。急性主动脉夹层药物治疗的关键是在 20 min 内，将四肢血压的收缩压降至 100~120 mmHg、平均动脉压降至 60~70 mmHg。常规穿刺桡动脉进行有创血压监测，每 15 min 记录 1 次，病情平稳后每 1 h 记录 1 次。如血压突然下降，心率减慢，应考虑瘤体破裂并及时通知医生抢救。

（2）密切观察患者重要脏器是否由于夹层累及而发生供血障碍，包括精神、意识、瞳孔大小、四肢动脉（桡、股、足背动脉）搏动和四肢运动情况，以及有无腹痛、腹胀、恶心呕吐，有无胸背部疼痛，记录尿量。

2. 休息与活动

（1）主动脉夹层急性期患者应严格控制活动量，绝对卧床休息，限制探视，防止病情加重。

（2）协助患者取舒适体位，一般可取平卧位，嘱患者翻身时动作轻柔，避免血压波动。病情稳定后也应避免突然改变体位。

（3）绝对卧床期间患者的日常生活由护士协助护理，及时更换衣被，动作轻柔，并定时按摩受压处，预防压力性损伤的发生。

（4）嘱患者避免剧咳或做屏气动作，排便时不要用力，可常规服用通便药物，以免血管内膜进一步撕裂。

3. 饮食护理

指导患者摄取低盐、低脂、低胆固醇、优质蛋白质（鱼、鸡蛋、瘦肉等）、富含维生素的清淡易消化食物，少量多餐，避免暴饮暴食。多食粗纤维（如糙米、芹菜等）或富含可溶性纤维（如红薯等）的食物，以保持大便通畅；避免刺激性食物，如咖啡、可乐等，戒烟酒。

4. 对症护理

（1）疼痛：① 胸痛明显者，在密切监测生命体征的前提下遵医嘱适量应用镇痛药物，如吗啡 5~10 mg 静脉注射或皮下注射，6~8 h 1 次，必要时使用镇痛泵。② 注意观察用药后的效果，如果疼痛反复出现，提示夹层分离继续扩展，疼痛突然加重则提示有主动脉破裂的先兆或剥离侵及冠状动脉的先兆或心脏压塞发生等，应立即通知医生，做好手术准备。③ 在给予止痛剂的同时，还应避免剧烈咳嗽、劳累、情绪激动、用力排便等。④ 对于患者疼痛的主诉应予肯定，并适时解释疼痛的原因、处理方法，以提高患者对疼痛的认知程度、控制能力及应激水平。

（2）恶心、呕吐：剧烈恶心、呕吐是主动脉夹层患者常有的症状，可能与消化道应激有关，也可能与胃肠道及肠系膜供血不足有关。当患者出现恶心、呕吐时，应安慰患者，及时清理呕吐物，给予温水漱口，嘱患者症状好转时清淡饮食，遵医嘱应用 H^+-K^+-ATP 酶抑制剂，抑制胃酸分泌，必要时给予镇静剂，如舒乐安定等。

5. 用药护理

（1）急性主动脉夹层药物治疗主要是控制心率与降压治疗，原则包括：降低左心室收缩速度（dp/dt）、降低收缩压及心率，推荐 5~10 min 内迅速使收缩压维持在 120 mmHg 以下，心率降低至 60 次/min 以下，为进一步诊治（手术或介入）赢得时间并预防破裂及其他并发症。一般以静脉持续微量泵入硝普钠为主，硝普钠需要避光，静脉应用 β 受体阻滞剂（如美托洛尔、艾司洛尔等）是最基础的药物治疗方法。对于降压效果不佳者，可在 β 受体阻滞剂的基础上联用一种或多种降压药物如血管扩张剂（乌拉地尔）或钙通道阻滞剂等。须注意的是，若患者心率未得到良好控制，不首选硝普钠降压，因其可引起反射性儿茶酚胺释放，使左心室收缩力和主动脉壁切应力增加，加重夹层病情。慢性主动脉夹层可采用口服降压药及其他口服药物，将收缩压控制在 100~120 mmHg，平均压 60~70 mmHg，心率控制在 60~75 次/min。

（2）用药期间重点观察主动脉夹层撕裂程度、颅内压情况及神志变化。持续监测血压，根据血压变化调整降压药物的使用剂量和速度，避免由于血压过低而出现冠状动脉及脑动脉供血不足的情况。当大剂量使用硝普钠时，注意观察有无中枢神经系统的变化。

6. 心理护理

（1）保持认真而亲切的态度，首先理解患者的感受，并对患者的病情表示关注。还可简单介绍仪器的作用，使其熟悉自己所处的新环境。

（2）主动与患者多交流、沟通，允许患者表达对死亡的恐惧，若患者提出"我会不会死"时，护士不应轻描淡写地欺骗患者，而应让患者知道病情确实严重，但同时向患者说明监护室有经验丰富的医护人员和先进的监护设备，其正接受密切监护治疗，病情恶化的情况可及时被发现，必要时可手术治疗。

（3）急性期每天安排一次探视，让患者感受到爱和亲情，减少负性情绪的产生，但交流时间不应太长。待病情渐渐稳定后，可逐渐增加探视时间。

（4）医护人员应以紧张但有条不紊的方式工作，不要表现出慌张及忙乱，以免增加患者的不信任及不安全感。

四、健康教育

1. 建立良好的生活方式

选择安静舒适的环境，室内温度和湿度适宜，要注意经常通气换风，保持空气清新。饮食应清淡、易消化、富含营养、少食多餐。多吃蔬菜水果，保持排便通畅。心情保持平和，不要过于激动或悲伤。要根据病情限制活动，同时避免外伤的发生。若进行手术治疗，术后心功能Ⅰ~Ⅱ级的患者经康复鉴定，可恢复适当的学习、工作及体力活动。

2. 避免诱发因素

避免情绪激动、剧烈运动，防止受凉，减少引起胸、腹腔压力突然增高的因素，如用力排便、剧烈咳嗽、饱餐等。预防心瓣膜炎和心内膜炎，注意个人卫生，有感染灶应及时治疗。

3. 自我监测及自救指导

教会患者自测心率，有条件者应常备血压计，定期测量。让家属学会如何准备送医院抢救；若为高血压所致，应立即含服降压药物；出现严重并发症时，应迅速就地抢救并向医院求救。

4. 用药指导

遵医嘱按时服药，不要随意更改剂量或不规律服药。服降压药物时，应注意监测血压水平，根据血压调整药物剂量和种类。若进行手术治疗，应坚持服用抗凝药物 3~6 个月，抗凝药物剂量的调整应严格按照医生的指导，不能任意改变，否则容易出现血栓或出血的现象。服用抗凝药物期间少食维生素 K 含量高的食物，如动物内脏、菠菜等，禁止服用复合维生素类药物。

5. 定期复查

告知患者应定期复诊，若出现腰、腹、胸痛须及时就诊。

（凌　珑　洪　璐）

第十四章 心脏骤停与心脏性猝死及其护理

第一节 心脏骤停与心脏性猝死的定义及病因

一、定义

心脏骤停（sudden cardiac arrest，SCA）指心脏射血功能突然终止，造成全身血液循环中断、呼吸停止和意识丧失，也称心搏骤停。心脏骤停发生后，由于脑血流突然中断，10 s 左右患者即可出现意识丧失，如能及时救治，患者可以存活；否则将导致生物学死亡。自发逆转者少见。心脏骤停常为心脏性猝死的直接原因。

心脏性猝死（sudden cardiac death，SCD）指急性症状发作后以 1 h 内突然意识丧失为特征，由心脏引起的生物学死亡。心脏骤停与心脏性猝死的区别在于，前者通过紧急治疗有逆转的可能性，而后者生物学功能不可逆转地停止。

二、病因

心脏骤停的主要病因包括心源性和非心源性两种。

1. 心源性病因

心脏本身病变是心源性病因。绝大多数心脏性猝死发生在有器质性心脏病的患者中。心脏性猝死中约80%由冠心病及其并发症引起，这些冠心病患者中约75%有心肌梗死病史。各种心肌病引起的心脏性猝死占 5%～15%，是冠心病患者易患年龄前（<35 岁）心脏性猝死的主要原因，如梗阻性肥厚型心肌病、致心律失常性右心室心肌病。

2. 非心源性病因

非心源性病因是指由其他疾患或因素影响到心脏功能，如各种病因导致呼吸停止，严重的电解质与酸碱平衡失调影响到心脏的自律性和心肌的收缩性，严重创伤导致低血容量引起心肌严重缺血缺氧等，最终均可引发心脏骤停。

第二节 心脏骤停与心脏性猝死的病理生理学变化

一、病理生理变化

心脏停搏后，心泵的功能完全丧失，血液因失去推动循环的动力而停止流动，血氧浓度显著降低，全身组织器官均处于缺血缺氧状态，从而导致细胞内线粒体功能障碍和多种酶功能失活，造成组织器官损伤。缺血缺氧时间过长就会发生不可逆性损伤。

心脏骤停后，体内各主要脏器对缺血缺氧的耐受能力阈值不同。正常体温时，中枢神经系统对缺血缺氧的耐受程度最低。脑组织重量只占体重2%，但它对氧摄取量和血供的需求很大。静息时，脑组织的氧摄取量占人体总氧摄取量的20%，血液供应量为心输出量15%。所以在机体缺血缺氧时，最先受到损害的是脑组织。

脑组织对缺血缺氧最敏感，一般在发生心脏骤停后的几秒钟内，由于脑血流量急剧减少，患者可发生意识突然丧失，伴有局部或全身性抽搐。由于尿道括约肌和肛门括约肌松弛，大小便失禁同时出现。心脏骤停发生20~30 s内，脑组织中尚存的少量含氧血液可刺激呼吸中枢，呼吸可呈叹息样或短促痉挛性呼吸，随后呼吸停止。停搏60 s左右瞳孔散大。停搏4~6 min，脑组织即可发生不可逆的损害，数分钟后患者即可从临床死亡过渡到生物死亡。

二、心脏骤停时常见的心律失常

心脏骤停时最常见的心律失常是室颤或无脉性室速，其次为心脏静止和无脉性电活动。

（1）室颤：心室肌发生快速、不规则、不协调的颤动。心电图表现为QRS波群消失，代之以大小不等、形态各异的颤动波，频率可为200~400次/min。

（2）无脉性室速：因室颤而猝死的患者，常先有室速，可为单形性或多形性室速表现，但大动脉没有搏动。

（3）心脏静止：更确切的名称是心室停搏，是指心肌完全失去机械收缩能力。此时，心室没有电活动，可伴或不伴心房电活动。心电图往往呈一条直线，或偶有P波。

（4）无脉性电活动：其定义是心脏有持续的电活动，但失去有效的机械收缩功能。心电图可表现为不同种类或节律的电活动，但心脏已经丧失排血功能，因此往往摸不到大动脉搏动。

三、临床表现

心脏性猝死的临床经过分为4个时期，分别是前驱期、终末事件期、心脏骤停与生物学死亡。各期表现因人而异。

1. 前驱期

猝死前数天至数月，部分患者可出现非特异性症状，如胸痛、气促、疲乏和心悸等；亦可无前驱表现，瞬间发生心脏骤停。

2. 终末事件期

终末事件期指心血管状态出现急剧变化到心脏骤停发生前的一段时间，自瞬间至持续1 h不等。因猝死原因不同，终末事件期的临床表现也各异。典型的表现包括：严重胸痛，急性呼吸困难，突发心悸或眩晕等。若心脏骤停瞬间发生，事先无预兆，则绝大部分是心脏性事件。猝死前数小时或数分钟内常有心电活动的改变，其中以心率加快及室性异位搏动增加最为常见。

3. 心脏骤停

意识丧失为该期的特征。心脏骤停后脑血流量急剧减少，可导致：① 意识突然丧失，伴有局部或全身抽搐；② 呼吸断续呈叹息样或短促痉挛性呼吸，随后呼吸停止；

③颈、股动脉搏动消失；④皮肤苍白或发绀明显、瞳孔散大和大小便失禁；⑤心音消失。

4. 生物学死亡

从心脏骤停至发生生物学死亡时间的长短取决于原发病的性质以及心脏骤停至复苏开始的时间。心脏骤停发生后，大部分患者将在 4~6 min 内开始发生不可逆脑损害，随后经数分钟过渡到生物学死亡。心脏骤停发生后立即实施心肺复苏和尽早除颤，是避免发生生物学死亡的关键。心脏复苏成功后死亡的最常见原因是中枢神经系统的损伤，其他常见原因有继发感染、低心输出量及心律失常复发等。

第三节 心脏骤停与心脏性猝死的治疗与护理

心肺复苏（cardiopulmonary resuscitation, CPR）是针对心脏、呼吸停止所采取的抢救措施，即应用胸外按压形成暂时的人工循环，并恢复心脏自主搏动和血液循环，用人工通气代替自主呼吸并恢复自主呼吸，达到促进患者苏醒和挽救生命的目的。脑复苏是心肺功能恢复后主要针对保护和恢复中枢神经系统功能的治疗，其目的是在心肺复苏的基础上，加强对脑细胞损伤的防治和促进脑功能的恢复，此过程决定患者的生存质量。

为成功挽救心脏骤停患者的生命，美国心脏协会（AHA）与国际复苏联络委员会（ILCO）致力于完善急救医疗服务体系和持续提高心肺复苏质量。1992 年 10 月，AHA 正式提出"生存链"（chain of survival）概念。成人生存链是指对突然发生心搏停止的成人患者所采取的一系列规律有序的步骤和规范有效的救护措施，这些抢救环节以环链形式连接起来，就构成了一个挽救生命的"生命链"。生存链中各个环节必须环环相扣，中断任何一个环节都可能影响患者的预后。《2020 年 AHA 心肺复苏和心血管急救指南》在 2015 版指南基础上新增康复环节。但不论心脏骤停在何处发生，均应立即进行心肺复苏，尽快恢复自主循环，最终达到脑神经功能良好地存活。

心肺复苏主要由三部分组成，包括基础生命支持、高级心血管生命支持和心脏骤停后的治疗。

一、基础生命支持

基础生命支持（basic life support, BLS），又称初级心肺复苏，是指采用徒手和/或辅助设备来维持心脏骤停患者的循环和呼吸的最基本抢救方法。关键要点包括胸外按压，建立循环（circulation, C）、开通气道（airway, A）和人工呼吸（breathing, B），被简称为心肺复苏程序"CAB 三部曲"，其中人工胸外按压最为重要。有条件时，可考虑实施电除颤治疗。

施救者可同时进行几个步骤（即同时检查呼吸和脉搏），以缩短开始首次胸外按压的时间。如果有多名施救者组成综合救治小组，可以由 1 名施救者启动急救反应系统，第 2 名施救者开始胸外按压，第 3 名施救者进行通气或者取得球囊-面罩进行人工通气，第 4 名施救者取得并设置好除颤器，同时完成多个步骤和评估。

（一）基础生命支持的基本步骤

1. 快速识别

心脏骤停时首先需要判断患者的反应，可以轻拍患者肩部，对着耳朵大声呼喊"你怎么了，可以听到我说话吗？"，判断患者有无反应，同时立即检查呼吸和大动脉搏动。判断有效呼吸时，可观察患者面部、呼吸情形和胸廓有无呼吸起伏。成人和儿童检查其颈动脉，方法是食指和中指的指尖平齐并拢从患者的气管正中部位向旁滑移 2~3 cm，婴儿可检查其肱动脉。检查时间 5~10 s。确立心脏骤停诊断后，应立即开始初级心肺复苏。

2. 呼救

如果是院外患者无反应，应立即呼叫求助，请他人或通过手机拨打"120"，启动急救反应系统，有条件时获取自动体外除颤仪（AED）。如在院内，判断患者无反应、无呼吸、无大动脉搏动时，应立即呼叫医护团队或紧急快速反应小组，获取除颤仪等急救设备与物品。

3. 胸外按压

胸外按压是建立人工循环的主要方法。胸外按压时，血流产生的原理主要基于胸泵机制和心泵机制。胸外按压可以使胸膜腔内压升高和因直接按压心脏而维持一定的血液流动，配合人工呼吸可为心脏和脑等重要器官提供一定含氧的血流。

人工胸外按压时，患者应仰卧平躺于硬质平面，救助者跪在其旁。若胸外按压在床上进行，应在患者背部垫以硬板。

（1）胸外按压的部位：胸外按压的部位是胸骨下 1/3 交界处，双乳头连线中点。

（2）胸外按压的方法：用一只手掌根部放在胸部正中双乳头之间的胸骨上，另一手平行重叠压在手背上，保证手掌根部横轴与胸骨长轴方向一致，以手掌根部为着力点，保证手掌用力在胸骨上，不要按压剑突。施救者身体稍微前倾，使肩、肘、腕位于同一轴线，与患者身体平面垂直，按压时肘关节伸直，依靠上身重力垂直向下按压。（图 14-3-1）。

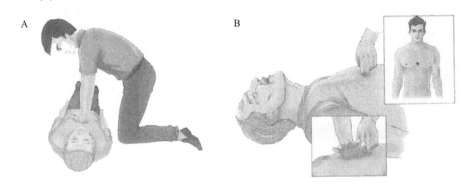

图 14-3-1　胸外按压

A. 操作者肩部正对患者胸骨上方，肩部保持不动；B. 胸骨按压的部位是胸骨中下部，双乳头之间。

（3）胸外按压注意事项：按压频率为 100~120 次/min，成人按压胸骨的幅度至少为 5 cm，但不超过 6 cm。儿童和婴儿的按压幅度至少为胸部前后径的 1/3（儿童约 5 cm，婴儿约 4 cm）。每次按压后让胸廓完全回弹，放松时双手不要离开胸壁，按压和放松的时间大致相等。因为在心肺复苏的按压过程中，只有当按压放松使胸骨恢复到自然位置时，胸廓才可以完全回弹。胸壁回弹产生胸内负压，静脉血回流到心脏，增加心脏的血流。按压间期倚靠在胸壁上会导致胸壁无法完全回弹。不完全的胸壁回弹可使胸腔内压增加，导致回心血量和心肌血流减少，冠状动脉灌注压降低，影响复苏效果。施救者应尽可能减少中断胸外按压的次数和时间。若因急救需求不得不中断，则应把中断时间控制在 10 s 以内。胸外按压的并发症主要包括肋骨骨折、心包积血或心脏压塞、气胸、血胸、肺挫伤和肝脾撕裂等，应遵循正确的操作方法，尽量避免并发症发生。

4. 开通气道

若患者无呼吸或出现异常呼吸，先使患者取仰卧位，行 30 次心脏按压后，再开通气道。保持呼吸道通畅是成功复苏的重要一步，若无颈部创伤，可采用仰头抬颏法开放气道。方法：术者将一手置于患者前额用力加压，使头后仰，另一手的示、中两指抬起下颏，使下颌尖、耳垂的连线与地面呈垂直状态，以通畅气道。应清除患者口中的异物和呕吐物，若有义齿松动应取下。托颌法适用于疑似头颈部创伤者。方法是：患者平卧，施救者位于患者头侧，两手拇指置于患者口角旁，其余四指托住患者下颌部位，在保证头部和颈部固定的前提下，用力将患者下颌向上抬起，使下齿高于上齿。

5. 人工通气

开放气道后，首先进行 2 次人工呼吸，每次持续吹气 1 s 以上，保证足够的潮气量使胸廓起伏。无论是否有胸廓起伏，2 次人工通气后应该立即胸外按压。气管内插管是建立人工通气的最好方法。当时间或条件不允许时，可以采用口对口、口对鼻或口对通气防护装置呼吸。首先要确保气道通畅。术者用置于患者前额的拇指与示指捏住患者鼻孔，吸一口气，用口唇把患者的口全罩住，然后缓慢吹气，每次吹气应持续 1 s 以上，确保呼吸时有胸廓起伏。施救者实施人工呼吸前，正常吸气即可，无须深吸气。无论是单人还是双人进行心肺复苏时，按压和通气的比例为 30∶2，交替进行，通气频率为 10~12 次/min。上述通气方式只是临时性抢救措施，应争取马上气管内插管，以人工气囊挤压或人工呼吸机进行辅助呼吸与输氧，纠正低氧血症，但同时应避免过度通气。与成人心脏骤停不同，儿童和婴儿心脏骤停多由各种意外（特别是窒息）导致，因此施救更重视人工通气的重要性。对儿童与婴儿进行心肺复苏时，若有 2 名以上施救者在场，按压和通气频率为 15∶2。

6. 除颤

除颤是利用除颤仪在瞬间释放高压电流经胸壁到心脏，使心肌细胞瞬间同时除极，终止导致心律失常的异常折返或异位兴奋灶，从而恢复窦性心律。AED 由于便于携带、容易操作，能自动识别心电图并提示进行除颤，非专业人员也可以操作，因而是院外公共场所常用的急救设备。如果具备 AED，施救者应尽早进行心肺复苏直至 AED 准备就绪，并尽快使用 AED 除颤。尽可能缩短电击前后的胸外按压中断时间，每次电击后要立即进行胸外按压。除颤具有时间效应，每延迟除颤 1 min，复苏成功率下降 7%~10%。故尽早除颤可显著提高复苏成功率。除颤电极的位置：胸骨电极片置于患者右锁骨下方，心尖电极片放在与左乳头齐平的左胸下外侧部。若植入了置入性装置（如起搏器），应避免将电极片直接放在装置上。

目前生产的 AED 和手动除颤仪几乎都是双相波除颤仪，除颤能量为 120~200 J。使用单相波除颤仪时除颤能量为 360 J。后续除颤能量相同或选择更高能量。婴儿与儿童除颤理想能量目前仍不清楚，但一般认为合理的除颤能量是 2~4 J/kg。首剂量可先考虑 2 J/kg，后续电击能量为 4 J/kg。

（二）不实施心肺复苏的情况

一般情况下，发现心脏骤停患者应立即实施心肺复苏。但在下列情况下可以不实施心肺复苏：①施救可能造成施救者自身严重损伤或处于致命的危险境地（如感染传染性疾病）；②存在明显不可逆性死亡的临床特征（如尸体僵直、尸斑、斩首、身体横断、尸体腐烂）；③患者生前有拒绝复苏遗愿（此项应根据具体情况谨慎决定）。

（三）心肺复苏效果的判断

判断心肺复苏是否有效，可注意观察以下情况。

（1）颈动脉搏动：停止按压后，触摸颈动脉有搏动，说明患者自主循环已恢复。如停止按压，搏动消失，则应继续进行胸外按压。按压期间，每一次按压可以摸到一次大动脉搏动，说明按压有效。

（2）呼吸：自主呼吸出现，如果复苏有效，自主呼吸亦可能恢复。

（3）瞳孔：复苏有效时，瞳孔由散大开始回缩，如瞳孔由小变大、固定，则说明复苏无效。

（4）面色及口唇：复苏有效时，可见面色由发绀转为红润。如若变为灰白，则说明复苏无效。

（5）神志：复苏有效，可见患者有眼球活动，睫毛反射与对光反射出现，甚至手脚开始抽动，肌张力增加。

二、高级生命支持

高级生命支持（advanced life support，ALS），是在基础生命支持的基础上，应用辅助设备、特殊技术等建立更为有效的通气和血运循环。其过程可归纳为高级ABCD，即开放气道 A（airway），氧疗和人工通气 B（breathing），循环支持 C（circulation），寻找心脏骤停原因 D（differential diagnosis）。在复苏过程中持续监测心电图、血压、脉搏血氧饱和度、呼气末二氧化碳分压等，必要时还需要进行有创血流动力学监测。

（一）开放气道

1. 口咽气道

口咽气道（OPA）为 J 形装置，可置于舌上方，从而将舌和咽下部软组织从咽后壁分开。正确置入 OPA 可防止舌或上呼吸道肌肉松弛所造成的气道梗阻，有助于应用球囊-面罩装置提供足够的通气。但不正确的操作反而会将舌推至下咽部而加重气道梗阻。OPA 主要应用于意识丧失、无咽反射的患者，不可用于清醒或半清醒的患者，因其可能由刺激导致恶心和呕吐，甚至喉痉挛，或使 OPA 移位而致气道梗阻。

2. 鼻咽气道

鼻咽气道（NPA）可在鼻孔和咽之间提供气流通道，有助于在应用球囊-面罩装置时提供足够的通气，比 OPA 易于耐受。NPA 主要适用于有气道堵塞，或因牙关紧闭或颌面部创伤等不能应用 OPA 且有气道堵塞危险的清醒或半清醒（咳嗽和咽反射正常）的患者。但对于严重颅面部外伤，疑有颅底骨折的患者应慎用，防止其误置入颅内。

3. 气管插管

如果患者心脏骤停，没有自主呼吸，球囊-面罩通气装置不能提供足够的通气时，气管插管是建立人工气道的主要手段。其优点在于能保持气道通畅，便于清除气道内分泌物，能输送高浓度的氧气，提供选择性途径给某些药物，防止肺部吸入异物和胃内容物。

（二）氧疗和人工通气

对心脏骤停患者，气管插管后，通气频率统一为每次 6 s。呼吸机使用后，开始给予 100% 浓度的氧气，然后根据血气分析结果进行呼吸机参数调整。人工通气方法如下。

1. 球囊-面罩通气法

球囊-面罩通气法常称为简易呼吸器通气法，球囊-面罩通气装置是由一个球囊（成人 1~2 L）连接到一个面罩组成。球囊-面罩通气法进行心肺复苏，最好在 2 名或 2 名以上施救者在场时应用，其中 1 人按压胸部，1 人挤压球囊；或 1 人按压胸部，2 人通气（1 人固定面罩，1 人挤压球囊）确保气道开放，面罩紧贴面部不漏气。挤压 1 L 容量成人球囊 1/2~2/3 量或 2 L 容量成人球囊 1/3 量即可，提供大约 600 mL 的潮气量。球囊-面罩通气量过大、过快可以产生胃胀气伴并发症，包括反流、吸入性肺炎。

2. 机械通气

机械通气可以增加或代替患者自主通气，是目前临床上所使用的确切而有效的呼吸支持手段。其目的是：① 纠正低氧血症，缓解组织缺氧；② 纠正呼吸性酸中毒；③ 降低颅内压，改善脑循环。

（三）循环支持

1. 心电、血压监测

心肺复苏时，应及时连接心电监护仪或除颤仪等心电示波装置或心电图机进行持续心电监测，及时发现并准确辨认心律失常，以采取相应的急救措施。

2. 建立给药途径

① 静脉通路：如无静脉通路，应首选建立外周静脉通路给予药物和液体。常选用外周静脉（如肘正中静脉或贵要静脉）、颈外静脉，尽量不用手部或下肢静脉。一般药物经由外周静脉到达心脏需要 1~2 min，静脉注射药物后再推注 20 mL 液体，有助于药物进入中心循环。对已建立中心静脉通路者，优选中心静脉给药，因中心静脉给药比外周静脉给药药物峰浓度更高、循环时间更短、起效更快。但如果在心肺复苏期间，不论是建立外周静脉通路还是中心静脉通路，不可因置入静脉导管而中断心肺复苏和影响除颤。② 骨髓通路：由于骨髓腔内有不塌陷的血管丛，如果静脉穿刺无法完成，某些复苏药物可考虑骨髓通路注射。这是可供选择的另外一种给药途径。③ 气管内给药：如果无法建立静脉或骨髓通路，某些药物可经气管插管注入气管，常用药物有肾上腺素、阿

托品、利多卡因和血管升压素等。

3. 药物治疗

（1）血管升压素。肾上腺素是心肺复苏的首选药物，可用于电击无效的室颤及无脉性室速、心脏停搏或无脉性电生理活动。连续3次除颤无效提示预后不良，应继续胸外按压和通气，并常规用肾上腺素 1 mg 静脉推注，然后再除颤 1 次。如仍未成功，每 3~5 min 重复 1 次，可逐渐增加剂量至 5 mg，中间给予除颤。每次经周围静脉给药后应使用 20 mL 生理盐水冲管，以保证药物能够到达心脏发挥作用。血管升压素也可以作为一线药物，但不推荐与肾上腺素联合使用。严重低血压者可以给予去甲肾上腺素、多巴胺、多巴酚丁胺。

（2）纠正代谢性酸中毒的药物。对于心脏骤停或复苏时间较长的患者，在胸外心脏按压、除颤、气管插管、机械通气和血管收缩药物治疗无效时，可考虑使用5%碳酸氢钠。用法：起始量 1 mmol/kg，在持续心肺复苏过程中每 15 min 给予用量的 1/2，并根据血气分析结果调整剂量，避免发生碱中毒。复苏过程中产生的代谢性酸中毒通过改善通气常可得到改善，不应过分积极补充碳酸氢盐来纠正。

（3）抗心律失常药。给予 2 次除颤加心肺复苏及肾上腺素之后仍然是室颤/无脉性室速，应考虑给予抗心律失常药。常用药物包括以下 4 种。① 胺碘酮：首次静脉缓慢（10 min）推注 300 mg，第二剂 150 mg。② 利多卡因：没有胺碘酮时考虑使用。用法：利多卡因 1~1.5 mg/kg，3~5 min 内静注，若有效可每 5~10 min，0.5~0.75 mg/kg 重复 1 次，总剂量达 3 mg/kg。③ 硫酸镁：适用于尖端扭转型室速、低镁血症、电击无效的室颤、低镁血症的室速和地高辛中毒。用法：硫酸镁 1~2 g，质量分数为 5% 的葡萄糖 10 mL 稀释静注，10~15 min 后可重复。④ 阿托品：适用于缓慢性心律失常、心室停搏、无脉性电活动。用法：阿托品 1~2 mg 静注，每 3~5 min 重复使用，最大总量（不超过）3 mg。缓慢性心律失常，有条件者及早施行起搏治疗。

（四）寻找心脏骤停原因

在救治心脏骤停患者过程中，应尽可能迅速明确引起心脏骤停的病因，以便及时对可逆性病因采取相应的救治措施。引起心脏骤停的原因可用英文单词的第一个字母归纳为 "5H" 和 "5T"。"5H" 分别为低氧血症（hypoxia）、低血容量（hypovolemia）、氢离子（酸中毒）[hydrogenion（acidosis）]、低钾血症/高钾血症（hypo/hyperkalemia）和低温（hypothermal）。"5T" 为张力性气胸（tension pneumothorax）、心脏压塞（cardiac tamponade）、毒素（toxins）、肺动脉血栓形成（pulmonary thrombosis）和冠状动脉血栓形成（coronary thrombosis）。应通过尽早描记 12 导联心电图、及时采静脉血标本检验相关生化指标、放射线检查等措施明确心脏骤停的原因。

三、心脏骤停后的治疗

心脏骤停复苏后自主循环的恢复仅是猝死幸存者复苏后治疗过程的开始。因为患者在经历全身性缺血性损伤后，将进入更加复杂的缺血再灌注损伤阶段。后者是复苏后院内死亡的主要原因，称为心脏骤停后综合征（post-cardiac arrest syndrome）。早期干预这一独特而复杂的病理生理状态可有效降低患者死亡率，进而改善患者预后。

心肺复苏后的处理原则和措施包括维持有效的循环和呼吸功能，特别是脑灌注，预防再次心脏骤停，维持水、电解质和酸碱平衡，防治脑缺氧和脑水肿、急性肾损伤和继发感染等。同时做好心理护理，减轻患者恐惧，以便更好地配合治疗。

1. 原发致心脏骤停疾病的治疗

原发致心脏骤停疾病的治疗应进行全面的心血管系统及相关因素的评价，仔细寻找引起心脏骤停的原因，鉴别是否存在诱发心脏骤停的"5H"和"5T"可逆病因，并对心脏骤停的病因和诱因进行积极的治疗。急性冠脉综合征是成人心脏骤停的常见病因之一，早期急诊冠脉造影和开通梗死血管可显著降低病死率及改善预后。患者自主循环恢复后应尽快完成12或18导联心电图检查，以明确ST段是否抬高。

2. 维持有效循环

心脏骤停后常出现血流动力学不稳定，导致低血压、低心输出量。其原因可能是容量不足、血管调节功能异常和心功能不全。对危重患者常须放置肺动脉漂浮导管进行有创血流动力学监测。患者收缩压须维持不低于90 mmHg，平均动脉压不低于65 mmHg。

3. 维持呼吸

自主循环恢复后，患者可有不同程度的呼吸系统功能障碍，一些患者可能仍然需要机械通气和吸氧治疗。呼气末正压通气（positive end expiratory pressure，PEEP）对呼吸功能不全合并左心衰竭的患者可能很有帮助，但须注意此时血流动力学是否稳定。临床上可以依据动脉血气结果和/或无创监测来调节吸氧浓度、PEEP和每分通气量。

4. 防治脑缺氧和脑水肿

防治脑缺氧和脑水肿亦称脑复苏，是心肺复苏最后成功的关键。主要措施包括：① 降温。复苏后的高代谢状态或其他原因引起的体温增高可导致脑组织氧供需关系明显失衡，从而加重脑损伤。低温治疗是保护神经系统和心脏功能的最重要的治疗策略。应密切观察体温变化，积极采取降温退热措施。自主循环恢复几分钟至几小时将体温降至32~34 ℃为宜，至少维持24 h。② 脱水。可选用渗透性利尿剂，如体积分数为20%的甘露醇或体积分数为25%的山梨醇快速静滴，以减轻脑水肿；亦可联合使用呋塞米、质量分数为5%的白蛋白或地塞米松，有助于避免或减轻渗透性利尿导致的"反跳现象"。③ 防治抽搐。通过应用冬眠药物控制缺氧性脑损伤引起的四肢抽搐，以及降温过程的寒战反应。用药：双氢麦角碱0.6 mg、异丙嗪50 mg稀释于质量分数为5%的葡萄糖100 mL中静滴；亦可用地西泮10 mg静注。④ 高压氧治疗。通过增加血氧含量及弥散程度，提高脑组织氧分压，改善脑缺氧，降低颅内压。⑤ 促进早期脑血流灌注。抗凝以疏通微循环，用钙通道阻滞剂解除脑血管痉挛。

四、心脏骤停后的康复护理

心脏骤停患者在初次住院后须经过较长康复期。患者康复期间需要支持，以确保最佳生理、认知和情感健康，以及恢复社会/角色功能。此过程应从初次住院期间开始，并根据需要持续进行。

（1）患者在出院前进行生理、神经、心肺和认知障碍方面的多模式康复评估和治疗。

（2）患者及其护理人员应接受全面的多学科出院计划，以纳入医疗和康复治疗建议及活动/工作恢复预期目标。

（3）心脏骤停存活者及其护理人员应进行焦虑、抑郁、创伤后应激反应和疲劳度的结构化评估。

五、心脏骤停的预后

对心脏骤停复苏成功的患者及时评估左心室功能非常重要。与左心室功能正常的患者相比，左心室功能减退的患者心脏骤停复发的可能性大，对抗心律失常药物的反应差，死亡率较高。

急性心肌梗死早期的原发性室颤是由非血流动力学异常引起的，若经及时除颤易获复律成功。急性下壁心肌梗死并发的缓慢性心律失常或心室停搏所致的心脏骤停，预后良好；而急性广泛前壁心肌梗死并发房室或室内阻滞引起的心脏骤停多预后不良。继发于急性大面积心肌梗死及血流动力学异常的心脏骤停，即时死亡率高达59%~89%，心肺复苏往往不易成功。即使复苏成功，亦难以维持稳定的血流动力学状态。

六、心脏性猝死的预防

心脏性猝死的预防，关键是识别出高危人群。除年龄、性别、心率、高血压、糖尿病等一般危险因素外，病史、体格检查、心电图、24 h动态心电图、心率变异性等方法可提供一定的信息，用于评估患者发生心脏骤停的危险性。

鉴于大多数心脏性猝死发生在冠心病患者中，减轻心肌缺血、预防心肌梗死或缩小梗死范围等措施能减少心脏性猝死的发生率。但即使全面采用最佳的药物治疗和完全血运重建，仍有很多冠心病患者在病程的不同阶段出现左室射血分数降低、心衰和室性心律失常。心脏性猝死是这类患者的主要死亡方式。ICD作为预防心脏性猝死的重要措施，正越来越多地在临床上得到应用，ICD能在十几秒内自动识别室颤、室速并电除颤，成功率极高，是目前防治心脏性猝死的最有效方法。对有器质性心脏病的心脏性猝死高危患者或心脏骤停存活者，射频导管消融术预防心脏性猝死的作用有待进一步研究。

（刘园园）

附录 14-1　成人心脏骤停急救流程

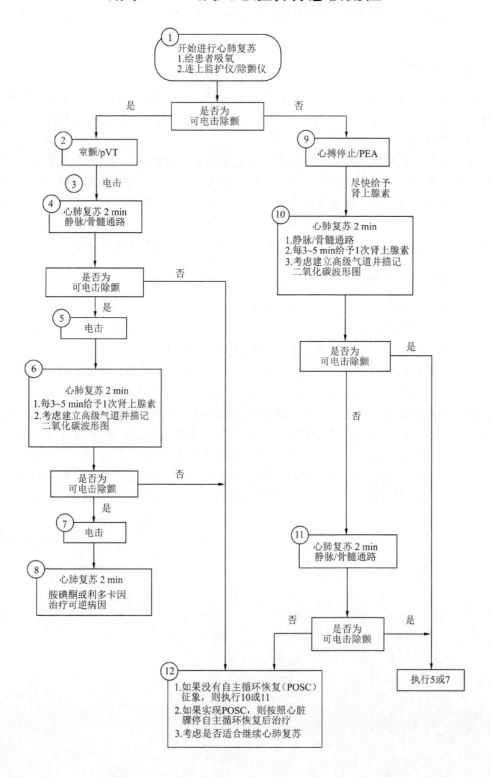

第三篇

常见心脏疾病外科围手术期护理

第十五章 体外循环及其围手术期护理

第一节 体外循环的基本结构及应用

目前，体外循环已成为心外科普遍应用的医疗技术。回顾体外循环发展的历史，对心血管外科医生和体外循环灌注师来说不无裨益。体外循环由实验进入临床是 20 世纪下半叶的事，但从发展历史看，可追溯到 19 世纪。18 世纪末至 19 世纪初，Stenon Bichat 及一批生理学家在动物实验中发现脑、脊髓、神经、肌肉等器官和组织若有血流通过则可短时间维持其活性。基于这些实验观察，法国人 Le Galloallois 于 1812 年提出一个设想：如果能用某种装置代替心脏，注射自然的或人造的动脉血，就可以成功地长期维持机体任何部分的存活。这一思路堪称离体器官体外灌注的先河。19 世纪，许多研究者为此目的进行了艰苦的探索。要达到离体器官体外灌注，必须解决三个问题：一是血液的抗凝；二是要有某种装置代替心脏，驱动血液灌注；三是设法使静脉血氧合成动脉血，即代替肺进行体外氧合。向静脉血内充气鼓泡使之氧合是最初的人工肺的设想，Van Schroeder 于 1882 年介绍了第一个鼓泡式人工肺，3 年后 Von Frey 和 Gruber 发明了第一台人工心肺机，血液在不断转动的中空金属圆筒内表面形成血膜而进行氧合，1885 年 J. Jacob 首先报告用离体动物的肺代替氧合器。19 世纪中期许多实验因血液凝固不能维持人工灌注而失败，直到 1916 年 Mclean 发明了肝素，解决了抗凝的难题，使离体器官的灌注发展到全身灌注。此外，ABO 血型的发现也促进了体外循环的发展。1956 年 5 月 6 日，美国医生 John H. Gibbon 第一次用泵——人工肺体外循环，为一个 18 岁女孩成功地修补了房间隔缺损，从此开始了心脏外科的新纪元。我国于 20 世纪 50 年代中期开始体外循环的研究工作，1957 年第一台国产人工心肺机问世，1958 年 6 月苏鸿熙在西安成功地进行了我国首例体外循环室间隔缺损直视修补术。在过去的 40 多年中，心脏直视手术的发展推动了体外循环的进步，而体外循环技术的提高又促进心脏外科向更高深的领域开拓，成千上万的医生、技术员、工程技术者组成了体外循环专业队伍，从仪器设备设计、应用的不断改进，灌注技术的日益发展成熟，到体外循环病理生理基础研究的不断深入，体外循环专业已逐步形成一个独立的学科。它的应用不再局限于心脏外科，已扩大至某些非心脏手术领域，不仅应用于心肺复苏和重症患者的抢救，也发展到辅助循环、脏器移植及器官或肢体肿瘤灌注化疗等学科。

一、体外循环的基本结构

体外循环（extracorporeal circulation）是利用一系列特殊人工装置将回心静脉血引流到体外，经人工方法进行气体交换，调节温度和过滤后，输回体内动脉系统的一项生命支持技术。在体外循环过程中，由于人工装置取代了人体功能，因此也称心肺转流（cardiopulmonary bypass，CPB），体外循环机也称为人工心肺机（artificial heart-lung machine）。进行体外循环的目的是在实施心脏直视手术时，维持全身组织器官的血液供应。随着临床医学的发展，体外循环应用范围不断扩展，该技术不仅在心脏和大血管、肝、肾、肺等部位获得了应用，在肿瘤治疗、心肺功能衰竭患者的生命支持方面也取得了令人瞩目的成绩，已成为临床医学的一门重要技术。完成体外循环需要一系列设备及配件，如人工心、人工肺、热交换器、储血器、微栓过滤器、各类插管、接头及管道等。现就体外循环的最基本构成部分——体外循环机和人工肺进行简单介绍。

1. 人工心

主体部分由3~5个泵组成，血泵是体外循环的动力，用以代替心脏的排血功能。在人工心肺发展的研究过程中，曾产生过几种不同类型的血泵，如指压泵、往复泵、滚压泵和离心泵。目前应用最为广泛的是滚压泵及离心泵。

（1）滚压泵：滚压泵于1934年由DeBaky最先报告用于快速输血。滚压泵是通过金属泵轴挤压具有弹性的泵管，从入口至出口旋转驱动血液单向流动，不同的泵轴旋转速度可产生不同的流量，由于机械性能简单，使用安全，很快被广泛采用。但常规滚压泵产生的血流是持续平流式，改进设计后滚压泵驱动呈搏动方式，以期产生更符合生理特点的搏动性血流灌注，其已经在临床应用。尽管文献中有许多有关实验和临床方面对搏动和非搏动血流灌注的研究，但在常规心肺转流中究竟采取哪种方式更好，至今仍存在争议。根据滚压泵在旋转时泵头反复挤压管道会产生很强的切应力，在泵的流入侧可产生负压这一原理，滚压泵可同时用作吸引泵，在直视手术时用于心脏切开和心脏失血时的回收。滚压泵无论作为血流驱动装置，还是负压吸引装置，均可造成血液有形成分的破坏，这种破坏与泵的阻塞程度有关，适当的阻塞可以减轻血液破坏。此外，吸引泵应控制在尽可能低的速度。

（2）离心泵：离心泵于1972年问世。其原理为泵头的磁性后室与带磁性装置的驱动马达连接，马达高速旋转时带动泵旋转，产生涡流和离心力，推动血液从入口向出口方向流动。与滚动泵相比，离心泵对血液破坏轻微，而且由于离心泵开放、阻力依赖的特点，在动脉入口端发生梗阻时，离心泵压力产生的正压不致发生泵管崩裂，当泵入口端发生梗阻时，其产生的负压也较小，整体较为安全。随着离心泵的应用日渐增多，其既可以附在体外循环机上作为主泵与滚压泵共同组成一整套体外循环系统，又可作为一套独立系统，如体外膜肺氧合系统。

2. 人工肺

人工肺是指在体外循环中，代替肺的功能使静脉血氧合并排出二氧化碳的装置。人工肺的研究和发展也已超过一个世纪，有许多人工方法用以氧合静脉血，但用左右心同时转流自体肺氧合开始于20世纪50年代。这种方法较以前的实验先进，但由于插管相对繁杂，双心转流有时难以平衡，逐渐被同期发展的人工肺所取代。直到1959年英国医生Ross解决了左右心同时转流的平衡问题，自体肺氧合技术才又得到新的评价和应用。其后有血膜式人工肺、鼓泡式人工肺及膜式人工肺。血膜式人工肺由于体积大，操作复杂，预充量大，早已停止使用，现仍广泛应用的是鼓泡式和膜式人工肺。鼓泡式人工肺是一种非常有效的氧合装置，由于其经济实用，一直沿用至今。鼓泡式人工肺的基本组成包括氧合室、去泡室、动脉储血室，大部分鼓泡式人工肺都有一体化的变温装置。氧合室是鼓泡式人工肺的最重要部分，在这里氧气被驱散到血液中去，血气交换是在血与气直接接触的界面上完成的。氧气发泡的大小取决于发泡材料的孔径。微型气泡与血液有较大的接触面积，增加了氧合能力。二氧化碳的排出决定通气量的大小。通过氧合室后的血中混有大量气泡，必须经过去泡才能再进入人体。鼓泡式人工肺的去泡部分由涂有硅酮化合物的塑料海绵制成，这种硅酮制剂可以降低气泡的表面张力而使其破碎，塑料海绵对气泡和碎屑可以起过滤作用，去泡装置必须在高流量通过时也能完全去除肉眼可见的气泡。早年使用的鼓泡式人工肺去泡性能令人担忧，往往在30 min后由于硅油被冲刷掉，而难以维持正常转流。随着制作工艺、材料技术方面的改进，目前鼓泡式人工肺可以连续工作6 h以上，并保持良好性能。血液去泡后储存在动脉储血室内。变温部分与人工肺成为一体装置，可以满足体外循环中不同温度的要求。由于鼓泡式人工肺的氧合是通过血与气的直接界面完成的，当快速的气流与高流量的血液相遇时，可产生"喷射"作用，这种血气交换方式极易破坏血液的有形成分，破坏程度与时间呈正相关。此外，鼓泡式人工肺的氧分压和二氧化碳分压的调节还存在一定困难，往往会出现氧分压过高，有一定的潜在气栓危险。鉴于鼓泡式人工肺的血气交换方式会对血液成分产生一定程度的破坏，研究者转向模拟自然肺泡的弥散式气体交换方式。1944年，Kolff在研究人工肾时发现，血液流经半透膜时可以被氧合，从而产生了膜式人工肺的设想。20世纪60年代后期，Bramsor开始在临床上应用膜式人工肺。膜式人工肺的最常见设计是将中空纤维束折叠在一个硬壳中，与进、出接口相连。最佳的构造是血通过中空纤维之间，氧气通过纤维内。动脉血二氧化碳分压由气体流量控制，氧分压由空-氧混合器的氧浓度进行调节。膜式人工肺消除了血气的直接接触，气体通过半透膜以弥散的方式进行血气交换，通过调节气体的分压而获得满意的血液侧分压，用空氧混合器调节，可以克服鼓泡式人工肺中氧分压过高的弊端，也减少了由气体的喷射效应而导致的血液有形成分的破坏。目前膜式人工肺得到了较大发展和广泛应用，在发达国家，膜式人工肺几乎取代了鼓泡肺。目前市场上应用的膜式氧合器主要部分为静脉回流室、氧合室及变温室。膜式人工肺的静脉回流室有两大类：一类为闭合式，另一类为开放式。膜式人工肺的另一组成部分是热交换器，目前使用的膜式人工肺多带有一体的变温装置，降温和复温效率都较为满意。

（1）变温器：变温器使在体外转流的血液降温，将低温与人工心肺机合并使用。构造多为套筒式。两个直径不同的不锈钢圆筒，内筒连接水泵箱，通过水流；外筒通过血液，受内筒内水流温度的影响，可以降低或提高血液的温度。变温器内血液的容量为60～200 mL。有效的变温器可以使成人体温以每分钟0.7～1.5 ℃的速度由37 ℃降至30 ℃；升温较降温慢，一般为每分钟0.2～0.5 ℃。升温时水温不能超过40 ℃，过高会使血浆蛋白变性。水温与血温的差别不能>14 ℃，温差过大会促使溶解的气体释放，形成微小气泡。

（2）滤器：过去人工心肺机使用不锈钢丝网滤器，孔大，只能滤出大的血栓，而微小血栓可以造成肺部并发症，如灌注肺等；近来已普遍采用微孔滤器，系由尼龙、涤纶、聚氨酯海绵片等制成。血流中的微小血栓主要来自血小板凝聚块、纤维素凝集块、游离的硅油、管壁脱屑、微小气泡等。从手术野回收的血液中，此类微小血栓最多，要注意过滤。

二、体外循环的施行及应用

心内直视手术一般采用正中胸骨切口，显露心脏后，分别游离上、下腔静脉，套绕阻断带；注射肝素（2~3 mg/kg）抗凝，监测 ACT，以延长正常值 80~120 s 至 480~600 s 为准，转流后每隔 45 min 追加肝素初始用量的 1/3；经右心房向上、下腔静脉分别插入引流管，连接人工心肺机；再在升主动脉根部或股动脉插供血管，与人工心肺机动脉管道连接后，即可开动心肺机转流，建立全身体外循环。体外循环患者生理指标检测包括动脉压、中心静脉压、心电图、鼻咽温度和直肠温度、血气分析、血电解质、ACT 和血细胞比容（HCT）等。对于所有需要暂时阻断冠状动脉循环的心脏直视手术，如何做好心肌保护，减轻心肌缺血、缺氧和再灌注损伤，是关系到手术成败及患者预后的关键问题，也是心脏外科需要进一步研究和解决的问题。目前应用最广泛的心肌保护方法有：全身中低温、心脏局部深低温、升主动脉钳夹、心脏停搏液灌注冠状动脉等。心脏停搏液促使心脏停搏，迅速停止心脏一切电机械活动，有利于保存心脏能量储备，辅以心脏局部深低温，可进一步减少心肌能量及氧的消耗，减少二氧化碳、氢离子和氧自由基等有害物质的蓄积。

（凌　珑　洪　璐　胡雁秋）

第二节　体外循环围手术期护理

一、手术前护理常规

1. 术前解释工作

认真讲解术前各项准备工作，要求患者与护士配合，以及术后要注意的问题，如配血、备皮和个人卫生清洁工作等；术后患者身上带有管道，自己不能随意活动，更不能随意拔除，特别要让患者了解口腔内的气管插管是保障呼吸、度过早期麻醉期和调整机体循环稳定的重要通道。术后伤口会有一定程度的疼痛，医生会依据病情给予适量的镇痛剂；术后心功能恢复期间如出现口渴，不宜多饮水；护士教会患者做深呼吸、有效咳嗽排痰、床上大小便。最后建议减少探视，避免情绪激动及预防感冒。

（1）深呼吸训练：患者取坐位或仰卧位，屈膝以放松腹部肌肉；双手放于腹部外侧；经鼻吸气使上腹部向外膨胀；用嘴呼气并收缩腹肌将气体排出。术后气管插管拔除后，用上述方法行深呼吸锻炼，每小时 5~10 次。

（2）咳嗽训练：患者取坐位或半卧位，上身稍向前倾，双手手指交叉按在胸壁伤口部位，咳嗽时以手支托伤口；做一个深呼吸，屏住数秒后用力咳嗽 1~2 次。如此反复，将痰液排出体外，若无痰液，此法也可促进肺复张。

（3）翻身和起床：翻身或起床时尽量由家属或医护人员协助托起颈背部，以减轻伤口张力，避免双上肢拉住床栏或撑住床垫起床；用三角翻身枕垫在背部作 45°侧垫，以避免患者 90°侧睡，促进胸骨愈合。

（4）腿部运动：收缩小腿腓肠肌和大腿肌肉持续数秒后放松，如此反复至少 10 次；

膝关节弯曲 90°至足掌平踩于床面，再将小腿部伸直，至少重复 5 次以训练股四头肌。

2. 评估

充分评估患者的健康史和相关因素、口腔有无感染灶，询问女患者的妇科病史及月经来潮日期，发现异常及时向医生报告。

3. 手术前日按医嘱准备

（1）抽取血标本送血库做血型交叉试验及配血备用。

（2）按常规做青霉素皮试，将结果记录于医嘱单上，如为阳性反应，立即报告医生。

（3）按手术切口要求准备皮肤：体外循环的手术患者要剃除阴毛。备皮时注意避免损伤皮肤，并保护隐私。

（4）如病情许可，可安排患者修剪指甲、理发、沐浴及更换衣裤。

（5）按医嘱术前晚 8 点用开塞露（20~40 mL）肛塞，然后评价患者排便情况。同时注意观察有无灌肠相关的不适。睡前口服镇静药物。

（6）禁食禁水至少 6 h，下午手术的患者可在上午给予静脉输液。

4. 术晨要完成的工作

（1）早晨 6 点测生命体征、双上肢血压，必要时加测双下肢血压、量身高、测排尿后体重并记录于体温单上。

（2）患者洗漱完毕取下假牙、发卡、眼镜、手表、首饰及钱物等交予家属保管。

（3）留长发的女性应梳成小辫并带手术帽。

（4）检查腕部的识别手圈。

（5）备齐病历、X 线片、CT 等检查片、术中用药及引流装置、胸带等，随患者送往手术室备用。

二、手术后护理常规

（一）一般护理

1. ICU 准备工作

（1）床位准备。① 铺好麻醉床，并用臭氧机消毒 30 min，必要时铺上降温毯。② 床头备齐脱机前单腔吸氧管、雾化器，脱机后双鼻腔吸氧管并与吸氧装置连接。③ 备齐吸痰管、液体石蜡、吸痰杯、无菌手套、无菌蒸馏水 500 mL 及吸痰装置。④ 备齐各引流管道的标签，并标注日期，导尿管、胃管的固定用胶布。

（2）仪器准备。① 多功能监护仪：接通电源并检测有无故障，调节好显示屏幕大小，设定好各参数及报警的上、下限数值。② 呼吸机：根据病情、年龄备好合适类型的呼吸机，检试及接通电源、气源（氧气和空气），并设置各种参数及报警上、下限数值；用膜式人工肺检查呼吸机并确保运转正常，管道是否漏气、报警是否灵敏，工作压、氧气压是否达标。③ 除颤仪：接通电源，试行充电和放电，测试仪器内直流电是否充足，心电监测部分是否正常。④ 微量输液泵：根据患者病情，准备相应数量的输液泵，并备好蓄电泵用于连接患者。⑤ 临时心外起搏器、主动脉内球囊反搏机、心输出量测定仪等，检查后备用。

(3) 检查及准备好急救物品，并备好各种药物、手电筒、特别护理记录单、每小时出入液量记录本、床头卡、护理级别标识、饮食要求、尿量记录本，以及收集血、尿、痰标本的容器。

2. 术后返回 ICU 即刻监护程序

(1) 术后直接用消毒好的备用床接患者至 ICU，由专人护理。

(2) 将气管插管连接呼吸机，观察患者双侧胸廓起伏运动是否对称，双侧呼吸音有无异常。当确定呼吸机潮气量与预设值一致，以及气管插管深度适当后，固定气管插管，并加以记录。未清醒的患者取平卧位，头偏向一侧。带气管插管及辅助通气者，头颈应保持平直位，防止气管插管折曲而影响通气。

(3) 接通多功能监护仪，调试出最清晰的心电图图像，观察并记录心律、心率。

(4) 接通动脉压及中心静脉压监测导线，调零后观察压力波形有无异常。必要时可用无创血压计与有创血压计对比核对，判定有创血压是否准确。同时记录动脉血压、中心静脉压。

(5) 检查各监测线路、输液管道、导尿管、伤口引流管等，确保通畅，无扭曲、打折或脱落。观察伤口有无渗血。

(6) 确认微量泵输注中的药物浓度、剂量、输注速度，有无中断现象，确认输液三通的开关状态。

(7) 观察双侧瞳孔大小、对称性及对光反应有无异常。

(8) 检查肢体及躯干皮肤有无烫伤或压伤，进行 Braden 评分。

(9) 接收患者的 ICU 护士与护送患者的医护人员交接工作：① 与麻醉师交接。患者的基本情况，如姓名、术中生命体征、出血和输血情况、对血管活性药物和镇静药物的敏感性和过敏情况等。气道管理：气管插管的固定、气囊压力、置入深度、牙齿松动情况及口腔出血情况及痰液的颜色性质和量、肺功能情况。护士在交接过程中特别注意气管插管深度、气囊压力。漂浮导管、深静脉置管和有创动脉导管的交接：管路是否通畅、穿刺点有无渗血或血肿、固定是否牢固。药品的交接：与麻醉师共同核对血制品和自体血、各种药品的配制方法、输入速度。② 向外科医生了解：术前及术后诊断是否相符，实施手术的方法和名称，手术矫正是否满意，术中有无意外及特殊处理，以及对术后护理的特殊要求。③ 向手术室护士了解：手术全程各阶段的排尿量、失血量，核实手术室护理记录单上的输液量、输血量、静注药物及药量，以及与患者相连接的检测线路、输液管道等。

(10) 患者安置妥当，交接手续清楚后，要进行以下工作：① 测量体温；② 采集各种血化验标本及尿标本；③ 有需要者拍床旁 X 线胸片或心电图等，并及时、准确、全面地记录在特别护理记录单上。

(二) 体外循环术后护理

1. 体位护理

患者清醒前取平卧位，同时约束带固定好肢体，以防止躁动时将气管插管、输液管、引流管或监测的线路拔除。清醒后将床头抬高 30°~45°，保持半卧位，以利于呼吸及胸腔、心包和纵隔的引流。

2. 体温

(1) 用电子体温计密切监测耳温,体温不升者每 2 h 测量一次,直至升至 35 ℃。体温正常者每班监测,连续 3 d。

(2) 神志恢复快的患者,复温也要快,以免发生寒战、缺氧。体温回升较慢,出现寒战、四肢末梢循环差者须用热水袋(水温不宜超过 37 ℃)加温。如复温过快,产生高热反应(>38 ℃),可用降温床等进行物理降温,必要时用吲哚美辛直肠栓剂或复方氨基比林注射液肌肉注射。

3. 密切观察下列各系统术后的变化及反应

(1) 循环系统。

① 血压:根据血压及循环情况,及时调节升压药浓度及速度,维持血压在正常范围。血压反映心泵功能,术后患者应采用有创法进行血压直接连续监测。常见异常有低血压,此时应首先判断原因,是容量负荷问题还是心功能问题,可参考中心静脉压、肺毛细血管楔压和左房压进行判断,根据结果补充血容量。

② 心律:准确连接心电导联线,电极片与皮肤紧密接触,同时应避开心前区。选择 P 波显示清楚、QRS 波幅大的导联进行监测。CABG 术后心电导联应固定,选择 R 波向上的导联。注意观察心电图波形是否异常,并及时告知医生。如心电图显示室颤或心脏骤停,必须施以紧急救治。

③ 心率:如心率<60 次/min,可静脉注射消旋山莨菪碱(654-2)、阿托品或静脉泵入异丙肾上腺素,对以上药物治疗效果不佳者,可使用临时起搏器。如心率>100 次/min,静脉注射西地兰、美托洛尔等药物。术后心率增快的常见原因有:血容量不足;手术创伤、切口疼痛;低心输出量;儿茶酚胺类药物作用;体温升高>38 ℃;缺氧、肺不张;躁动、交感神经兴奋;胃肠胀气;心脏压塞以及电解质紊乱。术后心率减慢的常见原因有:缺氧;房室传导阻滞;酸中毒;洋地黄类药物作用;大量应用镇静药物;迷走神经兴奋;应用抑制心脏的药物。

④ 外周及末梢循环:注意皮肤颜色(发绀或苍白)、温度、干湿度及桡动脉、足背动脉搏动情况。

⑤ 低心排征象:包括血压低、心率快、脉细弱、面色苍白、口唇发绀、皮肤花斑、四肢潮凉、尿少等。

(2) 呼吸系统。

术后常规给予呼吸机辅助,帮助患者安全度过术后危险期。术后常规用定容呼吸模式,潮气量 10~12 mL/kg,呼吸频率 10~14 次/min,氧浓度分数(FiO_2)初始设置为 0.8~1.0,逐渐减至 0.4,视患者具体情况设定 PEEP,患者入 ICU 30 min 后测动脉血气,根据血气分析结果调整呼吸机参数,维持血气值在正常范围,包括 pH 为 7.35~7.45,PO_2>80 mmHg,PCO_2 为 35~45 mmHg。

① 患者清醒前保持气管插管行人工辅助通气。清醒后,病情平稳时停用呼吸机,合并重度肺动脉高压,术后压力下降不明显者,应延长呼吸机辅助通气的时间。

② 按气管插管护理常规进行护理。

③ 注意呼吸频率、胸廓起伏、呼吸音及血气变化,随时调整呼吸机参数。

④ 定时实施胸部体疗。根据病情，鼓励患者进行床上活动或早期离床活动，有利于预防肺不张等并发症。

(3) 神经系统。

① 注意观察意识、精神状态，及时发现嗜睡、意识模糊、表情淡漠、兴奋躁动、多语或错觉等异常。

② 观察瞳孔的变化，如双侧瞳孔的大小、是否对称、对光反应情况，眼结膜有无充血、水肿，眼球的定向能力，肢体肌张力及肢体活动情况。

(4) 泌尿系统。

① 按留置导尿管护理常规进行护理。

② 尿量及性质。成人尿量为 1~2 mL/(kg·h)。每小时记录一次，并注意尿的性质，如浓缩、混浊、血红蛋白尿、血尿等，如发现异常，及时通知主治医师。

(5) 消化系统。

① 按留置胃管护理常规进行护理。

② 患者清醒并拔除气管插管后，如无恶心、呕吐，可分次少量饮水。次日肠鸣音恢复并无腹胀者，开始进流质，并逐渐改为半流质或普食。注意大便性状，警惕出现柏油样便，如怀疑发生应激性溃疡，应及时报告医生。

4. 密切监测术后水、电解质及酸碱平衡

(1) 出入量平衡是维持良好循环功能的基础。应注意根据胸液量、中心静脉压、血压、心率、血红蛋白、末梢循环的状况判断血容量是否充足，要求维持血红蛋白在 100 g/L 左右，红细胞比容在 0.30 以上。对单位时间内出入量要严格控制且准确计算。

(2) 低钾血症（血清钾低于 3.5 mmol/L）补充高浓度钾溶液的注意事项。

① 从深静脉用输液泵以均匀速度泵入，速度<20 mmol/L，严禁直接静脉推注。

② 补钾过程中严密监测尿量，尿畅补钾。

③ 对难以纠正的低钾，补钾的同时要补镁，低钾未纠正时避免静脉推注钙通道阻滞剂。

④ 伴有碱中毒时，应先纠正碱中毒；伴有酸中毒时，应先补钾再纠正酸中毒。

⑤ 补钾时进行心电监护，严密监测心电图变化。

⑥ 及时复查血钾浓度。

(3) 发生高钾血症（血清钾高于 5.5 mmol/L）时的护理。

① 停止钾的补充（包括含钾液、库血等）。

② 用质量分数为 10%的葡萄糖酸钙 1~2 g 静脉推注，对抗高钾对心肌的毒性作用。

③ 高渗糖与胰岛素同时滴注，促进钾离子向细胞内转移，如质量分数为 50%的葡萄糖 20 mL+胰岛素 3 U 静脉推注。

④ 用质量分数为 5%的碳酸氢钠 50~100 mL 静脉滴注，促使钾向细胞内转移，同时纠正酸中毒。

⑤ 应用利尿剂加速钾的排泄。肾功能衰竭者可进行腹膜透析、血液透析或血液滤过。

⑥ 及时复查血钾浓度。

5. 皮肤护理

危重患者术后每日进行 Braden 评分。评分<12 分为压力性损伤高危人群，应提前做好预防措施，认真做好各项基础护理，保持局部皮肤清洁干燥，避免局部皮肤长时间受压，补充高蛋白、高维生素食物，对于水肿患者应观察消肿疗效。评分<16 分者每周及时评估。

6. 疼痛管理

充分评估患者对疼痛的认识和心理承受能力。术后早期，疼痛管理重点在于防止和控制疼痛，根据病情选择合适的镇痛方法，以减少后遗症的发生、缩短住院时间、减少住院费用。

7. 心理护理

对家属的解释工作是做好患者心理准备工作的关键。对患者的解释工作要有耐心、要实事求是，平时工作中要主动与患者沟通，给予无微不至的关怀；同时，护士要增强法治观念，自觉提高自我保护意识。

8. 护理记录

将患者术后情况及时、准确、全面地记录在特别护理记录单上，重点突出。准确记录单位时间内的出入量。术后 2 h 内每 15~30 min 监测并记录生命体征 1 次，病情平稳后可适时改为每小时 1 次。

三、ICU 患者可能发生的紧急情况和应急处理

1. 呼吸系统

（1）严重缺氧：如患者刚入 ICU 就出现口唇、甲床发绀，应先将呼吸机调至 100%纯氧，加大通气量后再寻找原因。

（2）呼吸机不合拍：患者与呼吸机连通后即出现自主呼吸与呼吸机对抗。此时，应先将每分通气量加大 1~2 L，把灵敏度调到-20 cmH_2O，然后给予肌松剂。

（3）气管插管移位或脱出：应立即拔出气管插管，用面罩加压给氧，必要时口对口人工呼吸，并尽快重新插管。

（4）喷咳血水样痰：在血流动力学允许的情况下，将吸气末正压调至较高值，成人为 8~10 cmH_2O，要逐渐增加。由于不可能一次把血水、痰吸尽，应在血水、痰外涌时快速吸痰，血水明显减少时连接呼吸机正压呼吸，如此交替操作并注意配合及参与抢救。

2. 循环系统

（1）血压过低或测不出血压：多见于严重的血容量不足、缺氧、代谢性酸中毒以及低心输出量等。此时，首先用多巴胺和多巴酚丁胺，必要时加肾上腺素，然后间断快速输血或血浆，每间隔 5 min 重复快速输血或血浆一次。同时，吸入 100%纯氧，间断推注质量分数为 5%的碳酸氢钠 5~10 mL。待血压略回升后，再进一步针对原因进行处理。

（2）心动过缓或三度房室传导阻滞：先经静脉给予阿托品或消旋山莨菪碱（654-2）提高心率，然后用异丙肾上腺素维持心率后再做相应的处理。有起搏导线的患者，

连接起搏器并调至起搏心律。

（3）可疑转送途中输血、输液过多过快：如中心静脉压或右房压较高，则静脉推入呋塞米 5～10 mg；若动脉血压不低，可暂停半小时或先限制输血、输液量[1 mL/(kg·h)]。

（4）可疑转运途中输入大剂量升压药：动脉血压高、心动过速时，应暂停输注升压药，适当给予小剂量的硝普钠。

（5）接引流瓶后胸液过多：先静脉给予鱼精蛋白、葡萄糖酸钙和输新鲜冻干血浆，然后查 ACT 时间，并结合出血原因进行处理。

3. 患者烦躁不安或肌张力过高

患者烦躁不安或肌张力过高时，先给地西泮，加大通气量，提高吸入氧浓度，使患者镇静后再判断血容量是否不足或有严重的低心输出量等，并针对病因处理。若患者肌张力过高，可静脉给予吗啡。

4. 体温过低

中心体温低时容易导致室颤、顽固性酸中毒等。因此要提高室温，加盖棉被。

5. 设备、条件故障

（1）电源故障：呼吸机、输液泵、微量泵等与生命攸关的设备意外断电时，应检查插座、插头是否接触不良或保险丝烧断，或者迅速更换设备，以免因工作延误而发生危险。

（2）气源故障：接通呼吸机后，如患者迅速出现发绀，往往是气源故障，有时也可能是呼吸机参数设置不合理。此时要立即脱开呼吸机，用带氧皮囊手工加压通气，并快速检查氧、压缩空气开关是否完全打开，气体管道连接是否正确，呼吸机的工作压和氧压是否达到正常范围。呼吸机重新工作后应加大通气量 1～2 L/min，提高吸入氧浓度至80%～100%。

四、连接患者身体的各种管道的护理

（一）气管插管

1. 一般护理

（1）确定位置：患者返回 ICU 后，护士应与麻醉师共同检查气管插管的位置是否正确，听诊肺部呼吸音，判断气管插管是否在气道内。警惕发生以下情况：气管插管过深，进入右侧支气管（左侧呼吸音低或听不到）；气管插管过浅（漏气声、双侧呼吸音低）。测量气管插管距门齿或鼻尖的距离，并记录在管道标签及特别护理记录单上，便于护士交接班时及时发现气管插管是否脱位。必要时通知放射科拍床旁 X 线胸片，确切了解插管位置。每位护士应学会看 X 线胸片。正确的气管插管位置为插管前端在第 2 胸椎下缘或第 3 胸椎上缘水平。

（2）固定：用弹力胶带固定气管插管，松紧要适度，如过紧可造成人为的气道梗阻，过松起不到固定作用。同时，用约束带约束双上肢，防止非计划性拔管。注意气管插管与呼吸机的连接要紧实，以免漏气或脱落。

（3）摆好患者体位后，连接呼吸机，为了避免因呼吸机的牵拉造成气管插管脱出、扭曲或打折，给患者变化体位或搬动患者时应留出适当的管道活动余地。

(4) 保持呼吸道通畅：① 吸痰。患者返回 ICU，循环功能稳定后，方可行气管内吸痰。吸痰时注意观察痰的颜色、稀稠程度及痰量，并记录。常规每 2 h 吸痰 1 次。若患者分泌物多，可根据需要缩短吸痰时间间隔。② 气道湿化。防止分泌物黏稠及形成痰痂。吸入湿热的气体可以减轻气道黏膜的刺激，减少支气管痉挛或哮喘。

2. 气管插管吸痰

(1) 吸痰前向患者做好解释工作，取得患者的配合。

(2) 备齐用物，如吸痰管、无菌手套、灭菌蒸馏水、液体石蜡等。

(3) 吸痰前洗手、戴手套。

(4) 气管内吸痰需要两名护士共同完成，一名护士吸痰，另一名护士协助，两人相互配合，防止患者缺氧。

(5) 吸痰时严格按照无菌要求操作，开放式气道内吸引应使用无菌手套，密闭式气道内吸引可使用清洁手套，保护患者和护士不被污染。

(6) 检查吸引器的性能是否良好。吸引负压应控制在 −80 ~ −150 mmHg，负压过大可损伤气管黏膜，引起气道出血，血痰阻塞气道，继发感染；同时也会使远端肺泡闭合，严重时可出现人为的肺不张。

(7) 吸引前后应给予 30~60 s 纯氧，使指脉氧维持在相对较高的数值。

(8) 使用一次性吸痰管吸痰，防止交叉感染。吸痰管质地不要太硬，直径为气管插管直径的 1/2，有端孔和侧孔。

(9) 送吸痰管时不要用负压，置入过程中感觉有阻力或刺激咳嗽时，应将吸引（吸痰）管退出 1~2 cm，然后轻柔旋转提吸。从置入到退出吸痰管宜在 15 s 内。吸痰时避免操之过急，以免过深刺激迷走神经而诱发心律失常、缺氧或心脏骤停，特别是防止引发肺动脉高压危象。

(10) 吸痰时注意观察患者的心率、心律、血压及口唇颜色，出现血压下降，SaO_2<95%，心率增加、心律不齐，应立即停止吸痰。

(11) 若呼吸道分泌物较黏稠，可向气道内注入灭菌蒸馏水以稀释痰液，成人注入 3~5 mL，注水时注意固定针头，以免针头脱落入气管，引起意外。

(12) 吸痰后应清洁口、鼻咽腔的分泌物，防止分泌物积存引起继发感染，吸鼻咽腔的负压不可过大，动作要轻柔，以免损伤鼻咽腔黏膜引起出血。吸痰后进行肺部听诊，并评价吸痰效果。

(13) 影响吸痰效果的因素：① 气管插管的位置不正，或吸痰管过粗，不易下到气管深处；② 气道湿化不好，痰液过分黏稠或支气管痉挛；③ 药物使用导致咳嗽反射消失。

3. 气管插管吸痰常见的并发症及护理

(1) 缺氧：① 吸痰时，严密监测末梢血氧饱和度，观察患者口唇有无青紫，若 SaO_2<95%，立即停止吸痰。② 吸痰时发生心率增快、减慢，或发生异位心律、血压下降，也应立即停止吸痰，并用简易呼吸囊加压给氧气或呼吸机纯氧送气，同时观察缺氧缓解情况。

（2）气管黏膜损伤：① 吸痰时选择质地柔软适中的吸痰管。② 吸痰时不要上下反复吸引。③ 吸痰时将负压表压力调至<0.04 MPa。④ 对于血小板低的患者应及时调整负压。

（3）气道痉挛：充分给氧，改变呼吸机参数，直至患者缺氧缓解，然后慢慢调回原呼吸机参数。

（4）肺不张：① 送入吸痰管时，须关闭负压吸引。置入过程中感觉有阻力或刺激咳嗽时，应将吸引（吸痰）管退出1~2 cm，再开放负压，然后轻柔旋转提吸。② 吸痰时间不要过长，成人<15 s。

（5）感染：① 吸痰时严格执行无菌操作；② 吸痰后及时清除口咽腔分泌物，防止分泌物反流入气道，引起继发感染；③ 合理使用抗生素。

4. 气管插管常见的并发症及其原因

（1）气管插管脱出：① 患者不耐受，自行拔除；② 患者躁动，或体位改变；③ 固定气管插管的胶布松动。

（2）气管插管阻塞：① 气管插管位置过深，插管头端抵在隆突处；② 固定气管插管的胶布过紧，或患者烦躁咬紧气管插管；③ 气道湿化不理想，分泌物黏稠，引流不畅或吸引不及时，造成分泌物阻塞气道；④ 气管插管打折、扭曲。

（3）气管插管移位：① 气管插管过深，插入一侧支气管；② 气管插管过浅，患者头颈转动使气管插管移位或患者胃内过度胀气。

（4）气管插管漏气：① 气管插管过细；② 患者肺部病变加重，肺顺应性降低，肺阻力增加，或痰液吸引不及时，造成呼吸机送气困难。

（5）气管、支气管黏膜及喉头水肿：① 气管插管固定不牢，当患者躁动时，气管插管在气道内上下移动，损伤了气道黏膜及喉头，引起水肿；② 插管时间过长，压迫黏膜所致；③ 气管内吸痰操作不规范。

（6）肺部感染：① 吸痰时违反无菌操作规程，继发肺部感染；② 插管时间过长，患者抵抗力差，营养不良；③ 分泌物积聚在口鼻咽腔内造成逆行感染。

5. 拔除气管插管的护理

（1）拔管的指征：① 患者神志清楚，对外界反应好。② 呼吸平稳、均匀，自主呼吸有力，双肺呼吸音对称，无明显异常呼吸音。③ 循环功能稳定，生命指征平稳，末梢暖，尿量正常，正性肌力药以及血管活性药用量不大。④ 无严重的组织水肿及酸中毒。血气及血压在正常范围，即pH为7.35~7.45，PCO_2<45 mmHg，PO_2>80 mmHg，SaO_2>95%，K^+>3.5 mmol/L（换瓣患者>4.5 mmol/L）。⑤ 无心律失常或心律失常已控制。⑥ 患者无呼吸困难、发绀、烦躁不安等呼吸功能不全的表现，X线胸片正常，无明显肺内渗出、胸腔积液及明显的肺不张。⑦ 呼吸机参数条件在正常范围：PEEP≤5~8 cmH_2O，FiO_2<40%，潮气量>体重（kg）×10 mL。⑧ 患者无高热。⑨ 胸腔引流液不多，<50 mL/h，无出血与心脏压塞及二次开胸的指征。

（2）拔管后常见的缺氧原因及处理见表15-2-1。

表 15-2-1 拔管后常见的缺氧原因及处理

原因	处理
气胸或胸腔积液	胸腔穿刺或胸腔闭式引流
肺内渗出，肺间质水肿	双氧吸入，利尿
肺不张	体疗，吸痰，必要时支气管镜吸痰
气道痉挛，支气管哮喘，喉头水肿	支气管扩张剂，地塞米松，沙丁胺醇
急性肺水肿	强心、利尿，双氧或简易呼吸囊加压吸氧，控制入量
镇静剂过量，麻醉药剂未完全代谢	呼吸兴奋剂，间断简易呼吸囊加压给氧
过早拔管	二次气管插管

（3）拔管后的呼吸道护理：① 气管插管拔除后，用鼻氧管或面罩吸氧。② 观察患者拔管后的反应，注意患者有无呼吸困难，如鼻煽、呼吸急促、烦躁不安、末梢饱和度降低、口唇甲床发绀等缺氧现象。③ 拔管后出现缺氧表现的处理见表 15-2-1。④ 气管插管拔除后半小时，及时复查血气。⑤ 每 2 h 行有效的胸部体疗并变换体位，以利于痰液的引流及排出。

（二）动脉测压管

1. 一般护理

（1）动脉测压管的各个接头，包括测压管、三通管、换能器、监测仪，要紧密连接，避免脱开后出血或漏液。

（2）为了保证动脉管路的通畅，可用加压气袋驱使肝素液持续冲洗，压力包的压力应在绿色区域范围内（>300 mmHg），保证以 3 mL/h 的速度冲洗管道。

（3）将动脉测压管沿肢体长轴固定好，皮肤穿刺点用透明保护膜固定，每日更换透明膜，保持动脉穿刺点局部的干燥。若有渗血或透明膜卷边，应及时更换。

（4）测压前应校零，校零时应保证换能器与心脏在同一水平，为保证测定数值的准确，患者体位变换时也要始终保持换能器与心脏水平一致。步骤为：① 将三通管的方向调至换能器与大气相通的位置，此时换能器的气液面应以右心房水平作为参照点调零。临床通常将腋中线第 4 前肋间水平作为确定仰卧位患者参照点的标志。将压力传感器置于参照点水平，通向大气调零。② 当监测仪上的压力数字为 "0" 时，调转三通管方向，将患者端与换能器连通，此时监测仪上可出现所测的动脉压力数值及压力波形。

（5）当动脉压力波形出现异常、低钝或消失时，考虑动脉穿刺针是否有打折或血栓堵塞。应揭开皮肤保护膜进行检查与调整。

（6）动脉测压管内严禁进气，定时检查动脉管道内有无气泡。不能从动脉管道给药。

（7）定时检查带有测压管的肢体的血运情况，如发现局部肿胀，颜色或温度异常等情况，应及时报告医生，并准备重行动脉穿刺。

（8）预防感染：抽血气标本时严格执行无菌操作技术。

（9）一般脱开呼吸机 12~24 h 后，循环与呼吸功能相对稳定者，应及早拔除动脉测压管，拔除后局部压迫 10 min，观察无渗血后，用无菌纱布覆盖。

（10）抽取动脉血气标本步骤。① 操作前洗手。② 备齐用品：动脉血气针（BD 针或雷度针）1 支；10 mL 注射器 1 支。③ 评估加压袋内压力（300 mmHg）；加压袋内冲管液余量。④ 操作步骤：a. 用酒精棉片包裹肝素帽用力摩擦消毒 30 下（≥15 s）。b. 合理预设针栓位置。应将 BD 血气针的针栓退到底部，再拉到预设位置 1.6 mL；雷度血气针设 1 mL 即可。c. 肝素帽二次消毒，用 10 mL 注射器将动脉延长管中的液体抽出约 8 mL，以抽到动脉管及肝素帽内充满血液为宜。d. 用预设好容量的血气针从肝素帽正中刺入，一次到底，使得血液自动充盈针筒，拔出血气针，针头向下并立即插入橡皮塞内，颠倒摇匀 5 次，再将针筒在掌心来回搓动 5 s 以使样本充分混匀抗凝。e. 刚抽出的 8 mL 血推回动脉，并用肝素液冲洗直至延长管内无残存血液。注意事项：抽液、推液速度要慢而均匀，防止引起标本溶血、动脉痉挛；操作时，注意严格执行无菌操作，以免血液污染；抽血量要足够，避免血液稀释，影响结果的准确性。⑤ 检查换能器、三通等连接处有无松动，三通方向是否正确，防止出现回血或漏液现象。⑥ 检查加压袋内的压力，保证动脉管道的通畅。

2. 术后早期出现血压高的原因及处理

（1）早期麻醉初醒状态，患者肌张力高、抖动，可静脉注射吗啡给予纠正。术后早期体温较低，外周血管收缩而使血管阻力增加，致使血压增高，可选用扩张血管药物降低外周血管阻力，临床上常用硝酸甘油、硝普钠、尼卡地平等持续静脉泵入。注意保暖。

（2）动脉导管未闭闭合术、主动脉瓣置换术及动脉瘤切除术等手术后如血压偏高，应选用扩张血管药物。

（3）术后早期低氧血症和高碳酸血症导致血压增高时，应提高供氧和增加通气。

（4）容量负荷过重而使血压升高者，应控制液体入量及给予利尿治疗。

（5）单位时间内正性肌力药物输入过多引起高血压时，应控制药物入量。

3. 低血压的原因及处理

（1）血容量不足：这是心外科手术后引起血压下降的常见原因。术后早期由于体温较低，外周血管处于收缩状态，此时，有效循环血量不足不能被反映出来。随着体温的升高，末梢血管床扩张及小动脉扩张后，血容量不足才较明显地反映出来。临床表现为心率加快、中心静脉压下降、血压下降、尿量减少。此时应及时补充血容量，使低血压得到纠正。

（2）心肌收缩力下降、心功能不全：术前心脏扩大、肥厚，心功能低下，LVEF 低，术中机械或物理性损伤心肌、心肌保护不当、慢性心肌功能低下、心肌梗死、心内膜下坏死、心内残余分流或畸形矫正不满意等，均可影响心肌收缩力，使心功能下降。主要表现为中心静脉压升高、血压下降、左房压升高、心率增快等。此种情况应选用正性肌力药物和血管活性药物。

（3）心脏压塞：引流液从较多到突然减少或完全消失，静脉压进行性升高和血压下降，尿少，脉压小，对正性肌力药物反应不佳，X 线示纵隔影增宽等情况，应考虑有心脏压塞的可能。一旦确诊，应立即行开胸手术。

（4）药物影响：β受体阻滞剂可抑制心脏收缩力，如阿替洛尔或扩张血管药物用量不当等。

（5）心律失常：心动过缓或心动过速可使心输出量减少而引起血压下降，可应用药物或采取其他措施及时给予纠正。① 心动过缓：应用起搏器或给予阿托品、消旋山莨菪碱（654-2）、异丙肾上腺素、多巴酚丁胺等。② 心动过速：使用阿替洛尔、西地兰、胺碘酮等。③ 室性心律失常：使用利多卡因、胺碘酮等。

（6）呼吸性或代谢性酸中毒：如有发生，应及时纠正，可用质量分数为5%的碳酸氢钠静脉滴注或升高呼吸机呼吸频率、潮气量等。

4. 临床常用药物的使用注意事项及配制

（1）静脉注射西地兰时应注意：① 因西地兰有减慢心率的作用，当心率<70次/min时，应慎用。② 将西地兰 0.2~0.4 mg 稀释到 20 mL 溶剂中再缓慢静脉注射。③ 低血钾时，心肌细胞对洋地黄的敏感性增加，易出现洋地黄对心肌的毒性作用，应慎用。④ 西地兰不能与钙通道阻滞剂同时使用。⑤ 使用洋地黄后注意观察心率、心律的变化。

（2）常用血管活性药物及配制规则：GS 为葡萄糖溶液，NS 为生理盐水。

多巴胺	体重（kg）×3/50 mL GS/NS
多巴酚丁胺	体重（kg）×3/50 mL GS/NS
肾上腺素	体重（kg）×0.03/50 mL GS/NS
去甲肾上腺素	体重（kg）×0.03/50 mL GS/NS
异丙肾上腺素	体重（kg）×0.03/50 mL GS/NS
硝酸甘油	体重（kg）×0.3/50 mL GS/NS
硝普钠	体重（kg）×0.3/50 mL GS/NS
尼卡地平	体重（kg）×0.3/50 mL GS/NS
苯肾上腺素	体重（kg）×0.3/50 mL GS/NS

（3）配制药物时的注意事项：① 将所需药液提前 1~2 h 配好（硝普钠须现配现用，避光），并在注射器上标明药物名称、配制方法及剂量。例如，患者体重为 50 kg，多巴胺所需药量为（50 kg×3）/50 mL，药名必须写中文名称，并双人核对签名。② 接通电源，打开微量泵开关，将配好的药液注射器置于泵上，遵医嘱调整参数后开始输入。③ 泵入药液后注意观察输液泵工作是否正常及患者对泵入药物的反应，必要时向医生报告并重新调整参数。④ 更换药液时须注意的是，不许提前过长时间配好药液；当警报提示药液将要泵完时，先停止泵入，并用钳夹将管道夹紧，取下注射器，换上配好的药液，迅速接好药液通道，启动微量泵，打开钳夹并观察是否引起循环波动；使用大剂量正性肌力药物时，为避免因更换注射器暂停输入药物引起大的血压波动，可采用迅速调换输液泵的方法。⑤ 当停用微量泵时须将深静脉管道内的药液抽出，用生理盐水冲洗管道后注入少量肝素封管液，防止回血凝固，此静脉通路还可继续使用。⑥ 用作输入血管活性药物的通路，不能同时作为输入其他药物的静脉通道。

（三）深静脉置管

深静脉置管通常是指锁骨下静脉、颈内静脉和股静脉置管。可经深静脉置管测量中心静脉压，也可经深静脉置管快速输血，还可经深静脉置管应用血管活性药物或补充高浓度氯化钾、高渗或刺激性较大的液体，如静脉高营养等。

1. 一般护理

（1）固定好深静脉置管，防止移位或脱出。各接头衔接牢固，防止松脱而引起出血。

（2）保证深静脉置管的通畅，若发现输液管道不通畅，应考虑以下因素：① 管道栓塞，此时应及时用肝素液回抽，如栓塞未抽出回血，必须放弃此通道；② 置管在血管内或缝合处扭曲、打折；③ 置管开关未打开；④ 三通管转错方向。

（3）中心静脉压测定注意事项：①调零点。测压管的零点应与右心房在同一水平面，体位变动时要重新调整零点。②一般应在患者静息时测定，如果是在吸痰后，朦胧状态下，或躁动、寒战、抽搐等特殊情况下测定的结果，要注解加以说明。如 CVP 在短时间内有较大的差异，应及时重新核对换能器零点，检查管路是否通畅，或者呼吸机是否用了较大的 PEEP，并及时报告医生。

（4）使用血管活性药物应标明药物名称、配制方法、剂量和浓度。血管活性药物、镇静、镇痛药物及抗心律失常药物等不能使用 CVP 通路。注意高浓度补钾的速度，如有条件，可用输液泵控制补钾速度。严格执行无菌操作技术，每日更换所有输液器及延续的管道、三通管接头及接头处用无菌治疗巾覆盖包裹并每日更换。

（5）保持穿刺部位干燥清洁，每日用碘伏局部消毒并用无菌敷料覆盖。如浸湿或污染，应及时更换。

（6）怀疑管道脱出时，可试行回抽；若无血，应及时更换插管。穿刺部位出现红、肿、疼痛等炎性反应时应及时拔掉置管，并做导管尖端细菌培养。

（7）一般的深静脉置管保留时间不应超过 72 h，因病情需要可延长至 1 周。目前已有新研制的深静脉置管产品，能放置数月。

（8）拔管前先消毒局部皮肤，拔管后局部压迫 3~5 min，用无菌敷料覆盖 48 h，并保持局部清洁干燥。

2. 中心静脉压（CVP）的监测

（1）中心静脉压升高的原因：① 右心功能低下、心力衰竭、心源性休克等；② 循环阻力升高，如肺动脉高压、右室流出道狭窄、肺水肿等；③ 心脏压塞；④ 胸腔内压力升高，如使用呼气末正压通气、血气胸等；⑤ 药物影响，如使用较强的收缩血管的药物；⑥ 在患者不安静状态时测量静脉压，如躁动、寒战、咳嗽等均可使静脉压力升高。

（2）中心静脉压降低的原因：① 血容量不足，大量失血、利尿而未及时补充体液；② 使用血管扩张药物；③ 应用镇静药物。

（3）处理：术后监测 CVP 时，应结合血压的改变，推测循环及心功能变化情况，并做相应处理（表 15-2-2）。

表 15-2-2　中心静脉压、血压与循环功能的关系

中心静脉压	血压	循环及心功能情况	处理
低下	低下	循环血量不足	迅速补充血容量
升高	正常	血容量超负荷、右心衰竭	强心、利尿
升高	升高	周围血管阻力增加，循环血量增多	扩张血管、利尿、控制入量
升高	降低	血容量不足或心排量低	强心或升压药，并试行适当的输液输血
进行性升高	低下	急性心脏压塞或严重心功能不全	强心、利尿，行心包引流

（四）漂浮导管

1. 一般护理

（1）保持管道通畅。由于管腔细长易发生管内栓塞，可持续用肝素液 3 mL/h 冲洗。准确记录输入的液体量。固定好管道，防止导管移位、打折。

（2）保证数字准确，换能器的气液面应以右心房水平作为参照点调零。体位改变时，及时校零。当压力波形改变时，检查导管是否移位或管腔部分阻塞。

（3）测 PCWP 时，应将气囊缓慢充气至 0.8~1.0 mL（充气量<1.5 mL），待出现嵌顿压图形后，记录数字并放掉气囊内气体。如气囊充气后不出现嵌顿压图形，多因导管退出肺动脉或气囊破裂所致。将气囊充气后放松注射器，如无弹性回缩，说明气囊已破裂，不可再将气囊充气。

（4）严格执行无菌操作技术以预防感染。穿刺部位每日用碘伏消毒 2 次，并用无菌敷料覆盖。

（5）拔除导管，应在监测心率、心律的条件下进行。拔管后，穿刺的局部应压迫止血。

2. 并发症的防治

（1）心律失常：导管在植入过程中如远端接触心肌或心瓣膜，会出现各种室性心律失常。应持续监测心电图，备用利多卡因及镇静剂。

（2）气囊破裂：置导管前检查气囊。测量 PCWP 时不要过度充气，气囊最大充气量应低于 1.5 mL。

（3）肺栓塞：多因充胀的气囊长时间嵌入肺动脉所致。所以，每次测完 PCWP 后应将气囊内气体及时放出。

（4）导管堵塞或肺动脉血栓形成：注意心内压力波形改变，保持导管通畅及正确进行抗凝治疗。

（5）导管在心腔内扭曲：发生于导管插入血管内过长时。必要时可做床旁胸部 X 线检查，确定导管插入位置。

（6）感染：置管的局部要保持清洁、干燥，皮肤穿刺处用碘伏液消毒，每日 2 次，导管保留时间不宜超过 72 h。

（五）心包、纵隔、胸腔引流管

（1）术后患者的心包、纵隔或胸腔引流管连接于水封瓶上，并保持装置的密闭性。

（2）妥善固定引流管，避免受压、扭曲、打折或脱出。

（3）保持引流管通畅。患者应取半卧位，定时挤压引流管道，保持管道内有一定的负压以利于引流，防止心脏压塞或胸腔积液，必要时用负压（-2~-1 kPa）持续吸引，注意防止负压过大引起出血或肺泡破裂。

（4）注意观察引流液的性状、颜色及量。术后早期或引流量多时，应每15~30 min计量1次，并阶段性计算累计量。寻找及分析引流液多的原因，如鱼精蛋白的用量不够或肝素反跳。引流液量连续3 h每小时超过5 mL/kg时，应及时报告医生，并做好二次开胸探查止血的准备。如大量的引流液突然减少或停止流出，要考虑心脏压塞的可能性，并设法予以证实。

（5）引流管如有气体逸出，须检查引流管侧孔是否脱出体外，或引流管过细与皮肤切口四周密封不严。

（6）引流管口的敷料，每日更换1次，如局部有渗血或渗液，应及时更换。

（7）引流总量每24 h总计1次。

（8）一般术后引流液会逐渐减少（<50 mL/d），引流液呈淡红色或淡黄色。按医嘱拔除引流管后，注意观察患者呼吸状态及听诊两肺呼吸音。如有可疑征象，及时报告医生并准备拍床旁X线胸片。

（六）留置导尿管

（1）将弗雷导尿管与有刻度的集尿袋相连接，一般尿量为1~2 mL/(kg·h)。

（2）观察每小时的排尿量、颜色，记录血尿或血红蛋白尿出现和消失的时间。正常情况下尿液一般为淡黄色或深黄色。如尿道黏膜损伤，可出现血尿；如体外循环导致细胞破坏，则为血红蛋白尿，呈浓茶或酱油色；如尿路感染的尿液含大量脓细胞，则呈混浊状。

（3）保持尿路通畅：注意寻找少尿或无尿的原因，如检查导尿管是否通畅，有无扭曲、打折，尿少时切忌盲目使用利尿剂；应用利尿剂后，须观察和记录用药的反应和效果。

（4）预防尿路逆行感染：应及时拔除不必要的留置尿管。留置尿管超过3 d时，要更换导尿管，并用生理盐水注射液擦洗尿道口。导尿管最多留置7 d，冲洗或更换导尿管时，严格执行无菌术操作，谨防尿路逆行感染。

（5）病情稳定，不需要留置尿管时，按医嘱拔除尿管，拔管前先间断钳闭尿管，待患者能感知尿意后再拔除尿管。拔除尿管时，先将尿管的气囊抽空，缓缓将尿管拔除，以免损伤尿道黏膜。

（七）留置胃管

体外循环术后，有时胃肠过度胀气，导致膈肌上升，影响呼吸。为了减轻胃肠胀气或者为了避免因误吸而引起肺内感染甚至窒息，常规留置胃管。保留胃管还可对不能进食的患者进行鼻饲，保证营养补充；同时可通过胃管注入所需的药物，如降温药、镇静药、抗凝药、补充电解质等。

（1）保持胃管的正常位置并定时抽吸胃液。若抽不出胃液，应及时调节胃管的位置，检查胃管是否打折、扭曲或盘在口腔内。抽吸胃液时运用间断负压吸引，防止负压过大损伤胃黏膜。

（2）观察并记录胃液的颜色和量，若发现胃液为咖啡样，应警惕发生术后应激性溃疡及出血，及时报告医生，并按医嘱给予止血药。若出血量大、血红蛋白低，要做好输血的准备。

（3）如通过胃管鼻饲，应先将胃内残余食物及气体抽出，再注入流质食物，然后用 20 mL 温水冲洗胃管。

（4）如病情允许，在拔除气管插管后一般也可拔除胃管。拔管后要清理鼻咽腔，用松节油擦净面部胶布的痕迹。

（5）留置胃管期间，每日 2 次根据口腔 pH 选择合适的药液进行口腔清洗，并观察口腔内黏膜的完好度。

（八）左房测压管

（1）左房压（LAP）：正常值为 5～12 mmHg，术后测量 LAP 能反映左室充盈压及血容量的变化。术后 LAP 及 BP 的变化，可反映循环及心功能的改变。

（2）左房测压管要用胶布牢牢地固定在胸前皮肤上，并在左房测压管的近端用胶布做好标记，防止脱出。

（3）用冲洗液持续冲洗测压管道，冲洗速度为 1 mL/h。

（4）严防气栓及血栓：左房测压管内绝对不能进气或形成血栓。如左房测压管发生气栓或堵塞，只能设法向外抽吸，严禁往里推注，以免发生体循环栓塞并发症。

（5）防止感染：每日用碘伏消毒管口周围皮肤及更换敷料 1 次。

（6）左房测压管一般在术后 24 h 内拔除，如病情需要可延长至 1 周后拔除。拔除后，如怀疑胸腔内出血，要及时通知医生并准备好抢救用品和做好急诊开胸探查手术的准备。

（九）床旁拍 X 线胸片时各管道的维护

（1）病情允许者取半卧位或坐位，并协助摄片技师将 X 线片板置于患者身后，注意观察患者循环、呼吸等生命体征有无波动，各管道有无打折、扭曲、脱开；呼吸机管道是否从摄像区域移开，确定无误后方可摄片。

（2）对病情危重或躁动、不合作的患者，护士应守候在床旁，不得离开，以便于患者病情发生变化时及时处理。

（3）取出 X 线片后，护士要认真检查各管道连接情况，如呼吸机是否脱开，气管插管是否打折，三通延长管等接头是否脱开、松动，穿刺管是否在正常位置等，防止发生意外。拍片后若病情变化，应及时报告医生，并做相应的处理。

（凌　珑　洪　璐　倪红）

第三节 体外循环后常见并发症及其护理

一、低心输出量综合征

1. 病因

(1) 体外循环血液稀释、非搏动性血流灌注及手术创伤造成机体内环境功能紊乱，如酸中毒、高钾、低钾、低钙等。

(2) 先天性心血管畸形手术矫治不满意或瓣膜置换手术后人工瓣膜功能不良。

(3) 低血容量，术前长期服用利尿剂或限制水入量，术后随着心功能的恢复，心输出量逐渐增加，而液体补充不及时。

(4) 术中心肌保护不良，心肌缺血缺氧或外科手术创伤导致严重的心律失常，如三度房室传导阻滞。

(5) 心脏压塞，限制心室舒张，回心血量减少；肺动脉、右室流出道等压力较低的区域受压后也可限制心脏的排空。

(6) 严重心律失常，如交界区异位心动过速或房室传导阻滞。

(7) 感染等。

2. 诊断标准和临床表现

(1) 诊断标准：$CI<2.0\ L/(min\cdot m^2)$ 为低心输出量的标志。其常伴以下表现：低血压、平均动脉压 $<60\ mmHg$；心动过速（心率 >90 次/min）；少尿 [尿量 $<1\ mL/(kg\cdot h)$]；代谢性酸中毒（$pH<7.4$，乳酸 $>3.0\ mmol/L$，碱剩余 $<-2\ mmol/L$）；混合静脉血氧饱和度（SvO_2）$<65\%$；皮肤苍白、潮湿、肢体末梢湿冷；肺淤血，低氧血症。

(2) 临床表现：以低血压伴周围阻力增高为特点，收缩压低于 90 mmHg，脉搏细弱，心动过速，脉压下降，肢端湿冷，面部青紫，以及尿量减少。晚期可出现呼吸窘迫综合征以及心脑等重要脏器功能衰竭的表现。

3. 预防

(1) 术前心功能差的患者应给予积极准备，改善心肌收缩力，提高手术的耐受能力，并可在术前预防性地应用辅助循环装置，如离心泵、IABP 等。

(2) 术中尽量减少心肌损伤，缩短缺血缺氧时间；手术操作轻柔，防止误伤，注意保护心肌。

(3) 心肌复苏前彻底排气，防止冠状动脉内气体栓塞。

(4) 体外循环灌注力求平稳，保持足够的灌注流量及灌注压力，稳定内环境。

(5) 防止心包缝合过紧而影响心脏舒张，止血彻底，保持引流通畅。

(6) 正确评估血容量，根据中心静脉压及左房压补充胶体及晶体液。

4. 治疗原则

(1) 调整心输出量。① 心率的调节：心脏术后患者心率保持在 60~90 次/min。适宜的心率可维持正常心输出量。对于传导阻滞患者可应用起搏器，心动过速者可应用洋地黄。② 调节前负荷：保持一定前负荷对维持正常心输出量起重要作用。左房压保持在 15~20 cmH$_2$O。③ 增加心肌收缩力：应用增强心肌收缩力的药物，如异丙肾上腺素能增加心肌收缩力和周围血管阻力，使心输出量和血压增高；多巴胺能使心肌收缩力加强和心率增大，大剂量使用时可使血管收缩，临床表现为心输出量、血压和尿量均增加。适当应用钙通道阻滞剂也可增加心肌收缩力。④ 减低后负荷：左心室壁张力（后负荷）的增高，使心输出量和左心室每搏做功下降，适当应用血管扩张剂可增加心输出量。由于血管扩张剂可减少静脉回流，应用时，要使左房压达 20 cmH$_2$O。联合应用增加心肌收缩力的药物和血管扩张药物是治疗严重心力衰竭的强有力的治疗方法。

（2）病因治疗。① 术后纵隔心包出血引起急性心脏压塞时，须再次手术，开胸止血，清除心包中血块。② 酸中毒明显抑制心肌收缩力并损害心肌功能时，及时纠正酸中毒可增加心输出量。③ 应用大量的皮质类固醇能提高交感神经活性并扩张血管，有助于低心输出量的纠正。④ 手术中发现畸形矫正不满意或人工瓣功能失灵时应当机立断，重新矫正或更换。

（3）机械性辅助装置。① 主动脉内球囊反搏（IABP）：主要功能是减低左室后负荷和改善心肌供氧，使心输出量明显增加。② 左心室辅助循环：借助泵的机械功能代替左心室的收缩功能，维持循环功能，用于心脏术后应用药物及 IABP 仍不能脱离体外循环者。

5. 护理

（1）严密监测患者生命体征、血流动力学各项指标，观察患者末梢循环，同时观察尿量，从而判断心脏排血的情况。

（2）根据 CVP、末梢循环的变化，调整心脏前、后负荷。如 CVP<5 cmH$_2$O，提示血容量不足，可加快补液尤其是胶体液；CVP 较高而患者末梢循环仍不良，如肢端苍白或发绀、出冷汗、手足发凉，则提示心功能不全，应扩血管，减轻心脏后负荷。使用硝普钠时应注意避光，一次配液不可太多，配好的硝普钠放置时间不应超过 6~8 h。另外，小剂量应用正性肌力药，如西地兰 0.2 mg 静脉推注，1~2 次/d。严重低血压的患者可遵医嘱将扩血管药与儿茶酚胺联合应用。尿少者可给予呋塞米治疗。

（3）病情稳定后给予半卧位，以减少回心血量，减轻心脏负担；并可使膈肌下降，利于呼吸。

（4）保证充足的供氧，必要时延长呼吸机的使用时间。对已拔管的患者，可加大吸入气体氧浓度，使血氧饱和度在 95%~98%。

（5）注意体温的监测与记录。

（6）心理护理：对于精神紧张、烦躁不安的患者，须做好安慰解释工作，告知患者除良好医术、药物及一些精良的仪器外，患者的配合也尤为重要。

二、急性肾功能衰竭

1. 病因

（1）严重右心功能不全，肾脏淤血，体外循环中炎性介质释放，易造成术后肾功能损害。

（2）体外循环中因灌注不足，造成较长时间低血压，导致肾功能损害。

（3）手术创伤、心肌保护不全或病变纠正不彻底而导致术后低心输出量综合征，加上大量应用缩血管药物，可增加急性肾功能衰竭的发病率。

（4）体外循环机械性因素损伤红细胞，致使大量血红蛋白释放，而变性血红蛋白可释放游离脂质，使血管内红细胞聚集，引起肾小管栓塞和急性肾功能衰竭。

（5）肾脏本身病变，如患有急性肾小球肾炎、肾盂肾炎、肾动脉狭窄或栓塞者，术后极易发生肾功能衰竭。

2. 临床表现

（1）急性肾功能衰竭的临床表现：主要为水电解质紊乱、酸碱平衡失调和氮质血症，常伴有少尿、无尿，尿比重降低（<1.018）。如尿量少于 $0.5 \text{ mL}/(\text{kg}\cdot\text{h})$，持续 2 h 以上，排除血容量不足或脱水的情况下，要高度警惕急性肾功能衰竭。

（2）实验室检查：如尿/血浆渗透压比值接近或等于 1.0，尿/血浆肌酐比值<20，尿/血浆尿素氮比值<10，尿钠浓度>40 mmol/L，可确立急性肾功能衰竭的诊断。

3. 预防

（1）进行适当的血液稀释，可以减少溶血和失血，增加肾血流量和肾小球滤过率。

（2）尽量减少氧合器对血液有形成分的破坏。

（3）术中保持足够的灌注流量，使灌注压力高于肾小球滤过压，维持正常的肾功能。

（4）转流中适量利尿剂的应用可使肾皮质血流增加，减少髓质充血，增加肾小球滤过率，抑制髓袢升支对钠的重吸收，而使水钠排出增加。

4. 治疗原则

（1）术前心功能较差、重症发绀型患者，体外循环中应用人工肾超滤。

（2）控制液体入量，并注意输液速度；纠正电解质紊乱。

（3）尽量避免使用对肾脏有损伤的药物。

（4）保护肾脏排水功能，使用呋塞米 20~80 mg。

（5）高钾血症治疗：停止钾的补充。可补充碳酸氢钠或应用质量分数为 10% 的葡萄糖酸钙治疗高钾血症。对洋地黄化的患者则不宜使用钙通道阻滞剂。可使用高渗葡萄糖和胰岛素，使细胞外钾转移入细胞内。

（6）透析疗法：肾功能衰竭时，机体代谢废物积蓄，可引起中毒。为了预防尿毒症的发生，可使用透析疗法。目前临床使用的透析疗法有腹膜透析、结肠透析和血液透析。透析指征：① 尿量$<0.5 \text{ mL}/(\text{kg}\cdot\text{h})$，持续 4 h 以上。② 体内液体过多，须防止充血性心力衰竭和肺水肿的发展。③ 血钾>6 mmol/L，或心电图出现明显高血钾现象。④ 严重酸中毒。⑤ 血非蛋白氮在 150~200 mg/dL 以上，或尿素氮>100 mg/dL，血肌酐>1.5 mg/dL，出现尿毒症早期症状。

5. 护理

（1）术后 2 d 内测量每小时的尿量，观察尿液颜色，并进行尿液检查，观察有无尿血、尿比重增加等情况。同时监测肾功能，每 2 d 查血肌酐、尿素氮等指标。

（2）严格控制液体入量，每日补液量 = 尿量+额外丢失量+不显性生理失水量 $[1 \text{ mL}/(\text{kg}\cdot\text{d})]$ +内生水量（约 300 mL/d）。除额外的丢失外，一般只补给最低生理需要量。每日测体重，如体重下降在 10~20 g/(kg·d) 范围内，表示补液量比较恰当。

(3) 注意血钾的变化：进行血钾测定及心电监护，观察有无高血钾的存在。

(4) 给予高热量、高维生素、低蛋白饮食，高钾期间应避免摄入含钾高的食物。

(5) 如患者已进入多尿期，应密切监测电解质的变化，防止低钠、低钾、脱水等情况的发生。

(6) 腹膜透析、血液透析或血液滤过。

(7) 持续静脉-静脉血液滤过的护理：① 连续监测血流动力学各项指标，及时纠正血容量的变化：持续监测 BP、HR、CVP、SaO_2，每 30~60 min 测定并记录 1 次；准确记录每小时入量（鼻饲、静脉输液、置换液），出量（胃液、胸液、尿量、排便量、滤过液量、不显性失水量）；结合上述指标及时发现容量变化。如容量不足，除血流动力学指标、出入量所提供的数据变化外，还可表现为动脉血气顽固性代谢性酸中毒、血滤双腔深静脉导管易反复贴在静脉壁上；所有经深静脉输液的重要通道一律用输液泵，以减少对循环的影响。② 定时、定部位、定仪器监测相关的生化数值，保持电解质、酸碱、血糖平衡。查血钾并遵医嘱补钾；查血镁，按医嘱在外周静脉补充；查血钙，按医嘱在深静脉补充（补镁及补钙不可加至置换液中及血滤管路上，避免镁离子、钙离子遇碳酸氢根离子产生沉淀，阻塞滤器）；查血气，及时纠正酸碱失衡；查血糖，按医嘱在深静脉泵入高渗糖液。

三、栓塞

1. 病因

(1) 人工心肺机故障或操作失误，如泵管破裂或漏气，灌注心肌保护液时空气进入左心房或左心室，心脏手术后残留于左心或主动脉根部的气体未被排除；复温期间，水温高于血温 10 ℃，可明显增加循环血中的微气泡。

(2) 瓣膜病时左心房或左心耳内的血栓，室壁瘤的附壁血栓，左房插管或人工瓣膜处形成的血栓，瓣膜钙化物的脱落及左房黏液瘤破裂等均可引起栓塞。

(3) 胸骨正中切口伤及纵隔，脂肪滴被吸引器吸入体外循环人工肺内，脂蛋白的支链可释放出脂质，游离的脂质能引起血管内红细胞的聚集。

(4) 聚集的血小板、红细胞、气泡、硅油、变性凝集的蛋白质、纤维素、库存血的碎屑和凝块等。

2. 临床表现

栓塞使所在器官出现缺氧、缺血、水肿、功能障碍，如脑栓塞时可出现局部或弥漫性神经症状；冠状动脉栓塞时可出现低心输出量综合征；肺栓塞时可出现肺动脉高压、肺水肿；肾栓塞时可出现无尿、少尿等。

3. 预防

(1) 心脏手术时，彻底清除各种组织残屑，如血栓块、钙化灶等各种被切除组织的碎片。

(2) 在心腔关闭时要彻底排除各心腔内空气，在主动脉开放前要排除主动脉根部残留的空气。

（3）预充血液时尽量使用新鲜血液。

（4）体外循环中保证充分的抗凝。

（5）复温期间水温与血温差<10 ℃。

（6）体外循环尽可能使用一次性物品，尽量减少接头，防止血液涡流产生的栓子，在动脉路安装微栓过滤器。必要时动、静脉分别安装过滤器，是预防栓塞的有力措施。

4. 治疗

应根据栓塞的部位来确定治疗方案。髂动脉、股动脉、颈动脉栓塞时，可以切开动脉去除栓子，效果良好。如发生脑血管栓塞，一般采取保守治疗。其方法如下。

（1）全身降温至32~35 ℃，脑部降温至28~30 ℃，低温维持3~5 d，待病情好转、反射恢复后再考虑撤除低温。

（2）应用脱水药物。脱水是防止脑水肿的主要方法，山梨醇比甘露醇效果好，因为山梨醇的溶解度大，可达90%，而甘露醇易在肾小管内形成结晶。在脱水治疗时，必须注意维持循环系统的稳定，防止过度脱水引起低血容量性低血压。此外使用利尿剂时，应及时补充钾，防止心律失常。

（3）限制液体入量，每日补液量应小于2 500 mL，最好在1 500 mL左右。

（4）应用激素（地塞米松10~30 mg/d或甲基强的松龙）。

（5）镇静，有躁动或抽搐者可用安定、苯妥英钠等。

5. 护理

（1）观察患者术后的神志状况，有无口角歪斜、鼻唇沟变浅等，肢体活动状况，以及是否出现疼痛，有无突然出现的憋闷感等。一旦出现上述情况，及时与医生联系，并做好抢救的准备。

（2）判断栓塞的原因、栓子的性质（空气、血栓，还是病变物质），并做相应的处理。

（3）在病情允许的情况下调整体位，将栓塞造成的后果降至最低的程度。

（4）由栓塞引起的一些不适症状，应对症处理。

四、脑部并发症

1. 病因

（1）体外循环中的气栓或库血中的微栓栓塞。

（2）体外循环时，长时间灌注流量过低造成脑组织血流灌注不足，引起脑缺氧。

（3）上腔静脉回流受阻，致使脑静脉压增高，脑细胞压迫受损。

（4）脑血管疾病、高龄、糖尿病、高血压等，是脑损害的易发因素。体外循环中多种因素可加重这一损害。此外，空气、颗粒栓塞、低血压为脑损害的促发因素。

（5）体外循环中长时间低血压。许多学者认为体外循环中脑血管自动调节下限可至30 mmHg。血压（低于50 mmHg）乘以持续时间应小于100，如高于100易造成机体缺血性损伤。心脏复苏以后，随着温度的不断升高，一定要维持满意的血压，才能保证脑及冠状动脉的灌注。

（6）非搏动灌注时，大脑小动脉直径缩减到正常的一半。非搏动灌注改变脑血流分布，损伤毛细血管血流，损伤组织的灌注和氧合、脑细胞的氧耗和葡萄糖的利用都明显减少。非搏动灌注期间，大脑结合膜细胞淤血严重，血管周围水肿，严重者发生弥漫性细胞缺血性损害。

（7）随着灌注时间的延长，神经系统并发症发病率增加，血液破坏增加，灌注中空气或颗粒栓塞的可能性增大。

2. 临床表现

并发脑组织损伤的主要表现为术后患者不清醒或延迟清醒，或清醒后继而又进入昏迷，并有四肢频繁抽搐或偏瘫。栓塞可出现局部神经的定位症状。中枢神经功能不全的征象还包括情感方面的变化：记忆障碍、定向力障碍、失语、失眠、兴奋、抑郁、儿童的噩梦等。

3. 预防

预防脑并发症的重要手段：应用微栓过滤器；尽量缩短体外循环时间；灌注过程中要保持一定的灌注流量和灌注压；保持腔静脉引流通畅；以膜式氧合器代替鼓泡式氧合器；正确使用肝素以确保抗凝；体外循环中给予血小板聚集抑制剂（前列腺素 E_1），能有效地抑制血小板的聚集和破坏，减少体外循环中微栓的形成。

4. 治疗原则

（1）应用局部降温方法，在头部用冰帽或冰袋降温。

（2）提高脑组织对缺氧的耐受能力，并行脱水治疗，以减轻脑水肿。

（3）应用促进脑组织代谢的药物，如 ATP、辅酶 A、谷氨酸钠等。

（4）脑保护药物的应用，主要有类固醇类药物、巴比妥酸盐、利多卡因。

5. 护理

（1）未清醒患者的护理：密切观察神志变化，并做好记录。对未清醒者，每 15～30 min 观察 1 次，并注意瞳孔的变化。一般患者在术后 2～4 h 内清醒，对于原因不明的长时间未清醒者，应高度警惕有无颅内异常情况存在，必要时行 CT 检查。

（2）清醒患者的护理：对于清醒的患者，应适当与其交谈，注意四肢活动情况。尤其注意那些神志清醒后又转为朦胧或神志不清的患者，应立即行 CT 检查，以便于早期诊断、早期治疗。

（3）降低颅内压，减轻脑水肿：对有缺氧性昏迷及脑水肿的患者，应给予利尿、脱水治疗，脑部局部降温处理，给予冰帽，以保护脑功能。临床上常用体积分数为 20% 的甘露醇静脉快速滴注。

（4）降温：使用变温毯或在头部及大动脉处放置冰袋；或头戴冰帽及采取药物降温；阿司匹林+冰水保留灌肠降温，减少耗氧，有利于改善脑水肿。降温过程中应注意患者四肢的保暖，防止冻伤及压伤。

（5）提供高浓度氧疗：有条件者给予高压氧治疗，并保证呼吸道通畅。但进行高压氧治疗前，患者的循环呼吸功能必须已趋于稳定，呼吸道分泌物减少或能自行咳出。

（6）镇静和控制抽搐：常用药物有地西泮、苯妥英钠、苯巴比妥等。但应注意用药剂量不要过大，以免影响患者的循环和呼吸。患者烦躁、抽搐时，应注意保护患者的肢体，防止皮肤碰伤，如患者使用约束带应注意约束带的松紧要适度。

（7）有昏迷或偏瘫的患者应给予相应护理。

（8）神经营养药的应用：常用ATP、辅酶A、胞磷胆碱等，以促进脑细胞代谢。

（9）激素治疗：常用地塞米松或甲基强的松龙，可以减轻脑水肿的进程和减轻渗透性利尿的反跳作用。应用激素治疗时，护士应注意观察并记录胃液的量和性质，观察有无应激性溃疡引起的消化道出血。

（10）心理护理：对于神志清醒者，加强护患交流，做好解释工作，鼓励患者，增强其战胜疾病的信心，争取早日康复。

（11）加强基础护理，预防感染及并发症：选用有效抗生素，每日查血象。若患者高热、血象高，应每日做痰、血培养及药敏试验，并据病情需要及时调整抗生素种类或用量。① 呼吸道的护理：昏迷患者无自主运动，易出现呼吸道并发症（肺不张、肺部炎症等），因此要加强呼吸道的护理。每2 h翻身拍背1次，每3 d更换呼吸机管道，应严格遵循无菌操作原则。② 皮肤护理：要经常改变患者的体位，一般每2 h翻身1次，避免患者皮肤局部长期受压，可用气垫床，在骨隆突处使用保护性敷贴并及时更换床单等以保持清洁干燥，预防压力性损伤或皮肤损伤。③ 口腔护理：每日2次口腔护理，防止口腔溃疡及鹅口疮的发生。④ 保护眼部，防止眼炎：红霉素眼药膏、氯霉素眼药水滴眼，并盖油纱，防止角膜干燥等。⑤ 泌尿系统：每日2次清洁会阴，每周2次更换集尿袋，定时做尿常规监测，防止泌尿系统并发症。

五、急性呼吸窘迫综合征

1. 病因

（1）体外循环中由于有形成分的破坏，肺内多发性微栓或血栓形成。

（2）7岁以下儿童的肺发育往往不健全，液体易透过毛细血管膜，也易受液体静水压的影响。

（3）肺循环负荷过重使血管床过度充盈和淤滞，尤其是有漏诊动脉导管未闭时，长时间高流量灌注，或法洛四联症侧支循环丰富，大量血液通过肺循环时容易引起急性呼吸窘迫综合征（acute respiratory distress syndrome，ARDS）。

（4）术后低心输出量综合征。

（5）左心房过度充盈，多发生在左心室发育较差的患者中。

2. 临床表现

体外循环后ARDS可发生在术后早期，也可在拔除气管插管数小时或数天内出现。主要表现是急性进行性呼吸困难、发绀。随着呼吸增快，发绀逐渐加重，肺部可闻及湿性啰音，严重者有泡沫痰或血痰。血气分析结果示PaO_2进行性下降、难以纠正的低氧血症和高碳酸血症，机械呼吸和高浓度吸氧也难以提高PaO_2及动脉血氧饱和度。基本病理生理改变为肺毛细血管内皮和肺泡上皮细胞遭到严重损伤所引起的肺间质和肺泡水肿、出血。同时肺泡群大片萎缩，透明膜形成，从而导致肺容量减少，肺顺应性降低，气体交换障碍及肺内分泌物增多。

3. 预防

(1) 体外循环前予皮质激素，可防止补体激活，稳定溶酶体膜，减少溶酶体的释放和多核白细胞的聚集，降低肺毛细血管的通透性。

(2) 体外循环中常规使用 20~40 μm 的微栓滤器。

(3) 体外循环前应及早探查有无动脉导管未闭并及时处理。

(4) 法洛四联症患者体外循环中左心回流多者，可采用深低温低流量灌注和肺内加压 20~30 cmH_2O 的方法来减少肺循环的过度负荷。

(5) 体外循环后根据左房压掌握输血输液速度，限制液体入量。

(6) 对左心发育较小或左心室功能不全的患者可根据血流动力学监测，应用硝普钠降低其后负荷和肺动脉压力。

4. 治疗原则

(1) 用人工呼吸器辅助治疗的同时，应用呼气末正压通气，使肺泡在呼气末张开，功能残气量增加，从而改善气体交换，使 PaO_2 上升。

(2) 使用镇静剂、肌松剂和降温以降低机体代谢率。

(3) 血管扩张剂的应用，如硝普钠可降低后负荷，主要是降低肺动脉压，增加心输出量，改善左心室功能，同时也减少肺含水量。

(4) 严格控制液体入量，输入适量的白蛋白或血浆以提高胶体渗透压。

(5) 必要时用膜式人工肺进行呼吸支持治疗（ECMO）。

5. 护理

(1) 严密监测生命体征、血流动力学各项指标，特别注意观察呼吸频率、幅度及缺氧的客观表现，经常听诊肺部，了解是否存在感染或有无感染先兆，必要时胸部摄 X 线片，并协同观察患者神志、意识及表情情况，综合分析。

(2) 机械通气时，设置好呼吸机的基本参数，并根据患者的病情变化加以调整。如患者自主呼吸与呼吸机发生对抗，应迅速与医生联系，分析原因，及时作出处理。同时注意呼吸机报警设施，注意气道湿化。

(3) 定时抽血查血气分析，观察是否存在酸碱失衡。如有 CO_2 潴留，应及时加强通气，促进 CO_2 的排出。

(4) 去除各种诱发呼吸衰竭的病因，如控制感染，预防心衰，必要时辅助应用肺表面活性物质。

(5) 心理护理：对于应用呼吸机而神志清醒的患者，常与患者交谈，告知其使用呼吸机的重要性；对呼吸机已撤离的患者，应鼓励其主动咳痰、深呼吸等，以促进其早日康复。

六、出血

1. 病因

(1) 手术中止血不彻底：术中止血不彻底是术后出血的重要原因，特别是二次手术创面大，更易发生。

(2) 出血、凝血功能紊乱：① 血小板减少，体外循环后血小板可下降 50%，严重者可下降80%。② 凝血因子，原有第Ⅷ因子（抗血友病球蛋白）缺乏，可引起术后出血不止。体外循环后血小板减少，凝血因子不足，特别是纤维蛋白原和第Ⅰ因子（血浆加速球蛋白）的减少，均可造成术后出血，应用大量库血时更易发生。③ 鱼精蛋白中和肝素不全：不同患者对肝素的敏感性和清除率存在很大差异，鱼精蛋白中和肝素时，常出现中和不全现象。

（3）弥漫性毛细血管内凝血（DIC）：DIC是一种毛细血管内膜损伤和通透性增加的弥漫性血管内凝血因子消耗、纤维蛋白降解产物形成所致的凝血、出血现象。其主要是由于体外循环中血液有形成分被破坏，大量库血输入，组织损伤，术后低心输出量，严重感染后毒素进入血液使血管和血液损伤。

2. 预防

缩短体外循环时间，适当地稀释血液；需要预充库血时，尽可能用新鲜血；减少人工心肺机对血液有形成分的破坏是防止术后出血的关键。

3. 治疗

除排除病因外，应以新鲜冰冻血浆全面补充凝血因子，补充血小板，并用肝素治疗（0.5~1 mL/kg，1日4次）。糖皮质激素治疗的疗效还不十分肯定。

4. 护理

（1）了解患者术前有无出血史或出血倾向及血小板的数量；了解术中的出血和用药情况，是否选用膜式氧合器，肝素的用量及应用鱼精蛋白的对抗情况。

（2）术毕返回病房后，密切观察和记录出血量及血流动力学指标的变化，同时记录各种引流液的量及颜色。正常术后5 h内的引流量不超过100 mL/h，24 h不超过500 mL；同时观察出血的性状，如引流管触之温暖，引流液为鲜红色的血液，提示为活动性出血，须立即处理。术后患者可采取半卧位，常规低负压吸引，定时挤压引流管。

（3）如引流液多时，采取止血治疗后，引流液突然减少，引流接管中有血块流出，提示引流管道阻塞，应连续挤管。

（4）如患者出血较多，应保持静脉通道的通畅，保证血容量的及时补充。

（5）出现以下情况时应立即进行手术止血：① 出现明显的心脏压塞征象，如情况紧急，可在床边紧急开胸减压，然后再去手术室。② 出血多或怀疑手术止血不满意。③ 纵隔、胸腔内积血短时间内明显增多。

七、消化道并发症

1. 病因

（1）心内直视手术后消化道并发症主要是上消化道出血。溃疡和出血的部位，以胃及十二指肠多见。

（2）消化道弥漫性出血多发生于开展体外循环早期，由于人工心肺机及人工肺性能较差，体外循环管理水平不高，机体遭受缺氧、酸中毒损害，胃肠道微循环淤滞，血管通透性增加所致。

（3）消化道溃疡性出血的发病原因：可能为原有消化道溃疡史的患者术后诱发出血，术前无此病史者体外循环后发生应激性溃疡。黏膜缺血及胃黏膜屏障功能受到损害为应激性溃疡的最基本表现。

2. 临床表现

（1）术后 2~10 d 时胃内容物有鲜红或咖啡样液体，突然出现呕血和柏油样便，或同时伴有上腹部疼痛和压痛。

（2）内窥镜检查可见明显溃疡面和出血点。

（3）血红蛋白较原来下降 20% 或低于 100 g/L。

（4）收缩压降至 90 mmHg 以下。

（5）所有患者均需输血治疗。

3. 治疗原则

在情况允许下尽量采取保守治疗，包括输血以维持血容量，同时给予西咪替丁等抗酸治疗，以及冰盐水加垂体后叶激素洗胃；也可采用内窥镜激光烧灼局部止血。采用上述方法治疗无效者应及时进行手术治疗。

4. 预防

体外循环中维持适当灌注压及良好的麻醉状态，术后及时纠正缺氧和体外循环造成的代谢紊乱，术后给予抗酸或抑制胃酸分泌的药物等均可有效预防术后消化道并发症的发生。

5. 护理

（1）观察患者有无恶心、呕吐现象，如有呕吐，应注意呕吐物的颜色及量，呕吐物如为咖啡样液体或鲜红色血液，应立即汇报医生，及时处理。有腹胀者要及时处理，因腹胀可影响呼吸，还可使心率加快。

（2）如果患者术中或术后使用激素类药，应注意是否同时使用了保护胃黏膜的药物，以防止胃黏膜的急性损害。避免应用诱发应激性溃疡的药物，如阿司匹林、肾上腺皮质激素等；或用止血药物，如血凝酶、酚磺乙胺、氨甲苯酸等。同时补充维生素 A，使胃黏液分泌细胞对胃黏膜屏障起重要保护作用。

（3）失血多者，迅速输入等量血液，并观察血压、心率、呼吸等变化。

（4）注意观察胃液的性质、量的变化。经胃管抽吸胃液时，避免负压过大损伤胃黏膜而加重出血。

（5）按照术后护理常规进食，切勿操之过急，开始应进流质，继之半流质，严禁术后短期内进食粗糙坚硬之食物，以防发生胃穿孔等。

八、感染

1. 病因

（1）术前的感染灶，包括呼吸道感染、皮肤化脓性病灶、牙根脓肿、中耳炎、泌尿系统感染等。

（2）术后低心输出量，组织缺氧、酸中毒，防御功能降低，或长期辅助呼吸并发肺部感染。

（3）术中手术器械、麻醉及体外循环过程中血液污染，心脏或血管内异物。

2. 预防

（1）术前尽量控制感染，增强患者体质。

（2）术中加强无菌操作，保持手术室无菌环境。

（3）适当应用敏感的抗生素进行预防治疗。

3. 治疗

（1）根据血培养和药物敏感试验结果来选用抗生素，达到有效的杀菌药物浓度，防止或延迟耐药菌株产生。

（2）对于急性心内膜炎造成顽固性心力衰竭而药物治疗无效者，应再次手术去除局部赘生物，重新修补或换瓣。

4. 护理

（1）严格无菌操作，深静脉输液管应在 48 h 后拔除，桡动脉测压管拔除时应按压 10 min 左右，直至出血停止。长期输液的患者须注意有无静脉炎的发生。

（2）密切观察切口有无渗血、红肿、液化等，如有异常及时报告医生。

（3）观察体温的变化，如高于 38.5 ℃，应考虑感染的可能，对怀疑感染的标本应做血培养加药敏试验。对于主动脉瓣膜置换术的患者，尤要警惕细菌性心内膜炎的发生。

（4）遵医嘱给予抗生素治疗。

（5）给予高热量、易消化的饮食，同时注意补充各种维生素、电解质等。

（6）按医嘱给予强心、利尿治疗，同时嘱患者注意适当的休息。

（洪　璐　胡雁秋）

附录 15-1　气管插管、气管切开及其护理配合

一、气管插管

1. 气管插管的护理

（1）病情观察：观察患者的神志、呼吸、脉搏、血压及血氧饱和度的变化。

（2）气管插管位置的固定：正确的气管插管位置应在气管隆嵴上 1~3 cm 处，一般成人插管深度在 22~23 cm。如气管插管插入过深，顶住气管隆嵴，则会影响通气；如插入一侧支气管（多为右侧），则会造成单侧肺通气；如插入过浅，则容易脱出。护理：① 调节并确定气管插管位置，听诊两肺呼吸音，测量插管顶端至门齿的距离，并用记号标明刻度，每班交班、定期检查。② 气管插管胶布妥善固定，移动患者时应专人扶持颈部，翻身时注意气管插管、呼吸机管道位置，以防过度牵拉导致插管移位或脱出。③ 插管后定期检查导管是否通畅，有无扭曲。

（3）适度的气囊充气：气囊充气压过高会阻断局部黏膜的血供，导致黏膜坏死、管道狭窄和变形，甚至气管食管瘘等的发生，适宜的气囊充气压力应小于 20 mmHg。注入气囊内的气量一般为 5 mL 左右，可少量分次注入，通常以刚能封闭气道而听不到漏气声后再注入 0.5 mL 为宜。需较长时间充气时，应每 4~6 h 放松气囊 1 次，每次 5~

10 min，放气前吸净口腔和喉部分泌物。进食时气囊要充气，以防食物误入气管引起阻塞或吸入性肺炎。

（4）气管内吸引的正确实施：严格遵守无菌操作，一般先吸引气管导管内分泌物，再吸引口、鼻腔内分泌物。每根吸痰管仅限1次，用后集中消毒处理。吸痰前后配合翻身扣背，吸痰前后2~3 min吸入100%纯氧。吸痰管直径小于导管内径的1/2，吸引动作轻柔，每次持续时间不超过15 s，负压不超过-90 mmHg。吸引过程中注意监测心率、心律及血氧饱和度。若出现心率增快或减慢、心律不齐、脉氧饱和度下降或发绀，应立即停止吸引。

（5）呼吸道的湿化及温化：气管插管后，气体经导管直接进入呼吸道，因鼻腔正常的湿化过程丧失，导致气管内分泌物黏稠结痂影响通气。因此要加强气道的温、湿化，湿化器温度调节一般不超过35 ℃，湿度维持在32%~35%。湿化器中使用蒸馏水，湿化器和蒸馏水每24 h更换。注意观察湿化效果，若分泌物黏稠，可定时向气管内注入少量的无菌生理盐水，一般成人每次2~3 mL，小儿每次0.5~2 mL，注意应在吸气相注入。

（6）口腔护理：保留气管导管12 h以上者，每4 h进行一次口腔护理，每24 h应更换牙垫，并将插管从一侧移到另一侧（防止长时间压迫口腔黏膜引起溃疡），更换胶布妥善固定。

（7）心理护理：意识清醒的患者实施气管插管后，因无法开口说话而难以表达身心不适，会产生恐惧、焦虑情绪，导致呼吸、心率加快，血压升高，烦躁不安，造成导管脱出或自行拔管。因此，护理人员应理解患者所承受的痛苦与不适，告知这是暂时的，教会患者运用会话卡、写字、打手势、点头等交流方式与医护人员及家属交流。

2. 气管插管意外情况的预防与处理

（1）自行拔管和导管脱出：对于清醒、极度烦躁而不能配合，又未用镇静剂的患者，应使用约束带适当固定肢体，防止自行拔管。导管应固定牢固，胶布被浸湿后应及时更换，以免导管滑脱。

（2）导管阻塞：常见原因有分泌物、痰、血块等阻塞导管；导管曲折、压瘪；套囊充气后阻塞导管斜口；特殊体位如俯卧位、头扭曲、头过度后仰等，使导管斜口贴向气管壁；导管内径过细。对此种情况，可按发生原因做好预防，如加强气管内的湿化与吸引，痰液黏稠者，定时向导管内注入生理盐水，稀释痰液。吸痰时，吸痰管应插入足够深。

（3）导管误入一侧总支气管：导管常易误入右侧主支气管，系插入过深或由头前屈、后仰和旋转使导管移位所致。预防方法：插入导管后注意听两肺呼吸音，并观察两侧胸廓扩张度，有助于判断导管斜口位置。

3. 气管插管的注意事项

（1）气管插管动作要轻柔、熟练，防止软组织损伤及避免因心血管刺激引起心脏骤停。

（2）必要时按医嘱给予镇静治疗。

（3）对于呼吸困难、严重缺氧、氧饱和度低者，使用面罩高浓度给氧或应用简易呼吸器加压给氧。改善缺氧状态后，可提高血氧饱和度至90%以上。

（4）插管过程中及插管后严密观察患者反应（呼吸频率、节律、氧饱和度、血压、心率等），及时向医生提供信息。

（5）操作时注意无菌原则，如吸痰、静脉给药等的无菌操作。

（6）插管不成功时不能反复插管，以免损伤气管引起喉头水肿。

4. 拔除气管插管的护理

（1）判断患者病情，备好拔管用物。

（2）向患者解释操作目的、方法和拔除气管后吸痰的意义与方法，操作人员洗手、戴口罩。

（3）给纯氧2 min，先气道内吸引，再吸净口鼻腔的痰液。

（4）再次给予2 min纯氧并观察患者生命体征和氧饱和度情况，连接吸氧装置及氧气管，遵医嘱调节氧流量。

（5）再次吸痰，边做气道吸引，边拔除气管插管（5 s左右），协助者将固定带解开并用注射器将插管气囊内气体完全抽出。

（6）立即给予吸氧，观察患者生命体征、血氧饱和度、气道是否通畅等。

（7）松开手部约束带，再次向患者解释吸痰的目的及方法，并给予吸痰。

（8）拔管后喉痉挛或呼吸困难者，应用简易呼吸器加压给氧，必要时再行气管插管。

（9）整理床位，安置患者半卧位，洗手，加强口腔护理。

（10）处理用物，洗手，记录拔管时间和监测内容。

（11）严密观察患者病情变化，吞咽、咳嗽功能，预防并发症，遵医嘱复查动脉血气。

5. 拔管护理

（1）拔管时机：当患者通气量正常，呼唤后能正确回答，方可拔管。

（2）拔管前应吸净口、鼻、咽部及气管内的分泌物；解开固定插管的布带，松动胶布，将气囊放气，拔除气管插管。

（3）拔管后将患者头转向一侧，再次吸净口腔内分泌物，立即予以吸氧，并做好口腔护理，注意观察呼吸道是否通畅，通气量是否足够、皮肤黏膜的色泽及血压、脉搏是否平稳，必要时床边备插管装置，供重新插管或气管切开之需，重症患者拔管后1 h复查动脉血气变化。

（4）拔管后严密观察患者病情、生命体征、氧饱和度变化情况。

二、气管切开

1. 气管切开的护理

（1）体位。

术后取平卧位。若无颅内压增高的情况，头部可稍低，以利呼吸道分泌物的引流，手术当日不宜过多变换体位，以防套管脱出。

（2）建立有效的交流方式。

患者术后暂时丧失说话能力，应向患者解释，以解除顾虑。告知患者要表达意向时，可按信号指示灯。医护人员应用肢体语言与患者沟通，如手势、嘴形、动作等。如病情许可，最好与患者进行文字交流。若患者不能发信号求助，则必须 24 h 有人陪伴。

（3）保持呼吸道通畅。

① 有效的气管内吸痰：a. 掌握吸痰时机。常规吸引每小时 1 次，具体视分泌物多少决定吸引时间和次数，每次吸引要监测血氧饱和度和心律变化；若出现异常，暂停吸痰，给予氧气吸入，等缓解后再重复操作，对于清醒者要做好解释工作。b. 吸引前后给予充分吸氧。吸痰前后给予高浓度吸氧各 2 min，当单纯给予高浓度氧气不能防止低氧血症时，可加大潮气量，其数值为呼吸机所定数值的150%。c. 正确选择吸痰管：吸痰管有橡胶、硅胶、硅塑等，式样有单腔、充氧吸痰双腔管，现一次性硅胶管已逐步代替橡胶管。充氧吸痰双腔管尤其适用于危重患者的吸痰操作。吸痰管的外径应小于气管套管内管直径的1/2。d. 掌握正确的吸痰方法。吸痰动作要轻柔，吸痰时吸痰管不宜插入太深，导管在深部左右旋转、向上提升，以吸尽痰液。一次吸痰不应超过 15s，吸痰管进出气管套管次数不宜太多，以不超过 3 次为好。吸痰前应配合物理排痰、药物雾化、体位引流等。正确、规范地吸痰的意义：有利于保持呼吸道通畅，减少气道阻力；防止分泌物坠积而导致肺不张、肺炎；防止分泌物干结脱落而致气道阻塞；吸取痰液做细菌培养加药敏试验，进而指导临床用药。

② 充分湿化：开放气道破坏了鼻咽部的正常湿化机制，气道湿化不充分，气道干燥，造成分泌物浓缩，容易发生呼吸道阻塞。24 h 湿化耗水量为 300~500 mL（至少>250 mL）。湿化方法：a. 雾化。常用的湿化液为生理盐水 20 mL+庆大霉素 80 000 U+α糜蛋白酶 5 U；每日 4~6 次，每次 10~20 min 为宜，用面罩方法吸入，患者清醒时嘱其深呼吸，尽量将气雾吸入下气道，患者昏迷时将面罩固定于气切处。b. 气道滴注。生理盐水加少量的抗生素，在吸痰前用注射器直接自套管内滴注 5~15 mL 液体，软化干痂状脓性分泌物，刺激患者咳嗽，有利于吸引，此外在不吸痰的情况下可沿导管每次注入 2~3 mL（每次间隔 30~60 min）。c. 空气湿化。未接呼吸机者，气管套管口可覆盖单层湿纱布，湿化干燥气体，防止灰尘和异物坠入气道，在给患者呼吸道湿化护理后，注意观察吸引的分泌物量、色、味和黏度。若湿化不足，则分泌物黏稠，有结痂或黏液块，味臭，甚至呈脓性，吸引困难，可有突然的呼吸困难、发绀加重；而湿化过度时，分泌物稀薄而量多，咳嗽频繁，听诊痰鸣音多，患者烦躁不安，发绀加重，需要不断吸引。

（4）防止感染。

① 吸痰时严格无菌操作，必要时戴无菌手套。吸痰完毕应更换吸痰管。口腔和气道同时吸痰时，应遵循先气道后口腔的原则，重视医用导管、器具的消毒灭菌，提倡使用一次性无菌物品。机械通气时，应按时严格消毒雾化器接管、呼吸机螺纹管、氧气湿化瓶，保持手术切口清洁干燥。② 加强口腔护理。气管切开手术后或插管患者，口腔正常咀嚼减少或停止，很容易导致口腔黏膜或牙龈感染、溃疡。正确的口腔清洁冲洗每日不少于 2 次，冲洗溶液用生理盐水或质量分数为 2.5% 的碳酸氢钠漱口液等。昏迷患

者禁忌漱口。每日清晨口腔护理前采集分泌物标本进行涂片和细菌培养及药敏检查，以指导临床护理及用药。

(5) 气管套管的护理。

① 及时消毒和处理气管套管：用煮沸法和浸泡法（体积分数为3%的双氧水溶液等）每4~6 h消毒气管套管1次。清洗内管时，注意不要与外管脱离时间过长，每次不超过30 min。安装内套管时将痰液吸尽，装完后将活门关好，以免脱出。② 气囊：气囊充气时间过长会压迫气道黏膜导致局部糜烂、溃疡和坏死。因此，每2~3 h应放气1次，放气时间为5~10 min，每次充气不过于饱满。美国最新呼吸机相关肺炎（VAP）预防指南指出，最适宜的气囊压力为25~30 cmH$_2$O，既能有效封闭气道，防止VAP，又可以防止气囊对黏膜的压迫性损伤。③ 切口护理：清洗内管的同时，应更换气管垫，用安尔碘消毒伤口。如分泌物较多，则应随时更换气管垫。观察有无红肿、异味分泌物，保持局部干燥。

(6) 空气的净化消毒与温、湿度的控制。

加强病室的通风，保持室内空气清新，适当控制人流，尽量将患者安置在小房间，打扫卫生采用湿式清扫。病室每日用三氯异氰尿酸（爱尔施）溶液拖地面2次，空气消毒可用稳定性二氧化氯（BC-98）溶液喷雾消毒，每日2次；或紫外线消毒。病室的温度应保持在22 ℃左右，相对湿度应在80%~90%。气候干燥时，室内应多洒水。

2. 相关问题

(1) 置管失败的预防。

气管切开时，安置患者去枕仰卧位，肩下垫软枕，颈部伸展，完全暴露术野；使患者身体和气管处于正中，利于操作的实施；选择第3、4环状软骨行气管切开。

(2) 气管套管脱出的预防。

必须将气管切开套管居中，固定带牢固固定，松紧度与颈部间隙以伸入两指为宜；应用呼吸机的患者应使用呼吸机延长管连接，并注意避免患者颈部移动时气管切开套管被牵拉而脱出。

(3) 气管切开中可能出现的危险因素。

① 心律失常：大多数与缺氧有关。人体的氧储备很少，手术刺激、组织创伤出血，使氧耗增加或供氧不足；术中带管芯的套管植入的瞬间，经口或经鼻气管插管刚脱离气道，呼吸机供氧中断，均可使患者有发生低氧血症和CO$_2$潴留的危险，进而可导致迷走神经反射性兴奋，引起心律失常，甚至心脏骤停。② 术中出血：术中气管切开部位若向上高于第1气管环，向下低于第5气管环，易造成喉狭窄和损伤无名动、静脉而并发大出血。③ 窒息：与缺氧有关或有分泌物、异物阻塞。应高度注意气管位置的改变造成的开口不完全阻塞。④ 皮下气肿：气管切开套管植入皮下组织并连接呼吸机进行机械通气，可导致皮下气肿。

(4) 气管切开早期并发症（24 h内）。

局部出血和渗血、皮下气肿及纵隔气肿、气胸等。

(5) 气管切开晚期并发症。

切开部位的顽固瘘、气管内肉芽引起的拔管后呼吸困难、气管狭窄。

3. 并发症的观察及处理

(1) 皮下气肿。

皮下气肿是气管切开术后常见的并发症。造成皮下气肿的原因主要为：① 暴露气管时周围软组织剥离过多。② 气管切口过长，空气易由切口两端漏出。③ 切开气管或插入套管后发生剧烈咳嗽，促使气肿形成。④ 皮肤切口缝合过于紧密；空气经气管切口漏入颈部软组织中，沿肌肉筋膜和神经血管壁间隙扩散而达皮下，开始在颈部，以后逐渐扩散至头及胸部。皮下气肿一般在 24 h 内停止发展，3~5 d 可自行吸收。气肿严重时应拆除切口缝线，以利引流。

(2) 纵隔气肿。

暴露气管时过多分离气管前筋膜，气体自气管切口沿气管前筋膜向下发展进入纵隔，形成纵隔气肿。轻度纵隔气肿一般无明显症状，用 X 线检查时才能发现。严重时可因气肿压迫而致心肺功能紊乱，应于胸骨上方沿气管前下区向下分离，使纵隔积气向上逸出。

(3) 气胸。

儿童的右胸膜顶部位置较高，暴露气管时过于向下分离，易误伤胸膜，并发气胸；亦有因喉阻塞严重、胸内负压过高，剧烈咳嗽时肺泡破裂，形成自发性气胸。轻度的气胸一般可自行吸收，重度的裂口呈瓣状，空气有进无出，形成张力性气胸，则应立即用较粗的针头行胸腔穿刺，抽出空气或行闭式引流，排出积气。

(4) 出血。

出血见于凝血障碍的患者或术中损伤甲状腺止血不完善者，表现为切口包扎处不正常渗血、出血。早期出血多由手术止血不充分引起，少量出血由创口感染或肉芽组织增生所致；致命性大出血多数是由于气管套管远端压迫、损伤气管前壁及无名动脉壁，加之感染致无名动脉糜烂、破溃而致大出血。护理：① 手术中应操作仔细，避免损伤周围组织血管，术后伤口用凡士林纱条填塞有助于止血，每日伤口处换药。少量出血可局部压迫止血；出血多者要重新打开伤口止血，防止血液流入呼吸道引起窒息。② 应用抗凝药物者应在停药后 24 h 再行手术为宜。③ 若发现气管套管引起刺激性咳嗽或有少量鲜血咳出，应立即换管；严重出血可静脉滴注去甲肾上腺素、垂体后叶激素，有条件者可行纤维支气管镜下止血。

(5) 急性肺水肿。

急性肺水肿多发生在呼吸道阻塞较久的患者中，气管切开后肺内压骤减，肺内毛细血管渗透压增加，因而发生肺水肿，此时患者呼吸不畅，出现呼吸困难，肺内听诊出现湿啰音。处理方法是恢复肺泡内的正压。

(6) 拔管困难。

切开气管部位过高，损伤环状软骨或气管腔内有肉芽增生，会造成气管狭窄，以致拔管困难。而原发疾病未治愈或气管套管型号偏大也可致拔管困难。应做喉侧位 X 线拍片，直接喉镜气管镜检查，根据不同原因妥善处理后才能拔管。还有患者可出现功能性拔管困难，遇此情况可逐渐更换小号套管，不清洗内套管，使其堵塞或在患者熟睡时开始堵管，患者习惯鼻呼吸后再拔管。

4. 注意事项

（1）术前不用过量镇静剂，以免加重呼吸抑制。

（2）皮肤切口要保持在正中线上，拉钩必须均匀用力，防止损伤颈部两侧大血管及甲状腺，以免引起较大出血。手术中应妥善止血完善，以防血流入气管。

（3）气管黏膜切开后方可插管，以免插管误入气管夹层。气管套管要固定牢固，术后应经常调节固定带的松紧，一般以在固定带和皮肤之间恰能伸进一指为宜，太松套管容易脱出，太紧影响血液循环。

（4）切开气管时应立即吸尽气管内分泌物，保持呼吸道通畅，气管切开后视分泌物的多少和黏稠程度，每隔1~4 h将内套管取下，清洗煮沸消毒1次。取出内套管时间不宜多于半小时，否则外套管管腔容易因分泌物结痂而堵塞。

（5）凡紧急行气管切开的患者，床头须备有吸引器、给氧装置、血管钳、照明灯、气管切开包等，以供气管套管阻塞或脱出时急用。

（6）气管被切开的患者给氧：不可将氧气导管直接插入内套管内，须用"丁"字形管或氧罩。

（7）病情好转后，可试行拔管。对配有套管外气囊的插管，可先将气囊放气，然后试堵内套管管口，逐步由堵1/3、1/2至全堵。堵管栓子要牢固，防止吸入气管。堵管期间要密切观察患者的呼吸，如出现呼吸困难，应及时去除堵管栓子。一般如全堵24~48 h后患者呼吸平稳、发音正常，即可拔管。

（8）拔管后，消毒伤口周围皮肤，用蝶形胶布拉拢黏合，不必缝合，然后再盖以无菌纱布，2~3 d后创口即可愈合。

（凌 珑 洪 璐 胡雁秋）

附录15-2 机械通气及其护理

机械通气（mechanical ventilation）是指利用机械装置辅助或替代患者的肺通气，达到增加通气量、改善换气功能、减少呼吸功的目的。机械通气的基本工作原理是在呼吸道开口，通过口腔、鼻腔或气管切开的瘘管口直接施加压力，使之超过肺泡压，产生压差，气体即流向肺泡；呼气则依赖横膈及肺泡、胸廓弹性回缩完成，等肺泡压降低至大气压或达到预设的参数值时，呼气停止。如此反复，以维持呼吸运动。

依照是否须建立人工气道，机械通气分为有创机械通气和无创机械通气。

无创机械通气均为无创正压通气（non-invasive positive pressure ventilation，NPPV），指在患者面部通过使用鼻/面罩等方法连接患者和无创呼吸机。NPPV突出的优点是可以避免人工气道的不良反应和并发症（气道损伤、呼吸机相关性肺炎等），可随时停用、间断使用。使用NPPV的基本条件是患者有较好的意识状态、咳痰能力、自主呼吸能力、血流动力学状况和良好的配合NPPV的能力。NPPV常用的两种通气模式为持续气道正压（CPAP）和双水平正压通气（BiPAP）。

应用NPPV的禁忌证：意识障碍，呼吸微弱或停止，无力排痰，严重的脏器功能不全（上消化道大出血、血流动力学指标不稳定等），未经引流的气胸或纵隔气肿，严重腹胀，上呼吸道或颌面部损伤、术后或畸形，不能配合 NPPV 或面罩不适等。

NPPV 的主要适应证：① 具有呼吸功能不全的表现，并且无使用 NPPV 的禁忌证均可使用 NPPV。② NPPV 可作为急性加重期慢性阻塞性肺疾病和急性心源性肺水肿患者的一线治疗手段。③ 合并免疫抑制的呼吸衰竭患者可首先试用 NPPV。④ 有创机械通气撤机后的序贯治疗。

一、呼吸机的类型

1. 定压型呼吸机

定压型呼吸机按预定的压力和呼吸频率输送气体到肺内，当压力达到预定数值后即降为大气压，送气停止，转为呼气。它以压力切换完成吸气向呼气的转化。这类呼吸机的吸入潮气量决定于预定压力值、气道阻力、肺及胸廓顺应性、吸气流速、吸气时间等因素。

2. 定容型呼吸机

定容型呼吸机将预定潮气量压入呼吸道，使肺扩张，形成吸气。吸气过程中达到预定潮气量后，定容型呼吸机不再送气，呼吸道压力渐降至大气压时，由于胸廓和肺的弹性回缩力，肺泡气排出体外，形成呼气。这类呼吸机如在预定压力范围内，潮气量不受肺和胸廓顺应性及气道阻力变化的影响。

3. 多功能呼吸机

多功能呼吸机配有多种转换装置，目前生产的呼吸机都属此型，可任选容量、压力、辅助通气方式，有各种报警系统，功能齐全。

4. 高频呼吸机

高频通气是一种高通气频率、低潮气量的机械通气技术，可分为高频正压通气（HFPPV）、高频喷射通气（HFJV）和高频振荡通气（HFOV），临床研究和经验积累最多的是 HFOV。其特点是频率高（60~3 000 次/min）、潮气量小（小于或等于生理无效腔量）以及气道压力低（为非密闭气道）。此型呼吸机由于开放气道和小潮气量，故对心脏、循环影响较小。

二、机械通气对生理功能的影响

1. 机械通气对呼吸功能的影响

加压呼吸时，由于肺泡通气量增加，$PaCO_2$ 降低，如同时给氧，低氧血症改善更明显。当通气量及缺氧改善后，其还对纠正由缺氧导致的通气/血流比例失调产生积极作用。当患者发生气道阻塞、呼吸功增高时，机械通气可明显减少氧耗和 CO_2 的产生，又增加 CO_2 的排出，但过度通气可引起呼吸性碱中毒。

2. 机械通气对循环功能的影响

正压呼吸时，胸腔内负压减小甚至转为正压，肺内压力升高，肺毛细血管收缩，静脉回流受阻、减少，导致心输出量下降。但正常人体有代偿机制，可通过静脉平滑肌的收缩，增加回心血量。故使用正压呼吸时，通常血压开始会下降，而后血压回升。如血压偏低，此时可适当增加静脉补液量，不必急于使用血管活性药物。

3. 对其他系统的影响

机械呼吸时，如调节不当，CO_2 在短时间内排出过多、过快，可导致呼吸性碱中毒，使脑血管收缩，脑血流量减少。当 $PaCO_2$ 低于 20 mmHg 时，脑血流量可减少至正常流量的 40%。机械呼吸可抑制胃肠道的蠕动，引起腹胀，影响消化、吸收功能。正压呼吸时，肾小球滤过率降低，水和 Na^+ 排泄减少，而 K^+ 排出却增加，同时吸入湿化的气体使气道水分蒸发减少，易造成水钠潴留。

三、适应证和相对禁忌证

1. 适应证

（1）用于治疗目的：极度呼吸困难或呼吸停止，呼吸频率在 35 次/min 以上或 5 次/min 以下，节律异常，自主呼吸微弱者。常见原因有：① 肺部疾患，如肺感染性疾病、慢性阻塞性肺疾病急性恶化、重症哮喘等。② 呼吸中枢抑制，如脑炎、脑外伤、电击伤、溺水、药物中毒等。③ 神经、肌肉疾患，如脊髓灰质炎、格林巴利综合征、重症肌无力、破伤风、多发性肌炎等。

（2）用于抢救目的：如严重肺水肿、急性呼吸窘迫综合征（ARDS）等。

（3）用于预防目的：胸部、上腹部手术后用于通气支持。

（4）用于康复目的：慢性呼吸衰竭、神经肌肉疾患引起的呼吸衰竭。

2. 相对禁忌证

未经引流排气的张力性气胸、纵隔气肿；肺大疱；低血容量性休克未补足血容量前；急性心肌梗死；大咯血。

四、通气方式

根据吸气向呼气的切换方式不同，通气方式可分为定容型通气和定压型通气；根据开始吸气的机制不同，又可分为控制通气和辅助通气。

1. 控制通气（CV）

不管患者自主呼吸如何，由呼吸机强制地、有规律地为患者通气。主要用于无自主呼吸、呼吸微弱、浅促、过缓等自主呼吸不能满足机体需要的患者。

2. 辅助通气（AV）

呼吸频率由患者自主呼吸决定，在患者自身通气量不足的基础上由呼吸机来补足通气量。

3. 辅助/控制通气（A/C）

预先设定一个可保证机体所需通气量的最低频率，如自主呼吸频率大于设定频率，则控制通气不起作用，仅辅助通气工作；反之，则呼吸自动转为控制通气。新型多功能呼吸机多具有 A/C 通气方式。

4. 间歇正压通气（IPPV）

吸气相正压向肺泡送气，呼气相停止送气，是机械通气的最基本形式。

5. 呼气末正压通气（PEEP）

呼气相在气体排到一定程度时不再排气，保持气道内一定的正压值，以维持肺泡一定的膨胀状态。

6. 间歇指令通气（IMV）和同步间歇指令通气（SIMV）

（1）IMV：控制通气和自主呼吸相结合，即在一定次数的自主呼吸后，按预定的参数给予一次指令性呼吸，但其在该呼吸周期中出现的时间不恒定。这一呼吸模式多用于自主呼吸的锻炼和恢复。

（2）SIMV：自主呼吸与控制通气相结合的呼吸模式，在触发窗内患者可触发和自主呼吸同步的指令正压通气，在两次指令通气周期之间允许患者自主呼吸，指令呼吸可以以预设容量（容量控制 SIMV）或预设压力（压力控制 SIMV）的形式来进行。其优点是：SIMV 能与患者的自主呼吸相配合，减少人机拮抗，减少正压通气的血流动力学负效应，防止气压伤等。该模式还有利于长期带机患者的撤机。

7. 持续气道正压通气（CPAP）

持续气道正压通气指在自主呼吸的基础上全呼吸周期正压。该方式有利于防止气道和肺泡萎缩，增加功能残气量，改善肺顺应性，扩张气道。

8. 压力支持通气（PSV）

压力支持通气指自主呼吸触发的吸气相加正压，以补充吸气量不足或减少吸气做功。

临床实际应用的模式往往是多种方式的混合，如压力控制 SIMV 加 PSV，容量控制 SIMV 加 PSV 等。

五、呼吸机的参数调节

（1）潮气量（VT）：成人 8~12 mL/kg，儿童 5~6 mL/kg。每分通气量（MV 或 VE）：成人 90~120 mL/kg，儿童 120~150 mL/kg。

（2）呼吸频率（RR）：成人 12~15 次/min，新生儿 40 次/min，婴幼儿 30 次/min，学龄儿童 20 次/min。

（3）吸呼时间比（I∶E）。吸气时由呼吸机正压送气，而呼气则依赖横膈及肺泡、胸廓弹性回缩等被动完成。为避免呼气不全，一般 I∶E 设定在 1∶（1.5~2）。对限制性通气障碍的呼吸衰竭患者，宜选用较小潮气量，较快频率，I∶E 为 1∶（1.5~2），以减轻心脏负担。对阻塞性通气障碍的呼吸衰竭患者，宜选用较大潮气量，较慢频率，I∶E 为 1∶（2~3），增加呼气时间，使气体均匀分布，充分交换，还可增大有效通气量。对心功能不全患者，宜选用较小潮气量，稍快频率，缩短吸气时间，减少正压通气对心脏的影响。ARDS 患者推荐使用小潮气量加 PEEP 的模式，设置 PEEP 的作用是使萎陷的肺泡复张、增加平均气道压、改善氧合。

（4）气道压力。定压型呼吸机依靠调节气道压力来获得适当的潮气量，通气时压力的最低限度以能维持满意的潮气量，同时又不影响机体循环功能为原则。一般成人为 $10~20$ cmH_2O，小儿则为 $8~20$ cmH_2O。定容型呼吸机的通气压取决于潮气量、气流速度、呼吸道阻力及肺、胸廓顺应性的综合结果，不能单独调节，通常只要保证适当的每分通气量，不必经常调节气道压力。如通气压力突然降低，则提示通气导管系统可能存在泄漏；如突然升高，则提示患者可能有咳嗽、气道内痰液堵塞，或通气管道系统存在堵塞等情况。

(5) 吸入氧浓度（FiO_2）：在维持 $PaO_2>60$ mmHg 的前提下尽量减低 FiO_2。若 $FiO_2>60\%$，但 PaO_2 仍小于 60 mmHg，应考虑加用 PEEP。如 $FiO_2>60\%$ 持续 3 d 以上，则可致肺损伤。

六、呼吸机与患者的连接方式

1. 气管插管

气管插管用于半昏迷、昏迷的重症患者，预计短期内可迅速恢复者，插管保留时间一般不超过 72 h。如经鼻低压力套囊插管，可延长保留时间至 1~2 周。

2. 气管切开

气管切开用于需长期机械通气的重症患者。

七、常见并发症

1. 与人工气道建立有关的并发症

常见的有气管溃疡、坏死、出血、感染等。

2. 与机械通气有关的并发症

常见的有通气不足或过度、肺部感染、低血压、氧中毒、气压伤等。

3. 呼吸机故障引起的并发症

常见的有接管脱落、漏气、报警装置失灵、呼吸机本身的故障等。

八、护理措施

(一) 上呼吸机前的护理

1. 患者准备

与患者家属及神志清醒的患者进行沟通，做好解释工作，讲解人工呼吸的必要性、如何配合机械通气、可能的不适、解决的方法等。讲解并训练一些患者认可的、使用呼吸机时可应用的非语言交流方式，如面部表情、手势表达某种需要，以便于护理人员理解后，及时给予满足。

2. 护理人员配备

机械通气的患者应设专人护理，以便及时监测病情变化，满足患者各种需要。

3. 物品准备

全套清洁、完好的人工呼吸机、供氧设备、吸引装置、多功能监护仪，建立人工气道所需的全套物品。

(二) 上呼吸机时的护理

1. 监测病情变化

监测病情的目的是了解机械通气的效果，预防并及时发现、处理可能的并发症。

(1) 临床监测。

① 意识状态：上呼吸机后患者由神志不清转为神志清，由烦躁转为安静，均表明通气状态改善。若出现烦躁不安，自主呼吸与呼吸机不同步，多为通气不足或人机拮

抗。若患者病情一度好转，又突然出现兴奋、多语，甚至抽搐，应警惕碱中毒的发生。

② 呼吸：有无自主呼吸，与呼吸机是否同步。仔细观察两侧呼吸音的性质，有无啰音。如一侧胸廓起伏减弱，呼吸音消失，除与气管插管过深误入一侧支气管有关外，还可与插管固定不牢，在患者躁动或翻身后滑入一侧支气管，或并发气胸或肺不张有关。

③ 心率、血压：机械通气开始 20~30 min 时血压可下降，而后血压回升。然而血容量不足、心力衰竭、周围循环衰竭，所用正压过大，可削弱机体代偿能力，易造成血压下降，应引起重视。给予机械通气后，如患者出现心率加快或心律失常等，常提示有通气不足或过度通气。

④ 体温：发热者常提示合并感染。而体温升高会使氧耗量和 CO_2 产生增加，应酌情调节通气参数，高热患者还应适当降低湿化器的温度以助降温。

⑤ 及时发现机械通气的并发症：如患者出现血压上升、心率加快、出汗、烦躁、外周表浅静脉充盈等二氧化碳蓄积的症状，提示通气不足。如患者出现血压骤降、心律失常、谵妄、昏迷、抽搐等呼吸性碱中毒症状，提示二氧化碳排出过多，系通气过度所致。

⑥ 其他：严密监测患者有无腹胀、水肿及低钾血症的表现，准确记录 24 h 出入量。

（2）仪器或实验室监测。

① 肺功能监测：密切观察呼吸机及各种监测仪的工作状态和报警装置。及时记录监测仪上的重要参数，如呼吸机的潮气量、压力、呼吸频率、吸/呼比值、吸氧浓度等。压力突然升高可见于气道内分泌物阻塞、支气管痉挛、气管异物堵塞、送气管道折叠、扭曲、受压，或管道中水分逆流进入呼吸道发生呛咳等。而压力降低多与气道衔接不紧、气囊漏气或充盈不足等有关。

② 血气分析监测：血气指标是评价机械通气治疗效果最直接、最正确的指标。一般在上呼吸机 20~30 min 后进行血气分析监测，以后每小时监测 1 次，病情稳定后适当延长间隔时间。根据监测结果，尤其是 $PaCO_2$ 的变化对工作参数进行调整。机械通气效果理想的状态是：对Ⅰ型呼吸衰竭患者，应使 $PaCO_2$ 维持在正常范围；对慢性Ⅱ型呼吸衰竭患者，应使 $PaCO_2$ 逐渐下降；对很高的 $PaCO_2$，希望通过对通气量的逐步调节使 $PaCO_2$ 在数天内逐渐达到接近正常的范围，否则易出现治疗性代谢性碱中毒。机械通气患者 PaO_2 依靠 FiO_2 调节，一般应使 PaO_2 维持在 80~100 mmHg。

③ 心电、血流动力学监测：心电监测有助于发现心律失常和心肌缺氧。通过血流动力学监测，可及时了解心功能、血容量等情况。

④ 胸部 X 线检查：床边胸部 X 线检查可了解肺部病变情况及有无并发气胸、肺不张等。

⑤ 呼气末 CO_2 浓度监测：目前大多数呼吸机均有此功能。呼气末浓度为 4.5% 表示通气恰当，小于 4.5% 为通气过度，大于 5% 提示通气不足。

2. 气道护理

气道护理的目标是保持气道湿化、通畅，预防或减少可能的并发症。

（1）加强呼吸道的湿化：人工气道的建立使呼吸道失水增加，纤毛运动减弱，分泌物排出不畅，易发生气道阻塞、继发感染等。因此，必须加强呼吸道的人工湿化。可通过湿化罐内液体的蒸气加湿，即将水加热后产生蒸气混入吸入气中，起到加温、加湿的作用。湿化罐内的水温保持在50 ℃左右。吸入气温度维持在37 ℃左右，温度过低可影响加温、湿化效果，过高则引起喉痉挛、出汗，甚至烫伤。为避免湿化罐内形成沉淀，只能加入无菌蒸馏水。此外，可经支气管内直接滴注生理盐水或蒸馏水，达到湿化的目的。每次滴入液不超过3~5 mL。每天所需湿化液的总量以既确保痰液稀释易于咳出，又使肺底不因湿化过度而出现啰音为宜，一般成人为10~20 mL/h，250~500 mL/d，心脏病患者、儿童宜减量。

（2）气道内分泌物的吸引：吸痰是对机械通气患者的主要护理任务之一。吸痰过于频繁可导致不必要的气管黏膜损伤，加重低氧血症和诱发急性左心衰竭；吸痰不及时又可造成呼吸道不畅、通气量降低、窒息，所以适时吸痰是保持呼吸道通畅、确保机械通气治疗效果的关键。应根据患者的痰鸣音、咳嗽、气道压力等情况的变化按需吸痰：① 吸痰前翻身、拍背，适当提高 FiO_2。② 选择合适的吸痰管，吸痰管的外径应小于气管内套管的1/2，长度应比气管插管长5~6 cm。ARDS的患者应使用封闭式吸痰管，以避免PEEP的突然失去，使肺泡再度萎陷。③ 成人吸引负压为400 mmHg，小儿为250 mmHg。④ 分泌物黏稠者吸痰前气道内注入生理盐水3~5 mL后再吸引，吸痰后气道内滴入抗生素稀释液（一般多用庆大霉素）5~6 滴。⑤ 每次抽吸时间不超过15 s，一般两次间隔3 min以上。

3. 预防感染及损伤

（1）妥善固定，预防非计划性拔管的发生，防止人工气道的移位、脱开和阻塞。

（2）目前使用的气管套囊多为高容低压套囊，应当充气恰当。维持高容低压套囊压力在25~30 cmH_2O，既可有效封闭气道，又不高于气管黏膜毛细血管灌注压，可预防气道黏膜缺血性损伤及气管食管瘘、拔管后气管狭窄等并发症。高容低压套囊不需要间断放气，应每天3次监测套囊压。紧急情况下可以使用手指捏感法：套囊注气的同时，用手指感觉外套囊的压力，达到触压套囊如触压鼻翼的感觉时，中止注气，以后再根据囊内压测试仪（CPG）调节压力。

（3）做好气管切开护理，严格无菌操作。

（4）定时翻身、拍背，促进痰液引流，预防肺部并发症。据报道，对于持续机械通气的患者，通过纤维支气管镜进行气道内吸痰，必要时予支气管肺泡冲洗，能短暂有效清除气道内分泌物。

（5）做好基础护理，注意病室空气净化，保持床单平整，保持口腔、皮肤的清洁卫生，预防尿路感染及下肢静脉血栓形成等。

4. 维持水、电解质平衡

鼻饲加静脉营养或全胃肠外营养是机械通气患者常用的营养支持措施。护理人员应准确按时完成输液计划，注意电解质的变化。

5. 心理社会支持

据报道，机械通气时患者的许多心理不适，如不安全感、急躁、焦虑、孤独、生气与心烦等与机械通气引起的沟通障碍有关，医护人员的工作质量也是患者产生心理不适的主要原因，这提示护理人员在很大程度上可影响患者的心理反应。因此，护理人员应经常巡视病房，主动接近患者，通过语言或非语言交流抚慰患者，准确理解患者的需求，及时给予满足，适当安排家人及密切相关者的探访，以缓解焦虑、恐惧等心理反应。

（三）停用呼吸机的护理

1. 掌握停机的指标

（1）FiO_2 下降至 0.30（30%）以下。

（2）血气分析正常，自主呼吸强。

（3）若机械通气为 SIMV+PSV 模式，可先降低呼吸频率，使呼吸肌活动得到锻炼并逐步增强。当呼吸频率降至 6~10 次/min 时，再降低支持压力，一般至 8~12 cmH_2O 时，患者呼吸平稳，通气及氧合指标接近正常，可考虑撤机。部分患者如考虑予序贯 NPPV 治疗，则参数可以放宽。

（4）撤机时间应选在上午，以便于观察，撤机后 30 min 内，应在床旁密切观察。最初 1~2 d 夜间仍可以用呼吸机辅助，经过至少 2 d 观察，患者自主呼吸良好时再完全停机。

2. 停机时的护理

（1）帮助患者树立信心：少数患者由于对痛苦和死亡的极度恐惧，当得知要脱机时会紧张、恐惧，呼吸和心跳加快而表现为对呼吸机的依赖。因此，护理人员在撤机前应向患者及其家属详细说明病情，指出目前患者已具备自主呼吸能力，告知其撤机过程是逐步的、安全的。在进行撤机试验时，护士要在患者身边，增强其信心并提供安全保障，使撤机顺利进行。

（2）按步骤撤机：当患者具备完全脱离呼吸机的能力后，气管套管拔管前要经过堵管准备。气管插管者停用呼吸机后须观察数小时，若无特殊情况方可拔除。

（3）做好拔管后 1~2 d 内的呼吸道管理：拔管不是治疗的结束，而是新的治疗阶段的开始，应帮助患者进行有效咳嗽，加强翻身、拍背。

（4）做好呼吸机的终末消毒与保养。

（四）呼吸机的维护和常见故障排除

1. 呼吸机的维护

（1）定期清洗、消毒呼吸机管路：有研究表明，呼吸机管路每 7 d 更换一次并不增加呼吸机相关肺炎的发生率，并可降低费用。故建议呼吸机管路可以每周更换一次，若有污染应及时更换，管路中的冷凝水应及时清除。在拆卸呼吸机管路前，应认真详细阅读说明书，如有疑问或不清楚之处，应请教有经验的专业技术人员或生产厂家技术员进行指导，切不可随意拆卸，以免损坏呼吸机。

（2）对呼吸机及蒸发器的日常维护：呼吸机应用一段时间后应使用消毒气体（室温）对机内信号输入的管路进行消毒，以防止患者之间的交叉感染。对主机内的消毒，须打开上盖板，用紫外线照射 3~4 h 即可。呼吸机表面每天用清洁软布擦洗。对附件的消毒，一般采用擦洗、浸泡的方法。呼吸机在使用 1 000 h 或最长半年之后，吸气系统的部件应予灭菌或由清洁部件取代，此应由专业维护人员来实施。定时更换或注入蒸发器内的液体，蒸发器用水必须为蒸馏水，以避免水中杂质或矿物质形成结晶而损害蒸发器。

（3）定期更换消耗品：许多进口呼吸机均有自己的消耗品，通常消耗品的寿命是1 000 h或1年，超过期限可能会影响呼吸机的正常功能。因此，对每一次更换消耗品的名称、时间、数量及更换情况均应做好详细记录，应有专人负责建立档案，以便核查。

（4）整机通电试验：新的呼吸机或更换消耗品后的呼吸机，或呼吸机清洁消毒并安装后，应在使用前对其进行全面综合的测试，包括整机通电试验，以确认呼吸机各项性能完好、准确。这是患者使用前的最后一次检测，也是最重要的一项措施。整机通电试验检测的内容包括检查呼吸机气路系统有无漏气，报警系统的功能是否完好，呼吸机的各种输出功能及各监测仪、附加仪器的功能是否完好。

2. 常见故障排除

（1）突然停止工作：呼吸机在工作过程中突然停止工作，其可能的原因有停电、电源插头脱落、保险丝熔断或稳压电源故障。应重新接上电源，并更换保险丝或稳压电源。停电时用手动呼吸器暂时代替，待恢复供电或电源故障排除后，在膜肺工作提示正常的情况下再上机。

（2）工作压力不足：常见的原因有气源压力不足、管路漏气等。应检查氧气压力、空气压缩机性能及空气氧气混合器是否有故障。检查管路各连接处是否紧密牢固，必要时更换管道系统。

（3）气道压力过高：常见原因有气道阻塞及肺顺应性下降。

① 气道阻塞：其原因有黏液分泌增加及黏稠、痰痂阻塞、广泛细支气管炎症及痉挛、气管套管脱落及堵塞等。应给予患者充分湿化、吸引、拍背、体位引流、吸痰，以及解痉平喘治疗，必要时予支气管镜吸痰、重新置管或更换套管、暂时增加气道工作压力或增大潮气量等处理。

② 肺顺应性下降：常见原因有人机拮抗、主支气管痰栓或患者合并肺炎、肺水肿及肺不张等。应去除引起人机拮抗的原因如咳嗽、疼痛等，适当减少吸气量，充分湿化、吸痰，对合并肺炎、肺水肿及肺不张的患者可适当加用PEEP治疗。

（4）气道压下限报警：常见原因有气管套囊压力降低或套囊未注气，管道脱开或漏气等。应从套囊内抽气后注入规定气体量或更换套囊，适当调低工作压力，仔细检查管道有无破损及连接脱落情况。

（5）其他：出现呼吸机长时间向患者肺部送气或停止送气，多为呼吸机电路控制失灵所致。此时应该马上用简易呼吸器施行人工呼吸，检查呼吸机管路是否脱开。如不能及时排除，应立即更换呼吸机。此外，应及时清除管路内积水，以免增加气道阻力。如为氧气瓶供氧，当氧气瓶压力表指示低于10 kg/cm^{2}时，提示只能继续供气半小时，应做好更换氧气瓶的准备工作。

（凌 珑　洪 璐　胡雁秋）

附录15-3　血液酸碱及血气分析

动脉血气分析（blood gas analysis）包括动脉血氧分压（PaO_2）、动脉血二氧化碳分压（$PaCO_2$）、氢离子浓度（pH）等测定，它能直接反映肺通气及换气功能的状况，而静脉血的气体则随身体各部位组织的成分及其代谢率、血流灌注量的不同而异。

一、操作前准备

1. 患者准备

向患者解释采血目的、操作方法及简要步骤，建立信任及安全感。如为婴幼患儿抽血，则须由助手固定患儿肢体，但勿用力过猛，以免损伤组织。

2. 物品准备

注射盘内备有消毒皮肤的溶液、棉签、干燥无菌针筒、肝素1 250 U、橡皮塞、无菌手套。采用动脉末梢血时，先准备好内径为1.2~1.5 mm、容量为140~160 μL的肝素抗凝毛细玻璃管，其管壁充满肝素溶液后，在80 ℃以下的烘箱内烘干。

3. 抽血针筒的准备

用干燥无菌针筒吸取肝素溶液1 mL（内含肝素1 250 U），转动针栓，使肝素均匀附于管壁，针尖向上排出气体或所有气泡及肝素水后待用。

二、操作步骤

1. 选择穿刺部位

采集动脉血时一般选用桡动脉、股动脉、肱动脉。静脉血气测定有两种方法：一种是混合静脉血（mixed venous blood）血气分析，血标本通常通过肺动脉插管获取；另一种是中心静脉血（central venous blood）血气分析，血标本通过中心静脉导管从上腔静脉获取。用于血气分析的动脉血和电解质检查的静脉血要同时抽取。

2. 湿润注射器

抽取动脉血气标本前，必须用肝素稀释液湿润注射器，目的在于：① 防止送检过程中血液凝固。② 在注射器管壁形成液体膜，防止大气与血样进行气体交换。③ 填充无效腔。一般每毫升血样需要0.05~0.1 mL肝素。

3. 排气

针尖向上排出气体和多余的肝素。

4. 穿刺采血

触摸动脉搏动最明显处定位，局部常规消毒，术者左手示、中指消毒后触摸到动脉搏动处，右手持针，针头斜面向上，逆血流方向与血管呈垂直或60°刺入。穿刺后不必抽吸。若准确刺入动脉，则血液会自行涌入针筒内，待血量达2 mL时拔针。

5. 封闭注射器

采血后立即退针，将针头斜面刺入橡皮塞以封闭针头。若注射器内有空气，应尽快排出再封闭。

6. 混匀

将注射器轻轻搓动，使血液与肝素充分混匀，以防止凝血。

三、注意事项

（1）桡动脉、肱动脉采血时，要检查袖口是否宽松，防止因袖口过紧导致动脉搏动不明显，勿采静脉血或引起局部淤血。采血时一定注明吸氧条件，必要时停止吸氧 30 min 后再采血进行血气分析。

（2）采集血标本后，用棉球重压穿刺部位 3~5 min，勿揉。有血液病、DIC 及应用抗凝药的患者，应酌情延长按压时间，直至无出血。

（3）发热和体温过低者应注明当时体温，体温过高或过低对 pH、PaO_2、$PaCO_2$ 都有影响。氧在血浆中的溶解度随温度的改变而变化，温度升高，PaO_2 升高，pH 下降。

（4）严格遵守操作规程，注意抗凝和隔绝空气。血液中如有血凝块，应重新抽取血样；空气进入后会使 PaO_2 升高，$PaCO_2$ 显著下降。

（5）研究表明，血细胞正常的血液在 38 ℃环境下存放 1 h，$PaCO_2$ 会升高 5 mmHg，pH 会降低 0.06，因此血标本应立即送检。若暂时不送，应置于 4 ℃以下的冰箱内保存，一般不宜超过 2 h。

四、常用指标正常值和临床意义

（一）与氧代谢相关的指标

1. 血氧分压（PO_2）

血氧分压是指血液中物理溶解的氧分子所产生的张力。

（1）动脉血氧分压（PaO_2）：成年人正常值为 90~100 mmHg，低于 80 mmHg 为缺氧。引起 PaO_2 降低的因素有：吸入气中氧浓度降低，患者通气或换气功能障碍。

（2）静脉血氧分压（PvO_2）：正常值为 40~60 mmHg，可反映组织细胞摄氧能力，PvO_2 小于 40 mmHg 提示组织摄氧增加，PvO_2 小于 30 mmHg 提示组织缺氧。

2. 二氧化碳分压（$PaCO_2$）

$PaCO_2$ 是指物理溶解在血浆中的二氧化碳张力。CO_2 分子具有很强的弥散能力，故 $PaCO_2$ 可反映肺泡二氧化碳浓度。$PaCO_2$ 的正常值为 40 mmHg，低于 35 mmHg 为低碳酸血症，提示肺泡过度通气；高于 45 mmHg 为高碳酸血症，提示肺泡通气不足。$PaCO_2$ 的改变可直接影响 pH，因此 $PaCO_2$ 又是反映酸碱平衡的重要指标。

3. 氧饱和度（SO_2）

SO_2 是指血中的氧合血红蛋白（HbO_2）占全部血红蛋白（Hb）的百分比，1 g 血红蛋白最多能与 1.36 mL 的氧结合。动脉血氧饱和度（SaO_2）的正常值为 96%~100%，混合静脉血氧饱和度约为 75%。SO_2 的高低可反映氧分压的高低，氧分压和氧饱和度之间的关系，可用氧离曲线来表示。由于血红蛋白的生理特征，氧离曲线呈"S"形，PO_2 在 60 mmHg 以下，才会使氧饱和度明显降低，氧含量明显减少，从而引起缺氧。

氧解离曲线受多种因素影响，判断是发生左移或者右移的主要指标为 P_{50}，即血氧饱和度达 50%的氧分压数。正常情况下，pH = 7.4、T = 37 ℃、$PaCO_2$ 为 40 mmHg 时，

P_{50} 为 26.3 mmHg。P_{50} 升高提示氧离曲线右移，氧与血红蛋白的结合力降低；反之，P_{50} 降低提示氧离曲线左移，氧与血红蛋白的结合力增加。可导致 P_{50} 升高的常见因素有碱中毒、低碳酸血症、体温降低、二磷酸甘油酸减少；可导致 P_{50} 降低的常见因素有酸中毒、高碳酸血症、体温升高、二磷酸甘油酸增加等。

(二) 与酸碱平衡有关的指标

1. pH 为血液的酸碱度

参考值为 7.35~7.45，pH<7.35 为酸血症，>7.45 属碱血症。但 pH 仅能反映是否存在酸碱血症，不能排除是否存在酸碱失衡，更不能反映是代谢性还是呼吸性的酸碱失衡。

2. 二氧化碳总量 (TCO_2)

TCO_2 指血浆中各种形式的 CO_2 含量的总和，代表血中 H_2CO_3 和 HCO_3^- 之和。参考值为 24~32 mmol/L。其中，95% CO_2 为 HCO_3^- 结合形式，5% 为物理溶解的 CO_2，极少量以碳酸、蛋白质氨基甲酸酯的形式存在。体内 CO_2 含量受呼吸和代谢两方面的影响，但主要是代谢因素。

3. 实际碳酸氢根 (AB)

AB 指血浆中的 HCO_3^- 的实际含量，参考值为 (25±3) mmol/L。AB 受代谢和呼吸两种因素影响：AB 增加，可能为代谢性碱中毒或呼吸性酸中毒代偿；AB 降低，可能为呼吸性碱中毒或代谢性酸中毒代偿；AB 正常则应根据具体情况加以分析。

4. 标准碳酸氢根 (SB)

SB 指全血在标准状态，即温度 37 ℃、$PaCO_2$ 40 mmHg、SaO_2 100% 条件下，血中 HCO_3^- 的含量，参考值为 (25±3) mmol/L。SB 是反映代谢性酸碱失衡的重要指标。临床上常通过计算 AB 与 SB 的差值来判断酸碱失衡的性质。正常情况下，SB=AB；两者皆低为代谢性酸中毒 (未代偿)，两者皆高为代谢性碱中毒 (未代偿)；AB>SB 为呼吸性酸中毒，AB<SB 为呼吸性碱中毒。

5. 剩余碱 (BE)

BE 指在标准条件下将 1 L 血液的 pH 滴定到 7.40 所需要的酸或碱的量。参考值为 0，范围为 -3~3 mmol/L。BE 是反映代谢性因素的重要指标，若滴定所需要的是酸，则 BE 为正，提示缓冲碱增加，称为碱超；若滴定所需要的是碱，则 BE 为负，提示缓冲碱减少，称为碱缺。

6. 缓冲碱 (BB)

BB 指血浆中具有缓冲能力的负离子的总和。正常值为 45~55 mmol/L。BB 增加为代谢性碱中毒或代偿性呼吸性酸中毒；BB 降低提示代谢性酸中毒或代偿性呼吸性碱中毒。

7. 阴离子间隙 (anion gap, AG)

AG 指血清中所能测定的阳离子和阴离子总和之差，是早期发现混合性酸碱中毒的重要指标。AG 正常值为 12 mmol/L，范围为 8~16 mmol/L。当发生高 AG 型代谢性酸中毒合并代谢性碱中毒且两者程度相当时，pH 和 HCO_3^- 的改变可相互抵消，血气结果可正常，此时 AG 是诊断的唯一线索。

五、血气分析报告分析的基本步骤

血气分析指标较多,但有的指标意义接近,需要抓重点和有代表性的指标,一般酸碱失衡主要看 pH、$PaCO_2$ 和 BE(或 AB)这三项;缺氧及通气状况主要看 PaO_2 和 $PaCO_2$。一般按以下步骤。

(1)根据 pH 判断有无酸血症或碱血症:pH 异常提示已存在酸碱失衡,但 pH 正常也可能存在酸碱失衡,不能忽视。

(2)根据 $PaCO_2$ 和 BE(或 AB)变化分析酸碱失衡的性质:当 $PaCO_2$ 和 BE(或 AB)呈反向变化时,提示为混合型酸碱失衡。如 BE(或 AB)升高,$PaCO_2$ 降低,提示代谢性碱中毒合并呼吸性酸中毒;如 BE(或 AB)降低,$PaCO_2$ 升高,提示代谢性酸中毒合并呼吸性碱中毒。

当 $PaCO_2$ 和 BE(或 AB)呈同向变化时,可能存在两种情况:其一是存在单纯酸碱失衡,如 BE(或 AB)原发性升高,$PaCO_2$ 继发性升高,为代谢性碱中毒呼吸代偿,但代偿不可能过度,即原发失衡必大于代偿变化。其二是发生混合性酸碱失衡,如代偿性碱中毒合并呼吸性酸中毒时,BE(或 AB)和 $PaCO_2$ 均可能升高。两种情况的界定要根据代偿的速度、幅度和限度来判断。例如,根据疾病的临床实际情况已经确定原发疾病和可能发生的酸碱失衡,而与原发变量相对应的另一变量数值变化超越了代偿限度,即可判断为混合型酸碱失衡。常用的酸碱失衡预计代偿时间和限度见附表 15-3-1。

附表 15-3-1 常用的酸碱失衡预计代偿时间和限度

原发失衡	原发化学变化	代偿反应	代偿公式	代偿时间	代偿限度
代谢性酸中毒	$HCO_3^-\downarrow$	$PaCO_2\downarrow$	$PaCO_2=40-(24-HCO_3^-)\times1.2\pm2$	12~24 h	1.33 kPa
代谢性碱中毒	$HCO_3^-\uparrow$	$PaCO_2\uparrow$	$PaCO_2=40-(24-HCO_3^-)\times0.9\pm5$	12~24 h	7.32 kPa
呼吸性酸中毒	$PaCO_2\uparrow$	$HCO_3^-\uparrow$	急性 $HCO_3^-=24+(PaCO_2-40)\times0.07\pm1.5$	数分钟	30 mmol/L
			慢性 $HCO_3^-=24+(PaCO_2-40)\times0.4\pm3$	3~5 d	45 mmol/L
呼吸性碱中毒	$PaCO_2\downarrow$	$HCO_3^-\downarrow$	急性 $HCO_3^-=24-(40-PaCO_2)\times0.2\pm2.5$	数分钟	18 mmol/L
			慢性 $HCO_3^-=24-(40-PaCO_2)\times0.5\pm2.5$	3~5 d	12~15 mmol/L

(3)根据 AG 判断酸碱失衡:AG 与酸碱失衡关系密切,根据 AG 可迅速诊断代谢性酸中毒。血浆中阴阳离子总数相等,一般情况下仅测定 Na^+、Cl^-、HCO_3^-。AG = [Na^+]-[Cl^-]-[HCO_3^-],即 AG 代表未测定的阴、阳离子差值的阴离子部分。AG

的正常值为 7~16 mmol/L。AG 升高大部分为代谢性酸中毒，但必须结合病史和用药情况才能确诊，应注意排除引起 AG 增高的其他因素，如脱水、大剂量应用钠盐等。

（凌 珑 洪 璐 胡雁秋）

附录 15-4 胸腔闭式引流术及其护理

胸腔闭式引流术是指将特殊硅胶管或外科胸腔引流管插入胸腔，从而将胸腔内的气体、脓液或血液持续排出，达到治疗气胸、脓胸或血胸目的的一种治疗方法。它的原理是：依靠水封瓶中的液体使胸膜腔与外界隔离，当胸膜腔因积气、积液或积血形成高压时，胸膜腔内的液体或气体可排至引流瓶内，当胸膜腔内恢复负压时，水封瓶内的液体被吸至引流瓶下端形成负压水柱，阻止空气进入胸膜腔，由于引流管有足够的垂直长度及重力作用，水封瓶内的液体只能在引流管的下端形成一定高度的水柱，不能被吸至胸膜腔内，从而达到胸膜腔引流和减压的目的。

一、适应证

（1）对于呼吸明显困难、肺压缩程度较大的不稳定性气胸患者，包括交通性气胸、张力性气胸和气胸反复发作的患者，无论气胸容量多少，均应尽早行胸腔闭式引流术。

（2）心肺功能较差、自觉症状较重（静息状态下亦感明显呼吸困难）的闭合性气胸，无论肺压缩多少，均应尽早行胸腔闭式引流术。

（3）中量或大量气胸经胸膜腔穿刺抽气呼吸困难症状未明显改善或肺不能复张者，应及时行胸腔闭式引流术。

（4）胸腔积液、血胸、脓胸、乳糜胸和食管支气管胸膜瘘需要持续排液、排血或排脓者。

（5）准备使用机械通气的气胸或血气胸者。

（6）外科手术须切开胸膜腔者。

二、禁忌证

（1）凝血功能障碍或有出血倾向者。

（2）结核性脓胸、癌性胸腔积液未做胸腔局部有效治疗者。

（3）肝性胸腔积液，持续引流可导致大量蛋白质和电解质丢失者。

三、术前准备

1. 物品准备

无菌手套、无菌手术衣、皮肤消毒液、无菌胸腔闭式引流包（包内有穿刺针、注射器、胸腔闭式引流管、棉签、弯盘、剪刀、纱布等）和无菌胸腔闭式引流装置。

2. 药品准备

局部麻醉剂（质量分数为 1% 的普鲁卡因或质量分数为 2% 的利多卡因）、无菌蒸馏水或生理盐水、镇咳药。

3. 患者准备

（1）知识宣教：根据患者的年龄、文化程度、社会经济状况采用适当的宣教方式，告知患者胸腔闭式引流术的目的、意义和操作步骤，术中保持穿刺体位，不要随意活动；穿刺时不要咳嗽或深呼吸，以免损伤胸膜或肺组织。让患者有充分的思想准备，配合手术，使手术顺利进行。

（2）术前做胸部X线透视摄片或超声等影像学检查，明确胸膜腔内积气、积液、积血和积脓的范围和总量，了解肺和纵隔受压和移位的情况，以利于选择正确的引流部位。

（3）术前做好手术部位的皮肤准备，做好普鲁卡因过敏试验并在病历上注明试验结果。

（4）胸腔闭式引流是一种有创性操作，术前患者须签署知情同意书。

四、操作步骤

1. 患者体位

一般情况下采用仰卧斜坡位或平卧位。

2. 穿刺部位

切口部位的选择可根据病变的部位和引流物的性质来确定。气胸者取患侧锁骨中线外侧第2肋间隙或腋前线第4~5肋间隙进针；胸腔积液、血胸和乳糜胸等液体引流时则在腋中线和腋后线之间第6~7肋间隙；脓胸选择在脓液积聚的最低位置进管；局限性气胸和包裹性胸腔积液者可借助X线或超声定位。

3. 胸管选择

排气管宜选择质地较软、一般管径为1 cm的硅胶管，既能引流，又可减少局部刺激和疼痛；排液管宜选择质地较硬、不易打折和堵塞且有利于引流的橡胶管，一般管径为1.5~2 cm。

4. 手术过程

（1）消毒切口周围直径15 cm范围的术野皮肤，铺无菌治疗巾。

（2）用局麻药在所选切口皮肤下胸壁各层施行局部浸润麻醉。

（3）沿肋间皮纹方向作1.5~2 cm的切口，用血管钳沿肋骨上缘钝性分离肋间组织并逐步前推进入胸膜腔，此时会有明显的突破感，当见有气体或液体溢出后，再用血管钳将该部位切口稍扩大，然后将事先准备好的引流管沿原径路植入胸膜腔内，其尾端侧孔应插入胸膜腔内2~3 cm，其外端连接于无菌胸腔闭式引流装置；让患者咳嗽或深呼吸，此时可见气体或液体自引流管内流出，水封瓶管内水柱随呼吸上、下运动；缝合切口，并固定引流管，引流管处皮肤周围用无菌凡士林纱布包绕，再用无菌纱布覆盖；若经水封瓶引流后未能使胸膜破口愈合，肺持久不能复张，则可在胸壁其他部位插管，或在原先通畅的引流管端加用负压吸引装置。为避免吸引可能形成负压过大，用调压瓶时可使负压在-20~-10 cmH_2O。

五、术中监护

1. 生命体征监测

在整个操作过程中,应监测患者有无呼吸增快、心率加速、血压下降、出冷汗、面色苍白等症状,必要时暂停操作或给予相应的处理。

2. 心理安慰

术中应陪伴在患者身边,分散注意力,以达到缓解紧张情绪和不适症状的目的,使患者顺利渡过手术关。

六、护理要点

1. 保持管道密闭

使用前严格检查引流管是否通畅和整个装置是否密闭,引流管及引流瓶口有无裂缝,各衔接处包括皮肤切口处也要求密封,用凡士林纱布包扎严密,避免发生漏气和滑脱;水封瓶长管没入水中 3~4 cm,并始终保持直立。

2. 采取适当体位

如患者血压平稳,应采取半卧位,以利于引流和呼吸,鼓励患者深呼吸及咳嗽,并协助变换体位,促使胸腔气体及液体排出,利于肺复张。

3. 保证有效引流

(1) 确保引流装置安全:引流瓶应放在低于患者胸部且不易踢倒的地方,患者下床活动时,引流瓶的位置应低于膝关节,任何时候其液面应低于引流管胸腔出口平面超过 60 cm,以防瓶内液体反流入胸腔;引流管长度约 100 cm,将其妥善固定于床旁,既便于患者翻身,又不会导致管路扭曲受压。

(2) 判断引流管是否通畅,密切观察长管中的水柱是否随呼吸上下波动,波动范围为 4~6 cm,必要时可请患者做深呼吸和咳嗽,如仍无水柱波动,患者出现胸闷气促、呼吸困难和气管偏向健侧等肺受压症状,可能为引流管不通畅或部分滑出胸膜腔所致,应立即通知医生更换导管或捏挤导管及负压间断抽吸引流瓶中的短玻璃管促使其通畅。

(3) 防止胸腔积液或渗出物堵塞引流管,可根据病情每 1~2 h 由胸腔端向引流瓶端的方向挤压引流管,方法是:先用双手挤压引流管根部,以免胸内胶管侧孔被胸腔内纤维蛋白阻塞,然后一手固定胶管根部,另一手顺引流管往下挤压,以免反流及管腔内被血凝块阻塞。

(4) 更换引流瓶或搬动患者时需要用两把血管钳将引流管双重夹紧,防止引流管滑脱、漏气或引流液反流等意外情况;若胸腔引流管不慎滑出胸腔,应嘱患者呼气,同时迅速用凡士林纱布及胶布封闭引流口,并立即通知医生处理;若引流管连接处脱落或引流瓶损伤,应立即双钳夹紧靠胸壁导管,按无菌操作更换整个装置。

(5) 使用闭式负压吸引时宜连续开动吸引机,如 12 h 后肺仍未能复张,应及时查找原因。

4. 注意观察并记录引流液的量、颜色及性状

胸腔闭式引流术 24 h 内正常的引流液为鲜红色血性液体,第 1 天可达 100 mL 左右,

但以后的引流液颜色逐渐变成淡红色,量明显减少。如引流量不见减少,血色较浓,每小时超过 100 mL,持续 4 h 不减,并伴有血压下降、脉搏增快、休克等表现,除密切观察病情外,应立即通知医生,做好输血或再次手术的准备。术后 3~7 d 若合并乳糜胸,则引流液呈乳白色米汤样液体,可根据医嘱化验证实液体性质,同时还应观察水封瓶内导管水柱波动幅度及有无气泡溢出。

5. 肺功能锻炼

鼓励患者每 2 h 进行 1 次深呼吸、咳嗽和吹气球练习,以促进受压萎陷的肺扩张,加速胸腔内气体排出,促进肺尽早复张。

6. 严格执行无菌操作

(1) 保持引流装置无菌,一次性引流装置每周更换一次,非一次性闭式引流系统须每天更换引流瓶;引流瓶上的排气管外端应用纱布包扎好,避免尘埃或异物进入引流瓶内。

(2) 伤口敷料 1~2 d 更换一次,有分泌物、渗湿或污染时立即更换。

7. 拔管指征

(1) 生命体征稳定,胸腔闭式引流 48~72 h 后,引流量明显减少且颜色变淡。

(2) 24 h 引流液少于 50 mL,脓液少于 10 mL。

(3) 无气体溢出。

(4) X 线显示肺膨胀良好,患者无呼吸困难。

8. 拔管方法

拔管时应准备拔管用品,如蘸有消毒液的棉球、弯盘、凡士林纱布、剪刀、血管钳、镊子和无菌纱布等。先拆去固定缝线,嘱患者深吸气后屏气,迅速拔出导管,同时立即用凡士林纱布和厚敷料封闭胸部伤口,胸带包扎 1 d。拔管后注意观察患者有无胸闷、气急、切口漏气、渗液、出血、皮下气肿等,如发现异常应及时处理。

9. 基础护理

由于切口疼痛及带有管道,患者自理能力下降。根据病情,需要做好患者的基础护理和生活护理,如口腔护理、皮肤护理、会阴护理等;鼓励患者拔管后早期离床活动,向患者说明早期活动的必要性,例如有助于肺复张,促进肠蠕动,增进食欲,增强体质,利于康复。

10. 并发症的护理

(1) 切口感染:保持切口敷料完整、清洁、干燥并及时更换,同时观察切口有无红、肿、热、痛等炎症表现。如有异常,及时报告医生采取抗感染措施。

(2) 肺和胸腔内感染:监测体温及痰液的性状,如患者出现畏寒、高热或脓痰等感染征象时,及时通知医生处理。

(凌 珑 洪 璐 倪 红)

第十六章 先天性心脏病外科治疗及其围手术期护理

第一节 手术适应证及禁忌证

1. 动脉导管未闭

(1) 适应证：① 动脉导管未闭诊断明确，除禁忌证外，原则上都应手术治疗。手术适宜的年龄是4~5岁。② 充血性心力衰竭内科治疗无效者应紧急手术。③ 有症状的动脉导管未闭者应尽早手术。④ 合并其他心血管畸形的动脉导管未闭，如室间隔缺损、房间隔缺损等，可行一期或分期手术；如合并法洛四联症、主动脉狭窄、大动脉错位等，应行一期手术。

(2) 禁忌证：① 合并肺血流减少的发绀型心血管畸形者，导致发绀的病变不能同期得到纠治时。② 静止时或轻度活动后出现趾端发绀，或已出现杵状趾者。③ 动脉导管未闭的杂音已消失，代之以肺动脉高压所致肺动脉瓣关闭不全的舒张期杂音者。④ 体（股）动脉血氧测定，静止状态血氧饱和度低于95%或活动后低于90%者。⑤ 超声多普勒检查示，导管处呈逆向（右至左）分流，或双向分流以右至左为主者；右心导管检查，测算肺总阻力已超过10 Wood单位者。

2. 房间隔缺损

(1) 适应证：不适合介入封堵的病例可采用手术治疗，任何年龄均应手术，但应尽早手术，以学龄前儿童期最为适宜。随着年龄的增长，患者对手术的耐受力增加，所以通常选择在2~4岁时行外科手术。如果婴儿期房间隔缺损并发反复心力衰竭且药物治疗效果不佳，或者伴有支气管肺发育不良的婴儿期患者，需要吸氧及其他内科治疗，又不适合采用介入封堵，应当在婴儿期施行外科手术。肺动脉高压仍以左向右分流为主者，应争取手术。合并心力衰竭的患者，术前应积极控制心力衰竭，为手术创造条件，争取时间积极手术。合并心律失常者，应在药物治疗及控制心律条件下进行手术。

(2) 禁忌证：严重肺动脉高压患者，发生逆向分流（右向左分流），临床出现发绀者。

3. 室间隔缺损

(1) 适应证。

① 婴幼儿室间隔缺损手术适应证：a. 较大室间隔缺损，大量左向右分流，2岁之前手术治疗；b. 若喂养困难、肺动脉高压、反复肺炎及心力衰竭，多次住院难以控制，应在6月龄之前手术；c. 儿童较小，室间隔缺损症状轻，可不急于在2岁前手术，随诊观察至学龄前仍未自行闭合者应手术；d. 干下型室间隔缺损易继发主动脉瓣脱垂，应趁早手术。

② 青年或成人室间隔缺损手术适应证：a. 大量左向右分流，粗糙响亮收缩期杂音者积极手术；b. 左向右分流减少，收缩期杂音减轻但仍在Ⅲ级以上，及早手术；c. 双

向分流仍以左向右为主，无发绀，中重度肺高压（Pp<75 mmHg），静脉硝普钠预备 1~2 个疗程后手术；d. 双向分流均很小，收缩期杂音轻（Ⅱ~Ⅲ级），血气 $SaO_2 \geq 90\%$，应先做右心导管诊断，若左向右分流量≥30%，肺、主动脉收缩压比值（Pp/Pa）≤0.8，全肺血管阻碍 PVR≤10 Wood 单位仍可手术。

（2）禁忌证：平静时有发绀、杵状指，收缩期杂音不明显或仅有舒张期杂音者。

4. 法洛四联症

（1）适应证：一旦诊断，均建议手术治疗。最佳的手术时间目前存在争议，采用一期矫正或分期矫正应根据以下条件：① 合并另外重症心内畸形的法洛四联症，可在生后 3~24 个月行一期法洛四联症根除手术。② 生后反复发生缺氧发作，诊断证实流出道病变局限且合并其他重症畸形，可在 3 个月内行一期根除手术。③ 年龄不足 3 个月，右室流出道狭窄严重且广泛，发绀分明，肺血管阻力较高，宜先行姑息手术，术后肺血管发育增快，阻力多可降低，然后再行二期矫治手术。④ 当冠状动脉前降支发自右冠状动脉，只要不需要跨瓣环补片，仍可在出生后初期进行一期矫治手术；若需跨瓣环补片，宜先行分流手术，待略发育后再行根除手术。⑤ 估计根除术须植入外通道者，应将二期根除手术延迟至 3~5 岁。但即使后一种状况，应用同种血管，右室肺动脉外通道亦较分流术好，只是随患儿的生长须再次手术更换外通道。⑥ 多发性室间隔缺损初期行一期矫治手术危险，可先行姑息手术，然后行二期矫治手术。⑦ 法洛四联症伴肺动脉闭锁，应初期行姑息分流手术，待 3~5 岁行二期矫治手术。

（2）禁忌证：重症红细胞增多症、高血压、蛋白尿和心力衰竭均不是手术禁忌证，且更应提早手术。

第二节　围手术期护理

一、术前护理

参见第十五章第二节。

二、术后护理

（一）常规护理部分

参见第十五章第二节。

（二）各种先天性心脏病术后的特殊护理要点

1. 动脉导管未闭

控制高血压是动脉导管未闭术后护理的重要方面，因为术后患者体循环血量明显增加、压力及容量感受器的反射及术后疼痛等均可使血压增高。而血压过高可使缝合的动脉导管发生破裂，也可能使直接结扎或缝合的导管发生再通和形成假性动脉瘤。故术后将血压降至安全范围十分重要。可配合医生给予扩血管药（如硝普钠、硝酸甘油等），必要时给予镇痛、镇静，适当进行利尿处理。此外，还须密切观察患者有无呼吸窘迫综合征。

2. 室间隔缺损

对于巨大缺损的患者，术后应观察是否存在传导阻滞；高位室间隔缺损的患者应注意是否存在主动脉瓣关闭不全；补片较大者观察患者尿液颜色，以防血红蛋白破坏过多而导致肾功能衰竭。

3. 房间隔缺损

对于术前存在左心发育差者，术后应防止左心衰竭的发生。护理中应控制补液滴速，防止患者发生高血压和产生烦躁情绪，控制 CVP 至正常低限范围。

4. 法洛四联症

（1）维持心功能：若出现心功能不全，应积极配合医生给予强心、利尿等治疗。使用洋地黄时，应尽可能在术后当日达洋地黄化；同时观察心率，防止心动过缓的发生。使用利尿剂应从小剂量开始。

（2）呼吸系统的护理：该类患者术前因肺动脉狭窄，肺部血液灌流少，手术矫正后，肺部血流明显增加，加上体外循环的因素，常可使肺血增多、胸腔积液，甚至出现灌注肺，故术后除维持心功能外，还应充分镇静，积极消除肺部积血。护理中可加强肺部理疗，充分供氧，及时纠正酸中毒。

（3）引流液的观察：由于法洛四联症的患者侧支循环丰富，凝血机制差，加上体外循环应用肝素等，极易引起出血和渗血，故术后应积极观察引流液的量，补充凝血因子，必要时给予鱼精蛋白和止血药，及时补充新鲜血浆或全血；注意心脏压塞征象。

5. 先天性心脏病合并肺动脉高压的术后护理

正常肺动脉平均压为 5~12 mmHg，如静息状态下大于 25 mmHg，运动过程中大于 30 mmHg，则为肺动脉高压。各种先天性心脏病术后如出现肺动脉高压，则应采取如下护理措施。

（1）监测肺动脉压力：重度肺动脉高压患者应放置漂浮导管。如术后存在肺动脉高压，应积极进行药物及人工呼吸机或其他特殊治疗，控制和降低肺动脉内的压力。

（2）提供降低肺动脉压力的最佳条件：① 充分给氧，避免出现乏氧状态。患者返回病房时设置呼吸机的氧浓度为 100%，以后根据血气分析、肺动脉压力及临床表现逐渐降低氧浓度。② 及时纠正酸中毒，要求 pH>7.45，$PaCO_2$ 在 30~35 mmHg，SBE>0。因为酸中毒可引起肺动脉压增高。③ 充分镇静、镇痛，预防患者产生烦躁情绪等。实施有创性护理操作时，应充分镇静或应用肌松剂治疗。④ 避免使用收缩肺动脉的药物如多巴胺、肾上腺素等，心功能不全合并肺动脉高压可选用多巴酚丁胺，但剂量宜小。适当应用扩张肺动脉的药物如前列腺素 E、酚妥拉明等。⑤ 严格控制液体的入量，要求入量少于出量。

第三节 后续护理及出院康复指导

一、后续护理

（1）养成良好的生活作息，充分休息，避免劳累。如患者出现气促、心悸、无力等症状，应停止活动，卧床休息。

(2) 发热的患者应配合医护人员做好物理降温，如冰敷、温水擦浴，冰袋置于腋下或双侧股动脉处。体温下降时出汗较多，应及时更换湿衣服。

(3) 术后患者须经常翻身、拍背，鼓励其多咳嗽，预防肺部感染及肺不张。

(4) 指导患者及其家属注意观察伤口敷料有无渗血渗液，有无脱落，告知患者不要自行抓脱敷料。

(5) 术后告知患者及其家属准确记录尿量的方法，有助于医护人员观察病情。

二、出院康复指导

(1) 嘱患者定期门诊复查，一般时间安排为出院后2周、1个月、3个月。门诊复查心脏彩超、X线、心电图、电解质等。

(2) 出院后根据心功能恢复情况适当活动，先户内再户外，逐渐增加运动量。避免剧烈活动，预防意外伤害。注意体温的变化，如有不明原因发热等，应及时就医。

(3) 术后少去公共场所，外出时戴口罩。随天气变化及时增减衣物。居室应勤通风，保持清洁。

(4) 严格按医嘱服用强心利尿药，服药前测量脉搏，若<60次/min应停用。不可随意服药或增减剂量，以免发生危险。

(5) 饮食应少量多餐，食用高纤维、高蛋白、清淡易消化的食物。可适当摄入水果、蔬菜。心功能低下的患者，适当限制盐的摄入，减轻心脏负担。

（凌　珑　洪　璐　胡雁秋）

第十七章 心脏瓣膜置换术及其围手术期护理

第一节 手术适应证

若心脏瓣膜本身有器质性损害，则任何内科治疗或药物均不能使其消除或缓解。因此，所有有症状的心脏瓣膜病伴慢性心力衰竭（NYHA Ⅱ级及以上）、心脏瓣膜病伴急性心力衰竭及重度主动脉瓣病变伴晕厥或心绞痛的患者，均须手术置换或修补瓣膜。各个瓣膜病外科手术指征如下。

1. 二尖瓣狭窄（MS）

外科治疗的指征：① 二尖瓣显著钙化、纤维化；瓣下结构融合，不宜做经皮二尖瓣球囊成形术（percutaneous mitral balloon valvuloplasty，PMBV）；因左心房血栓，PMBV禁忌；中、重度二尖瓣反流（MR）。② 重度 MS（二尖瓣瓣口面积<1.0 cm^2）、重度肺动脉高压（肺动脉收缩压>60 mmHg）、NYHA Ⅰ～Ⅱ级，不能做 PMBV 或手术修补的患者，须行二尖瓣瓣膜置换术（Ⅱa 类，C 级）。

2. 二尖瓣关闭不全（MI）

急性 MI 应尽早手术。心力衰竭合并慢性、重度 MI 手术指征如下：① 连枷状瓣叶所致的原发性 MI，当 LVEF<30%时，瓣膜修复可改善心力衰竭症状，但对生存率的影响不明。② 有症状（NYHA Ⅱ～Ⅳ级），但无重度左心室功能不全（即 LVEF≥30%）和/或左心室收缩末径>55 mm（Ⅰ类，B 级）。③ 无症状，轻、中度左心室功能不全（LVEF 30%～60%）和/或左心室收缩末径≥40 mm（Ⅰ类，B 级）。对于大多数须手术的患者而言，二尖瓣修补术优于二尖瓣置换术（Ⅰ类，C 级）。

3. 主动脉瓣狭窄（AS）

手术治疗指征如下。

（1）有症状的重度 AS（瓣膜面积<1 cm^2）患者（Ⅰ类，B 级）。有症状的 AS 患者伴低血流速、低跨瓣压力阶差（<40 mmHg）、LVEF 正常或 LVEF 降低但有血流储备证据，可考虑行主动脉瓣置换术（Ⅱa 类，C 级）。

（2）无症状的重度 AS 患者伴以下情况：① 需行冠状动脉旁路移植术（CABG）、升主动脉或其他瓣膜手术者（Ⅰ类，C 级）。② LVEF<50%（Ⅰ类，C 级）。③ 仍在积极从事体力活动、运动试验中出现症状（Ⅰ类，C 级），或出现血压降低者（Ⅱa 类，C 级）。④ 无症状的 AS，瓣膜显著钙化、主动脉射血流速峰值每年增加≥0.3 m/s（Ⅱa 类，C 级）。重度 AS 应选瓣膜置换术。不适合手术（如严重肺病）的患者可考虑经导管主动脉瓣置换术（TAVI），可降低其病死率和住院率，也可持续改善症状及瓣膜血流动力学。如存在严重合并症，TAVI 改善生存率的获益将减少。

4. 主动脉瓣关闭不全（AR）

手术治疗指征如下。

(1) 有症状的 AR 患者（呼吸困难、NYHA Ⅱ~Ⅳ级或心绞痛）（Ⅰ类，B 级）。

(2) 无症状的重度 AR 伴以下情况：① 静息 LVEF≤50%（Ⅰ类，B 级）。② 拟行 CABG、升主动脉或其他瓣膜手术（Ⅰ类，C 级）。③ 静息 LVEF>50%，但伴重度左心室扩大（舒张末径>70 mm 或收缩末径>50 mm）（Ⅱa 类，C 级）。④ 不论 AR 的严重性如何，只要升主动脉明显扩张，且直径≥45 mm（马方综合征）（Ⅰ类，C 级），或≥50 mm（二叶主动脉瓣）（Ⅱa 类，C 级），或≥55 mm（除上述情况外）（Ⅱa 类，C 级）。

第二节　围手术期护理

一、术前护理

（一）常规护理部分

参见第十五章第二节。

（二）其他护理内容

(1) 心理护理。

医护人员仔细了解患者心理状态，耐心讲解与手术相关的知识，以及置换机械瓣须终身抗凝的重要性，帮助患者树立战胜疾病的信心，以消除恐惧心理，取得患者的主动配合。积极做好术前健康教育，术前一日给予术前访视，教会患者呼吸机手语训练、咳嗽训练。

(2) 心功能准备。

① 对心功能较差者应延缓手术，以确保手术安全性。在调整心功能时，注意防止低钾引起的室性心律失常，一旦发生心脏骤停，则心脏复苏极其困难，特别是主动脉瓣严重关闭不全者。

② AS 伴心力衰竭者，术前慎用洋地黄和利尿剂，加强术前巡视和观察，限制活动，避免突然发生心室颤动而猝死。

二、术后护理

（一）常规护理部分

参见第十五章第二节。

（二）活动指导

(1) 开始离床的标准：术后若无如下情况，可开始床旁坐起、床旁站立的离床训练。

① 低心输出量综合征：使用人工呼吸机、IABP、PCPS 等生命维持装置；大量使用去甲肾上腺素和儿茶酚胺等强心剂；使用强心剂情况下，收缩压低于 80 mmHg；四肢冰冷、发绀等；代谢性酸中毒；尿量<1.0 mL/(kg·h) 持续 2 h 以上。

② Swan-Ganz 插管。

③ 安静时心率>120 次/min。

④ 血压不稳定（体位变化诱发低血压）。

⑤ 心律不齐（新发的心房颤动、显著室性期前收缩）。
⑥ 安静时呼吸困难、呼吸过快（30次/min左右）。
⑦ 术后持续出血倾向。

（2）开始步行的标准：离床后，通过对自主症状、客观指标、呼吸次数、心电图变化、血压和心率等的评估，对符合标准的患者，按运动康复七步法开展阶段性的步行训练。

① 阶段Ⅰ前：床上手脚自主和被动运动/被动坐位训练/呼吸训练，每日2~3次，每次15~30 min，床上排泄。
② 阶段Ⅰ：床上端坐位，每日2~3次，每次15~30 min，床上排泄。
③ 阶段Ⅱ：床旁站立或原地踏步10~15次，每日2~3次，可使用便携式便器。
④ 阶段Ⅲ：缓慢步伐病房内行走30 m，自行到洗手间。
⑤ 阶段Ⅳ-1：病区内行走100 m，每日2次。
⑥ 阶段Ⅳ-2：病区内行走200~500 m，每日2次。
⑦ 阶段Ⅴ：上1层楼梯，每日2次。运动锻炼过程中，符合下述标准者，次日可增加步行距离和运动强度：a. 无胸痛、重度呼吸困难、强烈疲劳感（Borg评分>13分）、头晕目眩、摇晃、下肢疼痛等；b. 无发绀、面色苍白、冷汗等；c. 无呼吸过快（>30次/min）；d. 无运动诱发的心律失常增加和心房颤动节律变化；e. 无运动诱发的缺血性心电图改变；f. 无运动诱发的血压过度变化；g. 运动中心率增加不超过30次/min；h. 无运动诱导的血氧饱和度低于90%。

第三节　后续护理及出院康复指导

后续处理指患者出院后随访期间有关瓣膜置换后的处理，是巩固换瓣术后疗效、减少与瓣膜有关的晚期并发症或死亡的重要措施。一般包括心功能支持、抗凝治疗、风湿活动的控制等。

一、心功能支持

随访调查显示，瓣膜置换术后，由于血流动力学指标的改善，大多数患者近期自我感觉良好，症状消失，但实际上，心功能的改善仍有一个过程，一般为6个月左右，少数患者需1年以上。在此恢复过程中，应继续给予心功能的支持，避免增加心脏负荷的因素。部分患者须同时服用地高辛与利尿剂。部分患者则须单纯服用地高辛或利尿剂3~12个月。可每天或间歇服用地高辛。服药期间，患者应自行监测心率，如心率低于60次/min，应停药，并定期到当地医院做心电图检查。利尿剂也应视情况而定，可每天服用或间歇服用。如服用排钾利尿剂，应同时加服钾盐。应延长服药时间至1年或1年以上的患者有：① 术前心脏代偿功能差，心功能Ⅳ级；② 左心室明显扩大或肥厚；③ 严重肺动脉高压；④ 多瓣膜置换；⑤ 换瓣后出现并发症，如瓣周漏等；⑥ 选用瓣膜口径过小，术后存在明显的跨瓣压差。

二、抗凝治疗

1. 抗凝药用量

华法林主要通过影响外源性凝血系统来发挥抗凝作用。服药后主要通过检测凝血酶原时间（PT）及国际标准化比值（INR）来反映抗凝的效果并调整剂量，服药过程中应观察患者个体反应及临床有无出血表现，及时调整用量，防止用药过量或不足。亚洲人 INR 一般维持在 1.6~2.5 比较合适。

2. 抗凝注意事项

（1）机械瓣置换术后，必须终身不间断地抗凝治疗。生物瓣置换术后抗凝 3~6 个月，如果患者合并心房颤动、巨大左心房、术后发生低心输出量或循环功能低下者，抗凝时间应适当延长。

（2）及时发现不明原因的牙龈出血、鼻出血、皮肤淤青或紫斑、黑便、血便、腹痛、昏迷等抗凝过量征象；及时发现心力衰竭、脑血管或四肢血管栓塞、瓣膜有异常声音等抗凝剂量不足征象。

（3）影响血化验结果及体内抗凝效力的相关因素：① 减弱抗凝剂作用的药物，如消胆胺、利福平、雌激素、口服避孕药等。② 增强抗凝作用的药物，如广谱抗生素、酒精、氯霉素、阿司匹林、苯海拉明等。③ 富含维生素 K 的食物可降低华法林的效果，如菠菜、白菜、菜花、豌豆、胡萝卜、猪肝、番茄、马铃薯、花菜、甘蓝、生菜等。④ 腹泻、呕吐、右心衰竭及肝病均可使维生素 K 合成或吸收减少。⑤ 血化验的技术错误，可疑有误者应重复化验。

3. 抗凝期间须行择期或急诊手术的注意事项

（1）凡做小手术，估计出血量小，且可实行压迫止血者，无须停抗凝剂；或者术前 3~5 d 停药，取血化验，正常后即可手术。

（2）急症手术者，紧急测定凝血酶原及 INR，术前静滴维生素 K 4 h 后，抽血复查，如接近正常即可手术。也可不等化验结果，抽血样后随即注射维生素 K 即行急诊手术。术后 24~48 h，如无出血问题即可重新开始抗凝。

4. 经期、妊娠及分娩时的抗凝问题

（1）经期如出血量不多，可不改变抗凝药的用量。如出血量过多，按化验结果可考虑注射维生素 K。出血量大或者出血不止者在调整抗凝药的同时，应去妇产科就诊。

（2）劝导患者手术 2 年后再妊娠为妥。妊娠前期，停用华法林，改用皮下注射肝素，有时须终止妊娠。

（3）预产期前 1~2 周停用华法林，改用静脉注射肝素。分娩 24~48 h 后，如无出血迹象，再重新开始抗凝。

（4）须行剖腹手术者，应在术前 3~7 d 停用抗凝剂或改用皮下注射肝素，直到术前 6 h。术后 1~2 d 如无手术出血征象即可开始抗凝。以上措施均应参考化验结果执行。

三、风湿活动的控制

换瓣术后特别是年轻患者仍可有反复出现的风湿活动。反复的风湿活动对患者的心肌与其他瓣膜仍是一种严重的威胁。因此，应注意预防与治疗，包括溶血性链球菌感染与上呼吸道感染的防治等。一旦出现风湿活动急性发作，应积极进行内科治疗。如因心肌炎影响心功能，应住院治疗。也有报道，术后常规注射长效青霉素 1~3 年。也有学者主张术后预防性应用抗生素应达 3~5 年。

四、休息与活动的指导

(1) 手术后应保持适当的活动量，以便在心功能恢复的同时，增强体质，提高生活质量。大多数患者出院后病情如无变化，休息 3~6 个月，进行全面复查后，再决定是否恢复工作或学习。

(2) 开始锻炼时可由半天逐渐增加至全天，健康锻炼也宜从轻度活动开始，如短距离散步等，以后适当延长时间增加活动量，以不引起胸闷气急为宜。避免进行剧烈的体育活动及重体力劳动，以免增加心脏的负荷，不利于心功能的恢复；而适当参加社交活动、保持乐观情绪等则有助于身体的康复。具体运动锻炼方法如下。

① 开始阶段：术后可步行 30~200 m，即可接受心肺运动负荷试验或心电图运动负荷试验的患者，开始运动锻炼。术后 4~10 d，若机体功能明显失调或因心力衰竭并发症无法进行运动负荷试验，则以监护下的 Borg 评分 11~13 分（从轻松至稍微有些累）为标准，开始步行训练，并尽早进行运动负荷试验。

② 开始阶段的注意要点：在进行运动锻炼前，须确认以下 4 项内容。a. 无发热，炎症改善；b. 无过多的心包积液和胸腔积液；c. 无心房扑动和心房颤动；d. 血红蛋白 >80 g/L。轻度胸腔积液，无气胸等肺部并发症的患者，运动负荷试验时须监测血氧饱和度。

③ 有氧运动：术后 1 周开始监护下的有氧运动，不促使感染恶化，且可提高生存率。若无并发症，应尽早开始运动锻炼。根据运动负荷试验确定运动强度：a. 若进行了心肺运动负荷试验，有氧运动的强度多以 AT 值确定，约为最大运动耐量的 50%~65%，Borg 评分 11~13 分。在 AT 水平下，若出现高血压或心肌缺血，可减少运动强度。b. 若运动锻炼在术后 2 周后开始，最大运动负荷试验较易完成，运动强度可以 40%~60% peak VO_2 确定。对有心房颤动的患者，须以渐进式运动负荷试验中 AT 值或由 peak VO_2 计算得到的运动强度对应前 1 分钟的运动负荷功率或步行速度作为运动强度。c. 在没有气体分析的运动负荷试验的情况下，进行症状限制性的运动负荷试验。即在心电图监测下，以 Karvonen 公式确定运动强度，Karvonen 公式为：[预测最大心率 (220-年龄) -安静状态下心率] × (0.4~0.6) +安静状态下的心率。但须注意的是，由于心脏外科手术后 1~2 周，副交感神经活性显著下降，交感神经亢进，安静状态时的心率和运动中的心率增加应答减弱的情况较多见，因此最大心率须以运动负荷试验中的实际达成值为准，替代 Karvonen 公式中由 220 减去年龄预测的最大心率。另外，使用 β 受体阻滞剂、地尔硫䓬、维拉帕米等药物的患者，也存在运动心率应答下降的现象。

此时微小的心率增减变化，都可导致较大的负荷运动偏差出现。基于上述情况，心脏外科手术 1 个月后使用 Karvonen 公式才较安全。

④ 抗阻运动：相对于等长运动，对开胸术后的患者，更宜采用 8~10 种有节奏的匀速运动。a. 上肢抗阻运动：术后 3 个月内应避免上肢负荷过重的抗阻运动。但上肢过度静止容易诱发胸骨切开后的周围软组织愈合，扩大关节活动度（ROM）的运动应在术后 24 h 内开始。术后 3 个月胸骨稳定的患者，上肢抗阻运动以坐姿推胸运动（坐位，双上肢向前水平推出）和坐姿推肩运动（坐位，双上肢向前上方推出）为宜。b. 下肢抗阻运动：对已进行了 4 周监护下有氧运动的患者，术后第 5 周可开始下肢抗阻运动。抗阻运动强度为 30%~50% 1-RM，每组 10~15 个；或 Borg 评分 11~13 分，每组 8~12 个。运动频率为 2~3 次/周。

（3）不同类型手术运动锻炼注意事项。

① 二尖瓣成形术：风湿性瓣膜病患病时间长，瓣膜置换术后血液循环虽然改善，但由于多存在慢性心力衰竭，末梢循环功能差，除心脏外科手术后相关运动锻炼措施外，还须制订慢性心力衰竭的运动方案。应用主动脉内球囊反搏的患者，运动中须监护血流动力学变化，使 PCWP<18 mmHg，SpO_2>90%，无运动诱发的心力衰竭加重现象。对使用儿茶酚胺类药物的患者，运动锻炼一般在静脉滴注药物结束后开始。二尖瓣反流患者的二尖瓣成形术适应范围广，患者较年轻，心功能一般较好，可尽早开始积极的运动锻炼；首先以不增加胸骨负荷的低强度抗阻运动开始，可采用以橡胶棒或球为辅助的下肢锻炼；可站立后，开始采用床旁踮脚站起的运动，之后的运动锻炼同前文所述。

② 主动脉瓣置换术：与其他瓣膜病变不同，主动脉瓣狭窄的患者术前多存在左心室肥大；瓣膜置换术后，由于后负荷急剧减少，多发生左心室直径狭小和心动过速，术后多使用 β 受体阻滞剂，制订运动方案时须充分考虑药物对心率的影响。

（4）出院后居家运动锻炼：出院后可利用电话等指导患者合理运动，指导患者在伤口愈合前禁止悬挂上肢，避免躯干的过度伸展和转体，6 周内避免开车和搬运 5 kg 以上重物。

① 某些常见问题：切口多在术后 7~8 d 愈合，视情况选择淋浴，但应避免受凉及搓擦伤口，浴后用消毒水清洁伤口；若发现切口渗液、红肿，及时到医院就诊。胸骨愈合需 3 个月左右，高龄者需更长的时间。要注意正确体姿，避免手提重物或做撑、拉、拖等动作，防止"鸡胸"发生。胸骨固定钢丝可不取出，若有不适或心理因素，可于术后一年，在手术下取固定钢丝。

② 复查方法：出院后 1~3 个月及 6~12 个月复查心电图、超声心动图或 X 线胸片及血化验。患者早期复诊应较频繁，带齐临床各项检查及化验资料，向医生讲述自觉症状和康复过程有无异常、药物的用量用法和反应、活动耐量情况等，医生可针对具体患者情况，对抗凝及强心、利尿等药物做必要的调整，了解患者心功能恢复情况，对下一步的康复提出建议。

（凌　珑　洪　璐　侯云英）

第十八章 冠状动脉旁路移植术及其围手术期护理

第一节 手术适应证及禁忌证

1. 适应证

（1）药物治疗不能缓解或频发的心绞痛患者。

（2）冠状动脉造影证实左主干病变或有严重三支病变的患者。前降支或回旋支近端狭窄>50%者。对有1~2支病变、狭窄严重或在重要位置不能进行介入治疗的患者，即使心绞痛症状不明显，但如合并左心功能不全、射血分数（EF）<50%，也应手术治疗。

（3）介入性治疗（PTCA和支架）失败或CABG术后发生再狭窄的患者。

（4）梗死后心肌破裂、心脏压塞、室间隔穿孔、乳头肌断裂引起二尖瓣严重关闭不全的患者，应行急诊手术或在全身情况稳定后再手术。

（5）室壁瘤形成可行单纯切除或同时行搭桥术。陈旧性心肌梗死瘢痕引起室性心律失常的患者，在电生理检查后考虑行心内膜切除术；由于陈旧性心肌梗死范围大，引起心脏扩大、心功能不全，即使未形成明确的室壁瘤，也可在搭桥的同时行左室成形术。

（6）陈旧性较大面积心肌梗死但无心绞痛症状或左心功能不全、EF<40%的患者，应行心肌核素和超声心动图检查，通过心肌存活试验判定是否需要手术。如有较多的存活心肌，手术后心功能有望得到改善，也应手术治疗。

（7）不稳定性或变异性心绞痛，冠状动脉三支病变明确，经积极内科治疗症状不能缓解，伴心电图缺血改变或心肌酶学变化，提示心肌缺血未能改善或心内膜下心肌梗死的患者，应行急诊手术。心肌梗死发生6 h内亦应争取手术。

2. 手术禁忌证和危险因素

冠状动脉弥漫性病变，且以远端冠状动脉损伤为主；陈旧性大面积心肌梗死，同位素及超声心动图检查无存活心肌，手术对改善心功能帮助不大。心脏扩大显著、心胸比>0.75、EF<20%、左室舒张末径>70 mm、重度肺动脉高压、右心衰竭或严重肝、肾功能不全的患者，应为手术禁忌证。CABG的相关危险因素比较复杂，很大程度上取决于手术技术水平、围手术期处理是否合适以及手术适应证的掌握是否妥当。根据相关数据库资料，年龄>70岁、体重>90 kg、女性（特别是身高<160 cm）、陈旧心肌梗死或反复心肌梗死、EF<20%、心脏扩大（左室舒张末径>70 mm）、手术时间（包括体外循环和升主动脉阻断时间）长、肺动脉高压、术前血流动力学不稳定、急诊手术或再手术、大量输血、血管病变广泛、远端血管条件差、术前呼吸及肾功能受损、合并高血压或糖尿病、外科医师及有关人员经验不够，均可能使手术死亡率增高。

第二节 围手术期护理

一、术前护理

参见第十五章第二节。

二、术后护理

常规护理部分参见第十五章第二节。如合并其他病症，则应增加以下护理内容。

1. 高血压

（1）对CABG术前合并高血压的患者，术后为保证脑和肾脏的灌注，应将血压控制在正常的上限水平，收缩压较术前低不超过30 mmHg。

（2）当术后血压非常不稳定时，应果断及早考虑放置IABP，不能犹豫或延误时机。IABP使心肌耗氧减低并改善冠状动脉血流灌注，特别对术后可疑或发生心肌梗死或术后心功能不全严重的病例十分有效。

2. 心律失常

（1）术后心电监测将电极置于一个R波向上的导联，及时观察各种原因引起的心肌缺血，T波及S-T段改变，有助于及时发现围手术期心肌梗死的发生、冠状动脉血管痉挛及血运重建不完全等。

（2）CABG术后常易发生心律失常，应控制引起心律失常的诱因，如预防术后体温过低、低血钾、低氧血症、酸碱平衡失调，积极防治心肌缺血性损伤、围手术期心肌梗死等，防治心律失常的目的主要是减慢心室率，降低心肌氧耗，防止恶性心律失常的发生。

（3）如术后2~3 d频发室早，应立即做相关检查，积极寻找诱因，为临床处理提供依据。可先试用药物治疗，必要时用体外电击除颤治疗。

3. 高血糖

（1）每日监测血糖，如血糖高，可应用胰岛素治疗，使血糖维持在11.1 mmol/L左右。

（2）使用1∶1的胰岛素（即胰岛素40 U+生理盐水40 mL），<5 mL/h时，每2 h查血糖1次；>5 mL/h时，每小时查血糖1次。

（3）拔除气管插管后，口服降糖药或皮下注射胰岛素，逐渐减停胰岛素泵入。

（4）严密观察患者有无发生低血糖反应。

（5）对糖尿病患者，术前应调整降糖药物或胰岛素的用量，将血糖控制在正常范围（空腹血糖4.4~6.7 mmol/L；餐后血糖6.7~8.3 mmol/L）。

第三节 后续护理及出院康复指导

为了让冠心病外科治疗患者正确认识和对待自身疾病，术后早日康复，需要落实下列护理措施。

1. 讲解冠心病的相关知识

高血压、糖尿病、吸烟、紧张和心理压力，高胆固醇、高脂肪饮食，超重、缺乏锻炼等都可能增加人们患冠心病的机会，并促进疾病的发展和恶化。同样，这些危险因素也影响术后的远期疗效。

2. 术后康复指导

（1）膳食指导：膳食主要应降低饱和脂肪酸和胆固醇的摄入量，通过控制总热量和增加体力活动来达到热量平衡，同时应注意增加粗纤维食物的摄入，以保持大便通畅。

（2）保健指导：① 注意患肢循环、温度及颜色等情况，抬高患肢15°~30°。② 间断被动或主动活动患肢，以防血栓形成。术后6 h松解弹力绷带。③ 患者在术后4~6周的恢复期间离开床时，应给术侧下肢穿弹力袜，改善下肢血液供应，并减少体液在下肢聚集。

（3）活动指导：通过对自主症状、客观指标、呼吸次数、心电图变化、血压和心率等的评估，对符合标准的患者，可按运动康复七步法开展阶段性的步行训练。① 阶段Ⅰ前：床上手脚自主和被动运动/被动坐位训练/呼吸训练，每日2~3次，每次15~30 min，床上排泄。② 阶段Ⅰ：床上端坐位，每日2~3次，每次15~30 min，床上排泄。③ 阶段Ⅱ：床旁站立或原地踏步10~15次，每日2~3次，可使用便携式便器。④ 阶段Ⅲ：以缓慢步伐在病房内行走30 m，自行到洗手间。⑤ 阶段Ⅳ-1：病区内行走100 m，每日2次。⑥ 阶段Ⅳ-2：病区内行走200~500 m，每日2次。⑦ 阶段Ⅴ：上1层楼梯，每日2次。康复锻炼过程中，符合下述标准者，次日可增加步行距离和运动强度：① 无胸痛、重度呼吸困难、强烈疲劳感（Borg评分>13分）、头晕目眩、摇晃、下肢疼痛等；② 无发绀、面色苍白、冷汗等；③ 无呼吸过快（>30次/min）；④ 无运动诱发的心律失常增加和心房颤动节律变化；⑤ 无运动诱发的缺血性心电图改变；⑥ 无运动诱发的血压过度变化；⑦ 运动中心率增加不超过30次/min；⑧ 无运动诱导的血氧饱和度低于90%。恢复期的康复计划可参见心脏瓣膜置换术围手术期护理部分，运动应循序渐进，以自己能够耐受为准。如果自我感觉恢复良好，可以开始做力所能及的家务劳动，如清理桌面灰尘、管理花木、帮助准备食物等。术后一般的恢复大约需要6周，胸骨愈合大约需要3个月。在恢复期内要避免胸骨受到较大的牵张，如举重物、抱小孩、拉重物等，同时应注意在坐位或直立时，尽可能保持胸部挺起、两肩后展的正确姿势。

（4）生活指导：外出时随身携带硝酸甘油，并注意其失效期。避免接触感染人群，避免主动及被动吸烟。

3. 坚持药物治疗

（1）出院后，患者应遵医嘱服用药物，同时注意以下几点：① 知道服用每种药物的名称及外观。② 按时服药。③ 未经医生允许，不擅自停药或加减药物。

（2）如合并高脂血症、高血压、糖尿病等，应同时控制血脂、血压及血糖，确保术后全面康复。

（凌　珑　洪　璐　侯云英）

第十九章 主动脉夹层外科治疗及其围手术期护理

外科手术是主动脉夹层的主要治疗方法之一，目的是防止和避免主动脉破裂、急性心脏压塞、急性心功能不全和重要脏器严重缺血性功能障碍，并最大限度地恢复主动脉及重要分支的血流。

第一节 手术适应证及禁忌证

1. 适应证

（1）急性 Stanford A 型主动脉夹层。Stanford A 型夹层一经确诊应当尽早手术治疗。如夹层未累及主动脉窦部及主动脉瓣、冠状动脉及其他重要分支，可视具体病情在术前准备相对完善后择期手术。如夹层累及主动脉瓣及主动脉窦部，特别是影响冠状动脉供血时，更易出现急性左心衰竭及急性冠脉综合征，或导致急性心脏压塞，因此应急诊行外科手术，避免猝死。

（2）夹层累及重要分支血管或已出现器官灌注不良综合征，不适合单纯介入治疗的 Stanford B 型夹层。介入途径主动脉夹层腔内修复术要求主动脉内膜破裂口近侧有一定范围的正常内膜作用锚定区，且不能覆盖重要分支血管开口，否则需要外科手术治疗，或外科手术与介入结合即复合（hybrid）治疗。如 Stanford B 型夹层内膜破裂口距离左锁骨下动脉开口过近，不足 1.5 cm，预计覆膜支架需要覆盖左锁骨下动脉甚至左颈总动脉开口，则需要先行左锁骨下动脉等分支血管旁路移植术，再行夹层腔内修复术。

（3）主动脉直径进行性扩大已超过 5 cm 的慢性 Stanford B 型主动脉夹层，或直径虽略小，但合并中度以上主动脉瓣关闭不全，或超声明确提示主动脉瓣、二叶瓣畸形的慢性主动脉夹层。

2. 禁忌证

（1）身体一般情况差，预计不能耐受体外循环或/和深低温停循环过程者。

（2）重要脏器严重缺血性功能障碍，预计恢复血供后仍不能恢复器官基本功能者。

（3）因解剖异常等因素，重要血管不能分离，无法建立体外循环或无法完成病变区域手术者。

第二节 围手术期护理

（一）术前护理

1. 控制疼痛

由于主动脉夹层血肿不断延伸，患者常伴相应部位剧烈疼痛。若血压控制不好，会使夹层血肿扩展甚至破裂出血，导致患者迅速死亡。所以，胸痛明显者在严格监测生命体征的前提下适量应用镇痛药物，如吗啡 5~10 mg 静脉注射或皮下注射，6~8 h 1 次。

此法的缺点：静脉用药时应注意血压及呼吸的变化，长期使用易成瘾。也可用酚酞尼止痛泵，可有效止痛，无成瘾性，但起效较慢。注意观察用药后的效果，如果疼痛减轻后反复出现，提示主动脉夹层分离继续扩展，疼痛突然加重则提示血肿有破裂趋势。焦虑者夜间可适量应用镇静剂。

2. 监测心律（率）、四肢血压

主动脉夹层的主要病因是高血压，夹层发生早期血压正常或升高，由于夹层血肿压迫造成一侧血压降低，或上肢血压高于下肢血压，所以应严密观察四肢血压变化并详细记录。常规穿刺桡动脉进行有创血压监测，每 15 min 记录 1 次，平稳后每小时记录 1 次，血压维持在 100~120 mmHg，心率控制在 60~70 次/min。如血压突然下降，心率减慢，应考虑瘤体破裂，及时通知医生抢救。用药过程中应严密观察各项生命指征。

3. 严密观察病情变化

重要脏器是否由于夹层累及而出现供血障碍，观察四肢动脉搏动和四肢运动情况，有无腹痛、腹胀，记录尿量。观察患者的精神、意识、瞳孔大小等。

（1）主动脉瓣关闭不全与主动脉瓣区闻及舒张期杂音，为近端型主动脉夹层的严重并发症。肢体无脉搏或脉搏减弱提示夹层累及头臂动脉或降主动脉延伸到髂动脉及其分支动脉中。夹层累及冠状动脉时，可出现心绞痛或心肌梗死。

（2）夹层累及颈动脉、无名动脉，造成动脉缺血，患者可有头晕、暂时性晕厥昏迷、精神失常。夹层压迫喉返神经引起声音嘶哑；累及脊髓前根动脉，出现截瘫、大小便失禁。

（3）夹层血肿压迫支气管可导致支气管痉挛，引起呼吸困难；夹层破裂可引起胸腔积血甚至死亡。

（4）夹层血肿延伸到肠系膜上动脉开口处，导致肠系膜动脉缺血，出现上腹痛、恶心、呕吐等症状。

（5）夹层波及肾动脉可出现腰痛，部分患者有血尿。肾动脉急性阻塞可引起急性肾衰竭。

（二）术后护理

常规护理部分参见第十五章第二节。其他护理内容如下。

1. 出血

出血是术后最常见的并发症之一，严重的出血可诱发脑缺氧、肾功能衰竭、低心输出量综合征、心律失常等。因此，术后须密切观察并记录纵隔、心包、胸腔引流管引流液的量、颜色、性质，定时挤压胸腔引流管，保持引流通畅。术后出血多者应严格按医嘱用止血药物，警惕活动性出血的可能，及时向医生报告病情变化。

2. 内漏

内漏是主动脉夹层动脉瘤腔内治疗的最严重并发症。术中内漏应立即处理，术后严密观察患者有无发生内漏，观察有无疼痛和血压升高。

3. 截瘫

截瘫是主动脉夹层动脉瘤常见的并发症之一，大多在术后早期出现，为脊髓缺血性损伤所致，术后严密监测患者的意识和瞳孔变化。注意观察患者四肢活动、感觉情况、双下肢动脉搏动情况、皮肤温度及颜色。

4. 脑部并发症

术后注意中枢神经、脊髓的监测，患者术后清醒多见延迟，可予脱水、氧疗、降温及促进神经系统恢复药物，并及时汇报医师。

5. 肾功能监测

肾脏是腹部内脏对缺血最敏感的器官，因此，急性肾功能衰竭也是术后常见的并发症，发生率为10%~20%。表现为乏力、恶心、呕吐、高钾、肌酐及尿素氮增高、尿色加深、少尿或无尿，重者出现气急、呼吸困难，体检可见水肿、肺部湿啰音、颈静脉怒张等。术前肾动脉供血障碍或术中移植肾动脉的患者，应特别注意维持循环和内环境稳定，防止低血压，减少一切导致肾功能损害的药物和因素。对于肾衰竭患者，应用持续床旁血液滤过。

（三）不同部位主动脉夹层术后特殊护理要点

1. 主动脉根部/升主动脉手术

（1）对于术前由于主动脉瓣反流引起左心室增大造成的心功能下降者，术后常需强心、利尿药物的支持，同时注意水、电解质平衡，及时补充钾、镁、钙离子。

（2）合并主动脉瓣置换的患者，术后次日晨开始监测PTT、PTA，根据INR水平给予华法林抗凝血治疗。

（3）主动脉根部手术常需移植冠状动脉，术后监测心律，发现心电图有异常时及时报告医师，及早发现冠状动脉是否有异常情况。

2. 主动脉弓部手术

（1）术后须特别观察双侧上肢的血供情况，对于术前为主动脉夹层的患者，同时监测双下肢血压。

（2）术后须监测患者神志恢复和精神状况、双侧颈动脉搏动的对比、双侧瞳孔的大小、对光反射。麻醉苏醒后观察患者的指令活动与沟通能力，对苏醒延迟或伴有精神症状的患者，积极给予脱水、氧疗、营养脑细胞等措施。

（3）当尿少或肾功能有损伤时，慎用甘露醇，可以静脉滴注甘油果糖。

（4）机械通气的患者给予纯氧治疗2 h，每日2~3次。

3. 胸/胸腹主动脉手术

（1）胸腹主动脉置换术中需要重建肋间动脉和腹腔脏器动脉。术后需要观察主动脉各分支的血流情况，患者末梢动脉搏动的情况，以及皮肤颜色和温度；各主要脏器的血供；涉及腹主动脉替换者定时测量腹围，记录并与之前水平对比；生化检查可以及时发现内脏缺血的情况。

（2）胸降主动脉或胸腹动脉置换的患者术中需要重建肋间动脉，如脊髓缺血可造成截瘫，麻醉苏醒后及时观察患者下肢肌力、肌张力、感觉和活动等情况。

（3）胸腹动脉置换的患者术后需要禁食水、持续给予胃肠减压，观察胃液的颜色、性质、量，听诊腹部肠鸣音，观察胃肠功能恢复情况，观察腹壁张力，测量腹围并记录以及时发现腹腔脏器缺血性病变。如肠鸣音恢复正常，可给予胃肠营养，胃肠功能恢复慢者，应尽早给予静脉营养支持。术后常规给予抑酸药，防止应激性消化道出血。

（4）保持出入量平衡：由于手术范围广及手术时间长，术后动脉壁脆弱、凝血机制障碍、体外循环等可能导致引流液多。术后不仅早期血性引流液多，浆性渗出液也比较多，应及时补充丢失的液体和血容量，保证尿量>1 mL/(kg·h)。术后补液应参考多方面因素，心率、血压、中心静脉压、引流量、尿量及心功能等。血容量不足应以补充全血、血浆、白蛋白等胶体为主，维持血红蛋白 100 g/L 以上，血浆可以防止由凝血因子缺乏引起的引流液增多，补充胶体还可以防止胶体渗透压下降引起间质水肿，护理过程中不可机械地控制液体。由于手术创伤大、术中丢失液体多，术后可适当增大补液量，同时要注意纠正电解质紊乱及酸碱平衡失调。

4. 主动脉杂交术

（1）监测患者意识状态、双侧颈动脉搏动。

（2）观察四肢动脉搏动、肢体活动及末梢血运情况。判断有无偏瘫、截瘫，有无骨筋膜室综合征。

（3）严格控制血压，在保证各脏器灌注的同时，将收缩压控制在 100~120 mmHg，以减少渗血，避免原发病变复发。

（4）行颈总动脉-升主动脉旁路移植术的患者，注意颈部伤口的张力、有无血肿，以及伤口渗出情况。

（5）分叉人工血管置换后应用抗凝药物预防血栓，同时观察有无出血。

（6）及早给予肠内营养支持，预防菌群失调。术后拔除气管插管后，评估患者有无声音嘶哑、饮水呛咳等喉返神经损伤的表现，进食时预防误吸。

第三节　后续护理及出院康复指导

（1）术后应卧床 3~4 周，不宜早期离床活动，术后 3 个月内避免体力劳动，不宜从事精神紧张的工作。

（2）遵医嘱用药，不擅自调整药量，调整控制血压，减少渗血，保证组织愈合。

（3）预防心瓣膜炎、心内膜炎，注意个人卫生，有感染灶应及时治疗。

（4）密切注意下肢活动情况和皮肤感觉，注意有无脊神经损伤。

（5）进低盐低脂饮食，戒烟酒，多进食新鲜蔬果及含粗纤维丰富的食物，保持大便通畅。

（6）学会自我调整心理状态，调节不良情绪，保持心情舒畅，避免情绪激动。

（7）学会自测心率，有条件者应常备血压计，定期测量。

（8）告知长期服用华法林的必要性，要准时、定量服用。

（9）定期复诊，若出现腰腹胸痛，及时就诊。

（10）生活方式的改变需要家人的积极配合和支持，应给患者创造良好的身心休养环境。

（胡雁秋　凌　珑　洪　璐）

第二十章 心脏移植及其围手术期护理

第一节 手术适应证及禁忌证

1. 适应证

（1）终末期心力衰竭伴或不伴室性心律失常，经系统的内科治疗或常规外科手术均无法治愈，预测寿命不到1年者。

（2）其他脏器（肝、肾、肺等）无不可逆性损伤者。

（3）患者及其家属能理解与积极配合移植手术治疗者。

（4）适合心脏移植的常见病症：① EF<35%的收缩性心力衰竭，包括缺血性心肌病、扩张型心肌病、瓣膜性心脏病、高血压性心脏病等；② 缺血性心肌病伴难治性心绞痛，包括不能进行冠状动脉旁路移植或经皮血运重建、对能耐受的最大限度的内科治疗无效、不能作为直接心肌血运重建或经皮心肌血运重建手术的对象；③ 难治性心律失常，包括不能用起搏复律除颤器控制、不能单独以电生理介入治疗或合并内科治疗改善病情、不能作为消融治疗的对象；④ 肥厚型心肌病，即使经酒精注射、肌肉切除术、二尖瓣置换术、起搏器治疗后仍持续出现心功能Ⅳ级的症状，或无法用纠治手术根治的复杂先天性心脏病，如左心室发育不良等；⑤ 未合并严重顽固性肺动脉高压的先天性心脏病。

2. 禁忌证

心脏外科与移植术的不断完善，新一代强有力的免疫抑制剂及其他内科治疗药物在临床上的广泛应用，使过去被列为移植禁忌证的一些因素得以改变，在这些禁忌证病情得以有效控制后仍可以接受心脏移植，且术后效果良好。

绝对禁忌证：① 年龄>70岁；② 经完善的内科治疗后，测肺动脉平均压>60 mmHg，肺血管阻力（PVR）>8 U/m^2；③ 存在移植后仍会限制生存的系统性疾病，如近期患心脏外恶性肿瘤、HIV/ARDS（CD4计数<200个细胞/mm^3）、肺肝肾有不可逆性功能损害、有多系统受累的活动性红斑狼疮或类肉瘤、任何有可能在移植心脏上复发的系统性病变。

相对禁忌证：① 慢性阻塞性肺疾病；② 脑血管及外周血管病变；③ 消化性溃疡病、憩室炎；④ 有终末器官损害的胰岛素依赖性糖尿病；⑤ 既往有恶性肿瘤；⑥ 近期的或尚未治愈的肺梗死；⑦ 活动性心肌炎、巨细胞性心肌炎；⑧ 恶病质（如体质差、贫血、低蛋白血症、消瘦等）；⑨ 有不合作或可能干扰长期合作的精神疾病史；⑩ 缺乏社会心理支持。

第二节 供体的选择与准备

（一）供体的选择

供心多取自不可逆性脑损害的患者，如脑外伤、脑出血、脑肿瘤或脑病等，而其中绝大多数是取自交通事故后的脑外伤致脑死亡，且血流动力学尚稳定者。这些患者一经确认为脑死亡，完成必要的手续后即可列为供心选择对象，其具体条件被送入供体中心，等待配伍。为了选择适当的供体，应注意以下几项。

1. 供体年龄

年轻供体器官组织活力强、功能佳，一般认为男性应小于 40 岁，女性应小于 45 岁。近年来，随着心肌保存技术的改进及供心来源的日益紧缺，对供体年龄范围已放宽很多。有报道 60 岁供体的心脏经移植后效果也较为满意。

2. 供心大小

体重与心脏大小有一定的比例关系，临床上主要以供/受体之体重比来估计供心与受心的大小匹配。接受心脏移植的患者心脏常常增大，切除后遗留一个大的心包腔，故易于容纳躯体较大的供者心脏。躯体较小的供者心脏通常可以在躯体较大的受者体内发挥正常功能，但一般要求供者体重与受者体重相差在 20% 以内。

3. 性别

选择供心对性别的要求记载不多，尤其在移植术后经过免疫治疗，其性别相关的差异就会变得更不明显，但有资料称，性别特异性抗原（H-Y）差异会增加排斥反应机会。对 61 名婴儿和儿童的心脏移植研究发现，男性供心植入女性受体时，H-Y 抗原不相配，移植后前 3 个月至 1 年内排斥反应发生次数明显增加。

4. 病史

心脏移植手术要求供者无心脏病史和可能累及心脏的胸外伤史，超声心动图与心电图结果正常；无恶性肿瘤、糖尿病、高血压、冠心病、败血症、HIV 抗体阳性等病史，心功能正常；无严重低血压、无心脏骤停（超过 5 min），未做过心内注药等治疗。

5. 组织免疫配型

ABO 血型必须一致，群体反应性抗体（the percentage of reactive antibody，PRA）< 10%（最高不宜超过 15%）。

（二）对供心者的支持治疗

应采取一切措施，力求使供心者机体处于接近正常生理状态水平，确保供心尽可能少地受到损害，为保证获取优质的供心打下良好基础。

1. 呼吸系统的支持

脑死亡患者心脏尚未停跳，应立即行气管插管进行辅助呼吸，以确保供体的呼吸功能，并给予生理性呼气末正压通气（PEEP）；确保 PaO_2 在 100 mmHg 左右；加强呼吸道管理，排除分泌物，保持良好的通气；做床旁 X 线胸部摄片，以了解肺部情况。

2. 循环系统的支持

应适当补充血容量，调整补液速度及适当选用正性肌力药物（首选多巴胺），补液速度低于 10 μg/(kg·min)，确保收缩压>90 mmHg；适量使用激素；警惕血压过高。对心律失常者，应针对病因进行及时处理，并予以对症治疗，预防心脏骤停。

3. 调整酸碱平衡与电解质紊乱。

4. 其他对症治疗，如调整体温、伤口包扎止血等措施。

第三节 组织配型

为了使移植物尽可能长时间地存活，避免或尽可能减轻移植后排斥反应，一般在移植前须对供、受者进行组织免疫学配型。常规配型方法有以下几种。

1. ABO 血型相容性试验

供、受者 ABO 血型必须相符或相容，否则将产生超急性排斥反应。

2. 淋巴细胞毒抗体试验

试验目的在于检测受者血清中有无预存的抗供者细胞的 HLA 抗体。方法是将供者的淋巴细胞置于测试板上的 40~60 个孔内，然后分别加入受者的血清，观察其是否反应。有淋巴细胞溶解破坏者属阳性。计算阳性反应的孔数及其所占百分率。一般认为，阳性率<10%者为阴性，心脏移植后一般不会发生超急性排斥反应，移植前通常不必再做淋巴细胞交叉配合实验。PRA>10%者为阳性。

3. 淋巴细胞交叉配合试验

如 PRA>10%，或未做淋巴细胞毒抗体试验，则应取受者的血清与供者的淋巴细胞做交叉配合试验。此试验也是一种淋巴细胞毒性实验，淋巴细胞出现溶解现象属于阳性，提示移植后产生超急性排斥反应的可能性极大，也就是说此供心不应移植于有阳性反应的受者。

4. HLA 配型试验

此配型试验的目的是选择 HLA 抗原相同或尽可能多的 HLA 相同的供体，特别是 HLA-A、B 与 DR 配型最重要。HLA 完全一致的同卵孪生儿间移植不会发生排斥反应，但寻找 HLA 完全一致或大多数一致的配对极为困难。近年来认为，对心脏移植尤其是第一次接受心脏移植的患者而言，此项检查并不重要。不能作为选择供者的依据。有些学者提出，避免在 HLA-A_2 或 A_3 位点不合者之间做心脏移植，理由是易发生慢性排斥反应，其表现为移植后供心的冠状血管早期发生动脉粥样硬化。

第四节 围手术期护理

（一）术前护理

常规护理部分参见第十五章第二节。

1. 患者准备

（1）营养方面的准备：这是提高心功能的重要手段。慢性心功能不全的患者存在不同程度的消瘦与营养不良，少数患者有心源性恶病质，术前必须改善营养状态，纠正营养不良，指导患者多进高蛋白、低脂肪、富含维生素且易消化的食物，保证足够的热量，适当限制钠盐的摄入，纠正贫血和低蛋白血症。

（2）循环系统的准备：心脏移植患者术前心功能Ⅲ、Ⅳ级，把心功能矫正到最佳状态是心脏移植成功的前提。对心力衰竭的患者，除给予心脏移植术所必要的免疫抑制剂及抗凝治疗外，还应积极给予强心、利尿、血管活性药物及抗心律失常治疗，必要时采用主动脉内球囊反搏等措施，以纠正心力衰竭。

（3）呼吸系统的准备：扩张型心肌病或肥厚型心肌病的患者出现心功能衰竭时，常有肺淤血，患者反复肺部感染，造成呼吸道阻力增加，肺泡与毛细血管间组织增厚，特别是肺泡基底膜增厚，可影响气体交换与弥散功能，因此术前改善肺功能是一项重要准备。术前每天吸氧3次，每次半小时，改善肺弥散功能，提高血氧饱和度；术前一周采用地塞米松+抗生素+透明质酸溶液超声雾化吸入；深吸气，腹式呼吸，咳嗽训练，以提高肺的顺应性，为术后顺利恢复创造有利条件。

（4）皮肤准备：按常规备皮，另外耳、鼻腔及头发用 BC-98 原液清洗；四肢、躯干用质量分数为2%的碘伏（3 000 mL水+30 mL碘伏）擦洗后更换灭菌衣裤。

2. 隔离病房的准备

心脏移植后患者应用大量免疫抑制剂，为防止感染性疾病的发生，应对患者进行保护性隔离。术后2~3周，患者需要有一间消毒严格的单独房间。条件允许的情况下，隔离病房由三部分组成：病房、办公室、物品堆放兼医护人员休息室，以便患者更好地休息及医护人员工作。隔离病房的准备措施如下：

（1）用消毒剂擦拭房间内一切物品、墙壁、地面。

（2）房间空气用高锰酸钾加福尔马林熏蒸，门窗封闭24 h。

（3）术后常用药物、物品固定放置，抢救用物品如呼吸机、多功能监护仪、输液微量泵应安装调试后待用。

（4）准备好隔离病房后，所有入室人员都应洗手、消毒、穿隔离衣、更换专用鞋、戴口罩和帽子方可进入，任何无关人员不得进入或滞留。

3. 药品准备

心脏移植后用药较多，且用药量较大，故术前应将可能用的药品置于隔离病房，以便于抢救及治疗。常用的药物有以下几类：

（1）心血管用药：多巴胺、多巴酚丁胺、利多卡因、肾上腺素、去甲肾上腺素、异丙肾上腺素、西地兰、米力农、硝普钠、硝酸甘油、立及丁等。

（2）止血、抗凝药：前列腺素E、阿司匹林、华法林、血凝酶、酚磺乙胺、氨甲苯酸、维生素K等。

（3）抗生素类：头孢菌素、头孢他啶、亚胺培南西司他丁钠、庆大霉素、青霉素等。

（4）免疫抑制药：环孢素A（CSA）、甲基强的松龙、硫唑嘌呤等。

（5）其他药物：呋塞米、甲氧氯普胺、西咪替丁、钾钠镁钙制剂、维生素C、胰岛素等。

（6）静脉溶液：甘露醇、碳酸氢钠、质量分数为5%~10%的葡萄糖溶液、生理盐水、5%葡萄糖盐水等。

(7) 外用药：二氧化氯溶液（BC-98）、呋喃西林溶液、体积分数为75%的乙醇、安尔碘溶液等。

4. 常用物品及急救物品的准备

由于隔离病房进出不方便，因此术前物品准备应充足全面，以减少工作及抢救时的忙乱。

(1) 常用物品的准备：① 供应室物品，如各种型号的注射器、输液器、输血器、输液针尖、手套、无菌手术钳、手术镊及剪、口腔护理包及会阴擦洗包等。② 1次性用品，如三通管、肝素贴、输液延长管及输液泵管、胶布、弯盘、腹带、床单、吸引管、帽子、口罩、隔离衣、鞋套、胸腔引流瓶、导尿管、集尿袋、手套等。③ 护理用品，如大小量杯、体温表、剪刀、血管钳等。④ 书写用品，如笔、记录单、印章、计算器、记账单等。⑤ 检验用品，如无菌培养瓶、空气培养瓶、普通试管、血常规管、抗凝试管、瓶塞、尿常规及血培养瓶等。

(2) 急救物品：多功能监护仪、呼吸机、输液泵、除颤仪、起搏器、吸引器等。

5. 术前准备会议

由于参加心脏移植手术的人员多，使用的物资、器材及药品较多，工作量较大，涉及面广，因此，术前由一位总指挥召集由手术组、取心组、麻醉组、心内科组、体外循环组、手术室、病房、监护中心、血库、药房、化验室、供应科、后勤等科室有关人员参加的术前准备会议，制订周密的手术方案和商讨完善的组织工作，保证手术有条不紊地完成。

(二) 术后护理

常规护理部分参见第十五章第二节。其他护理内容如下。

1. 循环功能的监护及异常的处理

心脏移植患者的循环功能有以下特点：一是移植的供心无自主神经支配，故心率和对某些药物的反应与普通心脏手术不同；二是供心在移植前经受了完全性缺血损害，而移植后因受者可能原有不同程度的肺血管阻力增高，供心右室后负荷增加，故易出现右心衰竭。

2. 预防感染

心脏移植患者围手术期的细菌感染率与其他心脏手术相似，但不同的是，为防止对供心产生排斥反应，给予免疫抑制剂后，心脏移植患者只要发生轻微的感染就可威胁到生命，故除常规使用抗生素外，还应做好感染的预防工作。

(1) 预防感染的原则：护士对患者执行各项护理操作时，应严格执行无菌操作；每位工作人员进入房间时应洗手、戴口罩和帽子、更换隔离服，进入病房的人员应减至最低限度；尽早拔除患者身上的各种置管，包括气管插管、胸腔引流管、动静脉套管、导尿管等。

(2) 感染的监测：每天采集气管内分泌物或痰、血尿粪、咽拭子培养及从各种引流管及套管周围取得的标本送验，监测可能发生的早期感染。

(3) 预防感染的措施：① 病房环境的消毒处理。地面用质量分数为0.01%的爱尔施拖地，物品表面用质量分数为5%的碘伏擦洗，空间用紫外线每6 h照射1次，再用强力空气净化器进行空气净化，每日2~3次。② 患者自身感染的预防。患者被褥、衣裤经紫外线消毒或高压灭菌后方可使用，并每天用1：5 000呋喃西林清洁双鼻腔，用复方氯己定含漱液（口泰）或质量分数为5%的碳酸氢钠交替进行口腔护理，用碘伏或体积分数为75%乙醇擦洗双腋下、腹股沟等皮肤皱褶处，用温开水擦身，毛巾用消毒液浸泡。③ 创伤性操作后的消毒处理。每日用安尔碘消毒留置于患者身上的所有置管出口，每天更换心电监护电极放置部位。④ 患者的食物均应微波炉消毒后食用。⑤ 观察皮肤的完整性，注意有无破损；口腔护理时检查黏膜有无白斑及溃疡，防止霉菌感染；观察痰液的量、性状、颜色，听诊双肺呼吸音；注意伤口有无分泌物及炎症表现，如红、肿、热、痛；重视患者的主诉如咽痛、尿痛等，一经发现及时汇报，并采取相应措施。

3. 排斥反应的监护

排斥反应是受心者的免疫机制对抗外来脏器（心脏）的结果，是心脏移植术后常见的并发症，也是造成患者死亡的主要原因之一。心脏移植后出现排斥反应较急骤，常导致严重后果，患者会出现一些相应的症状及体征。由于免疫抑制剂的应用会使排斥反应的表现与实际影响不相符，所以有时患者已有严重排斥反应，但可无临床症状，只有通过各种检查才能诊断。具体监测内容如下：

（1）临床症状及体征的监护：患者在恢复期突然出现不适、低热、活动能力下降及活动后气急，体检发现心脏扩大、颈静脉怒张、心音低弱、奔马律、心律失常、不明原因的血压下降等，应立即与医生联系。监测方法：心内膜下心肌活检是目前诊断排斥反应的唯一可靠方法，另外还有一些如心电图、心脏超声、X线胸片、血液及免疫学监测。

进行心肌活检前，应做好患者及家属的思想工作，消除其紧张心理。同时应准备开胸包、起搏器、除颤仪。术中、术后严密监测心率、血压、心律，注意有无心脏压塞、严重心律失常、出血、栓塞等症状。

（2）排斥反应的防治措施：为了预防排斥反应的发生，患者术后常规应用免疫抑制剂，主要有环孢菌素A、硫唑嘌呤、甲基强的松龙等，供选择应用。护理人员应全面掌握各种免疫抑制剂的作用特点、剂量、用法及副作用等，严格按医嘱准确及时给药，定期监测药物浓度，根据其结果调整用药剂量。

4. 康复锻炼

患者在移植后由于心力衰竭限制其活动，甚至数周或数月卧床不起，肌肉已有不同程度的萎缩，加上消瘦和药物的应用，有些患者可能会出现"类固醇肌病"。为了使肌萎缩尽可能减轻且恢复，护理人员应给每个人安排康复锻炼计划。

（1）住院期间早期活动和运动训练。

拔管后可开始对上下肢进行被动运动训练，过渡到坐椅子、缓慢行走等床旁活动，并逐渐加量。在可承受的范围内进行步行或功率车运动并增加运动时间。运动中应注意使Borg评分维持在11~13分，呼吸频率<30次/min，SpO_2>90%。每天运动2~3次。如出现中、重度急性排斥反应，须对运动方案进行调整。如为中度排斥反应，可继续当前的运动锻炼，但在排斥反应控制前不再增加运动量。出现严重的排斥反应，必须停止被动运动以外的所有体力活动。

（2）门诊运动训练

①有氧运动：开始门诊运动前，可先通过 6 min 步行试验评估患者的体能，术后 6~8 周可进行最大努力分级运动试验。运动试验终点为尽最大努力（症状限制情况下的最大值）或达到运动耐力不耐受的标准。对术后情况较复杂的患者，可推迟运动试验时间。根据运动试验结果确定运动强度，但不可使用目标心率，可根据 Borg 自感劳累分级量表确定运动强度，12~14 分较为合适。每周运动 4~6 次，每次 30~60 min。术后 6~10 周，胸骨接近完全愈合时，可进行划船、手臂弯曲、手臂/腿部结合功率车、户外骑行、慢跑等运动。

②抗阻运动：术后 6~10 周，双臂上举应限制在 4.5 kg 范围内，以防胸骨开裂。正式抗阻运动训练前可进行轻量级运动。运动锻炼至少 6 周后，可开始标准量级抗阻运动，进行中等强度的抗阻训练（Borg 评分 11~14 分），核心肌群每次训练 1~4 组，每组重复 10~20 次，每周 2~3 次。

5. 心理支持

目前，心脏移植患者在监护室内隔离时间较长，往往会出现孤独、焦虑、紧张等不良情绪，但大多数患者术后随着心绞痛和呼吸困难等症状的缓解和体力的逐渐恢复，紧张、失望的情绪会逐渐消失。少数患者可能出现不良精神改变，也可通过病室内安放电视机和录像机，术后早期安排家属定时探视，住院期间除特殊情况外安排家属床旁照顾，医护人员重视患者术后出现的每一个不良感觉并给予耐心解释等措施，消除患者的不良情绪，防止抑郁症的发生。

第五节　后续护理及出院康复指导

出院指导工作要尽早，在准备出院时就开始，根据患者及家属的文化程度、社会背景，用简单易懂的语言进行讲解，最好采用插图、教学材料、录像、实际练习等多种方式进行。

1. 出院指导内容

（1）对心脏的大概了解。

（2）急救技术：① 心肺复苏术。② 了解各种紧急情况及应采取的应急措施，包括如何呼叫救护车急救等。③ 凡是心脏移植的患者都要佩戴医疗手环，上面标明是心脏移植患者、服用免疫抑制剂等信息。

（3）药物知识：① 定期无误地用药是保证心脏不产生排异的关键。一定要了解患者服用药物的名称、作用、副作用、给药时间、给药剂量及方法。了解药物的保质期和储存方法。② 凡要抽血复查药物浓度的患者，须携带所服用的药物。抽血后应按时给药，不要延误给药。③ 养成定时给药并做记录的习惯。如忘服某种药物，如 CSA＞30 min，不要再补服，但要立即告知心脏移植协调员或医生。④ 如患者服药后呕吐，时间＜30 min，可重新给药，如果呕吐距服药时间超过 30 min 不要补给，也要及时告知心脏移植协调员或医生。⑤ 定期取药，不要等药物全部用完后再取，以免耽误给药。

2. 按时复诊

复诊前按医嘱做各种检查，如心电图、超声心动图等。

3. 日常生活护理

(1) 房间：清洁，通风，有条件者使用单间。

(2) 饮食：清洁，新鲜，多样化，低脂饮食，并注意钙和镁的补充。

(3) 洗衣：用刺激性小的洗衣粉，以免发生皮疹或刺激皮肤。

(4) 口腔护理：注意口腔卫生，饭后漱口，睡前刷牙。注意观察口腔内有无白斑、溃疡等，及时报告医生。

(5) 皮肤护理：观察皮肤颜色、温度的变化及有无皮疹。

(6) 外出：去公共场所时戴上口罩。避免与感冒人群接触。避开吸烟区。

（凌　珑　洪　璐　侯云英）

第四篇

心电图

第二十一章 心电图

第一节 临床心电学基本知识

一、单个心肌细胞的除极及复极

单个心肌细胞有电活动过程，其包括极化（静息）、除极和复极三个阶段。

1. 极化阶段

心肌细胞处于静息状态时，细胞膜外的阳离子带正电荷，膜内的阴离子带负电荷，形成静息电位。若在心肌细胞的两端连接导线到电流计，即可记录到水平的等电位线。

2. 除极阶段

当一定强度的刺激（阈刺激）作用于心肌细胞后，后者对离子的通透性发生改变，Na^+的通透性突然升高，细胞外大量 Na^+ 流入细胞内，导致细胞内外的正负离子分布发生逆转，变成内正外负状态，此为除极状态。而细胞的邻近未除极部位仍为外正内负，从而形成了一对电偶。电源（正电荷）在前，电穴（负电荷）在后，电流从电源流入电穴，并沿一定方向迅速扩散，故除极的方向就是电荷移动的方向。若探查电极面对除极方向，可以记录到一个向上的波形；而探查电极背离除极方向，可以记录到一个向下的波形。整个细胞除极完毕，细胞膜外均为负电荷，无电位差，电流曲线回到等电位线。

3. 复极阶段

细胞除极之后，细胞膜内外变化的离子浓度恢复到极化状态，即由外负内正状态转变成外正内负状态，此过程为复极。复极过程中，已复极部分细胞膜外带正电荷，而未复极部分仍为负电荷，膜外形成电位差，产生电流，电流方向是由已复极部位流向未复极部位，即电穴（负电荷）在前，电源（正电荷）在后，其方向恰好与除极过程相反，故记录到的波形方向与除极波形相反。由于复极过程比除极过程慢，故复极波较宽，振幅较低。复极完毕，细胞膜外均带正电荷，电位差消失，电流曲线回至等电位线（图21-1-1）。

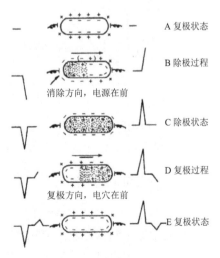

图21-1-1 心肌细胞除极、复极过程电偶形成与探查电极位置关系

二、心脏的除极与复极

心脏是一个充满血液的肌性器官。由于血液不参与除极和复极，故正常人心室常被视为一个形似碗形的肌肉组织。正常人心室除极是从心内膜向心外膜，即正电荷由心内膜向心外膜移动，故面对心外膜的电极能记录到一个向上的波形，而心室复极是由心外膜向心内膜推进，此时面对心外膜的电极亦可记录出一个向上的波形。至于心室除极与复极顺序相反的机制尚不完全清楚。目前认为，心外膜下的心肌温度较心内膜高，且心肌收缩时，心外膜承受的压力比心内膜小，故心外膜心肌复极过程较早。

单位面积心肌细胞在除极过程中所产生的电偶数虽然相同，但由于心壁的厚薄不同，加之有传导组织的存在，不同心肌细胞除极先后不同，除极方向亦不同，常用"向量"来表示。它代表的电位强度既有大小，又有方向，通常用箭头表示其方向，而长度表示电位强度大小。故向量与探查电极的方位和心肌除极的方向所构成的角度有关，夹角愈大，心电位在导联上的投影愈小，电位愈弱。心脏的电激动过程中产生许多心电向量。由于心脏的解剖结构及其电活动错综复杂，各心电向量间的关系亦较复杂，一般可合成为"心电综合向量"，即同一轴的两个心电向量的方向相同者，其幅度相加；方向相反者，则相减。两个心电向量的方向构成一定角度者，则可应用"合力"原理将三者按其角度及幅度构成一个平行四边形，而取其对角线为综合向量。体表所采集到的心电变化是全部参与心肌细胞电活动的综合向量。影响体表电位强度的因素有：① 与心肌细胞数量（心肌厚度）成正比例关系。② 与探查电极位置和心肌细胞之间的距离成反比例关系。③ 与综合向量成正比例关系（图21-1-2）。

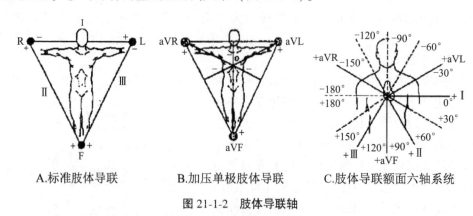

A.标准肢体导联　　B.加压单极肢体导联　　C.肢体导联额面六轴系统

图21-1-2　肢体导联轴

三、心电图导联体系

1902年，荷兰人艾因特霍芬（Einthoven）在人体体表描记心电活动。自此开始，心电图描记器不断发展，力求操作简便，易于记录。在人体不同部位放置电极，并通过导联线与心电图机电流计的正负极相连，这种记录心电图的电路连接方法称为心电图导联。电极位置和连接方法不同，可组成不同的导联。由Einthoven创设且目前广泛采纳的国际通用导联体系（lead system），称为常规12导联体系。

（一）肢体导联

肢体导联包括标准肢体导联 Ⅰ、Ⅱ、Ⅲ 及加压单极肢体导联 aVR、aVL、aVF。标准肢体导联为双极肢体导联，反映其中两个肢体之间电位差的变化。加压单极肢体导联属单极导联，基本上代表检测部位的电位变化。

肢体导联电极放置于右臂（R）、左臂（L）、左腿（F），连接此三点即为 Einthoven 三角。连接标准导联正负极形成导联轴。将Ⅰ、Ⅱ、Ⅲ导联的导联轴平移，使之与 aVR、aVL、aVF 的导联轴一并通过坐标图的轴中心点，便形成额面六轴系统（图 21-1-2）。此坐标系统采用±180°的角度标志，以左侧为 0°，顺时针方向的角度为正，逆时针方向为负。每个相邻导联间的夹角为 30°。

（二）胸导联

胸导联属单极导联，包括 V_1—V_6 导联。正极安放于胸壁固定的部位，另将肢体导联三个电极合并构成"无干电极"，为导联的负极。具体安放位置为：V_1 位于胸骨右缘第 4 肋间；V_2 位于胸骨左缘第 4 肋间；V_3 位于 V_2 与 V_4 两点连线的中点；V_5 位于左腋前线 V_4 水平处；V_6 位于左腋中线 V_4 水平处。临床上诊断后壁心肌梗死还常加选 V_7—V_9 导联。V_7、V_8、V_9 分别位于左腋后线、左肩胛骨线和左脊旁线的 V_4 水平处。小儿心电图或诊断右心病变有时需要加选 V_{3R}—V_{6R} 导联，电极放置右胸部与 V_3—V_6 对称处。

四、心电图各波段的组成和命名

心脏的窦房结、结间束、房间束、房室结、希氏束、束支（包括左、右束支，左束支又分为左前分支和左后分支），以及浦肯野纤维组成特殊传导系统，它与每一心动周期顺序出现的心电变化密切相关。正常情况下，窦房结细胞自动除极产生的心电活动激动，同时经结间束传导至房室结，然后沿希氏束—左、右束支—浦肯野纤维顺序传导，最后激动心室，形成了心电图上相应的波段。心电图上最早出现的幅度较小的 P 波，反映左右心房的除极过程；PR 段（实为 PQ 段），反映心房复极过程及房室结、希氏束、束支的电活动，P 波与 PR 段合计为 P-R 间期，从心房开始除极至心室开始除极；由 1 至数个波组成的、幅度最大的 QRS 波群为心室除极的全过程；心室缓慢复极形成 ST 段，快速复极形成 T 波；Q-T 间期则为心室开始除极至心室复极完毕全过程所需的时间。

QRS 波群可因检测电极安置位置的不同而呈多种形态（图 21-1-3），统一命名如下：P-R 间期后首先出现的正向波称为 R 波；R 波之前的负向波称为 Q 波，R 波之后的第一个负向波为 S 波；S 波之后的正向波为 R′波，R′波后再出现的负向波为 S′波；如果 QRS 波只有负向波，则称为 QS 波。至于采用 Q 或 q、R 或 r、S 或 s 表示，应根据其幅度大小而定。如 R 波前的负向波很小，宽不到 0.04 s，深不至 0.15 mV，则称为 q 波。

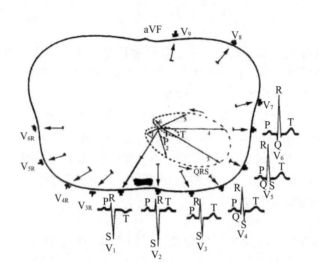

图 21-1-3　不同导联 QRS 波形态

正常心室除极始于左束支的间隔分支，从室间隔中部开始激动，然后自左上向右下方向除极；随后通过左右束支激动左右心室游离壁，激动方向是从心内膜向心外膜；最后除极部位是左室基底部与右室肺动脉圆锥部。心室肌这种规律的除极顺序，使不同电极部位 QRS 波形态亦不同。

（汪小华）

第二节　心电图的测量及正常数值

一、心电图的测量

心电图直接描记在特殊的记录纸上，每一条细线相隔 1 mm，组成 1 mm^2 的小方格，每 5 小格一条粗线。横线代表时间，竖线代表电压。当走纸速度为 25 mm/s 时，每两条细纵线间（1 mm）表示 0.04 s，两条粗纵线间（5 mm）表示 0.2 s。当标准电压 1 mV 对应 10 mm 时，两条细横线间（1 mm）表示 0.1 mV，两条粗横线间（5 mm）表示 0.5 mV。若改变走纸速度和定准电压，每格所代表的时间和电压也会随之发生变化。

（一）各波段振幅的测量

测量正向波形的高度时，应以参考水平线上缘垂直测量到该波的顶端；测量负向波形的深度时，应以参考水平线下缘垂直测量到该波的底端。

P 波振幅测量的参考水平应以 P 波起始前的水平线为准。测量 QRS 波群、J 点、ST 段、T 波和 U 波振幅统一采用 QRS 起始部水平线作为参考水平。如果 QRS 起始部为一斜段（如受心房复极波影响、预激综合征等情况），应以 QRS 波起点作为测量参考点。

测量 ST 段移位时，以 QRS 波起始部作为参考水平线，通常取 J 点（S 波的终点与 ST 段起始的交接点）后 0.06 s、0.08 s 处为测量点。当 ST 段抬高时，应测出参考水平线距该点 ST 段上缘的垂直距离；当 ST 段压低时，应测量参考水平线距该点 ST 段下缘的垂直距离（图 21-2-1）。

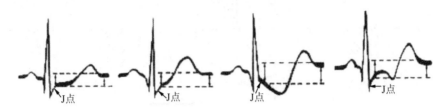

图 21-2-1　ST 段移位的测量

（二）各波段时间的测量

一般规定，测量各波时间应自波形起点的内缘测至波形终点的内缘，正向波的时间从基线的下缘测量，负向波的时间从基线的上缘测量。测量时应选择振幅最大、波形最清楚的导联。

（三）心率的测量

心率规则时，每分钟心率=60/R-R（或 P-P）间期（s），只须测量一个 R-R（或 P-P）间期的秒数，然后被 60 除即可求出。例如，R-R 间期为 0.8 s，则心率为 60/0.8＝75 次/min。还可采用查表法或使用专门的心率尺直接读出相应的心率数。心率明显不规则时，一般采取"数 6 s 内（30 大格）的心动周期×10"来测算。

（四）平均心电轴

1. 概念

心电轴一般指的是平均 QRS 电轴，它是心室除极过程中全部瞬间向量的综合，借以说明心室在除极过程这一总时间内的平均电势方向和强度。心电图学中心电轴通常所指的是它在额面导联轴上的投影。因此，平均心电轴的方向与额面 QRS 向量环的方向一致，指向左下方。一般采用心电轴与 I 导联正侧之间的角度表示平均心电轴的偏移方向。

2. 测定方法

最简单的方法是目测 I、Ⅲ 导联 QRS 波群的主波方向，估测电轴是否偏移（表 21-2-1，图 21-2-2）。

表 21-2-1　目测法测量心电轴的判断标准

I 导联主波方向	Ⅲ 导联主波方向	心电轴
向上	向上	不偏
向上	向下	左偏
向下	向上	右偏
向下	向下	极度右偏或不确定

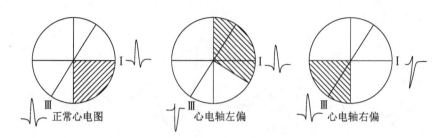

图 21-2-2　平均心电轴简单目测法

准确的方法通常采用分别测算Ⅰ和Ⅲ导联的 QRS 振幅的代数和，然后将这两个数值分别在Ⅰ导联及Ⅲ导联上画出垂直线，求得两垂直线的交叉点。电偶中心点与该交叉点相连即为心电轴，该轴与Ⅰ导联轴正侧的夹角即为心电轴的角度（图 21-2-3）。

3. 临床意义

正常心电轴的范围为 $-30°\sim 90°$；电轴从 $+90°$ 顺钟向转动至 $+180°$ 范围为心电轴右偏；从 $-30°$ 逆钟向转动至 $-90°$ 范围为心电轴左偏；$0\sim 180°$ 为电轴极度右偏或称为"不确定电轴"（图 21-2-4）。心电轴的偏移，一般受心脏在胸腔内的解剖位置、两侧心室的质量比例、心室内传导系统的功能、激动在室内传导状态以及年龄、体型等因素的影响。

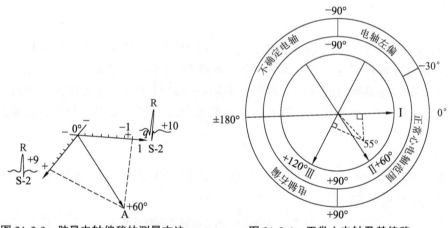

图 21-2-3　肢导电轴偏移的测量方法　　图 21-2-4　正常心电轴及其偏移

（五）心脏钟向转位

自心尖部朝心底部方向观察，设想心脏可循其本身长轴做顺钟向或逆钟向转位。正常时，V_3 或 V_4 导联 R/S 大致相等，为左、右心室过渡区波形。当发生顺钟向转位时，正常应在 V_3 或 V_4 导联出现的波形转向左心室方向，出现在 V_5 或 V_6 导联上，常见于右心室肥大。而逆钟向转位时，正常应在 V_3 或 V_4 导联出现的波形转向右心室方向，即出现在 V_1 或 V_2 导联上，多见于左心室肥大。但是心电图上的这种转位图形在正常人中亦常可见到，并非都是解剖转位的结果。

二、正常心电图波形特点和正常值

正常心电图的波形特点如图 21-2-5 所示。

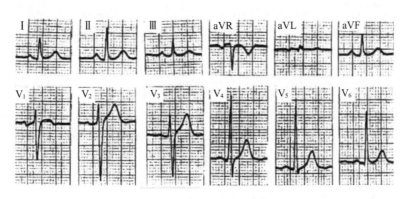

图 21-2-5　正常心电图

（一）P 波

P 波代表心房除极的电位变化。心房的激动顺序：自位于右心房顶部的窦房结开始，向下、向左传导，右心房稍先于左心房激动，至左心房终止，使心房除极完毕，因此 P 波的前半部分代表右心房的激动，后半部分代表左心房的激动。

1. 形态

P 波的形态在大部分导联上呈钝圆形，可有轻度切迹。因为心脏激动起源于窦房结，因此心房除极的综合向量指向左、前、下，所以 P 波方向在 I、II、aVF、V_3—V_5 导联中均向上，aVR 导联向下，其余导联呈双向、倒置或低平均可。

2. 时间

正常 P 波时间小于 0.12 s，一般为 0.08~0.11 s，P 波较小，在临床上一般没有重要意义。

3. 振幅

P 波振幅在肢体导联小于 0.25 mV，胸导联小于 0.2 mV。V_1 导联 P 波为正负双向时，负向部分出现在直立部分的后面，代表左心房的终末电压，称为 V_1 导联 P 波终末电势（P terminal force），即 Ptf-V_1，计算公式为负向振幅（mm）×时间（s）。正常人 Ptf-V_1 的绝对值小于 0.04 mm·s，左心房扩大时，该值会相应增大。

（二）P-R 间期

P-R 间期为 P 波起点至 QRS 波群开始的时间，表示窦房结冲动通过心房、房室交界、房室束、左右束支、浦肯野纤维传到心室的时间。心率在正常范围时，成年人的 P-R 间期为 0.12~0.20 s。如为幼儿及心动过速的情况，P-R 间期相应缩短；如为老年人及心动过缓的情况，P-R 间期可略延长，但不超过 0.22 s。P-R 间期一般在 P 波较明显的导联如 II 导联上测量。

(三) QRS 波群

QRS 波群代表心室肌除极的电位变化。

1. 命名规则

第 1 个向下的波为 Q 波，第 1 个向上的波为 R 波，R 波之后向下的波为 S 波。若整个波都向下，称 QS 波。S 波后向上的波为 R′波，R′波后向下的波称 S′波。

2. 时间

正常成年人 QRS 波群的时间多为 0.06~0.10 s，最宽不超过 0.11 s，儿童为 0.04~0.08 s，一般测量 V_3 导联的 QRS 波。

3. 波形和振幅

（1）**肢体导联**：Ⅰ、Ⅱ、Ⅲ导联的 QRS 波群在没有电轴偏移的情况下，其主波一般向上，aVR 导联的 QRS 主波向下，可呈 QS、rS、rSr′或 Qr 型，R 波一般不超过 0.5 mV。aVL 与 aVF 的 QRS 波群可呈 qR、Rs 或 R 型，也可呈 rS 型。$R_Ⅰ$ < 1.5 mV，R_{aVL} < 1.2 mV，R_{aVF} < 2.0 mV。$R_Ⅰ+R_Ⅲ$ ≤ 2.5 mV。

（2）**胸导联**：正常人 V_1、V_2 导联多呈 rS 型，V_1 的 R 波一般不超过 1 mV。V_5、V_6 导联可呈 qR、qRs、Rs 或 R 型，R 波振幅不超过 2.5 mV。在 V_3、V_4 导联上 R 波和 S 波的振幅大体相等。正常人的胸导联 R 波自 V_1 至 V_5 逐渐增高、S 波逐渐变小，V_1 的 R/S 小于 1，V_5 的 R/S 大于 1。$R_{V_5}+S_{V_1}$ ≤ 4.0 mV（男）或 3.5 mV（女）。

QRS 波群正向波与负向波振幅的绝对值相加称为振幅。肢体导联的 QRS 波群振幅一般不应都小于 0.5 mV。胸导联的 QRS 波群振幅一般不应都小于 0.8 mV，否则称为低电压。电压过低在正常人中也偶有发生，因此单是电压过低不足以诊断心电图不正常。

4. R 峰时间

R 峰时间又称室壁激动时间，指 QRS 起点至 R 波顶端垂直线的间距，是心室激动从心室肌的内膜面到达外膜面的时间，以此了解心室肌是否肥厚。如有 R 波，则应测量至 R 峰；如 R 峰呈切迹，应测量至切迹第二峰。正常成人 R 峰时间在 V_1、V_2 导联上不超过 0.04 s，在 V_5、V_6 导联上不超过 0.05 s。

5. Q 波

除 aVR 导联外，正常的 Q 波振幅应小于同导联中 R 波的 1/4，时间应小于 0.04 s。V_1—V_2 导联不应有 q 波，但偶可呈 QS 型。

(四) ST 段

ST 段为自 QRS 波群的终点至 T 波起点间的线段，代表心室缓慢复极的过程。正常的 ST 段多为一等电位线，有时亦可有轻微的偏移。但在任一导联，ST 段下移一般不应超过 0.05 mV；ST 段上抬在 V_1、V_2 导联上不超过 0.3 mV，V_3 不超过 0.5 mV，V_4—V_6 导联与肢体导联不超过 0.1 mV。

(五) T 波

T 波代表心室快速复极时的电位变化。

1. 方向

T 波的方向大多和 QRS 主波的方向一致。T 波方向在 Ⅰ、Ⅱ 导联向上，Ⅲ 导联可能直立、双向或倒置。aVR 导联向下，aVL、aVF 导联若 QRS 主波向上，且 R 波电压高于

0.5 mV，则其 T 波应该直立。V_1—V_3 导联可以向上、双向或向下，但若 V_3 向下，则 V_1、V_2 不应向上。若 V_1 的 T 波向上，则 V_2—V_6 导联就不应再向下。V_4—V_6 导联 T 波向上。

2. 振幅

正常情况下，除Ⅲ、aVL、aVF、V_1—V_3 导联外，T 波的振幅一般不应低于同导联 R 波的 1/10。T 波在胸导联有时可高达 1.2~1.5 mV，尚属正常。异常高尖的 T 波往往提示心肌梗死的最早期或高钾血症。

（六）Q-T 间期

从 QRS 波群的起点至 T 波终点，代表心室肌除极和复极全过程所需的时间。心率在 60~100 次/min 时，Q-T 间期的正常范围应为 0.32~0.44 s。Q-T 间期长短与心率的快慢密切相关，心率越快，Q-T 间期越短，反之则越长。为纠正心率对 Q-T 间期的影响，常用校正的 Q-T 间期，即 $(Q-T)_c$。一般采用 Bazett 公式计算：$(Q-T)_c = \dfrac{Q-T}{\sqrt{R-R}}$。$(Q-T)_c$ 就是 R-R 间期为 1 s（心率 60 次/min）时的 Q-T 间期。$(Q-T)_c$ 的正常上限值为 0.44 s，超过此时限即属延长，多与心力衰竭、冠状动脉供血不足、心肌炎、电解质紊乱有关，有些抗心律失常药物如奎尼丁也可能使 Q-T 间期延长。

（七）u 波

u 波是 T 波之后 0.02~0.04 s 出现的振幅很低小的波，代表心室后继电位，其产生机制目前尚未完全清楚。u 波方向大体与 T 波相一致，其振幅不应超过 T 波的 1/2，在胸导联较易见到，尤其 V_2、V_3 导联较为明显。u 波明显增高常见于血钾过低。正常情况下，心率越慢，u 波会愈明显。

（汪小华）

第三节　心房、心室的扩大与肥厚

一、心房肥大

由于心房壁较薄，当血容量或压力增大时，心脏多表现为心腔扩大而很少出现心肌增厚。由于心房腔扩大，反映心房除极的 P 波必然有所改变（图 21-3-1）。由于左、右心房在胸腔的解剖位置不同，以及激动的先后顺序不同，因此左心房或右心房扩大时，P 波会出现相应的改变。

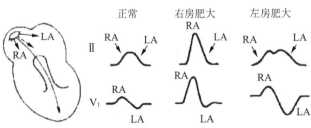

图 21-3-1　心房肥大的心电图

(一) 右心房肥大

心房激动起源于位于右心房顶部的窦房结，正常情况下右心房先除极，且在左心房除极结束前除极完毕。当右心房扩大时，其除极时间延长，往往与稍后除极的左心房时间重叠，但不会延长到左心房除极完毕，因此整个心房除极时间不超过正常时限。心电图主要表现为 P 波尖而高耸，由于此类 P 波常见于慢性肺源性心脏病、肺动脉高压等，因此又称为"肺型 P 波"。

右心房肥大的心电图特征（图 21-3-2）：P 波呈尖峰状，振幅≥0.25 mV，以 Ⅱ、Ⅲ、aVF 导联最为突出；V_1 导联 P 波直立时，振幅≥0.15 mV；如 P 波呈正负双向时，其振幅的算术和≥0.20 mV；P 波时间正常。

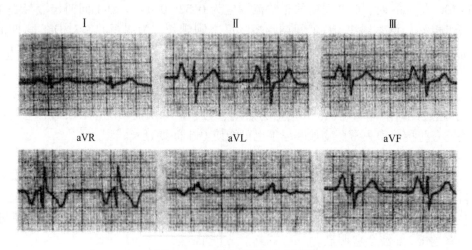

图 21-3-2　右心房肥大的心电图

(二) 左心房肥大

心房除极时，左心房最后除极。左心房肥大时，P 波终末部时间延长，从而使心房的除极时间，即 P 波时间延长。左心房位于心脏的左后方，扩大时除极向量向后，因此额面导联中显示 P 波明显增宽。其心电图表现为 Ⅰ、Ⅱ、aVR、aVL 导联 P 波增宽，时限≥0.12 s，P 波呈"M"形双峰，峰间距≥0.04 s；V_1 导联 P 波出现正负双向形，最后的负向部分明显增深、加宽，Ptf-V_1 绝对值>0.04 mm·s；PR 段缩短，P 波时间与 PR 段时间之比>1.6。该表现多见于二尖瓣病变，因此又称为"二尖瓣型 P 波"（图 21-3-3）。

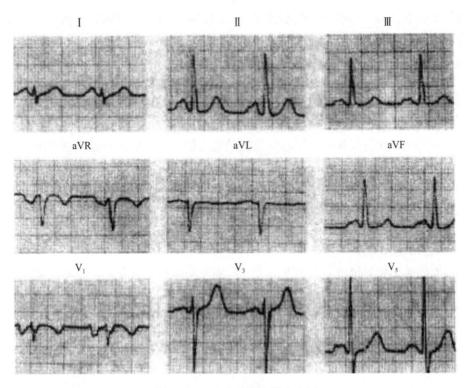

图 21-3-3 左心房肥大的心电图

(三) 双心房肥大

兼有左、右心房肥大的心电图表现,即 P 波高大、增宽,常伴有切迹(图 21-3-4)。其振幅≥0.25 mV,时限≥0.12 s;V_1 导联 P 波高大、双向,上下振幅均超过正常范围。

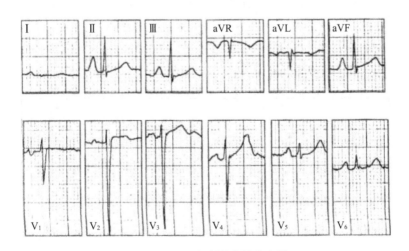

图 21-3-4 双心房肥大的心电图

二、心室肥大

心室肥大包括心室扩大或肥厚,是器质性心脏病的常见后果,由心脏舒张期或收缩期负荷过重引起。心室肥厚会影响心脏除极面的大小和方向，时间也会延长，复极时也会出现继发性的改变。心电图主要表现为 QRS 波群电压增高、时间轻度延长、心电轴偏移及 ST-T 改变。此种改变常与以下因素有关：① 心肌纤维增粗，除极面积增大，心肌除极产生的电压增高。② 心室壁增厚、心室腔扩大，以及由心肌细胞变性导致传导功能低下，使心肌除极和复极时间相应延长。③ 心室壁肥厚、劳损及相对供血不足引起心肌复极顺序发生改变。

上述的心电变化可以作为诊断心室肥大的重要依据，但是，心电图在诊断心室肥大方面存在一定的局限性。来自左、右心室肌相反方向的心电向量进行综合时，其有可能互相抵消而失去各自的心电图特征。而有一部分患者的心室壁确已肥厚，但心电图却未超越正常范围。另外，除了心室肥大外，同样类型的心电图改变可能由其他因素引起，因此临床诊断心室肥厚不能只根据心电图指标，而应结合其他检查综合判断。

（一）左心室肥大

左心室的解剖位置位于心脏的左后方，心室壁明显厚于右室壁，因此正常心室除极时的综合向量表现为左心室占优势。左心室肥大，可使左心室优势的情况显得更为突出，面向左心室的导联（Ⅰ、aVL、V_5 和 V_6）R 波增宽，面向右心室的导联（V_1、V_2 和 V_3）S 波明显加深。

左心室肥大时心电图可出现如下改变（图 21-3-5）。

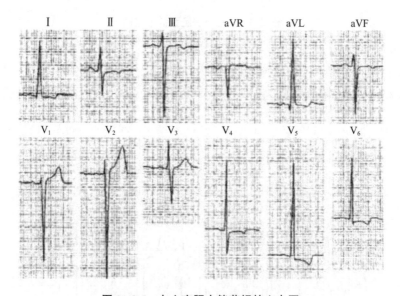

图 21-3-5 左心室肥大伴劳损的心电图

（1）QRS 波群电压升高（左室高电压）：R_{V_5} 或 $R_{V_6} \geq 2.5$ mV，$R_{V_5}+S_{V_1} \geq 4.0$ mV（男性）或 ≥ 3.5 mV（女性）。肢体导联中，$R_I > 1.5$ mV，$R_{aVL} > 1.2$ mV，$R_{aVF} > 2.0$ mV，$R_I + S_{III} > 2.5$ mV。

（2）V_5 和 V_6 导联的室壁激动时间 > 0.05 s，该指标敏感性很低，诊断价值有限。

（3）QRS 波群时间延长到 0.10~0.11 s，但一般不超过 0.12 s。

(4) 可出现额面心电轴左偏。

(5) 继发ST-T改变：在以R波为主的导联（如Ⅰ、Ⅱ、aVL或aVF等）中，其ST段可呈下斜型压低超过0.05 mV，T波低平、双向或倒置。QRS波群电压增高同时伴有ST-T改变者称左心室肥大伴劳损。

根据QRS波群电压的增高、时间延长、心电轴左偏及不同程度的ST-T改变，在心电图上一般能对左心室肥大的患者做出正确诊断。电压增高是诊断的必备条件，在此基础上，有一项指标阳性即可做出诊断；阳性指标越多，诊断可靠性越高。若仅有左心室高电压，则诊断为左心室高电压，多见于高血压性心脏病、肥厚型心肌病、二尖瓣狭窄或关闭不全等。

(二) 右心室肥大

右心室壁厚度仅有左心室壁的1/3，若仅有轻度的肥厚，左心室的除极电势依然占优势，综合心电向量的改变并不明显。只有右心室壁的厚度达到相当程度，才会显著地影响心电综合向量的方向，使心电图显示出右心室优势的特征，导致面向右心室的导联（V_1、aVR）的R波增高，面向左心室的导联（Ⅰ、aVL、V_5和V_6）的S波加深。这也是心电图诊断早期右心室肥厚不够敏感的原因。

右心室肥大的图形变化如下（图21-3-6、图21-3-7）。

(1) QRS波群形态和电压的改变（右心室高电压）：aVR导联的R/q或R/S≥1，R波>0.5 mV；V_1导联R/S≥1，R_{V_1}>1.0 mV或R_{V_1}+S_{V_5}>1.05（重症>1.2 mV），V_5导联的R/S≤1或S波比正常加深；重度肥厚可使V_1导联呈qR型（除心肌梗死外）。慢性肺源性心脏病患者由于双侧肺气肿，以及前有胸骨限制，心脏顺钟向转位，使得V_1—V_6均呈rS型。

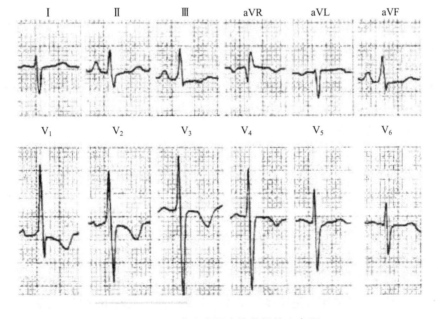

图21-3-6 右心室肥大伴劳损的心电图

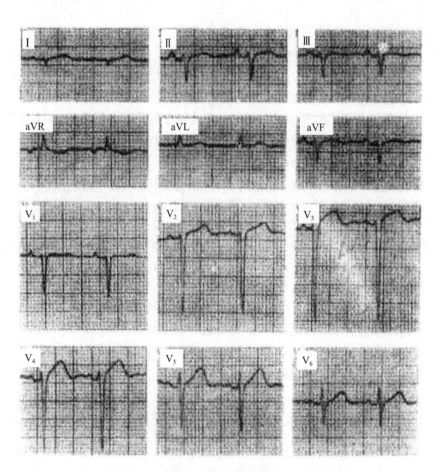

图 21-3-7　肺心病引起的右心室肥大的心电图

（2）右心室明显肥厚时，V_1 导联的室壁激动时间可能延长，超过正常限度 0.03 s。

（3）心电轴右偏 ≥ +90°，右偏达 +110° 对诊断有较大意义。

（4）ST-T 改变：由于右心室复极发生变化，故右胸导联（V_1—V_2）ST 段压低，T 波双相或倒置，而在 V_3 导联 ST 段可上移，T 波高而直立。QRS 波群出现右心室高电压改变并伴有 ST-T 改变，称为右心室肥大伴劳损，多见于慢性肺源性心脏病、二尖瓣狭窄、房间隔缺损、肺动脉瓣狭窄等。

心电图诊断右心室肥大的敏感性并不高，轻度的肥大难以诊断，阳性指标项目越多，每项指标超越正常范围越大，则诊断的准确性越大。

（三）双侧心室肥大

当左、右心室同时肥大时，心电图可以出现以下几种现象。

（1）大致正常心电图，是由于双侧心室电压同时增高，互相抵消所致。有时仅有 QRS 波的增宽、切迹及 ST-T 的改变。

（2）单侧心室肥大心电图，只表现出一侧心室肥大，而另一侧心室肥大的图形被掩盖。由于左室壁本来就比右室壁厚。因此，双侧心室肥大时出现左心室肥大的心电图较为多见。

（3）双侧心室肥大心电图，既表现右心室肥大的心电图特征，又存在左心室肥大的某些征象。

（汪小华）

第四节　心肌缺血与 ST-T 改变

冠状动脉（冠脉）粥样硬化导致管腔狭窄达到一定程度（固定狭窄），或斑块不稳定（易损斑块）、病变部位痉挛（动力性狭窄）等因素导致病变相关的冠脉供血不足时，患者表现为急性或慢性冠脉供血不足。急性冠脉供血不足常伴心绞痛的症状和持续时间较短的动态心电图表现；慢性冠脉供血不足常无特殊症状，心电图上可有 ST-T 的异常改变，这种改变相对稳定且持续时间较长。

一、急性冠脉供血不足的心电图表现

急性冠脉供血不足多为一过性的心肌缺血表现，持续时间多为 5~30 min，心肌缺血时伴心电图异常改变，缺血缓解时心电图恢复正常或缺血发作前的状态。

1. ST 段动态变化

ST 段动态变化是急性冠脉供血不足的特征性表现。严重且固定的狭窄因长期慢性缺血，导致冠脉分支间有一定的侧支循环形成，急性冠脉供血不足多引起心内膜下心肌缺血，ST 段水平型或下斜型下移，下移幅度≥0.10 mV（图 21-4-1），持续时间常在 1 min 以上。部分患者因慢性供血不足已有 ST 段下移，当急性供血不足时 ST 段可在原有的基础上进一步下移，幅度≥0.10 mV。

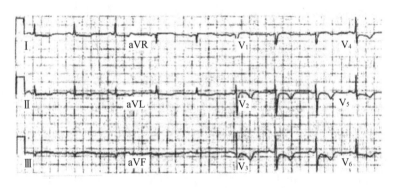

图 21-4-1　左心室前壁、侧壁急性冠脉供血不足的心电图

当斑块不稳定而致管腔狭窄在短时间内加重，或伴痉挛，侧支循环尚未形成时，急性冠脉缺血多为透壁性心肌缺血，ST 段弓背向上型抬高，幅度常≥0.10 mV，部分患者伴 QRS 波增宽和 T 波高尖（图 21-4-2）。当缺血消失或缓解后，ST 段可回到正常或缺血发作前的状态。部分患者可出现异常 Q 波，持续数小时后消失，提示严重缺血导致心肌顿抑。

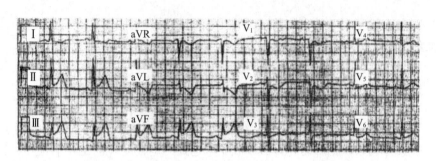

图 21-4-2　左心室下壁急性冠脉供血不足的心电图

急性冠脉供血不足时的 ST 段改变特点为：往往累及两个或两个以上导联；动态性或一过性，缺血时和缺血发作后记录心电图具有重要的诊断意义。

2. T 波动态变化

急性冠脉供血不足亦可引起 T 波的一过性变化（图 21-4-3），表现为 T 波形态高尖、低平、双向或倒置，这种变化常与 ST 段改变伴随出现。透壁性心肌缺血时，由于心肌各层动作电位时限出现明显变化，以心外膜层动作电位时限缩短最明显，心外膜层过早复极但方向不变，缺血部位伴随 ST 段抬高而 T 波异常高尖。

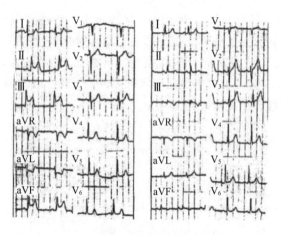

图 21-4-3　左心室下壁急性冠脉供血不足的心电图

3. 一过性心律失常

急性冠脉供血不足导致的心肌损伤常可引起多种心律失常，以室性快速性心律失常最为常见。急性 ST 段抬高或严重 ST 段下移的心肌缺血均可伴发室性心律失常，严重者有多形性室性心动过速，可诱发心室颤动。严重缓慢性心律失常多出现于急性下壁心肌缺血，可表现为窦性停搏、窦房传导阻滞和不同程度的房室传导阻滞。

二、慢性冠脉供血不足的心电图表现

慢性冠脉供血不足是冠状动脉粥样硬化性心脏病的重要病理生理过程，通常是多支、弥漫性冠脉病变，伴丰富的侧支循环形成，心肌处于长期慢性缺血状态中。静息状态下，心电图多不显示缺血的临床症状，心电图改变也是长期、相对稳定的异常变化，敏感性和特异性相对较低，须结合其他检查才能确诊。

1. ST 段动态变化

慢性冠脉供血不足引起的慢性心肌缺血主要是心内膜下心肌缺血，心电图部分导联出现非特异性 ST 段轻度压低（0.05~0.15 mV）及 T 波低平、双向或倒置（图 21-4-4）。ST 段变化相对缓慢，多数呈波动性（在接近正常与接近诊断标准的图形间更替）。

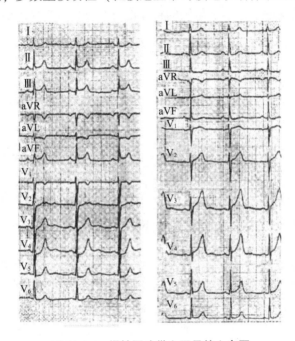

图 21-4-4　慢性冠脉供血不足的心电图

2. T 波改变

T 波改变最具特征性和易变性，主要是因为影响心肌复极的因素较多，心肌少量或轻微缺血即可引起 T 波变化。慢性冠脉供血不足常伴 T 波低平、双向或倒置。T 波低平表现为相应区域的导联，即在以 R 波为主的导联中，T 波幅值<1/10 R 波幅值。左心室部分缺血心肌与正常心肌间复极不均一，可表现为 T 波双向。典型慢性冠脉供血不足表现为 T 波倒置，呈"冠状 T 波"，即倒置 T 波基底窄、双肢对称、振幅较深，短时间内呈动态变化，可呈低平甚至直立。

三、鉴别诊断

需要强调的是，心电图上 ST-T 改变只是非特异性心肌复极异常的共同表现，要做出心肌缺血或"冠状动脉供血不足"的心电图诊断，还必须结合临床资料。

（汪小华　侯云英）

第五节 心肌梗死

绝大多数急性心肌梗死系在冠状动脉粥样硬化、斑块破裂的基础上新的血凝块形成，突然堵塞了冠状动脉血流，以致局部心肌经历迅速缺血、损伤及坏死，它是冠心病的严重类型。除了临床表现外，心电图的特征性改变及其演变规律是确定心肌梗死诊断和判断病情程度的主要依据。

有关心肌梗死的经典动物实验为：将狗麻醉后剖开前胸及心包，暴露左心室前壁，将心电图记录仪的阳极放于此处，描记心电图（图21-5-1A）；同时描记正常状态下左心室外壁的QRS-T波群作为对照。分离供应左心室前壁心肌的冠状动脉，用套有橡皮的止血钳阻断血流，则几分钟内即出现倒置的T波（图21-5-1B）；此时如立即将止血钳放松，血液重新流入此部位心肌，则倒置的T波又能迅速恢复直立。此过程中，QRS波并无改变，只是心肌复极的时间有所延长，T波发生形态、方向及振幅的改变，这种心电图表现即为"缺血型"改变，说明心肌的损害是暂时性

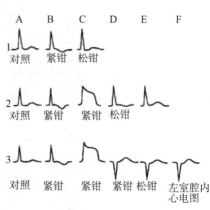

图21-5-1 犬急性冠状动脉阻塞后不同程度心肌缺血的心电图改变模式

且可恢复的。若将止血钳阻断血流的时间延长，则在缺血型T波改变后，心电图出现ST段逐渐抬高，倒置T波逐渐减小，而后T波反而升高，直至与ST段合并。QRS波与升高的ST段及T波三者构成一凸出于基线以上的"单向曲线"（图21-5-1C）。单向曲线出现时，如即刻将止血钳放松，血流重新流入心肌，ST段逐渐下降至基线，T波又恢复倒置，恢复到缺血型改变。再经数分钟后T波渐渐转为直立。这种ST段升高及单向曲线的出现，为"损伤型"改变，特点是复极过程中的ST段及T波均产生明显的异常，且心肌损伤较严重，但终止阻断后血流恢复，心肌活性仍可恢复。

当心电图出现损伤型的单向曲线后，如果继续阻断血流，则QRS亦发生了改变。原来R波变成完全倒置的QS波（图21-5-1D），再松开止血钳，也不能使这种图形恢复正常。心电图学中将QS波称为"坏死型"改变。坏死的心肌不能除极，即使恢复供血，也不能恢复原来的除极波形。

一、基本图形及机制

1. "缺血型"改变

心肌缺血使心肌复极时间延长，特别是3期复极延缓，Q-T间期延长，T波向量背离缺血区，并呈现对称性T波。若缺血发生于心内膜面，则T波高而直立；若缺血发生于心外膜面，使外膜面复极延迟并晚于内膜面，则出现对称性T波倒置（图21-5-2、图21-5-3）。

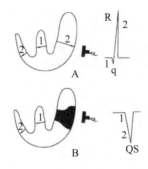

图 21-5-2　坏死型 Q 波或 QS 波产生机制
A. 正常除极顺序为室间隔向量 1 产生 q 波，左右心室综合除极向量 2 产生 R 波；B. 心肌坏死后，电极透过坏死"窗口"只能记录相反的除极向量，产生 QS 波。

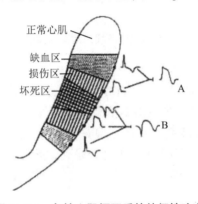

图 21-5-3　急性心肌梗死后的特征性改变
A. 坏死区周围的体表电极记录到缺血和损伤型图形；B. 坏死区中心的体表电极记录到缺血、损伤型和坏死型图形（"·"表示直接置于心外膜的电极可分别记录缺血、损伤和坏死图形）。

2. "损伤型"改变

随着缺血时间的延长，心肌损伤程度进一步加重，就会出现"损伤型"改变，主要表现为面向损伤心肌的导联出现 ST 段抬高。逐渐抬高的 ST 段与 T 波整合，形成一条弓背向上的单向曲线。一般来说，这种改变不会持久，可能发展成心肌坏死，也可能恢复正常。

3. "坏死型"改变

进一步的缺血导致心肌细胞变性、坏死。坏死心肌细胞不再产生心电向量，但正常健康心肌仍照常除极，致使产生一个与梗死部位相反的综合向量。由于心肌梗死主要发生于室间隔及心内膜下心肌，致使前面 0.03~0.04 s 除极向量背离坏死区，所以"坏死型"图形改变主要表现为面向坏死区的导联有异常 Q 波（宽度≥0.04 s，深度≥1/4 同一导联 R 波的高度）或者呈 QS 波。一般认为，梗死的心肌直径>20 mm 或厚度>5 mm，才可出现病理性 Q 波。

二、心肌梗死的分期

根据心肌梗死时的图形演变，其可分成超急性期、急性期、近期（亚急性期）和陈旧期（图 21-5-4）。

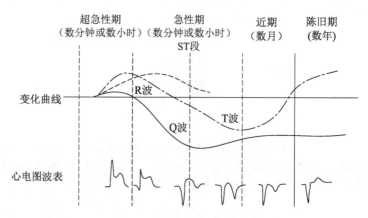

图 21-5-4 典型急性心肌梗死的图形演变过程及分期

1. 超急性期

急性心肌梗死发生数分钟后，机体首先出现短暂的心内膜下心肌缺血，心电图上产生高大的 T 波，以后迅速出现 ST 段斜型抬高，与高耸直立 T 波相连。由于急性损伤性阻滞，心电图可见 QRS 振幅增高，并轻度增宽，但尚未出现异常 Q 波。这些表现持续仅数小时，临床上多因持续时间太短而不易记录到。此期若治疗及时，就可避免进展为心肌梗死或使已梗死范围趋于缩小。

2. 急性期

此期始于梗死后数小时或数日，可持续数周，是心电图不断演变的过程。在高耸的 T 波开始降低后即可出现异常 Q 波（包括 QS 波）；ST 段呈弓背向上型抬高，抬高显著者可形成单向曲线，继而逐渐下降。直立 T 波开始倒置，并逐渐加深。坏死型 Q 波、损伤型 ST 段抬高和缺血型 T 波倒置在此期内可并存。

3. 近期（亚急性期）

此期出现于梗死后数周至数月，以坏死及缺血图形为主要特征。抬高的 ST 段基本恢复至基线，坏死型 Q 波持续存在，缺血型 T 波由倒置较深逐渐变浅。

4. 陈旧期

此期出现在急性心肌梗死 3~6 个月之后或更久，ST 段和 T 波恢复正常或 T 波持续倒置、低平，趋于恒定不变，留下坏死的 Q 波。

三、心肌梗死的定位诊断

心肌梗死的定位诊断主要根据坏死图形（异常 Q 波或 QS 波）出现的导联（表 21-5-1）。心肌梗死的发生部位多与冠状动脉分支的供血区域有关，因此，心电图的定位基本与冠状动脉病变一致。前间壁梗死时，V_1—V_3 导联出现异常 QS 波或 Q 波；下壁心肌梗死时，Ⅱ、Ⅲ、aVF 导联出现异常 Q 波；侧壁心肌梗死时，Ⅰ、aVL、V_5、V_6 导联出现异常 Q 波；前壁心肌梗死时，异常 Q 波主要出现在 V_3、V_4（V_5）导联。后壁心肌梗死时，V_7—V_9 导联记录到异常 Q 波；与正后壁相对的 V_1、V_2 导联出现 R 波增高及 T 波高耸。如果大部分胸导联或所有胸导联（V_1—V_6）都出现异常 Q 波或 QS 波，则称为广泛前壁心肌梗死。

表 21-5-1　心肌梗死的心电图定位诊断

导联	心室部位	供血冠状动脉
V_1—V_3	前间壁	左前降支
V_3—V_5	前壁	左前降支
V_1—V_5	广泛前壁	左前降支
V_{3R}—V_{4R}	右心室	右冠状动脉
V_7—V_9	后壁	右冠状动脉或左回旋支
Ⅰ、aVL	高侧壁	左回旋支
Ⅱ、Ⅲ、aVF	下壁	右冠状动脉或左回旋支

四、心肌梗死的不典型图形改变和鉴别诊断

1. 非 Q 波型心肌梗死

非 Q 波型心肌梗死过去称为"非透壁性心肌梗死"。部分患者发生急性心肌梗死后，心电图表现只有 ST 段抬高或压低及 T 波倒置，ST-T 改变可呈规律性演变，但不出现异常 Q 波，需要通过临床表现及其他检查指标明确诊断。

2. 心肌梗死合并其他病变

心肌梗死合并室壁瘤时，可见升高的 ST 段持续存在达半年以上。心肌梗死合并右束支阻滞时，一般不影响二者的诊断，初始向量表现出心肌梗死特征，终末向量表现出右束支阻滞特点。心肌梗死合并左束支阻滞，梗死图形常被掩盖。

（汪小华　侯云英）

第六节　心律失常

窦房结位于上腔静脉入口与右心房交界处，其血供 60% 源于右冠状动脉，40% 源于左冠状动脉，是正常人心脏激动的"天然起搏点"。激动形成后按正常传导系统顺序激动心房和心室。心脏激动的起源异常或/和传导异常，称为心律失常。心律失常包括窦性心律失常、房性心律失常、房室交界性心律失常、室性心律失常和传导阻滞几种类型，其心电图特征及诊断标准已在本书第六章详细介绍，这里不再赘述。

（汪小华　侯云英）

第七节 电解质紊乱、药物影响及其他

一、电解质紊乱

电解质和心肌细胞的电活动有着十分密切的关系，心脏正常功能的维持有赖于人体体液中各种电解质的相对稳定。当电解质紊乱时，心肌细胞外液的电解质浓度发生变化，使其静息电位和动作电位发生改变，从而影响到心脏正常的除极和复极以及激动的传导，导致心电图发生相应的改变。

（一）低血钾

K^+ 是形成静息膜电位的基本因素。静息膜电位可影响心肌细胞的兴奋性、自律性及传导性。低血钾及高血钾都会使静息膜电位发生变化，从而引起各种类型的心律失常。

心肌细胞在舒张期通过"钠泵"将细胞内过多的 Na^+ 泵出去，并换回细胞外的 K^+，以恢复静止状态的细胞内离子的正常分布。正常 Na^+ 的泵出和 K^+ 的换入数量大致相等，因而动作电位的4相通常为一直线。血清钾浓度过低时，由于细胞膜对 K^+ 的通透性降低，使动作电位的3相末期及4相初期 K^+ 进入细胞的速度减慢，而 Na^+ 被泵出的速度仍正常。待细胞内 Na^+ 浓度降低到一定程度，Na^+ 不再泵出，而 K^+ 仍继续进入细胞，使细胞内电位逐渐升高（负值减少）。连续起来看，则从3相末期到4相后半期中间，产生一个波峰，像正常动作电位曲线的后边拖了一个尾巴。动作电位在3、4相的变化表现为心电图 Q-T 间期延长，T 波低平，u 波明显，此时 T-U 融合呈驼峰状，Q-T 间期常不易测量。低血钾时的心电图特征如下（图21-7-1）。

（1）u 波增高，其振幅>0.1 mV，有时 u 波与 T 波等高呈驼峰状，有时 u 波的高度超过 T 波，以胸前导联和Ⅱ、Ⅲ、aVF 导联明显。

（2）T 波低平、切迹、平坦，甚至倒置。

（3）T-u 部分或完全融合。

（4）ST 段下垂型下移≥0.05 mV。有时下垂型下移的 ST 段与有切迹的 T 波及直立明显的 u 波形成弯弯曲曲的线段，形似蚯蚓，故又称为蚯蚓状改变。

（5）Q-T 间期明显延长。

（6）可出现各种心律失常：低血钾时，起搏细胞舒张期除极速度增快，且可以使心室肌细胞成为起搏细胞，所以低钾引起心肌细胞自律性增加，可出现各种异位心律，如窦性心动过速、期前收缩（尤其是室性期前收缩）、房性心动过速、单形性或尖端扭转型室性心动过速等，总体来看，室性较室上性心律失常多见，甚至可以导致心室颤动，因此危害性较大。

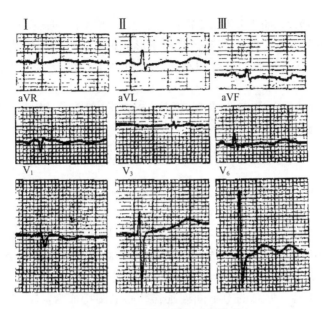

图 21-7-1 低血钾的心电图表现

血清钾为 3.0 mmol/L 时，各导联 u 波大于 T 波，T 波增宽，T-u 融合、Q-T（或 Q-u）显著延长达 0.66 s，肢体导联 T 波低平或倒置。

（二）高血钾

正常血清钾浓度为 3.5~5.5 mmol/L，血清钾浓度>5.5 mmol/L 即为血钾过高，心电图上即可出现反应，心电图特征如下（图 21-7-2）。

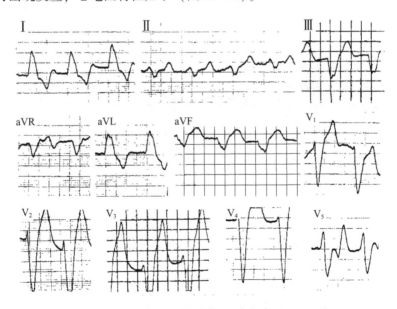

图 21-7-2 高血钾的心电图表现

血钾为 7.0 mmol/L。各导联 P 波消失，QRS 波增宽达 0.24 s，心室率 79 次/min，Ⅲ、V_1—V_5 导联 T 波高尖对称。

(1) 血钾 5.5~7.5 mmol/L 时，T 波高耸、基底狭窄呈"帐篷状"，P 波振幅降低。心室内传导缓慢及动作电位时间缩短，有利于形成折返，可引起快速性室性心律失常，如室性心动过速、心室扑动、心室颤动等，但较多出现缓慢性室性逸搏心律、心室静止。

(2) 血钾为 11.0 mmol/L 时，R 波变小，S 波增宽增大，出现右束支传导阻滞图形，QRS 时限明显延长。

(3) 血钾为 12.0 mmol/L 时，QRS 波与 T 波不易辨认，似正弦波，进而形成心室颤动。

(4) 血钾为 14.0~16.0 mmol/L 时，心脏停搏于舒张状态。

（三）低血钙

正常人血清钙浓度一般为 2.25~2.75 mmol/L，与细胞内钙的比例为 4 000∶1，而钠离子浓度细胞外和细胞内之比为 5∶1，所以慢钙通道的内流以钙离子为主。血清钙降低，使钙离子的内流减少，引起动作电位 2 相的时程延长。心电图表现为 ST 段平坦、延长，T 波宽度仍正常，但总的 Q-T 间期延长。心电图特征为：① ST 段平坦延长，在等电位上，无上下偏移。② Q-T 间期延长，由 ST 段延长所致。③ 严重低钙血症，T 波低平或倒置。④ 合并低钾血症时，u 波增大。⑤ 低钙血症可引起各种期前收缩，但很少有严重心律失常。⑥ 低血钙可使迷走神经兴奋性提高，发生心脏停搏（图 21-7-3）。

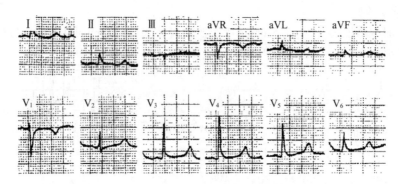

图 21-7-3　低血钙的心电图表现

血钙为 1.4 mmol/L 时，窦性心律，P-R 间期为 0.12 s，各导联 ST 段平直延长，致 Q-T 间期延长为 0.60 s。

（四）高血钙

高血钙远较低血钙少见。血钙过高使动作电位 2 相缩短。心电图上表现为 ST 段缩短，甚至消失，Q-T 间期亦缩短。当血钙浓度超过 4.0 mmol/L 时，T 波可增宽，这可能是 3 相复极减慢的结果。血钙浓度缓慢升高一般对心脏无严重影响。如血钙急剧升高达 6.5 mmol/L 以上，可使心室肌动作电位 0 相除极上升速度减慢，心电图上表现为 QRS 波群增宽，P-R 间期延长，甚至可发生心脏停搏而死亡。高血钙引起心律失常的机制可能为高血钙加速了心肌传导纤维的起搏自律性，并缩短其不应期，且使心室肌内传导减慢，有利于折返形成而产生室性心律失常。心电图特征为：① ST 段明显缩短或消失，往往是 QRS 波群之后即继以 T 波。② Q-T 间期缩短，这与 ST 段缩短或消失有一定关系。③T波低平或倒置。④严重高钙血症时，P-R间期延长，QRS波群轻度增宽。⑤心律失常，如各种期前收缩、窦性心动过速、窦性心动过缓、窦性停搏、房室传导阻滞、室性心动过速、心室颤动等（图21-7-4）。

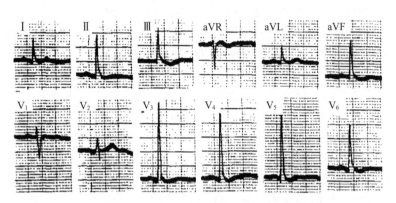

图21-7-4 高血钙的心电图表现

血钙为4.35 mmol/L时，窦性心律，P-R间期为0.14 s，各导联Q-T间期明显缩短，为0.26 s，ST段几乎消失。

二、药物影响

临床上某些药物在使用过程中，不论是治疗剂量还是用药过量，均可影响心肌的除极和复极过程，从而引起心电图改变。这里仅简单介绍洋地黄对心电图的影响。

洋地黄对心肌的影响及毒性作用在心电图上的表现要早于临床药物毒性作用的出现。因此，心电图检查对临床用药的监测及毒副作用的诊断具有重要意义。

洋地黄对心脏有多方面的作用，它可以改变心肌的除极与复极过程，使心肌兴奋性增高、心肌收缩力增强，并使心房及房室传导功能降低。治疗剂量的洋地黄主要引起心肌复极变化，心电图上表现为ST-T改变；而洋地黄过量致中毒时，则可引起严重的心律失常。

1. 洋地黄治疗剂量时的心电图改变

①ST段下斜型下移。②T波低平、双向或倒置：T波双向在以R波为主的导联呈负正双向，在以S波为主的导联呈正负双向。③ST-T融合：下斜型的ST段与负正双向或倒置的T波融合形成一形似鱼钩状的形态，称为ST-T鱼钩状改变。④Q-T间期缩短（图21-7-5）。上述心电图改变仅为服用了洋地黄药物的标志，称为洋地黄效应，并不提示洋地黄中毒，更不是停用洋地黄的指标。

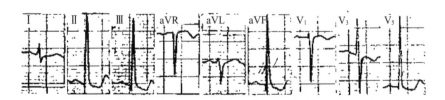

图21-7-5 洋地黄效应的心电图表现

窦性心律，II、III、aVF、V_5导联ST-T呈鱼钩样改变，Q-T缩短为0.25 s。

2. 洋地黄中毒时的心电图改变

洋地黄过量的心电图改变大致有以下三方面。① 通过兴奋迷走神经，抑制窦房结 4 相除极和房室结 0 相除极，从而对心脏起搏点和房室传导系统起抑制作用，心电图可出现下列变化：窦性停搏；窦房结的抑制、交界区心律及干扰性房室脱节；各种不同程度的房室传导阻滞。② 对异位起搏点的兴奋作用。洋地黄可使具有起搏性能的心房肌、交界区和浦肯野纤维的细胞膜电位减小，更接近阈值，4 相除极速度加快，从而引起下列变化：心室肌兴奋性增加，心电图可出现多发多源性室性期前收缩、室性心动过速，甚至出现心室扑动和心室颤动；心房肌兴奋性增加，心电图上可出现室上性心动过速和心房颤动。③ 异位兴奋作用与对传导系统抑制作用同时存在，如房性心动过速合并 2:1 房室传导阻滞。

（1）室性期前收缩：洋地黄中毒性心律失常以室性期前收缩多见，占 50%~60%。如果患者在服洋地黄前无室性期前收缩，而用药后出现室性心律失常，通常是洋地黄中毒的表现。尤其在心房颤动基础上出现的室性期前收缩二联律，绝大多数由洋地黄中毒所致。室性期前收缩连续出现或呈多源性或多形性是洋地黄中毒较重的表现，亦提示洋地黄用量已达致死量的 75%，此时如不及时处理，可发展为室性心动过速或心室颤动（图 21-7-6、图 21-7-7）。

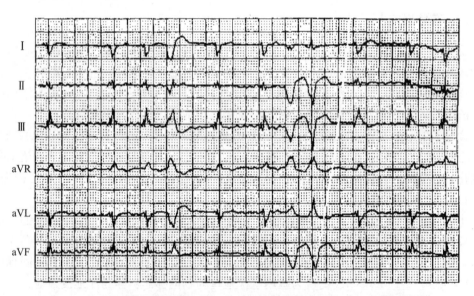

图 21-7-6 洋地黄中毒导致心律失常（频发室性期前收缩）的心电图表现

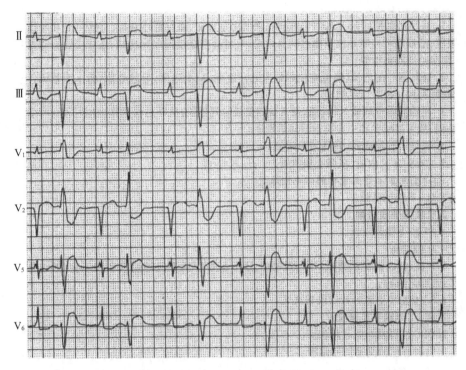

图 21-7-7　洋地黄毒性反应导致多形性室性期前收缩二联律的心电图表现

心电图特点：室性期前收缩多呈二联律，有固定联律间期；短阵室性心动过速；伴有洋地黄所致的 ST-T 改变，或有不同程度的房室传导阻滞。

（2）交界性心动过速：洋地黄中毒的常见表现形式之一，多以心房颤动为基本心律。在使用洋地黄治疗心房颤动时出现交界性心动过速心电图，其心室率非常均齐，往往易被误认为是转复了的窦性心律，或者是出现缓慢的交界性逸搏性心律，甚至出现三度房室传导阻滞，这实际上是洋地黄中毒的一种表现。

（3）心房扑动和心房颤动：洋地黄可以诱发暂时性或永久性心房颤动，但比较少见，可发生于严重心力衰竭患者。

（4）房性心动过速：洋地黄中毒引起的房性心律失常占洋地黄诱发心律失常总数的 10% 左右，多表现为未下传的房性期前收缩，有时可出现多种形态不规则的房性期前收缩或心动过速，也称为多源性或紊乱性房性心律。在应用洋地黄的过程中，房性心动过速伴有二度房室传导阻滞多提示洋地黄中毒。

（5）室性心动过速：室性心动过速在洋地黄中毒性心律失常中约占 10%，但其严重性不容忽视，极易出现双向性室性心动过速甚至心室颤动。

（6）心室颤动：洋地黄中毒引起的心室颤动一般发生在频发多源性室性期前收缩、室性心动过速的基础上，频率一般偏慢，颤动波的形态比较一致。

（7）洋地黄中毒缓慢性心律失常：主要包括缓慢性窦性心律失常和房室传导阻滞。

①缓慢性窦性心律失常：主要有窦性心动过缓、窦房传导阻滞、窦性停搏。其发生机制为洋地黄对窦房结的自律性及窦房传导组织的抑制作用。轻度洋地黄中毒者仅表

现为窦性心律不齐或窦性心动过缓，严重者可出现重度心动过缓或心脏停搏。② 房室传导阻滞：洋地黄可直接抑制心脏传导系统，尤其是房室交界区传导组织。因此，洋地黄中毒多引起各种类型的房室传导阻滞。在心房颤动使用洋地黄后心率突然变慢而规整，提示是洋地黄中毒所引起的完全性房室传导阻滞而伴有的交界性或室性逸搏心律。

（8）洋地黄中毒快速型合并缓慢性心律失常：洋地黄中毒所致窦性心动过缓、窦性停搏、窦房传导阻滞、房室传导阻滞及束支传导阻滞，常伴有交界性心律或缓慢的室性自主心律。随着中毒的加重，房室结的自律性增高，可形成交界性心动过速（可伴有传导阻滞），尤其是出现非阵发性室上性心动过速，多为洋地黄中毒所致。如心室肌自律性增高，则可出现室性心动过速甚至心室扑动、心室颤动等快速性心律失常。

三、Q-T 间期延长综合征及 Brugada 综合征

（一）Q-T 间期延长综合征

本综合征临床分为两种类型：一类伴有耳聋、Q-T 间期延长、心律失常、晕厥，亦称为耳聋 Q-T 间期延长综合征；另一类无耳聋，仅以心律失常、猝死、晕厥与 Q-T 间期延长为主要表现，亦称为 Komano-Ward 综合征。由于两者心电图所见和临床症状无明显差异，因此统称为先天性 Q-T 间期延长综合征。其心电图特点为：① Q-T 间期延长，而且同一患者的 Q-T 间期在不同时期有变化。② T 波宽大、有切迹、高尖、双向或倒置。③ 发作时可见室性期前收缩、室性心动过速、心室颤动或停搏（图 21-7-8）。先天性 Q-T 间期延长综合征的病因尚未明确，诊断时要注意排除低钾血症、低钙血症、心肌病或药物影响等。

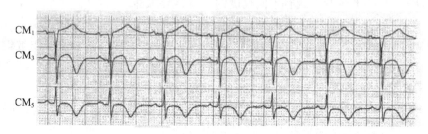

图 21-7-8　先天性 Q-T 间期延长综合征的心电图表现

CM_3、CM_5 导联 T 波倒置，Q-T 间期 490 ms。

（二）Brugada 综合征

1. 临床表现

① 多为年轻男性。② 主要症状为晕厥或猝死，多在夜间睡眠中发生，故有意外夜间猝死综合征之称，患者平时无心绞痛、胸闷、呼吸困难等症状。③ 心内电生理检查大部分可诱发多形性室性心动过速或心室颤动。④ 有家族遗传倾向性。⑤ 超声心动图检查无特异性改变，心室造影、冠脉造影正常，运动试验阴性。

2. 心电图表现

① V_1 导联呈右束支阻滞形，V_1—V_3 导联的 ST 段呈马鞍形至弓背形持续上抬（图 21-7-9）。② 右束支阻滞及 V_1—V_3 导联 ST 段上抬的异常表现可间歇存在。③ 以上

异常心电图可有动态变化。Matsuo 等报告一例 41 岁男性 Brugada 综合征，在入院时 V_1—V_3 导联 ST 段仅轻度上抬，第二天清晨 ST 段上抬较明显、T 波大幅度下降，6 min 之后 ST 段进一步上抬且 V_1 导联 T 波变为倒置，当这些变化达到峰值时发生心室颤动。可见 V_1—V_3 导联 ST 段上抬程度与发生室性心动过速、心室颤动的危险程度密切相关。④ ST 段在 V_1—V_3 导联上抬程度与心动周期长度有关。上述患者心房颤动时长周期心搏时，其 ST 段在 V_1—V_3 导联上抬程度明显，而短周期的 ST 段在 V_1—V_3 导联上抬程度减轻。⑤ 静注缓脉灵或普鲁卡因胺可使 Brugada 综合征患者已经正常了的心电图又重新出现右束支传导阻滞伴 V_1—V_3 导联 ST 段上抬。此方法可用于 Brugada 综合征患者家系调查，以便发现心电图正常的间歇性 Brugada 综合征。

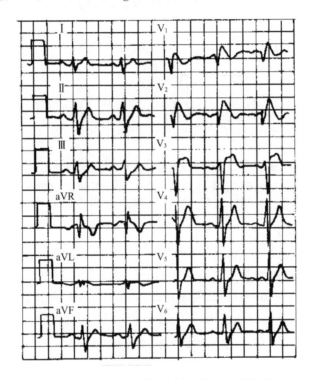

图 21-7-9　Brugada 综合征患者的心电图表现

四、起搏心电图

人工起搏器是指在心脏自身起搏机制失效时给心肌输送除极脉冲的电子仪器。起搏器最常见的使用类型是带有双尖电极的静脉内起搏导管，电极理想的安置点在右心室尖端。当来自脉冲发生器的脉冲被送到右心室时，心肌开始除极。因为除极源来自心室顶点，所以产生的 QRS 波群显示异常。心脏电流从右心室经过室间隔到达左心室。由于电流远离监护导联（正极在 V_1 位置，负极在左肩，地线在右肩）的阳极，故 QRS 波群宽且主波向下，极像左束支传导阻滞或右心室期前收缩（图 21-7-10）。当起搏器"点火"时，脉冲发生器产生的电活动作为电脉冲或起搏"钉样信号"被记录在心电图上。"钉样信号"在宽的 QRS 波群前。

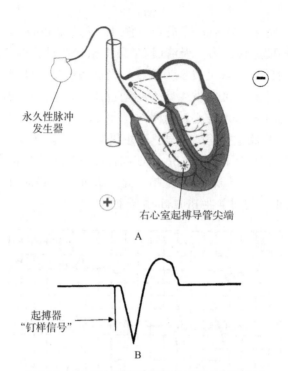

图 21-7-10　单腔起搏器电流方向与心电图图形

A. 心脏内起搏导管发放的除极电流远离监护导联的阳性电极；B. 由起搏器产生波形在监护导联，导联永远主波向下。起搏器"钉样信号"在宽的 QRS 波群前面。

（一）起搏器功能及类型

随着起搏器工作方式和类型的不断增加，其各种功能日趋复杂。为便于医护人员或患者间的交流，目前通用由北美心脏起搏和电生理学会（NASPE）与英国心脏起搏和电生理学组专家委员会（BPEG）共同制定的 NASPE/BPEG 起搏器代码，即 NBG 代码（表 21-7-1）。另外，起搏器制造厂家用 S 代表单心腔（心房或心室）。

表 21-7-1　NBG 起搏器代码

第一位 起搏心腔		第二位 感知心腔		第三位 感知后反应方式		第四位 程控功能/频率应答		第五位 抗快速性心律 失常功能	
A	心房	A	心房	T	触发	P	程控频率和/或输出	P	抗心动过速起搏
V	心室	V	心室	I	抑制	M	多项参数程控	S	电击
D	心房+心室	D	心房+心室	D	双重（I+T）	C	遥测	D	P+S
S	心房或心室	S	心房或心室	O	无	R	频率应答	O	无
O	无	O	无			O	无		

(二) 起搏心电图

1. 单腔起搏器 VVI

VVI（心室起搏、心室感知、抑制反应模式）起搏器是迄今为止最常用的起搏器。当患者心脏固有心率低于程控心率时，脉冲发生器发放冲动。抑制模式避免发生起搏器和患者自身心律之间的竞争。在 VVI 起搏心电图形中，起搏信号向下，在宽大的 QRS 波群前，P 波可有可无（图 21-7-11）。

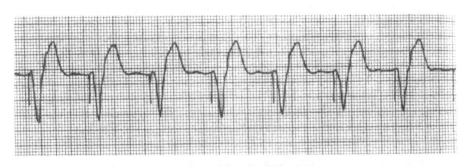

图 21-7-11　VVI 起搏器心电图

2. 单腔起搏器 AAI

AAI（心房起搏、心房感知、抑制反应模式）起搏器是一种只控制心房的单腔起搏器。在 AAI 起搏器心电图中，因脉冲沿正常房室结和心室传导系统传导，起搏信号位于 P 波前，P-R 间期和 QRS 波群正常（图 21-7-12）。

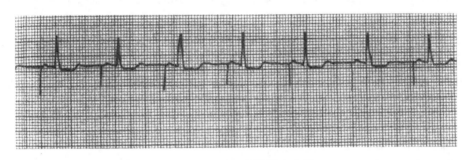

图 21-7-12　AAI 起搏器心电图

3. 双腔起搏器 DDD

双腔起搏器 DDD（双腔心房心室起搏、双腔心房心室感知、双功能抑制和触发反应模式或各种组合）的功能模式可从简单的 VVI 到复杂的 DVI。DVI 即心房心室双腔感知双腔起搏，在每个 P 波和 QRS 波群前产生起搏信号（图 21-7-13）。其他可能的工作模式有：AOO、VOO、DOO、DAD、VAT、AAI、AAT、VVT、VAT 和 VDD。

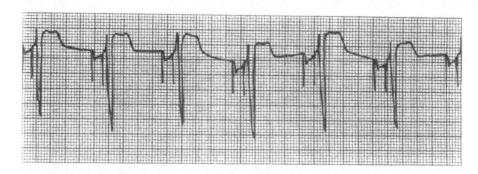

图 21-7-13　DDD 起搏器心电图（以 DVI 为例）

（侯云英）

第八节　心电图的分析方法和步骤

心电图在临床上是重要的客观资料。面对同一份心电图，不同业务水平的人可能会做出不同的判断。因此，学会阅读和分析心电图，是临床上利用好心电图的重要一环。

（一）结合临床资料的重要性

心电图记录的只是心肌激动的电学活动，心电图检测技术本身还存在一定的局限性，并且仍受到个体差异等方面的影响。许多心脏疾病，特别是早期阶段，心电图可以正常。多种疾病可以引起同一种图形改变。例如，心肌病、脑血管意外等都会导致异常 Q 波的出现，不可轻易诊断为心肌梗死。又如，V_5 导联电压增高，在正常青年人中仅能提示为高电压现象，而对长期高血压或瓣膜病患者就可作为诊断左心室肥大的依据之一。因此，在检查心电图之前应仔细阅读申请单，了解申请单上所记录的临床资料如性别、年龄、临床诊断（或初步印象）等，必要时应亲自询问病史和重做必要的体格检查。对心电图的各种变化都应密切结合临床资料，才能得出正确的解释。

（二）心电图的分析步骤

1. 确定主导心律

寻找 P 波是分析心电图的关键。如果 P 波规律出现，P 波形态和电轴符合窦性心律的基本特点，P-R 间期固定且大于 0.12 s，就可考虑激动起源于窦房结，主导心律为窦性。如果 P 波不规律或无 P 波，或 P 波形态及电轴异常，应考虑伴有非窦性的搏动存在。若非窦性搏动连续存在，应考虑有异位心律或并行心律。

2. 判断心电轴

判断心电轴可用目测法，必要时应计算出具体偏移度数。

3. 计算心率

如果 P 波、R 波规律出现，且两者有固定关系，可仅测量 P-P 或 R-R 间期，按公式计算心率。若 P 波与 QRS 波群关系不固定，应分别测量 P-P 和 R-R 间期，计算心房率和心室率。若无 P 波，仅有 QRS 波群，则只测量 R-R 间期，计算心室率。两种或两种以上心律并存时，应按主导心律测量。

4. 测量 P-R 及 Q-T 间期

一般选择 I 导联或 V_1 导联，如果 P-R 间期不固定，则以最短 P-R 间期为参照标准。如果为预激综合征或短 P-R 综合征，则以正常传导途径下传 P-R 间期为参照标准。另外，P-R、Q-T 间期是否正常应考虑心率及年龄进行综合分析。

5. 分析各波间的关系

（1）P 波：观察 P 波形态是否圆钝，有无切迹以及 P 波电轴等，注意测量 P 波振幅，必要时测量 $Ptf-V_1$ 值。

（2）QRS 波群：① 观察 QRS 波群各波有无形态异常或异常 Q 波，各波形变化是否在正常范围内，异常波形是偶发的还是持续性的，应注意有无规律性及与特定导联的关系。② 观察每个导联的 R 波和 S 波，对于过高或过低的波形应具体测量。③ 详细分析 P 波与 QRS 波群的关系，例如，P-R 间期是否固定，是否过长或过短，以及 P-R 间期变化规律、P 波之后有无 QRS 波群等。④ 在心室肥厚时应注意选择 QRS 波群清晰的 R 波和 S 波测量 VAT。

6. 观察 ST-T 变化

特别注意 ST 段的上移或下移，观察移位的导联、类型及移位的定位价值。T 波的变化应与 QRS 波群主波方向综合分析，对于异常 T 波应注意其所在的导联及具体形态。

7. 心电图诊断

根据心电图变化，结合临床实际情况综合分析后得出心电图诊断。心电图诊断大致包括以下几种：① 总体印象，如正常心电图、异常心电图、大致正常心电图和可疑心电图等。② 主导心律，如窦性心律、窦性心动过速、心房颤动等。③ 具体病理诊断，如冠状动脉供血不足、左心室肥大等。④ 对某些难以做出诊断的心电图，直接描述其变化特点，如 ST 段改变、左心室高电压等。

（侯云英）

参考文献

[1] 丁文龙，刘学政. 系统解剖学［M］. 9版. 北京：人民卫生出版社，2018.

[2] 步宏，李一雷. 病理学［M］. 9版. 北京：人民卫生出版社，2018.

[3] 葛均波，徐永健，王辰. 内科学［M］. 9版. 北京：人民卫生出版社，2018.

[4] 国家心血管病中心，国家基本公共卫生服务项目基层高血压管理办公室，国家基层高血压管理专家委员会. 国家基层高血压防治管理指南2020版［J］. 中国循环杂志，2021，36（3）：209-220.

[5] 中华医学会心血管病学分会，中国康复医学会心脏预防与康复专业委员会，中国老年学和老年医学会心脏专业委员会，等. 中国心血管病一级预防指南［J］. 实用心脑肺血管病杂志，2021，29（1）：44，64.

[6] VAHANIAN A, BEYERSDORF F, PRAZ F, et al. 2021 ESC/EACTS Guidelines for the management of valvular heart disease［J］. Eur J Cardiothorac Surg, 2021, 60（4）: 727-800.

[7] 汪小华，惠杰，沈振亚. 心血管病护理学［M］. 2版. 苏州：苏州大学出版社，2013.

[8] 王庭槐. 生理学［M］. 9版. 北京：人民卫生出版社，2018.

[9] COLLET J-P, THIELE H, BARBATO E, et al. 2020 ESC Guidelines for the management of acute coronary syndromes in patients presenting without persistent ST-segment elevation［J］. Eur Heart J, 2021, 42（14）: 1289-1367.

[10] KNUUTI J, WIJNS W, SARASTE A, et al. 2019 ESC Guidelines for the diagnosis and management of chronic coronary syndromes［J］. Eur Heart J, 2020, 41（3）: 407-477.

[11] THYGESEN K, ALPERT J-S, JAFFE A-S, et al. Fourth universal definition of myocardial infarction（2018）［J］. J Am Coll Cardiol, 2018, 72（18）: 2231-2264.

[12] IBANEZ B, JAMES S, AGEWALL S, et al. 2017 ESC Guidelines for the management of acute myocardial infarction in patients presenting with ST-segment elevation: the task force for the management of acute myocardial infarction in patients presenting with ST-segment elevation of the European Society of Cardiology（ESC）［J］. Eur Heart J, 2018, 39（2）: 119-177.

[13] 中华医学会心血管病学分会动脉粥样硬化与冠心病学组，中华医学会心血管病学分会介入心脏病学组，中国医师协会心血管内科医师分会血栓防治专业委员会，等. 冠心病双联抗血小板治疗中国专家共识［J］. 中华心血管病杂志，2021，49（5）：432-454.

[14] 中国医师协会检验医师分会心血管专家委员会. 心肌肌钙蛋白实验室检测与临床应用中国专家共识［J］. 中华医学杂志，2021，101（37）：2947-2961.

［15］国家心血管病中心.《中国心血管健康与疾病报告》2020［J］. 心肺血管病杂志，2021，40（10）：1005-1009.

［16］中华医学会心血管病学分会，中华心血管病杂志编辑委员会. 急性ST段抬高型心肌梗死诊断和治疗指南（2019）［J］. 中华心血管病杂志，2019，47（10）：766-783.

［17］王斌，李毅，韩雅玲. 稳定性冠心病诊断与治疗指南［J］. 中华心血管病杂志，2018，46（9）：680-694.

［18］中华医学会，中华医学会杂志社，中华医学会全科医学分会，等. 非ST段抬高型急性冠状动脉综合征基层诊疗指南（2019年）［J］. 中华全科医师杂志，2021，20（1）：6-13.

［19］中华医学会心电生理和起搏分会，中国医师协会心律学专业委员会. 2020心动过缓和传导异常患者的评估与管理中国专家共识解读［J］. 中华心律失常学杂志，2021，25（6）：479-483.

［20］张澍. 心律失常介入诊疗培训教程［M］. 北京：人民卫生出版社，2018.

［21］华伟. 心脏起搏技术［M］. 北京：人民卫生出版社，2020.

［22］中华医学会心电生理和起搏分会，中国医师协会心律学专业委员会，中国房颤中心联盟心房颤动防治专家工作委员会. 心房颤动：目前的认识和治疗建议（2021）［J］. 中华心律失常学杂志，2022，26（1）：15-88.

［23］中国医师协会心血管内科医师分会心力衰竭学组，中国心衰中心联盟专家委员会. 中国心力衰竭诊断与治疗质量评价和控制指标专家共识［J］. 中国医学前沿杂志（电子版），2021，13（3）：52-62.

［24］中华医学会心电生理和起搏分会，中国医师协会心律学专业委员会. 心血管植入型电子器械术后随访的专家共识（2020）［J］. 中华心律失常学杂志，2020，24（6）：532-544.

［25］中华医学会心电生理和起搏分会，中国医师协会心律学专业委员会. 植入型心律转复除颤器临床应用中国专家共识（2021）［J］. 中华心律失常学杂志，2021，25（4）：280-299.

［26］戴研，陈柯萍，华伟，等. 植入型心律转复除颤器临床应用现状（20家医院注册研究）［J］. 中华心律失常学杂志，2017，21（1）：26-30.

［27］蒋文平. 胺碘酮抗心律失常治疗应用指南（2008）［J］. 中国心脏起搏与心电生理杂志，2008，（5）：377-385.

［28］蒋文平，吴宁. 室上性快速心律失常治疗指南［J］. 中华心血管病杂志，2005，（1）：6-19.

［29］胡盛寿，高润霖，刘力生，等.《中国心血管病报告2018》概要［J］. 中国循环杂志，2019，34（3）：209-220.

［30］张澍. 实用心律失常学［M］. 北京：人民卫生出版社，2019.

［31］MARROUCHE N-F, BRACHMANN J, ANDRESEN D, et al. Catheter ablation for atrial fibrillation with heart failure［J］. N Engl J Med, 2018, 378（5）：417-427.

[32] PACKER D-L, MARK D-B, ROBB R-A, et al. Effect of catheter ablation vs antiarrhythmic drug therapy on mortality, stroke, bleeding, and cardiac arrest among patients with atrial fibrillation: the CABANA randomized clinical trial [J]. JAMA, 2019, 321 (13): 1261-1274.

[33] DIXIT S, MARCHLINSKI F-E, LIN D, et al. Randomized ablation strategies for the treatment of persistent atrial fibrillation: RASTA study [J]. Circ Arrhythm Electrophysiol, 2012, 5 (2): 287-294.

[34] AL-KHATIB S-M, STEVENSON W-G, ACKERMAN M-J, et al. 2017 AHA/ACC/HRS guideline for management of patients with ventricular arrhythmias and the prevention of sudden cardiac death: a report of the American College of Cardiology/American Heart Association Task Force on Clinical Practice Guidelines and the Heart Rhythm Society [J]. Heart Rhythm, 2018, 15 (10): e73-e189.

[35] CUCULICH P-S, SCHILL M-R, KASHANI R, et al. Noninvasive cardiac radiation for ablation of ventricular tachycardia [J]. N Engl J Med, 2017, 377 (24): 2325-2336.

[36] SANTANGELI P, MUSER D, MAEDA S, et al. Comparative effectiveness of antiarrhythmic drugs and catheter ablation for the prevention of recurrent ventricular tachycardia in patients with implantable cardioverter-defibrillators: a systematic review and meta-analysis of randomized controlled trials [J]. Heart Rhythm, 2016, 13 (7): 1552-1559.

[37] KUSUMOTO F-M, SCHOENFELD M-H, BARRETT C, et al. 2018 ACC/AHA/HRS Guideline on the evaluation and management of patients with bradycardia and cardiac conduction delay: a report of the American College of Cardiology/American Heart Association Task Force on Clinical Practice Guidelines and the Heart Rhythm Society [J]. Circulation, 2019, 140 (8): e382-e482.

[38]《心电图测量技术指南》编写专家组. 心电图测量技术指南 [J]. 实用心电学杂志, 2019, 28 (2): 77-86.

[39] 郭丹杰, 卢喜烈, 王岚, 等. ISHNE-HRS 动态心电图远程监测 2017 专家共识 [J]. 临床心电学杂志, 2018, 27 (2): 81-101.

[40] 尹彦琳. 动态心电图的规范化 [J]. 江苏实用心电学杂志, 2013, 22 (3): 634-642.

[41] 黄永麟, 翟彪, 王伟, 等. 动态心电图工作指南 [J]. 临床心电学杂志, 1999, 8 (2): 65-69.

[42] American Thoracic Society, American College of Chest Physicians. ATS/ACCP Statement on cardiopulmonary exercise testing [J]. Am J Respir Crit Care Med, 2003, 167 (2): 211-277.

[43] THOMAS R-J, KING M, LUI K, et al. AACVPR/ACC/AHA 2007 performance measures on cardiac rehabilitation for referral to and delivery of cardiac rehabilitation/secondary prevention services [J]. J Cardiopulm Rehabil Prev, 2007, 27 (5): 260-290.

[44] 徐顺霖. 心肺运动试验：国际指南的更新 [J]. 临床心电学杂志, 2017, 26 (4): 251-253.

[45] 李春雨, 方丕华. 运动试验检查：ACC/AHA 运动试验最新指南 [J]. 中国医疗器械信息, 2011, 17 (2): 1-9.

[46] 中国心脏联盟晕厥学会直立倾斜试验专家组. 直立倾斜试验标准操作流程中国专家推荐意见 [J]. 中国循环杂志, 2016, 31 (8): 807-808.

[47] 任自文, 吴宁, 陈孟扬, 等. 倾斜试验用于诊断血管迷走性晕厥的建议 [J]. 中华心血管病杂志, 1998, 26 (5): 5-7.

[48] 李忠杰, 许原, 惠杰, 等. 食管心脏电生理中国专家共识 [J]. 临床心电学杂志, 2011, 20 (5): 321-332.

[49] 周达新, 潘文志, 吴永健, 等. 经导管主动脉瓣置换术中国专家共识（2020更新版）[J]. 中国介入心脏病学杂志, 2020, 28 (6): 301-309.

[50] 侯桂华, 肖娟, 王英. 介入诊疗器材应用与护理 [M]. 北京: 北京大学医学出版社, 2021.

[51] 国家卫生健康委员会国家结构性心脏病介入质量控制中心, 国家心血管病中心结构性心脏病介入质量控制中心, 中华医学会心血管病学分会先心病经皮介入治疗指南工作组, 等. 常见先天性心脏病经皮介入治疗指南（2021版）[J]. 中华医学杂志, 2021, 101 (38): 3054-3076.

[52] ELLIOTT P-M, ANASTASAKIS A, BORGER M-A, et al. 2014 ESC Guidelines on diagnosis and management of hypertrophic cardiomyopathy: the Task Force for the Diagnosis and Management of Hypertrophic Cardiomyopathy of the European Society of Cardiology (ESC) [J]. Eur Heart J, 2014, 35 (39): 2733-2779.

[53] OMMEN S-R, MITAL S, BURKE M-A, et al. 2020 AHA/ACC Guideline for the diagnosis and treatment of patients with hypertrophic cardiomyopathy: executive summary. A report of the American College of Cardiology/American Heart Association Joint Committee on Clinical Practice Guidelines [J]. Circulation, 2020, 142 (25): e533-e557.

[54] 宋雷, 邹玉宝, 汪道文, 等. 中国成人肥厚型心肌病诊断与治疗指南 [J]. 中华心血管病杂志, 2017, 45 (12): 1015-1032.

[55] SEFEROVIc P-M, POLOVINA M, BAUERSACHS J, et al. Heart failure in cardiomyopathies: a position paper from the Heart Failure Association of the European Society of Cardiology [J]. Eur J Heart Fail, 2019, 21 (5): 553-576.

[56] MCKENNA W-J, MARON B-J, THIENE G. Classification, epidemiology, and global burden of cardiomyopathies [J]. Circ Res, 2017, 121 (7): 722-730.

[57] 中华医学会心血管病学分会精准医学学组, 中华心血管病杂志编辑委员会, 成人暴发性心肌炎工作组. 成人暴发性心肌炎诊断与治疗中国专家共识 [J]. 内科急危重症杂志, 2017, 23 (6): 443-453.

[58] 林曼欣, 吴林, 盛琴慧. 心肌病的分类及进展回顾 [J]. 中国心血管杂志, 2018, 23 (1): 81-86.

[59] PEREIRA N-L, GROGAN M, DEC G-W. Spectrum of restrictive and infiltrative cardiomyopathies: part 1 of a 2-part series [J]. J Am Coll Cardiol, 2018, 71 (10): 1130-1148.

[60] BAUERSACHS J, KÖNIG T, VAN DER MEER P, et al. Pathophysiology, diagnosis and management of peripartum cardiomyopathy: a position statement from the Heart Failure Association of the European Society of Cardiology Study Group on peripartum cardiomyopathy [J]. Eur J Heart Fail, 2019, 21 (7): 827-843.

[61] ARONOW W-S. Management of cardiac hemochromatosis [J]. Arch Med Sci, 2018, 14 (3): 560-568.

[62] BANG V, GANATRA S, SHAH S-P, et al. Management of patients with giant cell myocarditis: JACC review topic of the week [J]. J Am Coll Cardiol, 2021, 77 (8): 1122-1134.

[63] TAN J-L, FONG H-K, BIRATI E-Y, et al. Cardiac sarcoidosis [J]. Am J Cardiol, 2019, 123 (3): 513-522.

[64] ADAM R-D, CORIU D, JERCAN A, et al. Progress and challenges in the treatment of cardiac amyloidosis: a review of the literature [J]. ESC Heart Fail, 2021, 8 (4): 2380-2396.

[65] 国家心血管病中心.《中国心血管健康与疾病报告》2020 [J]. 心肺血管病杂志, 2021, 40 (10): 1005-1009.

[66] 陈孝平, 汪建平, 赵继宗. 外科学 [M]. 9版. 北京: 人民卫生出版社, 2018.

[67] 中国医师协会心血管外科分会大血管外科专业委员会. 主动脉夹层诊断与治疗规范中国专家共识 [J]. 中华胸心血管外科杂志, 2017, 33 (11): 641-654.

[68] MERCHANT R-M, TOPJIAN A-A, PANCHAL A-R, et al. Part 1: executive summary. 2020 American Heart Association Guidelines for cardiopulmonary resuscitation and emergency cardiovascular care [J]. Circulation, 2020, 142 (16_suppl_2): S337-S357.

[69] PANCHAL A-R, BARTOS J-A, CABAÑAS J-G, et al. Part 3: adult basic and advanced life support. 2020 American Heart Association Guidelines for cardiopulmonary resuscitation and emergency cardiovascular care [J]. Circulation, 2020, 142 (16_suppl_2): S366-S468.

[70] BERG K-M, CHENG A, PANCHAL A-R, et al. Part 7: systems of care. 2020 American Heart Association Guidelines for cardiopulmonary resuscitation and emergency cardiovascular care [J]. Circulation, 2020, 142 (16_suppl_2): S580-S604.

[71] CHENG A, MAGID D-J, AUERBACH M, et al. Part 6: resuscitation education science. 2020 American Heart Association Guidelines for cardiopulmonary resuscitation and emergency cardiovascular care [J]. Circulation, 2020, 142 (16_suppl_2): S551-S579.

[72] 张波, 桂莉. 急危重症护理学 [M]. 4版. 北京: 人民卫生出版社, 2017.

[73] 高长青. 阜外体外循环手册 [M]. 北京: 科学出版社, 2019.

［74］李秀华．重症专科护理［M］．北京：人民卫生出版社，2018．

［75］李梅．心胸外科护理健康教育［M］．北京：人民军医出版社，2010．

［76］卢天舒，周丽娟，梁英．心血管病专科护士培训教程［M］．2版．北京：科学出版社，2017．

［77］博亚尔．成人心脏外科围手术期处理手册［M］．高长青，译．北京：科学出版社，2012．

［78］邱海波，黄英姿．ICU监测与治疗技术［M］．上海：上海科学技术出版社，2009．

［79］杜雨，张海涛．低心输出量综合征中国专家共识解读［J］．中国循环杂志，2018，33（S2）：84-88．

［80］赵海波，吴虹，沈玉枝．心脏手术患者术后交接流程的优化［J］．护理学杂志，2015，30（4）：80-81．

［81］王华，梁延春．中国心力衰竭诊断和治疗指南2018［J］．中华心血管病杂志，2018，46（10）：760-789．

［82］陈韵岱，石亚君，卢喜烈．实用心电图解读手册［M］．北京：科学出版社，2016．

［83］郭继鸿．心电图学［M］．北京：人民卫生出版社，2002．

［84］卡塔兰．心电图分析指南［M］．王红宇，译．太原：山西科学技术出版社，2003．

［85］陈新．黄宛临床心电图学［M］．6版．北京：人民卫生出版社，2008．

［86］孙玉梅，张立力，张彩虹．健康评估［M］．5版．北京：人民卫生出版社，2021．

［87］胡大一．心脏康复［M］．北京：人民卫生出版社，2018．

［88］美国心肺康复协会组．美国心脏康复项目指南［M］．周明成，洪怡，译．6版．上海：上海科学技术出版社，2021．

［89］王乐民，沈玉芹．慢性稳定性心力衰竭运动康复中国专家共识［J］．中华心血管病杂志，2014，42（9）：714-720．

附录 常见食物营养成分表

附表1 常见高盐高钠食物及其含钠量

食品名称	含钠量/mg	食品名称	含钠量/mg	食品名称	含钠量/mg
干豆类及其制品		牛肉（酱、五香）	926.0	墨鱼丸	825.2
豆腐干	690.2	牛肉（清香）	935.0	速食食品	
菌藻类		牛肉干	1 402.5~1 529.0	干脆面	976.8
螺旋藻（干）	1 624.0			方便面	828.8
裙带菜（干）	4 411.6	烧羊肉（五香）	759.1	干酪汉堡包	634.0
海带菜	2 511.7	羊肉串（生）	616.2	热狗（原味）	684.0
坚果、种子类		驴肉（五香）	877.2	玉米片	725.0
山核桃（熟）	855.5	禽肉类及其制品		饼干（咸）	697.2
松子（熟）	666.0	扒鸡	633.2	速冻饺子	611.6
开心果（熟）	756.4	童子鸡（蒸）	910.1	海苔	1 599.1
葵花子（熟）	634.7	烤鸭	776.4	奶油五香豆	1 577.0
西瓜子（熟）	599.4	腊鹅	2 880.0	空心脆枣	816.6
畜肉类及其制品		乳鸽	653.8	鱼肉粒	1 211.5
火腿心全精肉	8 612.0	乳鸽（红烧）	1 809.8	糖、果脯和蜜饯、蜂蜜	
火腿心肉	2 268.2	乳类及其制品		甘草杏	2 574.2
腊肉	763.9	奶酪（光明牌）	1 598.0	清凉杏肉	846.4
叉烧肉	726.4	低脂奶酪	1 684.8	雪梅	895.6
猪肉脯	1 638.2	硬质干酪	687.0	九制梅肉	958.0
肉酥	1 540.7	蛋类及制品		九制应子	8 322.8
猪肉松	1 929.2	咸鸭蛋（煮）	1 131.0	多味山楂	4 247.5
脆皮肠	992.7	鱼虾蟹贝类		山楂脯	619.3
热狗肠	861.9	午餐鱼（香辣味）	1 321.2	地瓜干	1 287.4
火腿肠	1 119.5	蟹足棒	1 242.0	调味品类	
火腿	1 471.3	海蚌	793.0	酱甘露	2 470.0
三明治火腿	898.6	文蛤丸	565.0	酱花生米	970.0

续表

食品名称	含钠量/mg	食品名称	含钠量/mg	食品名称	含钠量/mg
酱仔萝	3 020.0	黄豆酱油	5 699.8	番茄沙司	1 046.8
雪菜	1 708.4	老抽	6 910.4	腐乳（香辣味）	2 020.0
腌韭菜花	4 600.0	生抽	6 384.7	腐乳（酱豆腐）	5 008.2
榨菜（鱼泉牌）	1 677.7	海鲜酱（阿香婆）	2 107.0	剁辣椒	2 443.2
榨菜（正林牌）	2 461.7	牛肉酱（阿香婆）	1 260.5	酱八宝菜	2 620.0
鸡粉	19 041.8	沙拉酱	733.6	虾酱	4 584.6
鸡精	18 864.4				

注：① 表格中所有食物的含钠量均以每 100 g 可食部计。② 根据英国食物标准局的建议，每 100 g 食物中若多于 1.5 g 盐（约 600 mg 钠），即表示有关食物的盐或钠含量偏高，为高盐高钠食物。

附表 2　常见低钾和高钾食物

食物类别	低钾食物（<300 mg/100 g）	高钾食物（>500 mg/100 g）
谷类及其制品	稻米、小米、小麦粉	玉米面
鲜豆类及其制品	扁豆、蚕豆	豌豆、荷兰豆
干豆类及其制品	—	几乎所有的干豆类；豆奶粉；豆腐皮、腐竹
茄果类	南瓜、冬瓜、黄瓜、丝瓜、苦瓜、番茄、西葫芦、茄子	—
叶菜类	大白菜、小白菜、圆白菜、芹菜（茎）	菠菜、苋菜
根茎类	洋葱、蒜头、蒜苗、韭菜	藠芥、马铃薯、慈姑
菌藻类	木耳（鲜）、香菇（鲜）	银耳、木耳（干）、香菇（干）（其他菌藻类的干货亦同）
海菜类	—	海带、紫菜
水果类	葡萄、梨、桃、菠萝、杏	桂圆（干）、小枣（干）、香蕉、橙子、枣（干）
肉类	大多数肉类	羊肉干、牛肉干
鱼虾类	大多数鱼类	虾类，如虾米、江虾；鱿鱼干
乳类及其制品	牛奶、酸奶	全脂速溶奶粉、全脂炼乳
蛋类及其制品	鸡蛋、鹌鹑蛋、鸭蛋、鹅蛋	乌鸡蛋
坚果类	栗子（熟）	栗子（鲜）；各种坚果仁，如花生仁、杏仁、瓜子仁、松仁、腰果、榛子、开心果等
饮料类	—	红茶、绿茶、花茶

附表3　常见低胆固醇和高胆固醇食物

食物类别	低胆固醇食物（<100 mg/100 g）	高胆固醇食物（>200 mg/100 g）
谷物、坚果、种子等	谷类及其制品、干豆类及其制品、蔬菜类及其制品、菌藻类、水果类及其制品、坚果、种子类、调味品类、饮料类、糖类	蛋糕
禽肉类及其制品	鸭翅、鸭掌、鸭血、鸡胸脯肉	鸡、鸭、鹅及其内脏
乳类及其制品	一般奶类（鲜奶、酸奶）	奶油、黄油
蛋类及其制品	鸡蛋蛋白（其他蛋类如鸭蛋、鹅蛋、鹌鹑蛋等亦同）	鸡蛋蛋黄（其他蛋类如鸭蛋、鹅蛋、鹌鹑蛋等亦同）
畜肉类及其制品	动物瘦肉，如猪肉、羊肉、狗肉、牛肉、兔肉等	动物内脏，如猪肾、猪肝、猪肺、猪脾、猪肠（牛、羊等亦同）；动物脑，如猪脑、羊脑、牛脑等
鱼虾蟹贝类	海参、海蜇头、海蜇丝	鱼类，以鱿鱼含量最高；虾类如白米虾、竹节虾、基围虾；贝壳类如鲜贝、赤贝、牡蛎、扇贝、鲍鱼、蛤蜊、螺蛳；蟹类如海蟹、河蟹

附表4　常见低脂和高脂食物

食物类别	低脂食物（<3 g/100 g）	高脂食物（>20 g/100 g）
谷类及其制品	绝大多数为低脂食物	方便面、油面筋
干豆类及其制品	扁豆、绿豆、蚕豆、豌豆；豆奶、豆浆、豆沙；腐竹、腐竹丝等	黄豆、黑豆；豆腐干、豆腐丝、豆腐皮、油豆腐等；内酯豆腐、豆腐花、南豆腐
蔬菜类及其制品	基本为低脂食物，辣椒（尖、干）脂肪含量稍高	油炸马铃薯片
菌藻类	基本为低脂食物	—
水果类及其制品	基本为低脂食物，椰子中脂肪含量稍高	—
坚果、种子类	白果、莲子、栗子、芡实	葵花子、南瓜子、西瓜子、花生、核桃、杏仁、松仁、开心果等
畜肉类及其制品	猪小肠、猪血；牛肉、牛肺、牛肾、牛肚、牛蹄筋、牛大肠；羊大肠、羊心	猪大肠、猪肉、火腿、羊肉等
禽肉类及其制品	鸡肫（鸭肫、鹅肫亦同）；鸡血、鸭血	鸡肉（鸭肉、鹅肉亦同）；鸡肝、鸭肝
乳类及其制品	牛乳、酸奶	黄油、奶酪、奶粉
蛋类及其制品	鸡蛋蛋白（鸭蛋、鹅蛋亦同）	鸡蛋蛋黄（鸭蛋、鹅蛋、鹌鹑蛋亦同）

续表

食物类别	低脂食物（<3 g/100 g 食物）	高脂食物（>20 g/100 g 食物）
鱼虾蟹贝类	海参、海蜇皮；虾类；鲜贝类	鱼的脂肪含量偏高
小吃、甜饼类	绿豆糕、年糕、凉粉	春卷、麻花、曲奇饼、维夫饼干、桃酥；面包、烧饼、烧卖、汤包
油类	—	都属于高脂食物
调味品类	绝大多数属于低脂食物	花生酱、芝麻酱；芥末
糖类	蜂蜜、白砂糖、红糖	巧克力、奶糖、酥糖、芝麻奶糖
饮料、冷饮类	基本都属于低脂食物	冰淇淋、可可粉、麦乳精

（鞠　阳）